儿童脊髓损伤康复治疗

主　编　张　琦　杜　青
副主编　陈玉霞　向　上

電子工業出版社
Publishing House of Electronics Industry
北京·BEIJING

图书在版编目（CIP）数据

儿童脊髓损伤康复治疗 / 张琦，杜青主编. —北京:电子工业出版社，2023.8
ISBN 978-7-121-46161-3

Ⅰ. ①儿… Ⅱ. ①张… ②杜… Ⅲ. ①儿童－脊髓损伤－康复训练 Ⅳ. ①R744.09

中国国家版本馆CIP数据核字（2023）第155841号

责任编辑：王梦华
印　　刷：天津千鹤文化传播有限公司
装　　订：天津千鹤文化传播有限公司
出版发行：电子工业出版社
　　　　　北京市海淀区万寿路173信箱　　邮编：100036
开　　本：787×1092　1/16　　印张：22.5　　字数：420千字
版　　次：2023年8月第1版
印　　次：2023年8月第1次印刷
定　　价：108.00元

凡所购买电子工业出版社图书有缺损问题，请向购买书店调换。若书店售缺，请与本社发行部联系，联系及邮购电话：（010）88254888，88258888。

质量投诉请发邮件至zlts@phei.com.cn，盗版侵权举报请发邮件到dbqq@phei.com.cn。

本书咨询联系方式：QQ 375096420。

编 委 会

主　编　张　琦　首都医科大学康复医学院，中国康复研究中心

杜　青　上海健康医学院附属崇明医院，上海交通大学医学院附属新华医院

副主编　陈玉霞　重庆医科大学附属儿童医院

向　上　宜宾市第二人民医院，四川大学华西医院宜宾医院

编　者　（按姓氏笔画为序）

马婷婷　首都医科大学康复医学院，中国康复研究中心

王　俊　上海市示范性社区康复中心

叶晓彬　首都医科大学康复医学院，中国康复研究中心

刘根林　首都医科大学康复医学院，中国康复研究中心

李月裳　香港中文大学

李晏龙　北京和睦家医院

李晶晶　华中科技大学同济医学院附属武汉儿童医院

吴　坚　首都医科大学附属北京友谊医院

吴春薇　首都医科大学附属北京友谊医院

何维佳　厦门大学附属第一医院

张　静　四川大学华西医院

张蓓华　同济大学附属养志康复医院

陈　洋　四川省八一康复中心，四川省康复医院

陈　聪　首都医科大学康复医学院，中国康复研究中心

欧　毅　四川大学华西医院

周　璇　上海交通大学医学院附属新华医院

洪　晔　首都医科大学康复医学院，中国康复研究中心

唐　欣　昆明医科大学康复学院

董　生　清华大学附属北京清华长庚医院

颜　华　长沙唯嘉医疗管理有限公司

潘红霞　四川大学华西医院

前　言

脊髓损伤是一种严重的致残性疾病，临床上尚无有效的治疗方法。近年来，儿童脊髓损伤的发病率有明显上升趋势，交通事故、体育运动损伤（如跳舞时练习下腰动作）、非外伤性损伤等为儿童脊髓损伤最常见的致病因素。康复治疗是目前儿童脊髓损伤恢复期较为有效的治疗方法之一。本书将着重介绍关于儿童脊髓损伤的各种康复治疗技术和手法。

康复治疗是一个综合性概念，包含了物理治疗、作业治疗、言语和吞咽治疗、心理治疗和社会治疗等几大专业方向，结合临床、护理、康复工程等专业，共同为患者提供全方位、高质量的康复医疗服务。

本书编写遵循“三基”（基本理论、基本知识、基本技能）和“五性”（科学性、思想性、先进性、启发性、适应性），瞄准未来康复医学的发展方向，参照国际物理治疗、作业治疗、言语治疗等专业标准，以培养高素质康复治疗人才为目标，满足教与学的需求为基本点，在阐述康复治疗理论知识和专业技能的同时，紧密结合临床实践，加强教材建设的改革和创新力度，形成具有特色的康复治疗学教材。在内容上涵盖了各专业康复治疗技术及其在临床中的应用，共分十章。第一章主要介绍脊髓损伤的基本概念、病理生理特点、诊断、症状与分类以及预后。第二章至第五章为本书的重点部分，介绍了儿童脊髓损伤的康复治疗原则、评定内容、功能恢复训练中常见的康复治疗措施以及临床常用康复治疗技术。第六章至第九章介绍儿童脊髓损伤的常见功能障碍的管理，支具及辅助具的应用，心理、社会康复与教育，体育与娱乐等。第十章通过病例讨论及分析的形式介绍颈髓损伤和无骨折脱位型胸段脊髓损伤的康复评定和治疗。在介绍基础知识、基本理论及操作手法的前提下，结合目前国内外最先进的康复治疗手法和康复训练设备，注重理论和实践结合，并配有一些操作技术手法的插图，便于读者学习、理解及掌握，提高操作能力。编写力求内容既与国际接轨，又简单明了、通俗易懂。本书的主要对象为儿童康复医生、治疗师和相关人员，也可供各类康复医学工作者在临床康复治疗工作时参考使用。

本书在编写时，多家单位诸多专家积极参与，在此表示感谢。由于时间仓促，编者水平有限，如有不妥之处，读者在使用过程中请及时指出，以便再版时修订。

编者

2023 年 3 月

目　录

第一章

临床康复特征

第一节　儿童脊髓损伤的基本概念

一、定义

儿童脊髓损伤（pediatric spinal cord injury，PedSCI）是指儿童由于各种原因引起的脊髓结构、功能损害，造成损伤水平以下脊髓神经功能（运动、感觉、括约肌及自主神经功能）的障碍。PedSCI 可分为儿童创伤性脊髓损伤和儿童非创伤性脊髓功能损伤。

PedSCI 往往造成不同程度的四肢瘫或截瘫，是一种严重致残性损伤。目前 PedSCI 尚不能治愈，正规的康复治疗是针对 PedSCI 的有效治疗方法。通过康复治疗，可使儿童充分发挥脊髓的残留功能，最大限度发挥其潜在功能，预防脊柱侧弯和髋关节发育异常等各种并发症的发生，显著降低致残率，提高儿童的生活质量。

二、造成脊髓损伤的原因

造成脊髓损伤的原因主要包括创伤性和非创伤性因素。

（一）创伤性因素

造成脊髓损伤（spinal cord injury，SCI）的创伤性因素很多，包括交通事故、工业事故、运动损伤、高处坠落、暴力砸伤以及刀伤、枪伤等。最常见的造成 SCI 的因素是严重车祸。枪伤或刀伤导致脊髓出血爆裂伤、血管损伤，也可由于子弹穿过或骨折片刺破脊髓导致 SCI。

与成人相比，儿童及青少年发生 SCI 的概率较低，占全部 SCI 的 1%~10%。在儿童期，引起SCI的最常见的原因是坠落伤（56%），其次是车祸伤（23%），再次为运动损伤，如跳舞等。因下腰动作导致儿童SCI的比例有明显升高趋势，且女性儿童多见。成人SCI常见的损伤部位是胸腰段，其次是颈段；而儿童SCI最常见的损伤部位是颈段（57%），其次是腰段（16.5%），胸段脊髓被肋骨和骨性胸廓保护和支撑，受伤的概率较低。

与成人脊柱脊髓不同，小儿脊柱具有可塑性；脊柱的韧带松弛、弹性大，外力作用使得脊柱椎体能够在一定程度上发生扭转和滑动，但脊髓变形能力较差，因此在移位后会发生挤压而导致神经损伤。由于儿童脊柱的发育及解剖特点，决定了PedSCI后常常表现为无骨折脱位型脊髓损伤（spinal cord injury without radiographic abnormalities，SCIWORA）。SCIWORA是一种特殊类型的SCI，最早由Pang于1982年提出，是指脊髓受到外力损伤，而放射学检查却没有可见的脊柱骨折、脱位等异常表现。因此，临床上也将其称为无放射影像骨折脱位型SCI。儿童SCIWORA多发生于8岁以下的儿童，这个年龄段的发病率明显高于其他年龄段。临床上，由于对儿童SCIWORA的认识不足，极易将其误诊为急性脊髓炎，从而导致治疗效果不理想。

国外统计SCIWORA的原因以交通事故最多见，颈段损伤为主；但国内致伤原因以体育运动最多见，胸段损伤为主，考虑与大多数病例为下腰动作引起损伤有关。在做下腰动作时，脊柱的大部分应力集中在中下段胸椎。由于前纵韧带被动拉伸，皱缩的黄韧带突向椎管，使得椎管内的储备空间进一步缩小。同时，脊髓又被神经根、马尾等固定，因此，一旦应力峰值超过脊柱所能承受的生理极限，椎间小关节就会立即发生水平滑动，甚至发生椎体脱位等情况。巨大的应力瞬间作用于脊髓，将会导致横贯性、完全性的SCI。

年龄较小的儿童，常常无法准确表达症状。当X线、CT等检查未发现脊柱骨折脱位时，一定要进行详细的专科检查以及针对性的磁共振成像（MRI）检查，以免漏诊和误诊。MRI不仅可以显示出X线、CT无法显示的非骨性组织的损伤，还可以发现脊髓内的异常信号，对于确定SCI、判断SCI程度及预后具有重要的鉴别意义。值得注意的是，由于SCIWORA与脊髓炎的MRI异常信号表现无鉴别意义，应特别注意外伤史的询问。尽快明确病变性质并采取正确的措施如脊柱制动等非常重要。首次致伤虽未造成脊柱骨折脱位，但由于韧带、椎间盘受损导致脊柱不稳定，如未及时采取制动等有效措施，则可导致二次损伤的发生。

（二）非创伤性因素

根据美国国家脊髓损伤统计数据库提供的资料，非创伤性 SCI 的发病率大约占 14 岁及以下 PedSCI 的 7.7%。病因包括头颅和颈椎连接部位发育异常、椎管狭窄、脊髓血管缺血、肿瘤压迫、感染和炎症等。脊髓组织可因血液循环障碍发生缺血、缺氧而坏死、液化，最后瘢痕形成或出现萎缩，使脊髓功能永远不能恢复。若受伤后脊髓硬膜内外血管出血，出血量较大，则可使椎管内压力升高压迫脊髓而出现截瘫症状。如果血肿被吸收，则感觉、运动功能可有一定程度的恢复；如果出血量大，血肿有可能沿椎管向上蔓延，脊髓受压范围扩大，使截瘫平面逐渐升高。

三、流行病学

（一）国外 PedSCI 流行病学概况

为收集全球 PedSCI 的发病率、患病率、病因和生存状况，国际脊髓损伤学会预防委员会对 Medline 数据库（1946—2017 年）和 Embase 数据库（1974—2017 年）进行了文献检索，结果如下。

1. 发病率

（1）儿童创伤性 SCI：东南亚为 5.4/（100 万·年），大洋洲为 9.9/（100 万·年），西欧为 3.3/（100 万·年），北美为 13.2/（100 万·年）。

（2）儿童非创伤性脊髓功能损伤：大洋洲为 6.5/（100 万·年），西欧为 6.2/（100 万·年），北美为 2.1/（100 万·年）。

2. 患病率

（1）儿童创伤性 SCI：澳大利亚 2011 年估计为 51.5/（100 万·年），加拿大 2010 年为 10.1/（100 万·年），爱尔兰 2015 年为 12.1/（100 万·年）。

（2）儿童非创伤性脊髓功能损伤：澳大利亚 2010 年估计为 6.0/（100 万·年），加拿大 2010 年为 2.5/（100 万·年），爱尔兰 2015 年为 19.6/（100 万·年）。

儿童创伤性 SCI 的病因前三位是：交通意外（46%~74%），高处坠落（12%~35%），运动 / 娱乐（10%~25%）；儿童非创伤性脊髓功能损伤的病因前两位是：肿瘤（30%~63%），炎症 / 自我免疫（28%~35%）。

报告涉及神经损伤平面的研究资料较少，多数病例会导致截瘫。具体内容见表 1–1–1 和表 1–1–2。

表 1-1-1 儿童创伤性 SCI 的发病率、病因、神经损伤平面的地区分布特点

地区	国家	观察时间（年度）	发病率 /（100 万 · 年）	神经损伤平面		病因
				四肢瘫（%）	截瘫（%）	
亚太	韩国	1995—2006	无（n = 20；无性别资料）	无	无	交通意外（60%），高处坠落（15%），运动 / 娱乐（25%）
东亚	台湾	1998—2008	5.4（n = 4949；男性为 66.4%）	68	32	交通意外（74%），其他（26%）
大洋洲	澳大利亚	2000—2010	3.8（n = 35；无性别资料）	无	无	交通意外（54%），高处坠落（20%），运动 / 娱乐（23%），暴力 / 自杀（3%）
	澳大利亚	2000—2010	8.3（n = 37；男性为 68%）	无	无	未报告
	新西兰	1988	16（n = 13；无性别资料）	无	无	交通意外（54%），高处坠落（23%），运动 / 娱乐（15%），潜水（8%）
西欧	奥地利	2000—2010	4.1（无人数和性别资料）	无	无	未报告
	冰岛	1975—2009	无（n = 7；男性为 71.4%）	37	63	交通意外（71%），运动 / 娱乐（29%）
	爱尔兰	2000—2015	1.4（n = 22；男性为 36.4%）	23	77	交通意外（45%），高处坠落（14%），暴力 / 自杀（5%），其他（36%）
	挪威	1952—2001	2.4（n = 13；男性为 92.3%）	54	46	交通意外（62%），高处坠落（15%），运动 / 娱乐（8%），其他（15%）
	瑞士	1985—1996	4.6（n = 92；男性为 51.1%）	43	57	交通意外（75%），高处坠落（9%），运动 / 娱乐（13%），其他（3%）
	英国	1989—2000	无（n = 109；男性为 58.7%）	无	无	交通意外（66%），高处坠落（25%），运动 / 娱乐（5%），其他（4%）
北非 / 中东	沙特阿拉伯	2001—2009	无（n=23；男性为 73.9%）	39	61	交通意外（57%），高处坠落（35%），其他（8%）
北美	加拿大	1997—2000	13.2（无人数和性别资料）	无	无	未报告

续表

地区	国家	观察时间（年度）	发病率 /（100 万 · 年）	神经损伤平面		病因
				四肢瘫（%）	截瘫（%）	
北美	加拿大	1994—1999	75（*n*= 316；男性为 67.7%）	无	无	交通意外（54%），高处坠落（28%），暴力 / 自杀（3%），其他（15%）
	美国	1973—2002	无（*n*=2297；男性为 63.67%）	46	54	交通意外（47%），高处坠落（7%），运动 / 娱乐（20%），暴力 / 自杀（18%），其他（8%）
	美国	1973—2003	无（*n* = 1136；无性别资料）	无	无	交通意外（44%），高处坠落（8%），运动 / 娱乐（23%），暴力 / 自杀（21%），其他（4%）
	美国	2007—2010	17.5（*n*= 132；男性为 72.5%）	40	60	交通意外（34%），高处坠落（19%），运动 / 娱乐（6%），暴力 / 自杀（23%），其他（18%）

表 1-1-2　儿童非创伤性脊髓功能损伤的发病率、病因、神经损伤平面的地区分布特点

地区	国家	观察时间（年度）	发病率 /（100 万 · 年）	神经损伤平面		病因
				四肢瘫（%）	截瘫（%）	
亚太	韩国	1995—2006	无（*n*= 17；无性别资料）	无	无	炎症 / 自我免疫（35%），中央管疾病（29%），肿瘤（24%），其他（12%）
大洋洲	澳大利亚	2000—2010	6.5（*n*= 68；男性为 64.7%）	无	无	肿瘤（59%），炎症 / 自我免疫（22%），其他（19%）
西欧	爱尔兰	2000—2015	1.6（*n*= 26；男性为 38.5%）	27	73	炎症 / 自我免疫（42%），肿瘤（31%），血管异常（19%），细菌感染（4%），其他（4%）
	西班牙	1972—2008	7.5（*n*= 40；无性别资料）	无	无	中央管疾病（45%），肿瘤（33%），血管异常（8%），细菌感染（5%），炎症 / 自我免疫（3%），脊柱退行性疾病（3%），其他（3%）
	英国	2009—2010	9.8（*n*= 125；男性为 48.8%）	无	无	炎症 / 自我免疫（100%）
	英国	1997—2012	4.9（*n*= 44；男性为 45.5%）	0	100	炎症 / 自我免疫（52%），肿瘤（27%），血管异常（9%），其他（12%）

续表

地区	国家	观察时间（年度）	发病率/（100万·年）	神经损伤平面		病因
				四肢瘫（%）	截瘫（%）	
北美	加拿大	2000—2010	2.1（无人数和性别资料）	无	无	未报告
	美国	1973—2008	无（n = 48；男性为50.0%）	无	无	肿瘤（100%）
	美国	1973—2007	无（n = 42；无性别资料）	无	无	肿瘤（100%）
	美国	2004—2007	2.7（n = 869；无性别资料）	无	无	肿瘤（100%）

（二）国内PedSCI流行病学概况

目前国内尚缺少PedSCI的发病率等流行病学资料。下面收集的是国内部分医院的PedSCI病例资料，有助于了解国内PedSCI的发病情况（表1-1-3）。

表1-1-3　国内PedSCI发病率、病因、神经损伤平面的地区分布特点

地区/机构	病例总数	观察时间（年度）	发病比例	神经损伤平面		病因	
				四肢瘫（%）	截瘫（%）	全体病例	儿童
青岛大学医学院	495	1977—1993	6.1%（17岁以下 n = 30；男性为83.3%）	33	67		高处坠落（53%），交通事故（20%），重物砸伤（17%）其他（10%）
北京地区86家医院抽样调查	264	2002	3.8%（19岁以下 n = 10；男性为80%）	未报告		高处坠落（41%），交通事故（22%），重物砸伤（19%），运动损伤（1%），其他（17%）	高处坠落（50%），交通事故（20%），刀扎伤（10%），运动损伤（10%），其他（10%）

续表

地区 / 机构	病例总数	观察时间（年度）	发病比例	神经损伤平面		病因	
				四肢瘫（%）	截瘫（%）	全体病例	儿童
北京博爱医院	1264	1992—2006	10.7%（19 岁以下 n=135；男性为 71.1%）	未报告		交通事故（44%），高处坠落（22%），重物砸伤（14%），跌倒（8%），疾病（7%），其他（5%）	未报告
北京博爱医院	275	1989—2014	100%（15 岁以下 n=275；男性为 40.4%）	未报告			交通事故（27%），非外伤（26%），运动损伤（26%），其他（21%）
北京博爱医院 *	82	2017	100%（15 岁以下 n = 82；男性为 29%）	4	96		运动损伤（29%），脊髓炎（17%），交通事故（15%），高处坠落（10%）其他（29%）

* 资料来源：2018 年 4 月在挪威举行的国际 PedSCI 研讨会（未公开发表），2017 年北京博爱医院住院 PedSCI 为 82 例，首位病因是运动损伤（24 例），均由舞蹈下腰动作引起

从表 1-1-3 可以看出，国内 PedSCI 的发病特点是运动损伤所占的比例越来越高，女童所占的比例越来越高。

北京博爱医院收治的 1 例运动损伤最早发生在 1995 年，从 2001 年开始在全国范围内每年都有发生。体育运动损伤以脊柱过伸损伤为主（90.0%，63/70 例），夏秋季多见，主要为 SCIWORA（98.4%，62/63 例），胸髓完全性损伤最多（75.8%，47/62 例），是近年来住院 SCI 儿童的主要致伤原因。

目前，运动损伤的发病仍有增多趋势，以 4~7 岁女童最多；其原因与舞蹈训练过程中脊柱过伸动作有关，且大多为胸髓完全性损伤，损伤程度较重，应引起家长、学校和社会的高度重视。重点防护人群为练习舞蹈下腰动作的儿童。

（刘根林）

第二节　临床常见特殊问题及处理

一、非创伤性脊髓损伤

根据美国国家脊髓损伤统计数据库提供的资料，非创伤性 SCI 的发病率大约占 14 岁及以下 PedSCI 的 7.7%。发病的病因包括头颅和颈椎发育异常、椎管狭窄、脊髓缺血、感染和炎症、肿瘤压迫等。

（一）头颅和颈椎发育异常

1. 颈髓受压

某些遗传性和先天性疾病使儿童在分娩时或生长发育过程中较易出现脊髓受压或出血而导致 SCI。从解剖学和动力学的角度来看，头颅和颈椎的连接是主轴骨骼中最复杂的关节。Down 综合征（寰枢椎不稳定）等多种先天性疾病，可导致头颅、骨骼、韧带和软骨的发育异常，从而使头颅和颈椎连接不稳定，在生长发育过程中会因轻微外力作用导致颈髓受压和损伤；同时可伴有脑积水，颈椎、胸椎和腰椎椎管狭窄或脊髓空洞等。颈髓受压可导致四肢瘫，出现膀胱功能障碍和低位脑神经功能障碍、吞咽困难、呼吸暂停和呼吸困难。对于可疑颈髓受压的儿童，应该在 6 个月时进行检查，包括 MRI 和多导睡眠呼吸监测。如果检查有异常但无症状，应该在 1 年内重新复查。手术减压的适应证包括上运动神经元损伤、呼吸暂停、脊髓空洞和枕骨大孔狭窄等。

2. 椎体发育畸形

齿突样小骨是枢椎最常见的发育畸形。X 线或 CT 检查可见齿状突尖端肥大，且与枢椎底部游离，是引起寰枢关节脱位或不稳定的常见原因。发生这种发育畸形的原因可能是在头颅和颈椎连接处发育异常的基础上，遭受外伤后出现过度活动，在软骨发育阶段出现异常骨化。儿童可能没有症状，或有颈部疼痛、斜颈，或在反复出现急性或慢性的脊髓外伤或椎体血管损伤后，才逐步出现神经症状。

3. Klippel-Feil 综合征

Klippel-Feil 综合征是一组颈椎先天性骨化异常的疾病，表现为两个或多个颈椎椎体的融合。部分病例会出现三联征，即短颈、低后发际线和颈椎活动受限。颈椎活动受限是该综合征的典型特征，表现为颈椎侧向和旋转活动受限。颈椎融合使颈椎力线发生改变，相邻的未融合的椎体活动度过大，导致在轻微外伤后出现神经损伤。如果儿童有多节段的颈椎融合且已超过 C_3 水平，应禁止参加体育活动。若出现进行性加重的颈椎不稳定或有神经损伤应考虑手术治疗。

（二）脊髓缺血

脊髓缺血是一种罕见的疾病，由血流量减少引起，原因包括全身性低血压、脊髓血管畸形、脊髓受压、脊髓动脉血栓或栓塞、纤维软骨栓塞等。全身性低血压可由心搏骤停或心脏压塞引起。先天性心脏病如主动脉狭窄等，手术时可引起儿童缺血性脊髓病。评定潜在的缺血原因有助于选择合适的治疗方案。

1. 脊髓血管畸形

脊髓血管畸形是脊髓病变的罕见原因。由于脊髓血流量较少，多数脊髓动脉瘤不在血管分叉处出现。儿童血流量增加的因素，如主动脉狭窄、脊髓动静脉畸形和肾移植等，可诱发脊髓动脉瘤的形成。削弱血管壁的疾病，如结缔组织病、感染、外伤和血管炎等，也可能导致脊髓动脉瘤的产生。脊髓血管畸形可分为髓内动静脉畸形、髓周动静脉畸形、髓外动静脉畸形及脊髓硬膜动静脉瘘等 4 种情况。动脉瘤常见的症状表现多种多样，最常见的是出血，典型的表现是背部疼痛（有或无神经根症状、脊髓受压症状、感觉缺失或排尿异常）或头痛（有或无呕吐）。没有出血时，可表现为一系列不同的症状，包括脊柱侧弯、片状感觉缺失或脊髓受压的表现等。脊髓血管造影可明确诊断。可选择手术夹闭 / 切除畸形血管或血管内栓塞治疗。手术治疗的远期效果尚未明确。

2. 纤维软骨栓塞（fibrocartilaginous embolism, FCE）

FCE 引起的脊髓缺血，以前认为是一种罕见的疾病，但目前认为发病率可能比想象的要高。FCE 可能是许多急性横贯性脊髓炎和脊髓前动脉综合征的发病原因，其发病机制包括急性纵向脊柱受压后椎间盘脱出，从而导致纤维软骨栓子进入脊髓中央动脉逆行扩散而引起脊髓缺血。纤维软骨栓子的来源是髓核。在儿童期，髓核由黏液状的胶原基质逐步转化为纤维软骨。由于儿童期的椎间盘内有血管存在，因此，椎间盘损伤后髓核成分有可能通过椎间盘内的受伤血管进入脊髓内血管。FCE 的典型临床表现是在突发的疼痛后出现肌无力。MRI 检查发现椎间盘信号异常、出现进展性的脊髓肿胀以及 T2 信号增强。若伴有脊髓前动脉综合征的表现，存在导致椎间盘负荷或腹压增高的事件，排除常见的脊髓缺血原因如主动脉手术，则提示 FCE。目前 FCE 尚缺乏直接的病理方面的证据，治疗上也缺少成功经验。

（三）感染和炎症

1. 感染和炎症

感染性脊髓病在儿童中比较罕见，及时和准确的诊断是改善预后的关键。感染的病因包括人类免疫缺陷病毒、人类 T 细胞嗜淋巴细胞病毒、疱疹病毒、肠道病毒、梅毒螺旋体、结核分枝杆菌、真菌和寄生虫等。对于未知病因的脊髓病，应详细询问发病前的接触史，了解近期的感染和症状，有无免疫缺陷或外出等情况。明确诊断还包括 MRI 神经影像和脑脊液检查。抗生素治疗应根据培养结果来确定。

2. 脊髓硬膜外脓肿

脊髓硬膜外脓肿最常见的致病菌是金黄色葡萄球菌，可能来源于骨髓炎或远距离的血源性播散，如皮肤疖肿或肺部感染。70% 的病例会出现背部疼痛和发热，该病的症状还包括肢体无力、感觉障碍和括约肌障碍。及时进行 MRI 检查可明确诊断。治疗通常采取椎板切开清除脓肿并使用抗生素。

3. 急性横贯性脊髓炎

急性横贯性脊髓炎是一种罕见疾病，美国每年新发病例 1400 例，其中 18 岁以下的儿童占 20%。急性横贯性脊髓炎的诊断既要有脊髓炎症，如脑脊液细胞增多、脑脊液免疫球蛋白升高和脊髓造影增强的表现，同时又要排除基础疾病引起的脊髓病和压迫性脊髓病。一项对 47 例 18 岁以下急性横贯性脊髓炎患者的研究发现，发病年龄有两个高峰：一个是 3 岁以下，另外一个是 11~17 岁，男女比例基本相同。急性横贯性脊髓炎的发病与发病前的疾病、免疫状态和外伤无明显关系。在所有病例中，有 42 例是发作一次的特发性横贯性脊髓炎，2 例是复发病例，3 例是后来出现另一种疾病，如视神经脊髓炎、急性播散性脑脊髓炎和全身性红斑狼疮。T2 信号异常多见于颈胸段，脊髓受累平均为 6 个节段。结局较好的相关因素包括发病年龄较大、诊断时间短、低位的神经损伤水平、T1 图像在急性期没有出现低信号、脑脊液中没有白细胞，以及较少的脊髓节段受累。

急性横贯性脊髓炎的临床表现包括运动、感觉和自主神经功能障碍，部分病例发病前有发热或其他感染的症状，提示可能与感染引发的免疫反应有关，但未得到证实。治疗上常选择静注激素、免疫球蛋白，口服激素以及血浆置换等。预后较好，大约 1/3 可完全恢复，1/3 可部分恢复，另外 1/3 没有任何恢复。最常见的远期并发症是膀胱控制障碍。

（四）脊髓肿瘤

中枢神经系统（central nervous system，CNS）肿瘤在现有儿童肿瘤中占第二位，也是儿童最常见的实体肿瘤。脊髓内肿瘤占儿童 CNS 肿瘤的 1%~10%。这些肿瘤在整个儿童期都会出现，年龄的中位数是 10 岁。根据解剖部位分为硬膜外肿瘤和硬膜内肿瘤。硬膜内肿瘤又可进一步分为髓外肿瘤和髓内肿瘤。在儿童中，60% 的髓内肿瘤是星型细胞瘤，30% 是室管膜瘤。肿瘤在颈髓、胸髓和腰髓均可出现。黏液性乳头状室管膜瘤最常出现在脊髓圆锥和终丝。脊髓和马尾神经可能被硬膜外或蛛网膜下腔的肿瘤压迫，罕见情况下，肿瘤直接转移至脊髓实质。硬膜外转移的肿瘤压迫脊髓可导致儿童严重残疾。肿瘤压迫脊髓的最初症状是肌无力、神经根性或背部疼痛以及感觉的改变。身体有肿瘤的儿童出现背部疼痛时应考虑肿瘤压迫脊髓的可能。其他脊髓受压的症状包括身体虚弱、感觉障碍和大小便失控。MRI 检查是诊断的主要依据。对于原发性且未出现转移的肿瘤，可以行手术治疗，有助于脊髓减压并明确肿瘤的类型。对放射线敏感的肿瘤可以选择放射治疗。激素治疗有助于缓解脊髓水肿和疼痛，提高各种肿瘤的治疗效果。早期干预有助于改善预后。

（五）其他

放射性脊髓病是在脊髓经过放射治疗（简称“放疗”）之后，逐步出现的与放射部位相关的进展性痉挛型截瘫或四肢瘫。潜伏期有 5~6 个月，也可能长达数年。颅椎部放疗常用于治疗儿童肿瘤，放射剂量通常不超过安全剂量，但仍有可能造成颈髓或颈髓上部白质的亚急性损伤。尽管大多数亚急性损伤是暂时性的，但也有可能留下永久性的神经症状。由于放射治疗有远期效应，当出现进展性肌无力，特别是脊髓影像学检查没有明显的压迫或其他改变，应考虑这一鉴别诊断。脊髓白质（有时是背根神经节）损害可出现弥漫性脱髓鞘、轴突肿胀和血管坏死。放疗相关疾病的发病机制是内皮细胞或少突胶质细胞中有丝分裂细胞的死亡，引发一系列复杂的病理生理反应，导致相关组织的完整性和功能发生改变。由于血管通透性增加，组织因子表达增强，血管内、血管周围和血管外基质中的凝血酶形成增加。由于血管内和血管外凝血酶的异常聚集导致纤维组织的进展性硬化，表现为特征性的放射性纤维化，出现放射性纤维化综合征。放疗引起的放射性纤维化综合征目前尚无有效的治疗方法。

二、儿童脊髓损伤伴脑外伤

针对 PedSCI，其康复治疗的含义应包含：①能够理解 SCI 造成的生活改变。②理解功能水平。③掌握应对心理问题的方法。④获取新的知识和技能。⑤能够指导如何使用必需的辅助用具。PedSCI 伴随脑外伤意味着有效康复所需要的技能学习和训练过程会由于脑外伤造成的身体、认知、心理和行为的改变而受阻。PedSCI 伴脑外伤更增加了康复过程的复杂性，因为脑外伤可扰乱未成熟大脑负责认知和心理功能的神经元连接的发育，导致持续的学习和行为障碍。

（一）流行病学

根据美国疾病预防与控制中心提供的资料，美国每年脑外伤的发病人数是 170

万例；在儿童人群中，19 岁以下脑外伤急诊的人数是 63 万例。学龄前儿童脑外伤的发病原因多为从高处坠落或打击伤，学龄儿童和年长儿童多为运动损伤或交通意外。由于高处坠落、运动损伤或交通意外都涉及高速外力打击身体，是 SCI 和脑外伤共同的常见发病原因，因此如果出现一种情况，就应该怀疑另一种情况发生的可能。据国外资料报道，成人 SCI 合并脑外伤的发病率为 28%~74%，PedSCI 合并脑外伤的发病率，有学者报道每 21 例儿童有 3 例出现认知障碍。国内尚缺乏这方面的资料。

儿童脑外伤的诊断和分级依据，包括意识丧失、失忆的持续时间、Glasgow 昏迷量表评分和神经影像学的检查结果。意识丧失的诊断价值存在争议，不管是否出现脑外伤，特别是 5 岁以下儿童引起 PedSCI 的外伤，都可能导致意识丧失。儿童定向和失忆测试用于评定儿童脑外伤后早期认知功能的恢复情况，可测试儿童外伤后失忆的持续时间。神经影像学检查可提供脑外伤的客观证据；但是对于轻微的脑外伤、弥漫性轴索损伤或脑震荡后综合征，在常规 CT 或 MRI 检查时可能没有特异的发现。神经心理学测试主要用于测试脑外伤后认知或心理状况的改变，可为脑外伤测试提供灵敏而客观的证据。特别值得注意的是，如果是轻度脑外伤或脑外伤症状不明显，则将导致随后的 SCI 儿童康复进展困难，应高度怀疑伴随脑外伤的可能，及时进行相应的神经心理学测试。

（二）合并障碍

1. 神经认知和行为改变

SCI 伴脑外伤的儿童，其神经认知和行为改变可阻碍康复的进程。唤醒和注意力、记忆、习得新技能、沟通、视觉感知和执行功能都是有效康复所需要的认知功能，这些认知功能会因为不同类型和程度的脑外伤而出现不同程度的障碍。脑外伤引起的心理和行为改变，如抑郁、淡漠、焦虑、攻击、冲动和用于控制这些问题的某些药物的副作用会对康复效果产生负面影响。这些问题还会进一步影响学业成绩和交往能力。脑外伤对脑发育的影响取决于受伤时的年龄和受伤程度。严重脑外伤的婴幼儿，由于阻碍了大脑发育过程中神经连接通路的形成，将导致多种认知功能障碍。

据报道，轻度受损的脑外伤儿童，在伤后 10 年可恢复到正常同龄人的认知水平。应特别注意脑外伤儿童的注意力障碍。选择、维持和适当分散注意力的能力是完成沟通、跟随指令、设定目标和完成任务所必需的，因此，掌握所有这些能力对日常生活、学习和社会交往至关重要。注意力障碍与不完全髓鞘化和伤后大脑皮质额叶发育受阻有关，发病率占儿童脑外伤的 30%~50%。

鉴于儿童脑外伤后认知障碍和行为问题的重要性，全面评定伴随脑外伤的 PedSCI 时应该包括评定认知和行为改变的问题。如有可能，还要了解伤前状态，包括有无学习障碍、认知问题、心理问题和药物使用问题，这样才能全面评定目前的功能水平，有利于制订个性化的康复治疗方案。

2. 脑外伤并发症

（1）癫痫发作：儿童脑外伤后癫痫发病率为5.5%~40%，多数在伤后24h内出现。脑外伤后癫痫发作的危险因素包括年龄较小、硬膜下血肿、脑挫伤、严重小脑出血和严重脑外伤。脑外伤后癫痫发作是一种严重情况，可加重脑损伤和干扰康复进程，影响远期预后。建议伤后1周内口服丙戊酸钠或卡马西平加以预防。由于长期口服药物预防效果不佳，脑外伤1周后不建议继续预防用药。由于口服丙戊酸钠有肝功能损害的风险，口服卡马西平有骨髓抑制的风险，用药期间应给予适当的相关实验室检查。

（2）焦虑：是脑外伤后常见的一种症状，表现为身体或语言的攻击性、爆发性愤怒、坐立不安或不当的性行为。这些行为不但对儿童本人，而且对康复治疗人员都是有害的，可干扰整个康复环境。治疗焦虑前应排除器质性疾病，如癫痫发作、低氧血症、电解质紊乱、药物作用或停药反应等。针对焦虑的治疗，首先应改变环境和行为习惯。为儿童提供一个安静、稳定和最小外界刺激的环境；避免参与可能诱发焦虑发作的活动；对不当行为要立即给予严肃的训斥。若无效，建议给予药物治疗，可选择非典型抗精神病药物，如利哌酮、氯氮平和奥氮平等。这些药物在认知方面的副作用较小，但在儿童人群中的安全性和有效性尚未确定，用药时尽量使用最小有效剂量，并密切观察副作用。丙戊酸钠和卡马西平也可用于治疗焦虑，同样要密切观察副作用。

（3）脑积水：脑外伤后脑积水是一种迟发的并发症，通常于伤后数周至数月内出现，大约占重度脑外伤的40%。通常属于交通性或正常压力性脑积水，是可治疗的并发症，因此认识其症状很重要。脑积水的典型症状包括步态异常、二便失禁和痴呆。但PedSCI伴脑外伤后出现的症状较易被忽视，因为SCI会影响步态异常的观察，而神经源性膀胱和神经源性直肠会掩盖新出现的二便失禁。另外，儿童脑积水的临床表现可能有变异或缺失。如果出现功能下降、痉挛加重、精神状态和行为的改变，就应该考虑脑积水的可能。头颅CT或MRI检查可显示脑室扩张情况。如果脑检查的图像不能明确诊断，可行放射性核素脑池显像图检查，评定脑室内脑脊液的流动情况。观察行为改变对腰椎穿刺放脑脊液的反应也有助于脑积水的诊断。治疗通常需要外科手术植入脑室腹腔引流管，术后注意观察引流管，防止发生堵塞。

（4）自主神经功能异常：是SCI和脑外伤常见的严重并发症，表现为直立性低血压和自主神经反射亢进，需要立即进行处理。针对直立性低血压和自主神经反射亢进的鉴别诊断非常困难，这是因为儿童的认知缺陷而导致其对身体不适的认识和表达交流困难造成的。因此，伴随脑外伤的 SCI 儿童及其家属均应熟悉自主神经反射异常和直立性低血压的表现，并警惕其发生的可能。

（5）自主神经反射异常：也称为发作性交感神经反射亢进，发病率为 10%~14%，是脑损伤后体温以及血流动力学和肌张力异常的表现，通常在伤后数周内出现并持续数月。临床表现包括发热、心动过速、呼吸急促、高血压、出汗和肌张力异常。自主神经反射异常可导致康复延期，运动功能和独立生活能力恢复较差。治疗的选择包括对症用药和环境的调整，如保持房间为凉爽的温度或者减轻外在的刺激，以免诱发自主神经反射亢进。治疗目标是抑制自主神经过度活动。可使用 β 受体阻滞剂（阿替洛尔）或中枢 α 受体拮抗剂（可乐定），增强神经传导抑制活性的药物（加巴喷丁、巴氯芬），或调节多巴胺活性的药物（氯丙嗪）。直立性低血压儿童使用 β 受体阻滞剂时应注意可能会进一步加重低血压。使用巴氯芬这一类增强神经传导抑制活性的药物，应注意镇静和认知方面的副作用。

（6）内分泌功能障碍：神经内分泌功能障碍在成人脑外伤人群中多见，常表现为抗利尿激素分泌异常和中枢性尿崩症。儿童脑外伤后内分泌异常的患病率为 10%~75%，取决于受伤时间，并与是否有意识丧失、硬膜下血肿或头颅骨折等有关。

最常见的儿童脑外伤后内分泌功能异常是垂体前叶功能障碍，特别是生长激素和促性腺激素功能减退，导致身体发育和青春期发育异常。生长激素功能减退可引起认知功能降低和生活质量下降，并进一步影响儿童的生长发育。促甲状腺激素缺乏也可引起生长发育延迟。比较罕见的是脑外伤后持续出现促肾上腺皮质激素缺乏。高催乳素血症可能在伤后 1~2 年内出现，随后缓解。性早熟可在受伤 1 年后出现，可能与伤后大脑对促性腺激素释放抑制能力降低有关。水代谢紊乱如抗利尿激素分泌异常和中枢性尿崩症是暂时性的，一般在伤后 6 个月缓解。儿童脑外伤后内分泌功能异常大多数发生在伤后 1 年内，容易被忽视，在临床康复过程中应加以重视，以保证儿童的正常生长发育。

三、高位四肢瘫

（一）常见问题

儿童高位颈髓损伤（C_4 及以上）在受伤初期及随后的康复和随访过程中有特别难以处理的问题。这些儿童因为膈肌及肋间神经支配受损或功能消失，根据损伤平面和损伤程度的不同，表现出不同的呼吸问题。

儿童高位颈髓损伤涉及的特殊问题包括气道管理、呼吸机管理、儿童发育对生命支持设备的影响、气管切开对吞咽和交流的影响等。由于这些儿童完全依赖家属和呼吸设备，他们将面临因为不能独处或没有理性父母陪伴的心理影响。高位完全性颈髓损伤的儿童因为上肢功能极度受限或完全丧失，所以依赖辅助技术或其他人来控制周围环境。

（二）呼吸管理

1. 呼吸机制

安静呼吸主要由膈肌来完成，膈肌的神经支配是 C_3、C_4 和 C_5。当膈肌收缩时吸入空气，呼气则基本是被动的。在训练过程中，肋间肌和颈部相关肌肉（主要是胸锁乳突肌和斜角肌）向外牵拉肋骨完成吸气动作。腹肌对呼气有辅助作用，咳嗽也由腹肌收缩来辅助完成。C_2 或以上的颈髓完全性损伤，膈肌、肋间肌和腹肌都没有呼吸功能，颈部肌肉很弱或没有功能，因此需要 24h 持续进行呼吸支持。C_3 和 C_4 损伤，颈部肌肉有部分功能，意味着儿童清醒的时候可能不需要呼吸支持，但睡着时则需要。

2. 呼吸支持的类型

呼吸支持可以是非侵入性的（通过面罩或鼻面罩或经口插管供氧）或者侵入性的（通过气管插管供氧）。膈神经或膈肌起搏器可供选择，但对于需要进行持续呼吸支持的儿童使用较少。气管切开插管有不同类型，包括带袖套和不带袖套的。带袖套的插管使气道封闭，全部空气完全进入肺，不会从插管周围通过喉、口和鼻漏气。这种类型的插管使发声很困难或不可能。如果儿童能够使用不带袖套的插管或袖套排气后的插管，有利于儿童的发声。

（刘根林）

第三节　儿童脊髓损伤的病理生理特点

一、儿童脊柱脊髓的生理特点

与成人脊柱脊髓不同，儿童脊柱脊髓具有以下生理特点：①韧带和关节囊的弹性良好，可以承受较大的牵伸而不会断裂。②由于椎间盘有较大的含水量，可以纵向过度牵伸而不发生断裂。③关节突的关节面浅，几乎呈水平位，易在平移、屈曲和伸展的过程中发生滑脱。④儿童时期椎体未完全骨化，脊柱的活动度较成人明显大。⑤软骨终板较为薄弱，受到轻度剪切力即可受到损伤。⑥对于小于10岁的儿童尚未形成限制椎体侧方和旋转运动的钩突。⑦婴幼儿头部相对体积大且重量较重，颈背部肌肉相对力量较弱，在屈曲或伸展的外力作用下易发生大范围的摆动。⑧胸腰椎交界处脊髓血管分支少，椎管较狭窄。

以上特点在8岁以下的儿童尤为明显。儿童脊柱具有可塑性，外力作用使得脊柱椎体能够在一定程度上发生扭转和滑动，但脊髓变形能力较差，在移位后会发生挤压产生神经损伤，导致SCI但无骨折脱位。SCIWORA通常认为是由于儿童脊柱韧带松弛、弹性大，受到外力作用后发生一过性脱位，X线片无异常表现，但儿童可能存在完全性神经损伤。随着儿童年龄的增长，脊柱稳定性得到加强，一过性滑动范围减小，对脊髓造成的挤压伤则较轻。

二、儿童脊髓损伤的病理特点

PedSCI主要由车祸伤、坠落伤、运动伤等引起，常见于上颈椎损伤、SCIWORA、多节段损伤。由于儿童脊柱脊髓的特殊性，脊柱的活动度较成人明显加大，可使脊柱过度屈曲伸展，椎体节段间运动幅度较大，但脊髓瞬间受到牵拉或压缩时，脊髓和脊膜却无法适应这种高强应力，造成牵拉伤或撕裂伤，导致儿童的SCI多为SCIWORA。另外，脊髓的血供主要来自脊髓前动脉、大椎动脉等。脊髓血管中下段血液供应最差，当受到外伤后，供血动脉痉挛或产生血栓，导致脊髓缺血坏死。另外，当胸腹伸展时，胸腹腔内压升高，由于脊髓与内静脉系统和腹腔大静脉相通，导致脊髓与椎管内静脉压上升，甚至破裂出血，并致小动脉压升高，供血障碍，发生胸髓的SCI。

（一）原发性SCI

原发性SCI是指脊髓组织遭受机械性外力损伤后瞬间引起的组织损害，包括突入椎管内的骨折片、脱位的椎骨、撕裂的韧带及脊髓外的血肿等均可压迫脊髓，发生神经功能障碍。

早期SCI会发生出血，血流中断发生时间较晚，中断的血流可导致缺氧和局部缺血梗死，使灰质发生损伤。受损部位的神经元被阻断，髓鞘厚度减小。这些会使脊髓产生裂伤、挫伤、压迫及震荡伤等，可出现局部细胞膜稳定性丧失；钠离子进入细胞内，引起细胞水肿、酸中毒和胞内磷脂酶的激活等；而且，细胞外钠离子增多使轴突的传导功能受到阻碍；而细胞外钙离子浓度的下降和细胞内钙负荷的增加，又会启动一系列的损伤过程。

1. 持续性压迫

持续性压迫在临床上最为常见，导致其出现的病因有很多种，包括爆裂性骨折后破碎骨片突入椎管内压迫骨髓、皱褶的黄韧带与急速形成的血肿压迫脊髓、骨折移位压迫脊髓、急性椎间盘破裂压迫脊髓等，使脊髓产生一系列 SCI 的病理变化。长时间的压迫会使脊髓因局部微循环变化而继发一系列不可逆的损伤。

2. 牵拉

脊柱在轴平面上可进行强有力的拉伸，屈曲、伸展、旋转或者转位产生剪切力可导致脊髓的拉伸及脊髓血管的拉伸。

3. 挫裂伤或横断伤

挫裂伤或横断伤最为严重，脊髓呈部分或完全断裂，有碎烂、出血、水肿和液化坏死，脑脊液呈血性。血管的刺激痉挛可使上下数个脊髓节段的血供发生障碍，以至于损伤平面更加广泛。损伤后期，局部可有脊髓液化坏死形成的大小不等的空泡，周围胶质瘢痕和纤维组织增生，蛛网膜粘连增厚、形成囊肿。挫裂伤在损伤程度上有很大差别。若为轻伤，可致脊髓组织局部少量水肿和点状出血；若为重伤，可造成脊髓的完全横断，预后相差较大。相对于周围白质，最初的机械性损伤使中央灰质更易受损。损伤后最先表现为出血，之后发展为局部血流中断，继而引发局部缺血、缺氧，导致局部梗死灶形成。病灶周围的微小出血或水肿对于神经传导的影响更大，甚至造成不可逆的损伤。

（二）继发性 SCI

原发性损伤继发的一系列病理因素参与的组织进行性、自毁性破坏过程称为继发性 SCI。主要表现为椎体软骨的终板撕裂，韧带损伤，关节囊撕裂，脊髓出血、梗死、撕裂、横断，硬膜撕裂、椎动脉损伤和硬膜内外出血等。局部血管紊乱，损伤后免疫炎症反应，自由基释放和脂质过氧化，兴奋性谷氨酸释放，细胞凋亡和轴突脱髓鞘等均是继发性 SCI 的发生机制。受局部 SCI 的影响，大脑下行通路中的神经元表现出从萎缩到凋亡或坏死的病理过程。继发性损伤的病理改变包括以下几点。

1. 局部血管紊乱

局部血管改变和缺血被认为是继发性 SCI 最重要的机制之一。SCI 后血管性因素引起的局部变化主要包括出血、缺血、再灌注损伤和微循环障碍。脊髓急性创伤后早期出血明显，在灰质中表现得尤为突出，引起受损部位的组织坏死和脊髓软化。而氧自由基在缺血期产生，并在再灌注的早期达到峰值，进而作用于血管内皮，加重局部血管紊乱。微循环障碍主要表现在毛细血管和小静脉，表现为血管通透性增加、局部水肿和血管内血栓形成；同时未受机械性破坏的周边正常血管也发生痉挛性改变，最终引起局部低灌注和组织缺血。因此，在损伤早期，除了恢复脊柱的稳定性外，还要积极恢复脊髓的正常血液循环，减少因血管紊乱而引起的继发性损伤。

2. 损伤后免疫炎症反应

免疫炎症反应是大多数组织损伤时的自我防御和修复机制，但过度反应就会破坏正常的组织。通过控制外部条件能使炎症反应处于有利于SCI修复的状态。否则，炎症反应会加速细胞坏死、阻碍轴突生长。参与SCI后炎症反应的细胞主要有以下4种：中性粒细胞、单核细胞、淋巴细胞和小胶质细胞。而CNS创伤后炎症反应时，中性粒细胞首先渗出血管到达损伤部位，清除组织碎片，分泌细胞因子激活其他炎症细胞和小胶质细胞，引起神经元破坏；同时，单核细胞在急性创伤后随即渗入损伤部位，分化形成巨噬细胞，活化的巨噬细胞和小胶质细胞可分泌多种细胞因子、生长因子和自由基，或促进修复或加重损伤。淋巴细胞在SCI中的作用目前还存在争议，可能在损伤中加重轴突损害及脱髓鞘，从而导致功能缺失。总之，控制早期的炎症反应对于减少继发损伤和促进功能恢复具有重要意义。

3. 自由基释放和脂质过氧化

活性氧和活性氮的形成是SCI后病理生理过程中另一个重要的特点。高活性的羟基自由基一旦形成，即与多种细胞成分发生反应，包括膜磷脂上的多不饱和脂肪酸，而一氧化氮作为血管反应和神经信号重要的调节分子，通过与氧发生反应形成过氧亚硝基阴离子，启动脂质过氧化。当细胞膜发生脂质过氧化后，可引起膜结构破坏，流动性和渗透性发生变化，代谢受抑制并影响膜内外离子的传输。线粒体发生脂质过氧化后的病理改变不仅会引起自身的损伤，还能通过产生大量活性氧，反作用于自身结构和周边组织，如此形成一个恶性循环。另一项研究表明，自由基除了引起膜结构过氧化，还能引起细胞内钙超载，激活细胞内钙依赖性蛋白酶，分解细胞骨架蛋白。因此，急性SCI后，活性氧和活性氮等自由基多方面作用，引起细胞广泛性破坏和局部组织损伤加重。

4. 兴奋性谷氨酸

谷氨酸是CNS主要的兴奋性神经递质，损伤后即大量表达，并通过离子型受体和代谢型受体发挥作用。SCI后，细胞凋亡时离子型谷氨酸受体N-甲基-D-天冬氨酸受体与谷氨酸结合，离子通道开放，细胞外钙离子内流、胞内存储钙离子释放入胞浆，从而使细胞内钙离子浓度迅速升高，激发大量钙依赖反应，严重改变细胞的代谢状态，引起神经元细胞坏死或凋亡。在CNS中，神经元细胞和少突胶质细胞膜表面表达大量谷氨酸受体，易发生谷氨酸兴奋性中毒，引起损伤周围的神经元凋亡、轴突脱髓鞘和传导阻滞。

5. 细胞凋亡和轴突脱髓鞘

细胞凋亡是指程序性细胞死亡，是 SCI 后迟发性神经细胞死亡的重要原因，是一种主动的、受细胞内某些死亡基因控制的过程。SCI 后细胞凋亡主要涉及神经元细胞、小胶质细胞、少突胶质细胞和星形胶质细胞，其中少突胶质细胞更容易出现凋亡，在 SCI 后表达相关受体而启动了细胞凋亡和轴突脱髓鞘，从而导致轴突直接暴露于富含自由基和炎症因子等的有害环境中，引起神经元损伤和轴突传导功能障碍。

（三）脊髓慢性损伤

脊髓慢性损伤是静态和动态机械因素共同作用的结果。静态因素包括导致椎管直径减小的所有原因。动态因素是由于活动椎体期间通过原有机械压迫对脊髓的重复性创伤。脊髓慢性损伤的病理生理变化主要涉及水肿、缺血损伤、免疫炎症反应、兴奋性氨基酸、离子稳态、脂质过氧化、细胞凋亡等。

1. 水肿和循环障碍

慢性脊髓压迫后，如果得不到及时解压，将发生水肿、出血等一系列继发性级联反应。水肿可发生在受压迫区域及邻近部位，在压迫后期，白质水肿明显，伴有坏死和出血。短暂和持续的脊髓压迫都可导致灌注减少，早期减压可恢复灌注。血液脊髓屏障位于毛细血管水平，它的破坏将使脊髓暴露于细胞因子和血管活性物质，导致 SCI 中的血管性水肿和神经损伤。目前循环障碍损伤的原因主要有两种观点：①骨赘或增生的钩椎关节可压迫椎动脉及跟髓动脉，引起缺血损伤。另外脊髓压迫可导致外在血管栓塞而引起缺血，使脊髓相邻节段出现神经根变性。②沟动脉以下分支受压缺血。脊髓受压变形可使沟动脉以下分支的相应区域缺血或血管破裂。因此，脊髓慢性损伤早期除脊髓减压外，还应恢复脊髓的正常血液循环，避免血管紊乱引起的进一步损伤。

2. 免疫炎症反应

神经炎症是许多神经疾病的特征，长时间的炎症反应往往是破坏性的。参与 SCI 的炎症反应细胞主要有小胶质细胞、巨噬细胞、淋巴细胞和中性粒细胞。但是，炎症细胞参与反应的具体机制尚不明确，Fas/Fas 配体介导的炎症在神经系统的病理生理学中起着重要作用。同时发现中性粒细胞、T 淋巴细胞及基质金属蛋白酶也参与了脊髓慢性损伤过程，随着慢性压迫时间的不同，炎症细胞会有变化。上述炎症细胞参与的长期炎症反应会导致脊髓发生级联反应而发展为不可逆损伤。

3. 兴奋性氨基酸与离子失衡

兴奋性氨基酸包括谷氨酸和天冬氨酸，在SCI病理情况下具有神经毒性作用。兴奋性氨基酸的水平升高，可导致一系列细胞内外级联反应：①激活藻酸受体，钠离子、氯离子进入细胞内，钾离子进入细胞外，导致细胞内外渗透压变化引起细胞渗透性损伤。②N-甲基-D-天冬氨酸受体的过度激活，使受该受体调控的钙离子通道开放，钙离子内流，发生细胞内钙超载引起迟发性损伤。另外，内流的钙离子可激活一氧化氮合酶产生细胞毒性作用，与不可逆损伤关系密切。

4. 脂质过氧化

缺血可引起自由基过量产生，进而破坏脂类产生丙二醛。丙二醛具有毒性作用，可使血小板聚集而阻塞微循环。当受压脊髓组织减压后，丙二醛含量明显增加，这在脊髓缺血再灌注损伤的发生中起重要作用。丙二醛水平的高低间接反映了机体受自由基攻击的严重程度，影响减压后神经功能的恢复。慢性渐进性压迫性SCI模型发现，减压后缺血再灌注损伤最主要的病理损伤基础是细胞内钙离子超载及氧自由基的大量释放；同时研究发现，维生素E和谷胱甘肽对脂蛋白具有拮抗作用。

5. 细胞凋亡与脱髓鞘

在尸检脊髓切片以及慢性进行性脊髓压迫的小鼠和大鼠中检测到神经元和少突胶质细胞凋亡。脊髓慢性压迫缺血后，主要表现为神经元的丢失，神经组织退变及神经纤维脱髓鞘等继发性损伤。DNA断裂发生在细胞凋亡中，末端脱氧核苷酸转移酶（TdT）介导的三磷酸脱氧尿苷（dUTP）标记（TUNEL）的检测方法可检测DNA断裂进而研究细胞凋亡。慢性脊髓压迫模型显示出TUNEL阳性细胞数量从第6周开始增加，在第9周达到峰值，此后下降。

（杜　青，周　璇）

第四节　儿童脊髓损伤的诊断

PedSCI相对于成人较少见，国外文献报道PedSCI占所有SCI的1%~10%。儿童脊柱具有关节囊和韧带弹性好、关节面浅，寰椎椎弓小而枕骨孔大，胸腰椎交界处脊髓血供分支少等特点；在发生SCI后，尤其是创伤导致的SCI，可能因外力作用而发生移位，但由于其自身特点，使其无法在影像学上获得确切的骨折、脱位证据。详细、全面地询问病史和查体是做出正确诊断的关键。

一、病史及病因

PedSCI 的病因一般可分为两类：创伤性 SCI 和非创伤性 SCI。有研究报道，每 100 万儿童中，创伤性和非创伤性 SCI 的发生率分别为 3.8% 和 6.5%。

（一）创伤性 SCI

创伤性 SCI 多发生在年龄较大的儿童中，受伤的平均年龄为 15 岁，其中 72.5% 为男孩。致伤原因多系车祸，其次为高处坠落伤，再次为牵拉损伤。由于儿童脊柱脊髓的特点，损伤后可导致 SCIWORA。外伤还会使儿童发生局部脊髓震荡挫伤，供应脊髓的血管痉挛，相应节段脊髓发生缺血、坏死、水肿、氧自由基大量生成以及迟发的细胞凋亡等。

（二）非创伤性 SCI

非创伤性 SCI 包括脊椎滑脱、脊髓血管畸形、先天性脊柱侧弯、感染（横贯性脊髓炎、脊柱结核、脊柱化脓性感染等）、脊柱脊髓肿瘤、代谢性疾病及医源性疾病等。据报道，最常见的非创伤性原因是肿瘤和横断性脊髓炎。PedSCI 也可能与出生损伤、骨骼发育、幼年特发性关节炎、唐氏综合征等有关。

二、脊髓损伤平面的诊断

神经损伤平面是指 SCI 后在身体两侧有正常感觉和运动功能的最低脊髓节段，如 C_6 损伤，则意味着 C_6 及以上 C_5~C_2 完好，C_7 以下出现功能障碍。

确定 SCI 的神经功能障碍常采用美国脊髓损伤协会（American spinal injury association，ASIA）损伤量表。但在儿童中使用时需注意 6 岁以下的儿童不能进行感觉检查。因该年龄段的儿童无法理解感觉检查的指令，无法区分正常和感觉减退。6 岁以上的儿童，可采用 ASIA 损伤量表进行感觉和运动检查。需注意在进行直肠检查时，儿童和成人的轻触觉和针刺感，肛门收缩和肛门深部压觉的一致性变化较大。

（一）感觉神经平面的确定

感觉神经平面确定的关键点是标志感觉神经平面的皮肤标志性部位。

1. 检查内容及方法

检查内容包括身体两侧 28 对皮节区关键点（表 1-4-1）；每个关键点的检查包括针刺觉和轻触觉。

（1）轻触觉和针刺觉：轻触觉检查时，嘱儿童闭眼或在视觉遮挡的情况下，使用棉棒末端的细丝触碰皮肤，接触范围不超过1cm。针刺觉（锐/钝区分）常用打开的一次性安全大头针的两端进行检查，尖端检查锐觉，圆端检查钝觉。

表 1-4-1 28对皮节区关键点

皮节	关键点
C_2	枕骨粗隆两侧
C_3	锁骨上窝
C_4	肩锁关节顶部
C_5	肘前窝外侧面
C_6	拇指
C_7	中指
C_8	小指
T_1	肘前窝尺侧面
T_2	腋窝
T_3	第3肋间
T_4	第4肋间隙（双乳头连线）
T_5	第5肋间隙
T_6	第6肋间隙（剑突水平）
T_7	第7肋间隙
T_8	第8肋间隙（肋弓下缘）
T_9	第9肋间隙
T_{10}	第10肋间隙（脐水平）
T_{11}	T_{10}~T_{12}
T_{12}	腹股沟韧带中点
L_1	T_{12}~L_2
L_2	大腿前中部
L_3	股骨内上髁
L_4	内踝
L_5	足背第3跖趾关节
S_1	外踝
S_2	腘窝中点
S_3	坐骨结节
S_4~S_5	会阴部

（2）肛门深部压觉（deep anal pressure，DAP）：检查者用食指插入儿童肛门后对肛门直肠壁轻轻施压，还可以使用拇指配合食指对肛门施加压力，该检查如发现肛周任何可以重复感知的压觉即意味着儿童为感觉不完全损伤。

2. 感觉平面

感觉平面为针刺觉和轻触觉两者的最低正常皮节，即由一个正常或完整的皮节确定，在轻触觉或针刺觉受损或缺失的第一个皮节平面之上的正常皮节。

（二）运动神经平面的确定

可用关键肌确定运动神经平面（表 1-4-2）。关键肌是指确定神经平面的标志性肌肉。根据神经节段和肌肉的关系，用肌力 3 级以上的关键肌确定运动神经平面，但该平面以上的关键肌的肌力必须达到 4 级。

表 1-4-2　运动神经平面的关键肌

皮节	关键肌	代表性肌肉
C_5	屈肘肌	肱二头肌、肱肌
C_6	伸腕肌	桡侧伸腕长肌和短肌
C_7	伸肘肌	肱三头肌
C_8	中指屈指肌	指深屈肌
T_1	小指外展肌	小指外展肌
L_2	屈髋肌	髂腰肌
L_3	伸膝肌	股四头肌
L_4	踝背屈肌	胫前肌
L_5	长伸趾肌	踇长伸肌
S_1	踝跖屈肌	腓肠肌、比目鱼肌

1. 检查内容及方法

（1）肌力检查：对左右各 10 块关键肌进行徒手肌力检查（manual muscle testing, MMT）。推荐每块肌肉按照从上到下的顺序检查，使用标准的仰卧位及标准的肌肉固定方法。体位及固定方法不当会导致其他肌肉代偿。

（2）肛门自主收缩：检查者将手指放在能重复感受到自主收缩的位置，嘱儿童收缩肛门，若存在则为运动不完全损伤。需与反射性肛门收缩相鉴别。

2. 确定运动平面

通过身体一侧 10 块关键肌的检查确定，在代表其上节段关键肌功能正常的前提下，肌力在 3 级及以上（仰卧位 MMT）的最低关键肌，即为运动平面。

三、影像学检查

由于脊髓位于椎管中，无论脊髓是否损伤，都不能直接由一般的临床体格检查而检查到；但影像学检查可以直接观察到病变的部位及其大小形态等，因此影像学检查对 PedSCI 的诊断具有十分重要的意义。但需注意 SCIWORA 时，其脊柱 X 线片、脊柱 CT、脊髓造影检查均不能发现 SCI，仅 MRI 可显示神经损伤以及非神经性软组织损伤。

（一）X线检查

脊柱X线检查方法包括正位片、侧位片以及斜位片。正位片主要观察椎体、椎弓根、椎间隙、颈椎的钩突、胸腰椎的横突和各椎体的棘突。侧位片主要观察椎体的曲度、排列、椎体的形态及棘突等。颈椎斜位片主要观察椎间孔的形态；腰椎斜位片主要观察椎体滑脱、椎体峡部崩裂等。对于怀疑C_1~C_2椎体病变，需拍摄张口位颈椎片，主要观察C_1两侧及C_2椎体和齿状突椎体。通过脊柱X线检查可发现脊柱骨折、脱位、错位、结核、骨质破坏及椎管狭窄；椎弓根变形及间距增宽、椎间孔扩大、椎体后缘凹陷或骨质破坏等。

（二）CT

CT包括CT平扫和CT增强扫描。脊柱CT一般只做CT平扫，只有怀疑血管性病变或肿瘤性病变时才做CT增强扫描。CT检查可显示脊髓的受压情况，并可确定是否有骨折片进入椎管。此外还可以使用冠状面和矢状面重建的螺旋CT代替CT平扫进行筛查性评定。

（三）MRI

MRI的应用对于PedSCI的诊断具有更加重要的价值，可表现为脊髓水肿，T1WI为等或稍低信号，T2WI为均匀高信号，边界清楚，两端呈细线样，脊髓局部肿胀。脊髓出血，T1WI为高信号，T2WI可为高信号，也可为低信号。脊髓挫伤，仅少量出血，坏死混杂于水肿之中，信号特点与水肿大致相同，但在T2WI上信号不均匀。

（四）椎管造影

椎管造影是一种有创的检查方法，主要通过腰椎穿刺将对比剂注入椎管内，透视下观察对比剂在椎管内的充盈缺损情况。当椎管完全梗阻时上行造影只显示压迫性病变下界，下行造影可显示病变上界，从而诊断椎管内占位性病变和蛛网膜粘连等情况。

四、鉴别诊断

对PedSCI进行诊断时，应注意与导致SCI的各种原因进行鉴别，以便后续诊疗的进行。

（一）SCIWORA

由于儿童的脊柱韧带较松弛，椎间盘含水量高，脊椎中软骨成分多，可承受较大范围的屈伸或牵拉，甚至发生韧带撕裂而无脱位或有轻脱位而自行复位，但脊髓受到挫裂或牵拉损伤，严重者断裂。所以 PedSCI 常发生 SCIWORA，即脊柱 X 线片、脊髓造影和脊柱 CT 检查未发现脊柱损伤，仅 MRI 可显示神经损伤以及非神经性软组织损伤。本病占儿童创伤性 SCI 的 19%~34%。

（二）新生儿 SCI

新生儿 SCI 最常见的原因是分娩时扭转力及拉力，可导致颈椎损伤及胸髓的损伤。肩难产时还常导致臂丛神经的损伤。根据病史及 MRI 检查，一般不难做出诊断。

（三）急性脊髓炎

急性脊髓炎起病急，多有感染或预防接种史，数小时或数日内出现脊髓横断性损害，急性期脑脊液动力学试验一般无梗阻，脑脊液白细胞增多，以单核和淋巴细胞为主，蛋白含量正常或轻度升高，脊髓 MRI 有助于鉴别。

（四）脊髓肿瘤

脊髓肿瘤一般发病慢，逐渐发展成横贯性脊髓损害症状，常有神经根性疼痛史，椎管有梗阻。X 线片可见椎体破坏，如 MRI 一旦找到原发灶，即可确诊。

（五）脊柱结核

脊柱结核常有低热、纳差、消瘦、萎靡、乏力等全身中毒症状和其他结核病灶，病变脊椎棘突明显突起或后凸成角畸形，脊柱 X 线或 CT 可见椎体破坏、椎间隙变窄和椎旁寒性脓肿阴影等典型改变。

五、并发症

（一）自主神经反射异常

对于高位 SCI 儿童，当损伤平面以下受到不良刺激时，可引起交感神经过度兴奋和迷走神经抑制的表现，主要表现为高血压、心动过缓、头痛、血管扩张、面色潮红、胸闷、恶心、呕吐和皮肤红斑等。

（二）神经肌肉性脊柱侧弯及髋关节脱位

由于儿童处于生长发育的高峰时期，SCI 可影响儿童肌肉骨骼发育，从而出现腰背部肌肉无力，儿童不能正常站立或站立姿势异常，进而导致神经肌肉性脊柱侧弯及髋关节正常功能丧失，若长期不加干预将会使儿童丧失正常站立和行走的机会。

（三）骨骼系统疾病

骨骼系统疾病包括骨密度降低及异位骨化等。由于 SCI 后会造成儿童骨形成和骨吸收之间的不平衡，从而导致儿童骨密度下降。又加之损伤后儿童瘫痪肢体不再负重，也无肌肉收缩的应力作用，骨钙丢失，加重其骨密度下降。此外，SCI 后还可能导致异位骨化。异位骨化是指在解剖学上不存在骨的部位有新骨形成，已形成的骨化组织具有哈弗斯管或骨髓腔的正常骨组织，应与钙的沉着相区别。但儿童异位骨化的发生率远低于成人，且儿童的异位骨化有的能自行吸收。

（四）神经源性膀胱括约肌功能障碍

神经源性膀胱括约肌功能障碍是指中枢或外周神经性病变导致膀胱和 / 或括约肌功能障碍（即储尿和 / 或排尿功能障碍），进而产生一系列下尿路症状及并发症的疾病，简称神经源性膀胱。神经源性膀胱的临床症状主要表现为排便功能紊乱，包括小便失禁、尿床、尿频、排尿次数减少、排尿费力和尿潴留等。另外还可存在腰骶痛和下肢运动感觉障碍、排便和阴茎勃起障碍。

（五）压疮

SCI 儿童长期卧床，骨隆起部位的皮肤长期受压，限制其血液循环，从而使皮肤出现缺血而导致坏死，即为压疮。常见部位有肩胛骨部、骶骨部、股骨大粗隆、足跟等。

（杜　青，周　璇）

第五节　儿童脊髓损伤的症状与分类

一、脊髓损伤的常见临床症状

（一）症状

主要为肌肉运动控制障碍和行动困难、大小便控制障碍、感觉障碍，部分儿童有异常疼痛和幻痛。颈髓损伤儿童可伴有呼吸困难。有并发症的儿童，如骨折、脱位等可出现相应的症状。

（二）体征

肌力减弱或消失，肌张力异常（肌张力低、肌张力高、肌痉挛），腱反射异常（无反射、反射减弱、反射亢进），出现病理反射（Hoffman 征、Babinski 征阳性），皮肤感觉异常（无感觉、感觉减退、感觉过敏），皮肤破损或压疮等。颈髓损伤可导致呼吸运动障碍和自主神经反射亢进现象。

（三）临床综合征

横贯性损伤表现为损伤平面以下感觉和运动功能障碍。但一些不完全性损伤具有特殊的表现。

1. 中央型综合征

中央型综合征即脊髓中央部位受损，是最常见的临床综合征，常见于颈椎过伸展性损伤（多由摔伤引起），可伴有或不伴有骨折和脱位；临床表现为不完全性损伤，尚存骶部感觉，上肢功能障碍重于下肢，儿童可能会步行，但上肢部分或完全麻痹。

2. 半切综合征

半切综合征即脊髓一侧受损，多见于刀伤或枪伤，典型的脊髓半切可导致同侧损伤平面以下本体感觉和运动障碍，而对侧痛觉和温度觉丧失。

3. 前束综合征

前束综合征即脊髓前部受损，较少见，病史常见脊髓前 2/3 血供减少或缺血。后束功能保留，但皮质脊髓束和脊髓丘脑束功能受损，临床表现为损伤平面及以下运动功能、痛觉和温度觉功能丧失，而轻触觉和关节位置觉有所保留。

4. 后束综合征

后束综合征即脊髓后部受损，损伤平面以下本体感觉丧失，而运动和痛温觉存在。

5. 马尾综合征

马尾综合征涉及马尾的腰骶神经根，脊髓本身可能无损伤。马尾的性质实际上是外周神经，因此神经根损伤为下运动神经元损伤，常导致下肢软瘫（肌肉受累情况取决于损伤平面）及肠道和膀胱无反射。感觉受损程度类似，且感觉功能可以消失或部分保留。骶反射即球海绵体反射和肛门反射消失。

6. 脊髓圆锥综合征

脊髓圆锥综合征的临床表现与马尾综合征类似，但损伤位置更高（L_1~L_2），常见于胸腰段骨折。根据损伤的平面不同，损伤类型可以同时具有上运动神经元损伤（SCI）和下运动神经元损伤（神经根损伤）的表现。某些临床病例与马尾综合征区别非常困难。圆锥高位损伤可能保留某些骶反射（即球海绵体反射和肛门反射）。

（四）常见功能障碍

1. 感觉障碍

SCI 的感觉障碍包括浅感觉（触觉、痛觉和温度觉）障碍以及深感觉（压觉和本体感觉）障碍。

（1）完全性 SCI 感觉障碍：损伤平面以上可有痛觉过敏，而在损伤平面以下所有感觉完全消失。

（2）不完全性 SCI 感觉障碍：由于损伤部位不同，感觉障碍表现不同。前束综合征损伤部位在前方，主要表现为痛觉、温度觉障碍；后束综合征损伤部位在后方，出现触觉和本体感觉障碍；半切综合征损伤在一侧，表现为对侧的痛觉、温度觉障碍及同侧的触觉及深部感觉障碍。

2. 脊髓反射功能障碍

脊髓的基本反射包括 6 种，即牵张反射、屈肌反射、血压反射、膀胱反射、排便反射和阴茎反射，这些反射均受脑部控制，一旦发生 SCI，反射活动就会消失。

3. 运动功能障碍

SCI 后损伤平面以下运动功能发生障碍，在脊髓休克期表现为损伤平面以下运动消失、肌张力下降、肌腱反射减弱或消失；浅反射如腹壁反射、提睾反射、肛门反射、足趾反射等消失；而脊髓休克期过后，会出现肌腱反射亢进、肌张力增高和病理反射阳性。

4. 循环系统障碍

SCI 后交感神经系统功能低下，而迷走神经功能则处于优势地位。儿童可出现心动过缓、脉压差增大、血压下降等，此变化与 SCI 平面相关，平面越高，变化越明显。血压降低对儿童不利，因缺血可加重 SCI，而且当血压回升时，可因血管渗透性增强，加重脊髓的局部出血坏死。另外，颈髓及高位胸髓损伤的儿童，在直立位时可发生血压下降、脉率增快，这是因为四肢肌肉瘫痪失去了泵作用，下肢静脉淤血的缘故。

5. 呼吸系统障碍

高位 SCI 可引起呼吸功能下降。主要是由于呼吸动力肌的瘫痪，如部分肋间肌和呼吸辅助肌瘫痪。再加上气管及支气管腔变窄，分泌物聚积以及膈肌功能减退等，均导致胸腔及肺容积变小。因此，进一步导致儿童呼吸动力不足，肺活量下降。而气体交换不足的儿童，则会出现呼吸频率加快、呼吸效率降低等。

6. 排便功能障碍

SCI 后儿童自主神经功能紊乱，消化功能低下，肠道蠕动减慢，直肠松弛，大便潴留，可数天不能排便，需定时协助儿童排便。

7. 排尿功能障碍

损伤水平高于 T_{11}~S_4 节段的 SCI 儿童均有不同程度的膀胱功能障碍。脊髓休克期，膀胱呈完全弛缓状态，全部反射功能和肌肉收缩功能均消失，可发生尿潴留；达到一定程度时尿液从膨胀的膀胱内溢出，形成被动性尿失禁。T_{10} 以上损伤平面的儿童，排尿中枢（L_2、L_3 和 S_2、S_3 及 S_4 节段）可支配膀胱逼尿肌，形成反射功能，即一定程度的膀胱充盈可引起反射，完成排尿。这种逼尿肌的反射性收缩可以通过叩打耻骨联合上方及刺激股内侧肌引发。而对于脊髓排尿中枢以下损伤的儿童，膀胱反射性收缩功能丧失，导致膀胱逼尿肌不能反射性收缩而呈弛缓状态。因此，可通过压迫耻骨上区使膀胱尿液排出。但此方法易造成膀胱压力增大，尿液反流至输尿管及肾脏，从而引发其他并发症。

8. 体温调节障碍

正常情况下，当人体感觉体温高时皮肤会出汗，皮肤下血管舒张；而高位颈髓损伤的儿童，此种体温的主动调节机制部分瘫痪。儿童在室温急剧变化时调节体温以适应环境较为困难，且受损平面越高，体温调节越困难。但其机制尚不清楚。

9. 代谢及内分泌改变

长期卧床可引起肌肉萎缩，骨丢失矿物质的速度较快。对于SCI儿童的瘫痪部位来说，此种倾向更加明显，尤其是SCI平面以下的骨结构。近端股骨骨质疏松的儿童，非常容易发生外伤，甚至是在床上进行翻身一类的日常动作都有可能引起髋部骨折。

10. 心理障碍

长期严重的功能障碍会导致多数SCI儿童存在不同程度的心理障碍。儿童生活难以自理，其学业、就业、家庭关系和经济条件等会受到影响，有的甚至导致家庭破裂。有些儿童难以承受残疾，出现焦虑、抑郁甚至痛不欲生等情绪。因此，对于SCI儿童，克服心理障碍往往是康复治疗的重要前提。

11. 其他问题

SCI后可导致儿童身体多系统、多器官功能紊乱，出现各种并发症，对儿童危害较大，使其住院时间延长，增加了医疗费用支出，有的并发症甚至可危及生命。临床的常见问题包括压疮、关节挛缩、尿路感染、痉挛、疼痛、骨质疏松、异位骨化、病理性骨折以及深静脉血栓（deep venous thrombosis，DVT）形成等。

二、脊髓损伤的分类

SCI的分类对儿童的诊断、治疗、康复及预后评定有重要意义。

（一）根据损伤节段分类

1. 颈段SCI

（1）屈曲型旋转脱位或骨折脱位：最常见。好发部位为C_5~C_6。

（2）压缩性骨折：C_5~C_6为最常见部位，此类损伤中有半数儿童可造成损伤平面以下完全性神经功能障碍。

（3）过伸展型损伤：C_4~C_5 为常见部位，属于稳定性损伤，大部分损伤是前面椎体和椎间盘与后面韧带与黄韧带之间的挤压，压迫脊髓，导致不完全性 SCI。这些作用力综合可造成中央型 SCI。

2. 胸腰段 SCI

（1）屈曲型旋转脱位或骨折脱位：最为常见，多位于 T_{12}~L_1，造成上一个椎体前移比下一个椎体明显，通常不稳定，导致脊髓、圆锥或马尾神经功能的完全性障碍。

（2）压缩性骨折：较常见，通常表现为椎体高度变低，损伤稳定，神经损伤少见。

3. 腰骶段损伤合并马尾神经损伤

L_3 至骶骨骨折脱位将导致马尾神经损伤，此节段损伤常出现圆锥综合征和马尾损伤综合征。

（二）根据 SCI 病理分类

1. 原发性 SCI

（1）脊髓震荡：指暂时性和可逆性脊髓或马尾神经生理功能丧失，可见于只有单纯性压缩性骨折，甚至放射线检查阴性的儿童。脊髓并没有机械性压迫，也没有解剖上的损害。另一种假设认为，脊髓功能丧失是由于短时间的压力波所致，缓慢的恢复过程提示反应性脊髓水肿的消退。儿童可有反射亢进，但没有肌肉痉挛。

（2）脊髓休克：指脊髓受到外力作用后短时间内损伤平面以下脊髓功能完全消失。持续时间一般为数小时至数周，但也可持续数月。一旦脊髓休克结束后，脊髓功能可有不同的预后。

（3）脊髓挫裂伤：在显微镜下可见片状出血、水肿、软化坏死，常可累及 1~3 个节段；挫裂较严重时，出现中央部位出血坏死。

（4）脊髓压迫：大多数骨折和脱位的椎体将压迫脊髓前方，另有少数来自后方压迫。

2. 继发性 SCI

（1）原来的脊柱损伤不稳定：多由搬运不当所致。

（2）脊髓缺血损伤：脊椎骨折、脱位及椎间盘等软组织移位造成脊髓缺血损伤，而脊髓会因缺血导致坏死、液化、形成瘢痕，甚至发生萎缩。脊髓功能永久性不能恢复。

（3）伤后神经递质变化 / 水肿及能量代谢：创伤性反应等多种因素会导致脊髓水肿，而持续水肿将造成脊髓功能障碍。水肿减轻或消失后，其功能可恢复，但神经组织间渗出物的变化可影响神经传导功能。

（三）根据 SCI 神经功能障碍程度分类

1. 损伤程度分级

SCI 损伤严重程度的判断不仅是确定治疗方案和判断儿童预后的重要依据，而且对客观评定各种治疗方法的实际价值有重要意义。ASIA 在 1982 年首次提出 SCI 的神经功能分类国际标准（The international standards for neurological classification of spinal cord injury，ISNCSCI），并被 ASIA 和国际脊髓学会（International spinal cord society, ISCOS）共同推荐为国际标准，在世界范围内使用 ISNCSCI。

ASIA 提出的 ISNCSCI 中，损伤一般根据鞍区功能保留程度分为神经学“完全性损伤”或“不完全性损伤”。“鞍区保留”指查体发现最低骶段鞍区存在感觉或运动功能，即 S_4~S_5 存在轻触觉或针刺觉、DAP 或肛门括约肌自主收缩。鞍区保留（即最低骶段 S_4~S_5 感觉和运动功能）不存在即定义为完全性损伤，而鞍区保留（即最低骶段 S_4~S_5 感觉和 / 或运动功能）存在则定义为不完全性损伤。

（1）不完全性损伤：该术语是指神经平面以下包括最低骶段 S_4~S_5 有任何的感觉和 / 或运动功能保留（即存在鞍区保留）。鞍区感觉功能保留指身体两侧肛门皮肤黏膜交界处（S_4~S_5 皮节）的感觉，包括轻触觉或针刺觉，或 DAP 保留（完整或受损）。鞍区运动功能保留是指肛门指诊检查发现肛门括约肌存在自主收缩。

（2）完全性损伤：该术语是指最低骶段（S_4~S_5）感觉和运动功能丧失（即无鞍区保留）。

（3）部分保留带（zone of partial preservation, ZPP）：该术语只用于完全性损伤（AISA 为 A 级），是指感觉和运动平面以下保留部分神经支配的皮节和肌节。保留部分感觉或运动功能的节段即为相应的感觉或运动 ZPP，且应按右侧和左侧以及感觉和运动分别记录（R- 感觉、L- 感觉、R- 运动和 L- 运动）。检查表有指定位置记录这些情况，记录内容为单个节段（而非节段范围）。例如，右侧感觉平面为 C_5，从 C_6~C_8 有感觉保留，则检查表中右侧感觉 ZPP 应记录为“C_8”。如果运动或感觉平面以下无部分支配的节段，则应将运动和感觉平面记录在检查表中 ZPP 部分。注意记录 ZPP 时运动功能与感觉功能不一定一致，且运动平面以下记录为 ZPP 的肌肉运动应为主动收缩。例如，某儿童根据运动和感觉平面，得出神经损伤平面为 T_4，左侧感觉保留至 T_6 皮节，则左侧感觉 ZPP 应记录为 T_6，但运动 ZPP 仍为 T_4。ZPP 中不包括非关键肌。对不完全性损伤，ZPP 不适用，因此在检查表中应记录“N/A”。

（4）四肢瘫：指由于椎管内的颈段脊髓神经组织受损而造成颈段运动和 / 或感

觉的损害或丧失。四肢瘫导致上肢、躯干、下肢及盆腔器官的功能损害，即功能受损涉及四肢。但本术语不包括臂丛损伤或者椎管外的周围神经损伤造成的功能障碍。

（5）截瘫：是指椎管内神经组织损伤后，导致脊髓胸段、腰段或骶段（不包括颈段）运动和 / 或感觉功能的损害或丧失。截瘫时，上肢功能不受累，但是根据具体的损伤水平，躯干、下肢及盆腔脏器可能受累。本术语包括马尾和圆锥损伤，但不包括腰骶丛病变或者椎管外周围神经的损伤。

（6）四肢轻瘫和轻截瘫：不提倡使用这些术语，因为它们不能精确地描述不完全性损伤，同时可能错误地暗示四肢瘫和截瘫，仅可以用于完全性损伤。用ASIA 残损分级较为精确。

2.ASIA 残损分级

根据神经功能检查结果，制订出 ASIA 残损分级标准（表 1-5-1）。

表 1-5-1　ASIA 残损分级标准

功能损害分级	临床表现（体征）
A 完全性损伤	鞍区 S_4~S_5 无任何感觉或运动功能保留
B 不完全性感觉损伤	神经平面以下包括鞍区 S_4~S_5 无运动但有感觉功能保留，且身体任何一侧运动平面以下无 3 个节段以上的运动功能保留。
C 不完全性运动损伤	神经平面 ** 以下有运动功能保留，且单个神经损伤平面以下超过一半的关键肌肌力< 3 级（0~2 级）
D 不完全性运动损伤	神经平面 ** 以下有运动功能保留，且神经损伤平面以下至少有一半以上（一半或更多）的关键肌肌力≥ 3 级
E 正常	使用 ISNCSCI 检查所有节段的感觉和运动功能均正常，且儿童既往有神经功能障碍，则分级为 E。既往无 SCI 者不能评为 E 级

**：如儿童评为 C 级或 D 级，即不完全性运动损伤，则需要满足下列之一：①肛门括约肌自主收缩。②鞍区感觉保留，同时身体一侧运动平面以下有 3 个节段以上的运动功能保留。本标准允许根据运动平面以下非关键肌是否保留运动功能来确定运动损伤完全与否（确定 AISA 为 B 级还是 C 级）。注：当根据平面以下运动功能保留的程度来区分 AISA 为 B 级或 C 级的时候，需要使用的平面为身体一侧的运动平面；而区分 C 级和 D 级的时候（根据肌力为 3 级或以上关键肌数量），使用的平面为单个神经平面

（颜　华）

第六节　儿童脊髓损伤的预后

PedSCI 是由于各种不同致病因素引起脊髓结构和功能的损伤，造成损伤水平

以下脊髓功能（运动、感觉、反射等）的障碍，是一种严重的致残性疾病，往往造成不同程度的截瘫或四肢瘫，严重影响儿童的生活自理能力和社会活动参与能力。虽然通过手术、药物、康复治疗等方法能一定程度地改善SCI儿童的神经功能，提高儿童的生活质量；但是到目前为止，SCI的恢复程度仍然不容乐观，总体预后不佳。SCI儿童的预后与神经损伤程度、损伤平面、康复干预、有无合并症、有无并发症、心理因素、家庭支持、经济支持等多种因素有关。一般以损伤平面作为参考来预测儿童可能完成的日常生活活动能力和运动/移动能力，但在完成这些功能性运动时也受到一些因素限制，如年龄、身体状况、近期损伤情况、术后脊柱器械的应用、智力、主动性以及环境障碍等；同时，能力的获得依赖于家庭和家属的帮助。早期预测SCI恢复的主要因素包括最初的神经损伤平面、最初的运动力量以及神经功能损伤程度。对于判断预后，受伤后72h的检查优于24h内的检查。神经恢复预后的其他因素如脊髓休克、反射恢复情况、放射学检查、电生理诊断等指标均有帮助判断预后的作用。

一、临床处理对预后的影响

（一）院前急救处理

临床和基础研究都表明，预后结局和早期临床处理密切相关。急救医务人员接到此类伤情电话后应立即出诊，但却面临着两种处理方法。一种是不耽搁，立即将儿童送往医院，在途中仅进行必要的维生措施，以最快速度直接入院接受抢救；另一种方法是到达现场就地进行简单处理，早期干预后再送入医院进行系统治疗。这两种处理方法对儿童的预后有着不同的影响。研究显示，经过院前急救的儿童症状加重率、瘫痪率均低于直接入院者，症状无改变率高于直接入院者，说明及时的院前急救处置是有意义的，其对儿童的帮助作用主要有以下几个方面：①到达现场后，出诊人员对儿童伤情进行详细评定，判断威胁生命的伤情和症状，在救治黄金期进行简单的处理，避免伤情恶化，保障儿童安全。②对儿童进行早期处理，经过适宜的固定后搬运，也可以避免继发性损伤的出现，运送过程也更加安全，为儿童入院接受抢救争取更多的时间。③院前急救虽然无完善的医疗设施，但可以在黄金期内进行简单的处理。

早期处理与儿童的预后息息相关。因此，对于急性SCI儿童仍然推荐出诊人员在评定现场情况后，对危急伤情进行简单处理，选择适宜的固定方法，固定后运送；运送过程中严密监测儿童生命体征，并且给予必要的维生措施，不错过抢救的黄金时期，使儿童在到达医院时状况维持稳定，减少抢救中的变数。

（二）外科手术治疗

PedSCI 后决定神经功能恢复的两个主要因素是损伤时外力大小（即原发性损伤）和脊髓受压时间（即继发性损伤）。前者无法改变，但是外科手术能帮助儿童重建脊柱，增强其稳固性，同时减轻椎管压力，为脊髓功能的恢复创造条件。在临床上，外科医生对 SCI 儿童的损伤节段进行减压、复位、固定以及融合的治疗原则已经达成共识；但在如何选择最佳手术治疗时机上仍然存在争议，集中表现在对早期手术治疗时间窗口的界定和早期手术是否会增加儿童的并发症和导致神经功能恶化。稳定脊柱的时机通常分为早期（72h 内）及晚期（72h 后），大部分早期手术时机是指 8~72h（也有学者提出为 24h 内）。72h 是临床试验的节点，并且研究显示尽可能早期对 SCI 进行减压有助于神经功能的改善，早期手术可以缩短住院时间，减少并发症发生率及住院费用。有研究显示，受伤至手术时间为 72~168h 者脊髓功能预后优于超过 168h 者，差异有统计学意义（$P < 0.01$）。也有学者认为，SCI 后早期手术治疗不足以改变或逆转继发性 SCI 的进程；而且 SCI 多合并全身多处损伤，早期急诊手术增加了手术风险。但目前比较偏向综合考虑神经系统功能障碍状态及伴随 SCI 的严重性，对于单纯的急性 SCI 儿童，尽早手术减压是有益的。如果合并多发损伤或有并发症，则应该在儿童身体状况相对稳定的情况下手术。对于不完全性 SCI 儿童，应尽早手术，恢复椎管形态，促进神经功能恢复。

（三）激素治疗

由于激素可以影响多种继发性损伤的发生，已被美国国家急性脊髓损伤学会（NASCIS）证实是可重复的、能改善 SCI 后神经功能的有效治疗方式。研究表明，受伤后 8h 内行大剂量激素冲击治疗可以产生中等程度的疗效，如果能提前到伤后 3h 内开始治疗的话，疗效更好。

（四）早期康复治疗

越早介入康复治疗越能促进 SCI 儿童神经功能恢复，尤其是对不完全性 SCI 儿童。有研究表明，采用外科手术联合术后康复训练治疗的脊髓功能恢复效果及自理能力提升效果均显著优于采用单纯外科手术治疗者，说明在手术治疗基础上予以康复治疗，能全面促进儿童病情转归，对改善其四肢运动功能，帮助其尽快恢复正常生活具有积极影响。术后康复治疗可促使儿童尽快重拾行走、站立等基本运动技能，以及洗漱、如厕、进餐等基本生活技能，有效改善其心理状态，从而提升儿童的生活自理性与独立性，减轻家庭及社会的负担。

二、功能障碍损伤程度对预后的影响

（一）脊髓受压程度

脊髓受压程度是SCI严重程度的重要因素。在急性损伤的情况下，若脊髓压迫超过50%，其恢复的可能性基本为0。更有研究者认为，脊髓发生亚急性压迫时，其椎管侵占率达到20.7%~25.3%，脊髓的传导功能将明显下降。椎管侵占率可以在一定程度上帮助判断SCI的预后，椎管侵占率越高，脊髓受压程度就越严重，神经功能预后也就越差。研究表明，椎管侵占率≤30%者脊髓功能预后优于>30%者，差异有统计学意义（$P<0.01$）。

（二）神经损伤程度

随着神经损伤严重程度的增加，预期恢复程度会越小。在最初神经功能检查为完全性损伤的儿童中，仅有10%~15%可转为不完全性损伤状态。而不完全性损伤儿童的恢复情况良好：B级儿童的1/3转为C级，1/3转为C级~D级，但没有D级儿童能转为正常神经功能状态。在A级儿童中，颈椎水平的SCI恢复情况要优于胸椎SCI；而不完全性损伤SCI儿童，二者的神经恢复情况却基本一致。

（三）损伤平面

SCI儿童的功能恢复取决于损伤平面和损伤程度（表1-6-1）。对于完全性SCI儿童，从生活自理角度看，C_7是个关键水平。C_7基本上能自理，C_7以下完全能自理；C_7以上时，C_5、C_6只能部分自理，C_4则完全不能自理。从在轮椅上能独立的角度看，C_8是个关键水平，C_8以下均能独立。从步行功能看，T_6~T_{12}、L_1~L_3以下，分别为治疗性步行、家庭性功能步行、社区性功能步行的关键水平。如为不完全性损伤，则预后要好得多。治疗性步行是指T_6~T_{12}损伤，需佩戴骨盆托的髋膝踝足矫形器（hip-knee-ankle-foot orthosis，HKAFO），借助双腋拐短暂步行。家庭性功能步行是指L_1~L_2损伤，可在室内行走，但行走距离不能达到900米。社区性功能步行是指L_3及以下损伤，可佩戴踝足矫形器（ankle-foot orthosis，AFO），能上下楼梯，能独立进行日常生活活动，能连续行走900米以上。

表 1-6-1　SCI 平面与功能恢复的关系

损伤平面	不能步行，在轮椅上仍需依赖程度				在轮椅上独立程度		有步行的可能性
	完全依赖	大部分依赖	中度依赖	小部分依赖	基本独立	完全独立	用矫形器加拐杖或独立步行
C_1~C_3	√						
C_4		√					
C_5			√				
C_6				√			
C_7~T_1					√		
T_2~T_5						√	
T_6~T_{12}							√[a]
L_1~L_2							√[b]
L_3~S_1							√[c]

a：可进行治疗性步行；b：可进行家庭性功能步行；c：可进行社区性功能步行

三、截瘫儿童步行功能的预测

一般使用步行运动指数（ambulatory motor index，AMI）来预测截瘫儿童的步行功能。

1. 方法

按 0- 无、1- 差、2- 尚可、3- 良、4- 正常分别评定髋屈肌、髋外展肌、髋伸肌、膝伸肌、膝屈肌 5 个肌群的肌力，每个肌群最多可得 4 分，5 个肌群最高得分为 20 分，此即为 AMI 的最高分。

2. 结果判断

AMI 大于 6 分才有可能步行，达 12 分才有可能在社区内步行，大于 6 分但小于 8 分时需要使用膝踝足支具（knee-ankle-foot orthosis，KAFO）和双拐才能步行。

3. SCI 不同损伤节段的潜在能力

（1）C_2~C_4：斜板床上站立。

（2）C_5~C_7：平衡杠内站立。

（3）C_8~T_5：平衡杠内行走。

（4）T_6 以下：如果脊柱伸肌和腹肌肌力在 3 级或 3 级以上，因躯干和骨盆控制稳定，可达到功能性步行，或借助步行器行走。

（5）T_{10}~L_3：靠下肢支具和拐杖行走。

（6）L_3~L_5：靠 AFO 行走（四点步）。

四、脊髓损伤儿童预后的综合因素分析

单因素分析显示受伤至就诊时间、受伤至手术时间、是否合并损伤、伤后 8h 内是否使用糖皮质激素、是否有颈托保护、是否为完全性损伤、椎管侵占率与 SCI 预后有相关性，而年龄、性别、受伤原因、损伤节段、有无合并伤及手术方式与脊髓神经功能恢复无相关性。Logistic 回归分析结果显示，受伤至手术时间（P=0.018）、是否为完全性损伤（P=0.028）、椎管侵占率（P=0.001）和伤后 8h 内是否使用激素（P=0.024）与脊髓功能恢复明显相关，认为快速并且安全有效的院前急救措施、合适的手术时机、充分的脊髓减压和伤后及时大剂量激素冲击治疗可以有效改善神经功能预后，促进 SCI 恢复。

（颜　华）

第二章

康复治疗原则

第一节　基本概念

一、定义

（一）康复和康复治疗

1. 康复

康复是指采取一切有效措施，预防残疾的发生和减轻残损所造成的影响，以使残疾儿童重返社会。世界卫生组织（World Health Organization，WHO）明确规定，对残疾儿童进行康复，其目标是让他们能够达到和获得最佳的身体的、感觉的、智力的、心理的和社会的功能水平。

2. 康复治疗

康复治疗是帮助 SCI 儿童获得知识和技能，最大限度地获得躯体、精神和社会功能的一个主动的、动态的过程。康复治疗应最大限度地增加儿童的运动功能，将残损降低到最低程度，从而促进其活动能力和参与能力。

SCI 儿童的康复治疗包括 15 岁以下儿童及青少年，即由于各种原因导致脊髓结构、功能损害的儿童，均需要进行康复治疗，以达到促进其发育、功能独立与预防并发症的目的。对于儿童应最大限度地利用其现有的发展潜力，有研究报道指出，通过治疗师精心制订的训练计划，能够使儿童最大限度地获得身体和生理上的独立。由于儿童尚在发育中，除进行各种治疗技术与使用辅助具外，也需要了解其发育过程和治疗原则，以及选取适合的发育评定量表，并与其他专业密切合作，才能为 SCI 儿童提供良好的综合性治疗。

（二）健康

健康是康复治疗领域一个比较科学和专业的基本概念。WHO 指出，“健康是指在身体上、精神上、社会生活上处于一种完全良好的状态，而不仅仅是没有患病或衰弱现象”。也就是说，健康是生理、心理和社会诸多因素的一种完善状态。同时也应认识到，人是一个身体的、精神的、社会的完整体，具有终生改变自我、学习和发展的能力，并能与周围环境相互作用。

尽管健康的身体和精神直接相关有待商榷，但是身体健康和生活质量的关系已经被大众所认同。因此，在过去的几个世纪里，人们利用各种各样的被动和主动治疗来获得和维持身体健康。选用适当的功能活动与运动方法对儿童进行训练，以达到促进身心功能健康，防治疾病的目的。

与健康相关的基本概念包括人体、运动、功能以及交流。

1. 人体

康复治疗中人体这一概念，并不只停留在其表面意思，它还包括人们的经历以及进行的具有认知、情感、社会特点的活动。人体是人们追求生命热情的源泉，也是人们存在和发展的基础。通过对自己身体和体征的认识，相信自己的身体，人们才能有条不紊地生活下去。反之，疾病或任何对身体造成的损害都会给人们的生活带来一定程度的限制。而治疗师的主要任务就是解决人体的残疾和痛苦。在进行专业的治疗之前，治疗师首先要弄清楚儿童实际的身体功能以及儿童对自身身体和活动的认识。治疗师通过对儿童身体的实际接触，了解儿童的身体状况。

2. 运动

古往今来，描述康复治疗最核心的一个概念就是运动，但这里的“运动”应该从多方面来理解：通过运动和身体活动，人们可以实现自己的生活目标，保持和改善身体健康，并最大限度地减少疾病的发生。运动的操作条件，即身体解剖结构、生理或心理状态等是人体运动必不可少的因素。例如，关节活动受限，肌力减退，血液循环障碍及其诱因等。运动能力是人体神经肌肉骨骼系统的协调作用与人的意志、认知、物质资源和环境相互影响的结果。

运动行为是人们对周围环境表现出的适应能力，也是生活的中心目标；同时，运动行为还是健康的必要条件。为了保持健康，每个人都会采取不同的运动方式和运动量来实现。人们在自己实际运动能力的基础上，渴望达到一个超过实际的更佳的运动能力，这就需要进行康复治疗。

神经肌肉骨骼系统、呼吸系统、循环系统疾病以及心理因素均会影响人们的运动行为，治疗师将运用各种手法技术对人体存在的问题进行研究和治疗，而这些特殊的手法治疗也属于“运动”的范畴。在各种各样的康复治疗中应用治疗技术时，对运动的理解最为重要。因为只有这样，治疗师才能更好地理解康复治疗学科，充分理解将运动用于改善健康、预防疾病、治疗及康复的目的。在康复治疗的科学研究中，运动既是需要达到的目标，也是为了达到目标而采用的治疗方法。

3. 功能

运动和功能在康复治疗学中密切相关，甚至很多时候用来表示相同的意思。概括地说，在康复治疗学中，功能这一专业术语涵盖了很多内容，包括人们对自身身体的体验、运动、呼吸、姿势保持、行走、运动模式、日常生活活动以及工作和社会参与能力等。此外，机会获得、各种能力和行为也可以用来表示功能。2003 年颁布的“国际功能、残疾和健康分类（International Classification of Functioning, Disability and Health, ICF）”很大程度上决定了人们对功能这一概念的理解，不仅在卫生保健领域，在其他社会领域也是这样。

4. 交流

交流包括语言的和非语言的。儿童和家长与治疗师之间的交流，不同个体之间或不同群体之间的相互影响都属于康复治疗学中的交流。通过交流，治疗师对儿童的身体情况有所了解，从而为其制订相应的治疗方案。

交流是康复治疗过程中不可或缺的一部分，通过交流激发儿童的潜在能力，这是儿童进行学习和改变的先决条件。同时，交流也包括人们如何受环境的影响以及怎样影响自己所生活的环境，即与环境之间的“交流”。

（三）残疾

残疾是概括性术语，是指由于障碍或某些疾病所造成的人体功能降低或丧失，使残疾儿童不能以正常的方式从事正常范围的日常生活活动。

二、功能障碍与康复

（一）SCI 儿童常见功能障碍

由于瘫痪和肌力低下，有的 SCI 儿童长期卧床休息制动，肢体功能活动受限，对身体多种功能造成不良影响，最终导致身体功能的衰退，引发各种并发症等。

1. 肌肉骨骼系统发生挛缩和骨质疏松

（1）关节周围肌肉挛缩：当肌肉瘫痪时，肢体和关节无任何运动，肢体摆放位置不良，造成关节周围肌肉挛缩。据报道，肌肉维持在缩短状态下 5~7d，由于肌原纤维变短将出现明显的肌腹变短。一旦制动超过 3 周，关节周围的肌肉和疏松的结缔组织将变成致密的结缔组织，因此容易导致关节挛缩。一项研究指出，SCI

后 1 年内有 66% 的儿童出现至少 1 个关节的显著挛缩。

（2）肌肉萎缩无力：完全休息状态下，肌力每周减少 10%~15%，即每天减少 1%~3%；若卧床休息 3~5 周，肌力可减少一半，肌肉也出现失用性萎缩，特别是股四头肌、踝关节胫骨前肌处最为明显，肌耐力亦见减退。

（3）骨质疏松：由于缺乏肌腱牵拉和肢体重力负荷作用于骨质，以及内分泌和代谢功能的变化，骨质的钙和羟脯氨酸排泄增加，导致骨质疏松。

2. 对心血管系统的影响

（1）直立性低血压：正常人从卧位坐起或站起时，体内血流将立即重新分布，约有 700mL 血液从胸腔流至双腿，正常人通过兴奋交感神经使血浆肾上腺素水平升高，使下肢血管及肠系膜血管较长时间收缩，从而迅速恢复正常血压。而有严重损伤的 SCI 儿童在完全卧床休息数天后，此种适应能力即完全丧失，会出现直立性低血压。在早期尽早开始站立、步行或做体操等，将有助于克服直立性低血压。

（2）心功能低下导致心率增加：长期卧床将导致每搏输出量和每分输出量减少，静息时心率增加。完全卧床的儿童，心率每 2d 增加 1 /min，从而导致心脏对定量负荷反应变差。平板上 30min 步行测试显示，心率反应比正常人高 35%~45%，只有经过 1~2 个月的连续活动才能恢复到卧床前的水平。

（3）血容量减少导致血栓栓塞问题：卧床 30d 将引起血容量减少，第 6 天最为明显，血浆容积减少导致血液黏稠度增加，从而使发生血栓栓塞的风险增加，通过进行等张运动可防止血浆容积减少。

3. 代谢改变导致骨质疏松

长期卧床的儿童缺乏肌肉运动导致每周约有 1.5g 钙量丢失，第 4~5 周丢失的钙量最为明显。通过有规律的等张运动、等长运动或步行训练等，将预防或延缓失用性骨质疏松的发生。

4. 泌尿生殖系统发生感染

长期卧床导致的高钙血症会引起泌尿系统结石和炎症，而 SCI 儿童易加重上述合并症，通过站立和步行运动可起到预防作用。

5. 呼吸系统改变导致肺功能低下

SCI 儿童若长期卧床将导致潮气量减少、最大呼吸能力下降，肺活量及功能性残气量减少 15%~30%，从而使儿童呼吸表浅，每分呼吸数增加，膈肌活动范围下降，呼吸道内分泌物积聚不易排出。通过早期活动，进行深呼吸、咳嗽、引流体位和肺部康复训练等方法，可及时排出分泌物。

6. 内分泌系统和消化系统的改变

缺乏运动和长期卧床可导致食欲减退，肠黏膜吸收变差，长此以往将导致身体耐力下降和营养不良。

7. 神经系统的改变

长期卧床引起幻觉和定向障碍，卧床数天就会使儿童的注意力、空间和时间定向力发生明显改变，平衡和协调功能低下。

（二）康复治疗目的

1. 预防或矫正继发性功能障碍

对瘫痪肢体进行关节的被动活动可预防关节周围肌肉的挛缩。针对痉挛肌肉导致的肌肉挛缩可进行持续牵伸以对抗挛缩造成的肢体畸形。定时变换体位可缓解感觉丧失或降低骨突部位的压力以预防压疮的发生。对膀胱进行细致的护理以预防膀胱结石形成、输尿管反流或肾盂肾炎等并发症。

2. 强化肢体的代偿功能

利用渐进抗阻运动强化截瘫儿童双上肢的肌力，以便儿童进行功能转移时能起到代偿功能的作用，以加强其在日常生活中的稳定性。利用唇读或语读（即用眼观察说话者的口型变化猜测说话内容）的方式与高位颈髓损伤儿童进行语言交流。

3. 利用代偿方法提高运动功能

利用治疗性的运动方式提高 SCI 恢复期儿童的心脏功能。对残留的力量减弱的肌肉给予渐进抗阻运动以提高其肌力。

4. 利用矫形器具 / 适应性器械装置增进功能

利用手杖、拐杖和矫形器具等辅助 SCI 儿童的步行。利用轮椅帮助行走障碍的儿童进行日常功能活动。利用上肢矫形器具进行上肢的功能活动。

5. 调整儿童的生活和学校环境

使儿童充分发挥其残存功能，适应其残疾情况。将不能上下楼梯的 SCI 儿童移居到楼房的底层以方便出行。加宽房间内、浴室内过道，以利于轮椅通过。对站立和步行功能障碍的 SCI 儿童，建议改成轮椅坐位下长距离活动。训练家庭成员帮助儿童培养适应性行为以避免出现病态行为。

6. 应用心理治疗改善儿童行为表现以提高其学习效果

利用松弛疗法结合深呼吸、轻松的社交活动结合游戏等方法缓解儿童的精神紧张。利用小组集体活动的方式，促进具有相同残疾性质和程度的儿童进行心理、社会能力的恢复。利用反复学习结合口头教导的方法帮助记忆力较差的儿童掌握新的活动技巧。

（三）康复治疗原则

1. 强调以患者功能为中心的原则

以患者功能为中心的目的是改善 SCI 儿童的功能及其障碍，使其能独立完成功能活动，同时又能适应自己周围的环境。

2. 强调儿童主动参与

在实施康复治疗前，首先要获得 SCI 儿童的信任，使儿童及其家长了解治疗方案的重要性，只有主动参与，才能保证康复治疗的有效性。

3. 康复团队模式

康复治疗由多学科的专业人员组成康复治疗小组共同进行。在实施中虽有先后，但原则上主要的治疗应同步进行、穿插安排，以发挥康复团队的共同作用，从而提高儿童的康复治疗效果。

4. 终身康复治疗

康复治疗应尽早介入，并贯穿于整个治疗的始终。SCI 儿童应长期坚持治疗，终身康复。针对较严重的 PedSCI，待急救后转入康复病房后要坚持 3 个月的康复治疗，出院后在家中或社区定期进行康复治疗，重返家庭和学校后仍要坚持康复治疗。

（四）康复治疗常用手段

康复治疗是康复医学日常工作的基本内容，最常用的康复治疗手段包括以下几种。

1. 物理治疗（physical therapy, PT）

物理治疗包括运动疗法和物理因子治疗。

（1）定义：运动疗法是 PT 的核心部分，是通过运动（力学方法）对身体的功能障碍和功能低下进行预防、改善和功能恢复的治疗方法。物理因子治疗是使用电、光、声、磁、水、蜡等物理因子治疗疾病，以促进 SCI 儿童的康复。

（2）作用：运动疗法应用被动运动、牵伸运动和抗阻训练等方法来维持和扩大关节活动范围，强化肌肉力量和肌肉耐力；应用平衡、转移活动以及辅助具下的移动等各种负重方法，改善瘫痪肢体的运动功能和肌张力，激发 SCI 儿童的主动运动和平衡反应；利用站立和步行训练预防和治疗肌肉萎缩、关节僵直、骨质疏松、局部或全身畸形等并发症。物理因子治疗对减轻炎症、缓解疼痛、改善肌肉瘫痪、抑制肌肉痉挛、防止瘢痕的增生以及促进局部血液循环障碍等均有较好效果。在临床中，水中运动以及功能性电刺激（functional electrical stimulation, FES）也常用来恢复肌肉力量和肢体或脏器功能等。

2. 作业治疗（occupational therapy, OT）

（1）定义：OT 是指针对病、伤、残者的功能障碍，指导儿童参与选择性、功能性活动的治疗方法，此疗法主要以人体工效学和职业功能评定学为基础。针对 SCI 儿童的治疗，主要包括矫形器具和自助具制作、压力治疗、心理辅导、康复环境设计及改造、社区及家庭生活技能训练等。

（2）作用：OT 主要用于减轻残疾、保持健康，增强 SCI 儿童参与社会、适应环境、创造生活的能力。训练儿童进食、梳洗、穿衣、轮椅与床之间的转移等动作，改善其日常生活活动能力；选择木工活、纺织、刺绣、制陶、手工艺品制作等，改善儿童的双手功能；选择套环、拼七巧板、书法、绘画等各种有价值的活动，改善儿童的躯干稳定性、双手灵活性等；通过自助具的应用，改善活动困难儿童的功能活动，例如，加粗饭匙把手以方便高位颈髓损伤儿童的手握持；指导儿童上肢矫形器和特殊轮椅（气动、电动、颌控）的操纵和使用等；为儿童制作简单夹板方便日常生活或训练时使用；返回家庭和学校前的训练加强儿童重返正常生活的信心等。

3. 言语治疗（speech therapy, ST）

（1）定义：言语治疗是对有交流障碍和口语发音障碍等儿童进行评定，并进行训练和矫治的方法。对于发音和呼吸困难的高位颈髓损伤儿童，言语和语言病理学家的干预对促进其交流和吞咽功能至关重要。

（2）作用：通过对儿童进行系统的言语评定，鉴别语音障碍（如构音异常、言语异常或流畅度异常等）或语言障碍（如失语症）的类型；通过发音练习、构音结构练习、单音刺激、物品命名练习、读字练习、情景会话练习等方法，恢复或改善儿童的交流能力和口语障碍；通过利用交流板、交流册和电脑等言语代偿交流方法的训练，增强儿童的交流能力；通过利用摄食训练、摄食—吞咽障碍等综合训练加强儿童的吞咽功能；通过进行直接的或间接的口腔、面部等训练改善儿童的口腔和面部功能等。

4. 心理治疗（psychological therapy，PsyT）

（1）定义：心理治疗是通过观察、谈话、实验和心理测验法（智力、人格、精神心理等）对 SCI 儿童的心理异常进行诊断，采用精神支持疗法、暗示疗法、催眠疗法、行为疗法、脱敏疗法、松弛疗法、音乐治疗和心理咨询等对儿童进行心理治疗的方法。

（2）作用：通过精神支持疗法改善儿童由于各种原因所致的心理危机、心理创伤、各种类型的神经症等，以重新恢复儿童的自信心；应用松弛疗法改善儿童的焦虑、恐惧、紧张性头痛和入睡困难等症状，从训练中体验肌肉放松的舒适感觉；

利用系统的脱敏疗法，治疗儿童的恐惧症状等。

5. **康复护理**（rehabilitation nurse, RN）

（1）定义：康复护理是用护理学方法照料SCI儿童，除治疗护理手段外，尚采用与日常生活活动有密切联系的训练方法帮助其在病房中进行生活自理能力的训练。

（2）作用：利用床上良好体位的摆放，预防儿童关节肌肉的挛缩畸形；通过对儿童进行肢体的被动运动防止出现肌肉萎缩和关节僵直；通过教给儿童定时翻身和变换体位预防压疮的发生；利用自助具的辅助，训练儿童在病房中练习进食、穿衣等动作，加强其生活自理能力；通过进行膀胱护理和再训练，改善膀胱的功能。总之，这些训练的目的是使儿童从被动接受他人的护理，转变为自己照料自己的自我护理。

6. **假肢矫形器**（prothesis & orthosis, P&O）

（1）定义：假肢矫形器是应用现代工程学的原理和方法，恢复或重建SCI儿童功能的科学。

（2）作用：通过研制功能代偿性用品，如矫形器或辅助具，使儿童最大限度地代偿或重建其躯体功能；通过设计无障碍建筑和环境改造等途径，方便儿童在室内、社区以及学校内的活动。

7. **中国传统康复治疗**（Chinese traditional rehabilitation therapy，CTRT）

（1）定义：中国传统康复治疗是整理、发掘、研究、总结用中国传统医学的理论和方法解决康复医学中所面临问题的医学方法，包括按摩、太极拳、针灸、气功、推拿等。中国传统康复治疗是中国医药宝库的组成部分，有独特的疗效，也是我国康复医学赶超国际先进水平的重要切入点。

（2）作用：利用推拿、按摩等手法防止儿童肌肉失用萎缩、促进瘢痕变软和损伤修复；利用针灸减轻儿童疼痛、缓解肌肉痉挛等；利用气功改善儿童的形体和精神状态，达到健身去病的目的；利用轮椅技巧训练和射箭等体育活动促进儿童血液循环、新陈代谢等，改善身体平衡功能和协调功能，以及人体各种慢性疾病导致的神经衰弱、神经痛和肥胖等。

8. **社会工作**（social work, SW）

（1）定义：社会工作是SCI儿童全面康复的组成部分，它是指从社会的角度推进医疗康复、教育康复、职业康复等工作，动员社会各界、各种力量，为SCI儿童的生活、学习和社会活动创造良好的环境，使他们能够平等参与社会生活并充分发挥自己的潜能，自强自立，享有与健全人同样的权利和尊严，并为社会履行职责，做出贡献。

（2）作用：通过对 SCI 儿童进行系统评定，加强其适应社会的能力和对社会各种资源的利用度；与社会福利、服务、保险和救济部门联系，帮助其解决康复治疗的费用；通过与各专业组各成员间协调关系，帮助其配合各专业进行全面康复；通过与社会部门联系，解决儿童出院后存在的困难等。

（张　琦）

第二节　康复治疗流程和管理

一、康复治疗流程

（一）康复治疗各专业临床服务流程

康复治疗具有自身学科的特定服务流程。康复治疗贯穿在疾病发生、发展和恢复过程中，但是各种治疗的比重是不同的，物理治疗（PT）的比重最大，作业治疗（OT）次之。各种治疗的比重，在康复治疗中随时间推移而发生动态变化。在 SCI 早期，当儿童临床特征稳定后，即开展 PT 以预防合并症的发生。在此阶段，应用 PT 来维持整个机体各系统、器官等的功能状态，特别是避免因卧床、制动引起的失用性改变，如肌肉失用性萎缩、软组织挛缩等。随着儿童进入系统的康复期，手术、药物的比重变小，而 PT 和 OT 的比重变大，同时采用综合方法改善机体的功能状态，增加其机体的活动能力，增强交流沟通能力，改善心理状态，为重返社会做好全面的准备。

（二）康复治疗各专业临床治疗流程

在疾病或创伤发生的早期，由主管医生对 SCI 儿童进行全面细致的检查，根据疾病诊断、障碍诊断及相关临床影像与实验室检查结果，在儿童及其家长签署康复治疗同意书之后，以处方的形式，下发到各相关的康复治疗科室。治疗师接到康复治疗申请单之后，开始着手对儿童实施康复治疗。

临床实践中，康复治疗的实施流程主要是根据治疗流程而展开的，此流程将涉及与康复治疗各专业相关的检查、专业诊断、确定治疗目标、确定治疗方案和选择治疗技术、参与初期评定会、实施康复治疗、判断是否达到治疗目标、参与中期评定和末期评定以及出院后家庭随访等。

二、康复治疗管理

（一）康复团队模式

1. 定义

康复团队模式是指多学科和多专业合作，共同致力于SCI儿童功能康复的工作方式。由于康复治疗由多个专业和跨学科的人员组成，为解决儿童的功能恢复，常采用“多专业跨科性工作形式”来实现全面康复的目标。

2. 康复团队模式的优缺点

康复团队模式的优点主要表现在康复团队制订的康复治疗方案较全面，治疗技术精良，效率较高；而缺点主要是分工过细，需要专业人员较多，康复事业落后的地区或国家较难做到。此外，这种团队康复模式需要较好的管理和组织，否则成员间容易产生相互依赖、脱节、矛盾等现象。WHO对发展中国家提倡培养一专多能的康复治疗师，以解决分工过细/人员编制过多的问题。

（二）团队组成

1. 学科间团队

学科间团队是指与康复治疗密切相关的学科，常涉及预防医学、临床医学、保健医学、中医学、工程学、心理学、教育学、社会学等多个学科。在康复治疗中，为使SCI儿童达到最大功能的恢复，康复治疗需要与相关学科相互联系、相互补充，以提高SCI儿童的康复疗效。

2. 学科内团队

学科内团队是指康复治疗机构内部的多种专业团队，专业组的领导为康复医生，其他成员由物理治疗师、作业治疗师、言语治疗师、假肢/矫形技师、康复护士、心理治疗师、社会工作者等组成。康复治疗涉及的功能障碍和功能恢复往往是多方面的，如身体方面、心理方面、社会参与能力方面等，因此PedSCI的康复不是某一专业就可以解决的，需要多专业的合作。

（三）团队会议

1. 定义

团队会议模式是传统的康复治疗工作方式。团队会议一般由康复医生召集，由物理治疗师、作业治疗师、言语治疗师、康复护士、心理治疗师、假肢/矫形技师、社会工作者等组成。

2. 职责

康复医生召集主持团队会议。各专业和学科从各自的专业角度，对SCI儿童功能障碍性质、部位、严重程度、发展趋势、预后、转归等充分发表意见，并提出各自领域的康复处理对策。康复医生归纳总结完整的治疗计划，由各专业组分头付诸实施。康复治疗中期，召开团队会议，对儿童康复治疗效果进行评价，并对治疗方案进行修改、补充。儿童康复出院前，康复医生再次召开会议对儿童的康复效果进行总结，并为其出院后的康复治疗提出意见。

（四）康复团队工作特点

这是一种多专业、跨学科的工作形式，即几个相关的康复治疗学科相互协作、共同为SCI儿童制订康复治疗目标。各学科将发挥其学科的技术专长，在完成任务的同时，要求在学科间围绕一个共同目标，即最大限度地恢复儿童功能，相互配合、沟通、协调地完成自己应尽的职责。在儿童的康复治疗过程中，从功能评定、康复目标制订、训练方案到最后总结，都应用这种康复团队工作形式。临床中常见的SCI儿童的康复团队，主要包括康复医生、康复护士、物理治疗师、作业治疗师、言语治疗师、心理治疗师、假肢矫形师、社会工作者等康复治疗人员。康复团队成员将定期召开评定会，对儿童进行评定及制订康复治疗计划，必要时将邀请神经科、中医科医生参加。

（五）康复团队成员的职责

1. 康复医生

（1）通过接诊SCI儿童、采集病历及身体检查等进行评定，列出儿童有待康复解决的问题，为其制订下一步康复治疗计划。

（2）对住院儿童进行查房或会诊，及时制订康复医嘱或进行康复处理，对门诊儿童进行复查及处理。

（3）指导、监督、协调各专业的康复治疗工作。

（4）主持召开康复团队会议，讨论SCI儿童入院后和出院前的康复治疗计划，以及决定儿童能否出院等。

2. 物理治疗师

从事物理治疗的康复治疗人员称为物理治疗师或物理治疗士。针对SCI儿童的康复治疗，物理治疗师的主要职责是帮助儿童恢复功能，特别是粗大运动功能。

（1）评定关节活动度范围，通过被动运动和牵张运动等维持和扩大儿童的关节活动范围。

（2）根据儿童关节周围肌肉的情况，通过牵张肌肉和软组织提高儿童肌肉弹性。

（3）评定肌肉力量，强化肌力和身体耐力。

（4）评定肌张力，利用易化技术使肌张力正常化。

（5）评定和训练坐位和立位平衡、转移和移乘功能等包括轮椅应用和行走、借助步行器或独自进行渐进性步态训练，增加一定障碍的建筑结构，例如粗糙的地面、坡度和台阶等。

（6）评定和训练下肢矫形器的应用，提高儿童的步行稳定性和功能。

（7）评定体位改变时儿童依赖借助的程度，为儿童提供训练方案，以提高其运动功能。

（8）评定皮肤的完整性和感觉程度，指导其皮肤护理和预防措施。

（9）评定儿童疼痛程度，利用物理措施和手法技术处理水肿和肌肉骨骼疼痛。

（10）利用各种不同物理因子，如水疗、电刺激等对儿童的各种临床症状进行治疗。

（11）评定身体姿势形态，为儿童提供矫正身体姿势的训练方案。

（12）对儿童肺部进行听诊、触诊等，利用振动手法、呼吸训练、体位引流等方法加强其肺功能。

（13）评定儿童的家庭环境，对家居进行无障碍环境改造，以方便其活动。

（14）评定儿童轮椅、拐杖及矫形器具的使用，并制订个性化的轮椅和拐杖处方。

3. 作业治疗师

从事作业治疗的康复治疗技术人员称为作业治疗师或作业治疗士，主要负责儿童功能性活动的恢复，其主要职责是提供多方面服务。

（1）评定和训练儿童的生活自理能力，如穿衣、进食、洗浴和清洁个人卫生等。

（2）指导儿童如何使用矫形器和适应性设备。

（3）指导儿童在房间和社区中使用轮椅以及转移技术，如从轮椅到坐便器。

（4）训练儿童家务操作技术，以简单改进的方法降低疲劳和保持其身体能量。

（5）开发职业技术和业余兴趣，向儿童和有关部门提供建议。

（6）帮助儿童维持和扩大关节活动范围、肌力、耐力、协调性和精细活动度，特别是上肢的功能。

（7）评定和训练儿童感觉缺失、认知缺陷的代偿功能。

（8）评定家居情况和提出无障碍环境的改造方法。

（9）评定儿童在社区内的活动技能，训练其调整策略和必要时使用器械。

（10）通过操作演示保持儿童独立性和减少过度保护并教育其家长。

（11）训练儿童上肢功能性的应用。

（12）评定和训练儿童使用辅助技术系统，如环境控制和计算机系统。

（13）训练儿童或有关人员进行相关的设备维护。

4. 言语治疗师

从事言语治疗的康复治疗技术人员称为言语治疗师，其主要职责包括评定和治疗由于高位颈髓损伤导致的呼吸障碍和吞咽困难。

（1）详细评定吞咽功能等。

（2）对由神经系统疾病等引起的言语障碍者进行言语训练。

（3）对发音构音障碍者进行发音构音训练。

（4）评定吞咽机制，包括吞咽透视录像研究、饮食方案指导和工具使用等。

（5）对有呼吸和吞咽功能障碍的儿童进行训练，改善呼吸及吞咽功能。

（6）为儿童及其家长普及有关言语交流和吞咽方面的卫生和健康教育。

5. 康复护师

从事康复护理工作的人员称为康复护师或护士，在康复病区工作，主要负责住院 SCI 儿童的临床康复护理，其主要职责包括以下几项。

（1）执行基本卫生护理任务。

（2）执行康复护理任务，如体位护理、膀胱护理、肠道护理、压疮护理及康复心理护理等。

（3）评定儿童的健康状况和帮助其制订近期和远期治疗目标。

（4）配合康复治疗人员，在病区指导或提醒儿童进行床上或床边 PT、OT。

（5）指导儿童使用轮椅、矫形器和矫形器具等。

（6）指导和帮助儿童进行体位转移、轮椅转移等。

（7）密切观察儿童生理、心理、生活等方面的情况变化，并及时在康复团队会议上提出建议，帮助进行处理。

（8）对儿童及其家长进行康复卫生教育及其他医学社会工作。

（9）保持病区整齐、清洁、安静、有秩序，保证儿童有良好的生理、心理康复环境。

（10）药物处理。

（11）帮助儿童安排治疗时间，将各种治疗融入到日常生活中去。

6. 社会工作者

从事社会服务的康复治疗人员称为社会工作者，常与儿童、家属、保险公司及康复团队成员一起工作，主要负责以下方面的工作。

（1）评定儿童生活方式、家庭和经济情况、社会资源以及疾病和残疾对儿童自身的影响。

（2）协调资金资源，讨论经济安排和对儿童自身和家庭的影响。

（3）制订出院后计划。

（4）评定儿童回归学校或社会中有待解决的问题。

（5）帮助家属积极参与学习在家庭治疗计划中所需的技能。

（6）与儿童及其家长保持一种持续性关系。

（7）为儿童提供改变局部生活状态的建议。

（8）安慰儿童，缓解家长的紧张情绪。

7. 心理治疗师

从事心理治疗的康复治疗人员称为心理治疗师。在康复团队内，常配合其他治疗人员为儿童进行必要的临床心理测试，以便为其提供心理咨询和必要的心理治疗；同时也可帮助儿童及其家长做好心理准备，促进其全面康复。

（1）对儿童进行临床心理测试，如精神状态的测定，包括焦虑症、抑郁症、人格测验、智力测验等。

（2）从心理学角度为儿童提供与功能评定和治疗计划相关的诊断和建议。

（3）提供心理咨询服务，例如，如何对待残疾，如何处理家庭问题和治疗意见等，性功能和生存改变如何适应，如何看待垂死和死亡等。

（4）提供心理治疗。

8. 假肢矫形师

从事假肢与矫形器设计和制作的康复治疗人员称为假肢矫形师。在专科门诊中工作，主要对象为康复医生或矫形外科医生介绍的儿童，其主要职责包括以下几项。

（1）测量肢体和检查身体功能，确定制作矫形器处方。

（2）制作支具和矫形器。

（3）指导儿童如何保养和使用支具和矫形器。

（4）修改支具和矫形器，直至儿童穿戴合适。

（5）修补或整复矫形器。

（张　琦）

第三节　康复治疗评定

一、概述

康复治疗评定是康复治疗目标得以实施和实现的前提条件，是指在临床检查的基础上，物理治疗师、作业治疗师、言语治疗师等康复治疗从业者根据各自专业的特点，对 SCI 儿童的粗大和精细运动、构音和吞咽、行为和心理等身体功能状况及其水平进行客观、定性 / 定量的描述，并对结果做出合理解释的过程。

（一）临床意义

详细和准确的评定是康复治疗的基础，这是因为介入治疗必须基于对儿童的评定结果。临床评定包括与儿童相关的一般病史和身体检查，其涉及的内容范围广、综合性强，但由于运动功能、构音、吞咽、心理、家庭和社会行为等障碍与儿童既往和现存的临床问题同时存在，因此，康复治疗评定具有其独特的临床意义。

（二）评定流程

（1）收集与康复治疗相关的检查信息，如收集儿童病史及各方面的相关资料，得出相应的诊断。

（2）治疗前的诊断和预后判断是达到治疗目标的基础。

（3）对检查和测量结果进行详细记录、分析、比较、统计，找出其内在的联系；确定儿童目前存在的主要问题，做出运动、作业、言语、心理等功能障碍诊断。

（4）对于儿童所存在的问题，物理治疗师、作业治疗师、言语治疗师等从身体功能和结构、活动及受限、参与及局限性、个人因素和环境因素等方面，对其进行指导，并选择治疗技术进行干预和治疗。

（5）评定包括对已实施的治疗方法及其效果进行系统的分析和说明，在评定之前，对功能障碍的性质、部位、范围、程度进行客观、准确的检查和测量；另外，观察和问诊含有丰富的内容，参考 ICF 是否决定接受进一步治疗或尝试别的活动。

（三）康复治疗评定目的

康复治疗评定分为初期评定、中期评定和末期评定三个阶段，各阶段评定目的如表 2-3-1 所示。

表 2-3-1 康复治疗各阶段的评定目的

	初期评定	中期评定	末期评定
评定时间	实施康复治疗前	实施康复治疗中期	儿童出院前
评定目的	全面了解儿童身体状况、功能障碍程度、致残原因、康复潜力；确定治疗目标；制订治疗计划及方案	比较儿童治疗前后的功能变化；判定疗效；重新设立新的治疗目标；制订新的治疗计划	评定儿童总的康复治疗后的效果；提出重返家庭和学校或进一步康复治疗的建议；总结经验，整理数据

二、检查内容和评定

（一）主观检查

在康复治疗评定中，治疗师一般通过与儿童和家长面谈来获得病史。对伴有交流和认知障碍的儿童，可通过家庭成员和保姆等获取有临床意义的信息。病史的内容主要包括儿童或家长的主诉、现病史、运动功能史、言语发育史、精神及心理发育史、既往史、个人史和家族史等。

1. 目的

从儿童的病历中获得更详细的资料，如临床症状、损伤部位和感觉运动功能残存情况，以及与儿童的一般身体情况、精神、心理、智力、语言等的相关性；培养和建立良好的医患关系。

2. 主观检查的实施

（1）收集信息，即通过查阅病历收集儿童信息，主要内容包括：①儿童一般情况，如年龄、性别、身高、体重、受教育程度、家庭经济状况和社会背景等。②发病原因、病期及经过。③疾病诊断、治疗手段及治疗方法。④与疾病相关的CT、MRI或X线检查。⑤实验室检查。⑥精神心理、语言、智力状态等。⑦有无基础性疾病或并发症等。

（2）问诊：通过与儿童及其家长的直接接触，了解儿童功能障碍出现的时间、持续的时间和发展过程以及对日常生活、学习、娱乐的影响等大量的第一手资料。同时，将治疗方案以及治疗时的注意事项告诉儿童及其家长，获得他们的信赖，以取得对治疗的积极支持和配合。

1）问诊前准备：对话的导入包括对儿童的问候、自我及本专业的介绍、询问儿童及其家长对康复预期的目标及简要的专业所能提供的服务领域等。

2）问诊技巧：问诊包括开放式提问、闭合式提问和迂回式提问三种形式。在问诊过程中，治疗师的目光应始终注视着儿童，用标准的普通话，适度的语音、语调、语速与其进行交流，语气应充满关爱。另外，治疗师应注意自己的形体语言，态度要和蔼可亲；与儿童谈话的距离适中；要充分考虑到其年龄、心理和认知理解能力，若有一些问题儿童无法理解或解答时需问询其亲属。

3）面谈时注意事项：创造一种宽松和谐、心情愉悦、自由叙述的气氛；治疗师应尊重儿童的文化与社会背景，态度和蔼可亲，语言文明、诚恳，服装整齐；避免诱导提问、逼问或质问，尊重其权力；避免重复提问；避免使用专业术语，导致儿童误解，影响资料收集的准确性；尊重儿童的隐私权，包括家庭和经济状况等；必要时向其家长收集资料。

4）问诊步骤：检查内容主要包括儿童主诉、现病史、既往史、治疗经过及现在的治疗方法，日常生活活动能力的状况，个人、家庭背景，居住环境，社会状况，经济状况，社会保障制度，儿童和家长对康复的期望值等。

（3）信息收集和整理：

1）基本情况：①主诉，是儿童以自己的语言表达的最困扰自己的障碍；根据其就医的经过可获得现病史，包括病损过程、症状及其对功能方面的影响。②现病史，根据就医经过获得现病史，通过询问引导其叙述损伤过程及造成的运动、感觉、二便控制等功能障碍的情况，以及障碍对生活、学习等造成的影响。另外，现在的用药情况也必须了解，药物的副作用可能会影响儿童的认知、心理状况、平衡、直肠和膀胱控制以及肌肉的协调等，因此，有可能会加重现有损伤而导致各方面功能障碍。

2）功能史：即儿童在各方面活动的独立水平，主要包括交流、进食、修饰、洗澡、如厕、穿衣、床上活动、转移、轮椅移动和步行等方面。通过了解其功能史，分析疾病所导致的功能障碍状况和类型，并确定其残存能力。儿童的功能史在康复治疗评定中占有很重要的地位，特别是运动、感觉、自理能力、交流、心理等方面。①翻身坐起等移动功能是床上最基本的活动能力。坐位撑起等动作可减轻身体局部压力，减少骨突部位产生压疮的风险；同时可加强坐位平衡能力，因某些日常生活活动（activities of daily living，ADL）的完成均需儿童具有良好的坐位平衡；床上搭桥运动有助于日常生活护理；从仰卧位至翻身坐起可提高床上的独立活动能力。②从轮椅转移至床、坐厕、浴凳、普通座椅或汽车座椅等功能动作是轮椅依赖儿童独立活动的必备条件，此动作中，包括了从坐位至站起的移动能力以及双上肢向下用力撑起动作的能力，因此需要较强的臂力。③坐轮椅出行对于步行功能较差的儿童是一种较好的代偿移动的方式。由于轻质金属材料的出现和轮椅开关的有效控制，在平地上操纵轮椅的能量消耗仅比步行稍微增加；因此，上肢末端肌力较弱的人群也能够较好完成轮椅的移动功能。④步行是人体最高的移动水平，通常是指人体从某地移动到其他地方的能力。步行功能包括人体完成的步行距离、不得不休息时步行持续的时间、步行速度等。可通过询问以下问题，以获得儿童步行功能的信息，如步行时是否需借助拐杖、助行器才能完成？可获知其步行稳定性；你一下能走多远？可了解儿童身体耐力；什么原因导致你不能走得更远？物理治疗师可分析其存在的步行功能障碍，如肌力、疼痛、平衡等哪项因素影响了步行能力。绿灯亮的时间，你能否自己通过马路？可获知步速情况。⑤观察儿童执行日常生活活动以确认现在状况及潜能是 OT 评定的重要部分。与成人相比，有些在年龄较小时受伤导致 SCI 的儿童可能更容易受到长期并发症的影响，对其进行长期有效的监测对于预防继发性并发症和促进健康的日常生活至关重要。可以通过与日常生活相关的一些评定量表对其进行评定。如功能性独立量表（functional independence measure，FIM）、四肢瘫功能指数、改良 Barthel 指数、脊髓独立性测量（spinal cord independence measure，SCIM）等。⑥语音障碍很大程度上取决于 SCI 的程度以及膈肌的残存功能。颈髓损伤后引起的语音障碍主要是由于损伤导致支配的相应肌群运动障碍引起的呼吸、构音、共鸣等功能受损，受发声、发音和韵律的影响，其临床表现主要有发音困难、音量小、语音不清晰、吐字不连贯等。吞咽障碍对儿童伤后的营养状态及进一步发育有很大影响，吞咽障碍可表现为因咬合、咀嚼、吸吮、舌的运动、口唇运动控制、食团吞咽等能力不足导致的饮水和进食呛咳、进食缓慢等症状。除此之外，治疗师还需要注意儿童是否能进行有效的交流，四肢瘫合并重度构音障碍的儿童，只有头和眼睛可以活动，治疗师可以考虑使用“眼指示”或“头棒”来选择交流板上的内容进行有效交流。⑦由于儿童心理发展的特殊性，PedSCI 不仅给其童年带来沉重的阴影和痛苦，还有可能产生伴随其一生的各种心理问题和精神障碍。对于 SCI 儿童，心理治疗评定具有重要的意义，良好的心理适应不但能强化康复效果，还能帮助其更好地实现社会功能的康复。

3）既往史：应记录儿童的重大疾病、创伤和健康状况。疾病有可能延续甚至影响儿童的目前功能状况，许多疾病对康复预后具有潜在的不良影响。治疗师通过了解既往史，将有助于确定儿童将来的康复目标和预后。

治疗师应着重询问有关神经系统、心肺系统或肌肉骨骼系统疾病等的病史。针对神经障碍方面，儿童存在的认知障碍及触觉、痛觉或关节位置觉丧失的感觉障碍，将影响儿童获得新的功能性技巧，而当其伴有视力或听力障碍，功能的恢复将受到更大的阻碍，如残存的运动功能将由于痉挛、肌肉无力或耐力降低而限制新的运动学习能力。针对患有心肺疾病的儿童，由于运动障碍而增加能量消耗，将使儿童发生新的功能障碍。肌肉骨骼系统方面，由于既往的关节损伤造成的无力、关节僵硬或不稳，截肢和其他肌肉骨骼功能障碍均将影响其功能。

4）个人史：根据儿童的心理和精神状态确定其是否能顺利进行康复治疗。根据家庭及家居环境，可确定家庭成员的照顾能力。了解回归家庭和社区后的建筑障碍物等，距离康复服务机构的远近、进家的阶梯数量、门前或房间入口的坡道，以及是否可进入厨房、浴室、房间和起居室等，也将有助于确定儿童的治疗方案。根据年龄和损伤程度，确定儿童是否能够顺利回归社会并接受学校教育，是否有接受进一步培训的必要。

（二）客观检查

1. 目的

通过观察、触摸、测试和检查以及医疗背景信息等，确定儿童功能障碍的程度，以及损伤后导致的活动受限和参与的局限性。PT 评定主要着重于骨科和神经科的检查；OT 评定主要强调 ADL 能力的检查；ST 评定主要着重于构音和吞咽障碍方面的检查，心理评定主要着重于创伤后应激障碍以及各种情绪障碍的检查。

2. 内容

（1）视诊：即对身体整体和局部进行观察，特别是与功能障碍相关的一些体征。观察的形式包括局部观察和全身观察，即以障碍部位为中心。静态观察，即形态观察，如观察姿势、体位等情况；动态观察，即功能观察，是在活动时进行观察，如了解步行时是否存在异常步态、能否独立穿衣、吃饭喝水时是否容易呛咳等。

着重观察儿童在活动中所表现出的完成生活动作的能力，根据 SCI 位置和程度的不同，儿童残存的运动和感觉功能存在明显差异。损伤平面高的完全性 SCI 儿童，其运动和感觉功能丧失程度大，会存在明显的功能障碍，如不能完成独站独行、二便不受控制、ADL 需要大部分乃至全部借助帮助；而损伤平面低或不完全性 SCI，可能会存在轻微的功能障碍或姿势异常，只有通过仔细的观察才能发现。

视诊内容包括：①皮肤状态。应仔细观察骨结节处较易破损部位以及较易破裂的瘢痕组织部位。这是由于某些外伤或疾病导致 SCI 后，损伤平面以下肢体的运动和感觉出现异常，长期制动会使皮肤处于持续压迫状态，将导致皮肤和皮下组织损伤，发生压疮。一旦皮肤破损造成压疮，将影响儿童在治疗时的体位变换，使治疗时间被延后，导致其心理状态出现问题，如焦虑、失败、治疗信心降低。因此，对于使用矫形器和支具的 SCI 儿童应注意详细观察其皮肤状态。观察时，可仔细检查骨突部位的皮肤以及支具和矫形器接触的皮肤有无苔藓样变、水肿或损伤；检查擦伤部位的渗出和溃疡，观察有无色素沉着、毛发脱失及损伤。②颈椎。对于颈髓损伤的儿童，需观察有无头颈的异常姿势，出现颈部生理角度改变等。③胸椎。对于胸段 SCI，观察儿童胸廓是否对称，有无脊柱力线的改变，如冠状面平移、水平面旋转等。观察胸壁呼吸频率、幅度以及节律，某些继发性障碍会限制呼吸运动，导致浅而急促的呼吸。有无辅助肌活动，并记录有无咳嗽、打嗝、呼吸困难等。④骨骼。观察有无脊柱侧弯、后凸、旋转；关节畸形、截肢、躯体缺损和不对称（下肢长度不对称）；软组织肿胀、肥大、瘢痕和缺损；以及肌肉成束、萎缩、肥大和断裂等。⑤肌肉。观察损伤平面以下的肢体有无不自主控制的动作，包括从强烈的舞动到细微的束性颤动等；还要注意其动作有无减少，及其他部位和姿势有无变化；肌肉体积和轮廓有无萎缩或肥大。

在观察肌张力的变化时，治疗师应注意观察肌张力强度是恒定的，还是变换不定的；是否随着体位的改变而强度发生改变，变化时是否双侧肢体对称；肌张力的变化与一天中的时间是否相关；在进行功能运动时肌张力是否增强等。

（2）触诊：通过触摸鉴别身体局部的异常，确定身体结构性器官的质地和畸形。具体内容包括：①皮肤状态。触诊水肿范围，有无凹陷。②头颈。轻触头颈损伤部位或神经外科手术部位、分流泵和头部其他部位是否异常。③胸部。触诊胸部确定其柔韧度、畸形和声音的传导等。④肌肉骨骼。对于发现的异常，首先确定存在问题的是软组织还是骨骼，以及是否是正常的解剖结构。针对软组织的异常，需要进一步鉴别是水肿、滑膜炎还是肿块等，以及水肿范围和有无凹陷。

（3）特殊测试和测量：对功能状况用统一的标准进行量化，其结果便于比较。不同专业的治疗师进行测试和测量前必须经过良好的、专业化的培训，通过仔细检查，获得儿童重建功能独立的基础信息。通过测试和测量，确定 SCI 引发的活动受限和参与局限性；确定残存的身体的、言语的、心理的和智力的能力。

1）具体方法：评定结果应具有可信性、有效性、灵敏性和统一性，具体的评定方法包括：

①利用仪器的评定方法：优点是评定方法准确、客观，可以精确计量并用数字表达指标；缺点是仪器、设备费用昂贵，如需步态分析仪、表面肌电图、平衡测试仪等。

②其他非仪器评定方法：利用等级或者分类指标，如症状或体征分级、疗效等级、徒手肌力分级和心功能分级等。优点是评定较为简易、实用、经济、相对全面，但客观性和精确性差，并且需要治疗师具备丰富的经验和知识的积累。另外，许多评分量表、问卷等，在应用前更需经过严格的信度、效度校验。因此，治疗师应根

据儿童的具体病情、家庭背景和经济条件等因素，为其选择合理的评定方法，为制订康复治疗计划提供客观依据。

2）具体内容：在康复治疗评定中，骨科和神经科的检查以及功能测量将作为重要内容，具体内容包括以下几点。

①人体形态评定：掌握身高、体重、围度、肢体长度等基本信息。

②肌力评定：残存肌力决定SCI儿童潜在的运动功能水平，如胸大肌是否残留，其肌力级别将决定儿童是否能完成翻身动作。肱三头肌的保留，使儿童能完成所有的ADL。肌力评定主要采用徒手肌力检查或测力计，针对躯干、上肢和下肢肌力和耐力进行评定；盆底肌则利用表面肌电图评定。

③感觉评定：所有部位均应进行痛觉、温度觉、触觉以及本体感觉的检查，一般从感觉丧失部位查至正常区域。检查时，治疗师要注意忌用暗示性提问，并注意左右侧、远近端对比。感觉缺失将影响协调性，使自我护理和ADL更加困难，此类儿童学习新的运动技巧需要较长时间。另外，应同时评定其对感觉缺失的意识能力以及对感觉缺失的代偿能力。

④肌张力评定：肌张力即肌肉放松状态下遇到的阻力大小，主要包括肌张力强度及其质量变化。检查者握住儿童的肢体，以不同速度和幅度来回活动其各个关节，注意受到阻力的大小，并进行两侧比较。根据肌张力检查结果，治疗师可判断儿童ADL能力有可能增强或减弱，肌张力强度大，压疮也较易出现，保持良好体位会变得很困难，任何肢体的移动也都会相应增加难度。另外，由于肌张力的升高，使皮肤拉紧，导致骨结节突出更加明显。

⑤关节活动度（range of motion，ROM）评定：需要特别注意儿童较易产生肌肉挛缩的部位，尤其是肩关节、膝关节及手指关节等。在临床检查中，肩伸展动作的关节活动范围须仔细测量，这是由于在急性期进行被动活动较困难，通常受限，但是由于在轮椅上儿童将借用此动作维持坐位的稳定性，因此，保持肩关节的伸展处于全范围至关重要。

⑥平衡功能评定：主要包括保护性伸展反应及平衡反应的评定，以及静态平衡相对于动态平衡的评定。

⑦协调功能评定：主要评定运动时的身体感觉、时间及准确性，并了解其损伤前的协调性。治疗师通过加强指令、重复解释和口头指令等促进儿童反复学习，掌握新的技巧。

⑧疼痛评定：了解急性疼痛和慢性疼痛的区别，熟悉疼痛评定的常用方法。

⑨身体耐力评定：包括心肺功能状态的评定，如最大呼气量、吸气量以及肺

活量等，特别是对于肺活量低下、咳痰能力及耐力低下的颈髓损伤儿童，需定期评定。

⑩ ADL 评定：熟悉 ADL 评定的内容，重点掌握 Barthel 指数和 FIM 的评定方法，了解评定时的注意事项等。

（马婷婷，张　琦）

第四节　制订康复治疗方案

一、制订治疗方案的目的

制订个性化的治疗方案必须由物理治疗师、作业治疗师、言语治疗师等专业人员和儿童及其家长的密切配合才能实现。治疗方案的制订包括对康复治疗目标和治疗计划的制订以及对治疗措施的选择，其主要目的包括以下几点。

（一）选择治疗性措施

通过评定了解儿童存在的功能障碍，如损伤、活动和受限以及参与和参与局限性，根据儿童的具体问题，如关节活动受限、肌力低下、异常痉挛模式等，确定儿童应采取的康复治疗计划和选择的治疗性措施。

（二）判断治疗目标是否达到

根据儿童在治疗中和治疗前后的变化，判断治疗效果，对儿童的问题重新分析和评定，调整治疗计划。

（三）判断儿童代偿能力

确定儿童的残存功能以及代偿能力。通过制订治疗方案，确保儿童通过治疗能够发挥残存功能的最大代偿作用，以提高其生活和社会适应能力。

二、制订治疗方案的步骤

（一）分析评定结果

随着国际康复医学的发展，随着现代生物、心理和社会医学模式的发展，ICF 观念的形成，运动治疗、OT、ST 等已逐步采用损伤、活动和活动受限、参与和参与局限性以及健康的新理论开展 ICF 评定流程。PedSCI 中，运动治疗的功能诊断主要包括损伤和活动受限的范围，如不能转移、不能独立维持坐位平衡、不能独立站立和步行等；OT 的功能诊断主要包括参与和参与局限性的范围，如自我照顾、二便控制和处理、伤后心理状态等；ST 的功能诊断主要包括高位颈髓损伤后引起的语音障碍和吞咽障碍，如发音困难、语音不清、饮水进食呛咳等。

通过一系列康复治疗评定，将儿童的病史和观察所得，结合测试和测量结果进行科学的整理、分析并做出解释的过程，是评定过程中不可忽视的重要方面。因此，治疗师应将各自专业评定过程中获得的资料以简要的方式列出，以便清楚了解儿童的主要临床症状及存在的运动、感觉、言语方面等功能障碍，并对其主要问题进行分析，为临床康复治疗的实施打好基础。

治疗师对评定结果进行整理分析的主要目的是对儿童的运动功能、感觉功能、吞咽功能等进行诊断，即确定其存在的主要问题，以便确定治疗目标及其治疗计划。

（二）确定儿童存在的主要问题

治疗师通过对儿童所有相关资料进行整理和分析，并根据重要程度先后列出儿童所存在的主要问题。以运动治疗为例：1 例 T_{10}~L_1 完全性 SCI 儿童，现处于恢复期，损伤平面以下感觉、运动功能丧失，胸式呼吸减弱，不能自主控制二便，坐位稳定性差，不能独立行走。分析问题的具体思路如下。

1. 列出评定结果，找出儿童目前所亟需解决的问题

物理治疗师通过 PT 专业性的评定，首先列出此儿童在感觉、运动功能、协调、平衡、步行能力以及 ADL 能力等方面存在的问题，从其目前运动功能和感觉功能的水平出发，找出其目前亟需解决的问题。通过分析，此儿童的目前亟需解决的问题是保持独立坐位和移动功能障碍。

2. 找出坐位稳定性差和移动功能障碍的具体原因

治疗师需要重新分析并整理所收集到的相关资料。经过分析，确定儿童坐位稳定性差的原因主要包括：损伤平面较高，躯干残存肌力弱，躯干控制能力差。行走功能障碍的原因主要是损伤平面以下运动感觉功能完全丧失，双下肢无自主性运动，无法完成负重性动作，如站立、步行。

3. 进一步细化分析身体组织和结构损伤而导致的问题

在评定过程中，儿童某一具体动作不能完成，治疗师应从每一动作完成所需的前提条件出发，逐一找出与正常动作完成过程中的不同、缺陷或不足之处。对于此儿童，目前亟需解决的问题不是教会他如何步行或是直接进行步行训练，而是首先帮助其解决影响步行功能障碍的原因。由于此儿童是完全性胸腰段 SCI，损伤平面以下的躯干和双下肢丧失正常运动功能，日后的站立和步行活动需要在穿戴长下肢支具的情况下，借助双上肢和躯干残存的力量才能完成；因此在初期治疗时，应着重加强儿童双上肢的力量和躯干的稳定性，如双上肢各主要肌肉的肌力强化训练、躯干控制训练、坐位平衡训练和姿势调整训练。同时，应密切关注儿童双下肢肌肉的痉挛问题，应持续对其进行髋、膝、踝关节的被动牵拉训练，防止关节产生挛缩、关节活动范围受限和关节畸形等情况，影响长下肢支具的使用。

总之，治疗师分析问题时应以临床推理性思维的方法，重新分析并整理所收集到的资料。然后按照人体神经生理和神经发育的顺序，对躯干活动能力进行早期的、自主的活动训练。依照这种分析问题的方法，再对儿童不能完成的其他动作，如活动受限及参与和参与局限性问题加以分析，找出所有问题间的关联性，对其加以总结、归纳，确立儿童目前存在的主要问题点。

三、治疗方案的具体内容

（一）制订康复治疗目标

康复治疗目标一般分为短期目标和长期目标。根据存在的功能障碍种类和程度，确定儿童短期和长期目标。短期目标，即在短期内可达到的目标或短期内可解决的问题，通常是在治疗 1~3 周内可能解决的问题；长期目标即儿童出院后回归家庭和社会所能达到的水平，长期目标的制订可预测其日后康复效果以及回归家庭或社会的能力。

短期目标要依据儿童现存的主要问题而制订，以上述 SCI 儿童的运动治疗方案为例，其短期目标之一就是在近期内加强坐位平衡保持能力，从而改善其在借助下步行时躯干的控制能力，增加步行稳定性。在近期内，就需要其改善躯干稳定性和柔韧性问题，以及坐位时身体重心转移的问题等。短期目标不是恒定不变的，应结合儿童或其家长康复的意愿，随着儿童身体的状况、存在主要问题点的变动、运动治疗效果的推进而随时发生变化。同样，它也是达成远期目标的基本单元和具体步骤。

长期目标的制订要对儿童的背景性因素，包括环境因素如经济、家庭、社会等，个人因素如年龄、性别、自我愿望及其综合能力等方面进行系统分析后才可制订。另外，对于经济状况窘迫或由于某种特殊原因，不能使其在医院或康复中心进行一段较长时间治疗的儿童，治疗师在为其制订长期目标时，就应从本专业角度出发，充分考虑其所面临的困境和自我或家长的愿望，尽可能地在有限的时间内帮助其恢复最大的活动能力，使其重新适应家庭生活或学习环境，全面地提高其生活质量和参与社会活动的能力。

（二）确定治疗计划

康复治疗在临床实施中，应针对儿童存在的主要问题制订治疗计划以便为其制订个性化的治疗措施，即为其选择准确有效的治疗技术。在制订康复治疗计划前，应首先确定儿童及其家长的需要，从而尽早确定治疗计划。儿童、家长和治疗师均需参与此过程。在临床治疗过程中，治疗师应定期对儿童进行再次评定并调整治疗计划，共同探讨治疗计划的有效性和可行性。

治疗计划可分阶段制订。首先，应根据所制订的康复目标制订治疗计划。物理治疗师可参考日本专家中村先生制订的 4 个基本康复对策——“SPREAD”确定治疗计划，即 S（specific）：根据临床特征制订个性化治疗计划；P（prevention）：预防二次合并症；RE（re-education）：对自理能力低下的儿童，应以 ADL 动作制订治疗计划；AD（adaptation）：考虑调整周围环境以适应儿童的具体情况。应根据具体情况选择最适合的治疗计划。制订治疗计划时应明确治疗目标，详细考虑疾病诊断、发病持续时间、年龄、合并症、社会背景以及个人因素等对治疗计划实施产生的影响。

在制订治疗计划时，物理治疗师、作业治疗师、言语治疗师等均应遵循以下基本原则。

1. 循序渐进的治疗原则

为儿童选择治疗量时，应根据其身体状况来确定，以确保其身体对治疗负荷的逐步适应。治疗量应遵循循序渐进的基本原则，即治疗量由小逐渐加大、治疗时间逐渐加长、动作变化逐渐由简单到复杂；训练时间段上，要注意由初始的休息次数较多逐渐变少、训练的重复次数由少到多等，使儿童的心理和生理逐步适应，避免出现额外负担。

2. 个性化治疗原则

制订个性化治疗计划是各种治疗手法成功应用的基本条件，也是康复治疗在临床实施中最重要的原则。治疗师应尊重儿童及其家长的要求，认真仔细考虑相关因素，主要包括性别、年龄、障碍程度、受教育程度、经济条件以及个人康复目标等。

3. 综合康复治疗理念

治疗师为儿童确定的治疗计划应全面、客观、具体、实用并具有科学性，同时还需有所侧重；训练时间分配应合理、有序；训练强度的分配应劳逸结合，循序渐进，不宜引起儿童的疲劳；并应考虑到其他专业的特点，使儿童得到全方位的康复服务。

（三）选择治疗性措施

为儿童选择准确有效的治疗措施至关重要。

1. 运动疗法

（1）关节活动范围训练：是指维持正常或现存关节活动范围和防止关节挛缩、变形的一种运动疗法，其治疗目的是防止关节周围软组织挛缩、神经肌肉性挛缩以及软组织粘连等造成的关节活动障碍。临床常用治疗方法是牵张训练。

（2）肌力强化训练：肌力是指肌肉收缩时所能使出的最大力量，而耐力则是指有关肌肉持续进行某项特定任务（作业）的能力。增强肌力和耐力的训练可统称为力量练习，常用于训练 SCI 急性期时由于长时间卧床导致肌肉萎缩无力的儿童，用以发展肌力和耐力，从而恢复残存运动功能。在临床运动疗法的实施中，常根据肌肉现有肌力水平，分别采用以下几种运动方式强化肌力和耐力，如辅助运动、主动运动、抗阻运动和等长运动。

（3）恢复平衡和活动能力

1）姿势感觉和平衡反应的重新调整：SCI 儿童必须学会保持良好的姿势，胸腰段 SCI 儿童还要学会在无背部和双手支撑下也能维持多种不同体位。物理治疗师必须教会儿童这些姿势，使其体会第一次在无支撑下情况下保持坐位的感觉，或用头、躯干或上肢接触支撑面的感觉，这是由于儿童在 SCI 后还没有充分意识到身体下部感觉缺失。坐位姿势矫正和平衡训练应首先从较矮的治疗床开始，以便使其双脚支撑在地面，即髋、膝、踝关节处于 90° 屈曲位。但要特别注意避免摔倒或损伤臀部及下肢。当身体状态较好且已学会自己以较安全的方式转移时，可利用姿势矫正镜帮助儿童进行平衡训练。一旦能较好的维持坐位平衡，可尽早开始双上肢活动，如长坐位下的接球、抛球训练等。另外，轮椅上的坐位平衡训练应同时进行，如从轮椅到床的转移、上下斜坡、从地板上捡起物体等。

对于四肢瘫儿童的姿势性训练，物理治疗师在治疗过程中必须保持注意力高度集中，确保训练安全进行，以免因摔倒而产生心理障碍。另外，物理治疗师要告诉儿童训练中头部会产生细微变化，一旦儿童的平衡和稳定性受到干扰，头部会产生快速代偿性动作以保持平衡功能。轻微的头部运动将有效矫正身体的力线以达到维持体位稳定性的作用。

2）转移方式：物理治疗师应教会儿童如何从轮椅转移至床、治疗垫、卫生间及车里，最重要的是指导其在每个治疗时间内如何安全转移。最好先尝试不同的转移方式，最后选择最适合的转移方式。安全转移的流程是：将轮椅摆放在正确的位置，确保车闸完全锁住后将下肢从脚踏板上提起并放到床上或垫子上；在转移过程中，注意不要撞击或拖拽下肢，待下肢放置好后将身体上提，带动臀部离开轮椅。

3）参与训练和各种活动：主要目的是强化所有残存肌力。训练方式多种多样，包括垫上活动、轮椅转移、利用重物抗阻或应用本体感觉神经肌肉促进技术（proprioceptive neuromuscular facilitation, PNF）中的躯干－肢体对角线运动模式等，均可有效提高儿童的运动功能。

（4）恢复站立和步行能力训练：是指恢复独立或者辅助站立和步行能力的训练方法。儿童一旦能较好地掌握坐位平衡，即应开始穿戴长下肢支具的站立和步行训练。

截瘫儿童的站立姿势有其特殊性，即必须保证稳定且耗费较少的能量即可维持直立位。良好的站立姿势为：身体重力线处于双脚支撑面积内，即髋关节轻度过伸展、躯干稍向后。在训练过程中，指导儿童体会上半身的感觉以及损伤平面以下平衡反应丧失后所出现的代偿功能。经过训练，儿童可不通过双手支撑也能维持良好的站立平衡。掌握此技巧对于截瘫儿童至关重要，这是掌握摆至步、摆过步所必须具备的基本技巧。当儿童能独立维持站立平衡时即可开始平衡杠内的步行训练，随后改用助行器辅助行走。随着儿童自信心增强以及身体状况的改善，可改用拐杖步行。一般情况下，损伤水平较低的截瘫儿童（T_{10}或以下）经过训练可利用长下肢支具和双拐进行四点步态行走，但很难掌握具有功能性的步态模式。

高位截瘫和四肢瘫儿童可利用长下肢支具或特制的站立架进行辅助站立训练。儿童可从站立中增强自信心和重燃对生活的希望，改善日常生活质量。站立对其生理功能的主要作用包括改善肾功能、延缓双下肢骨质疏松、维持髋膝屈肌和小腿三头肌的肌纤维长度、减少痉挛。此外，站立还可加强颈部和躯干上部姿势性肌肉的活动。

（5）PNF技术：此技术是利用牵张、关节压缩、牵引和施加阻力等本体刺激和应用螺旋形对角线式运动模式来促进运动功能恢复的一种治疗方法。它依据运动控制能力的发育，即活动性－稳定性－控制性－技能，通过对本体感觉和神经肌肉的干预，诱发儿童运动功能的恢复。

（6）减重步行训练：此技术主要作用是预防下肢肌肉萎缩，恢复步行功能，适用于SCI儿童以及各种神经肌肉关节疾病导致的步行功能障碍。此技术通过将儿童身体吊起一定幅度，根据儿童的实际情况，不同程度地减轻儿童步行中身体重量，减少下肢负荷，再配以先进的平板技术，指导儿童进行步行训练，以帮助儿童尽早恢复步行能力及正常步态。

（7）机器人辅助下的步态训练（robotic assisted gait training，RAGT）：

RAGT 是基于“感觉运动再学习”的原则，为有步行功能障碍的不完全性 SCI 儿童进行功能性步态训练。基于减重步行训练原理，在步行的不同时期（支撑相和摆动相）提供高强度的重复性刺激，使儿童的步态得到功能性重塑；通过不同种类的任务或游戏中视觉和听觉反馈使儿童获得感觉刺激的输入。

（8）综合运动疗法：指全身多部位、多肌群共同参与的运动。

1）医疗体操：指有针对性的体操活动，常常以小组形式进行，包括轮椅体操等。主要作用是改善骨关节、韧带、肌肉、心肺功能以及平衡功能状态等。

2）水中运动：指利用水的浮力和阻力，改善儿童的肢体运动功能。早期 SCI 儿童可通过水中运动达到缓解疼痛、改善呼吸功能、预防压疮和 DVT、防止肌肉萎缩和关节挛缩等目的；恢复期 SCI 儿童可在水中完成增强肌力、耐力的训练。

3）放松疗法：常用于缓解情绪紧张、肌肉兴奋过度或痉挛的儿童。主要包括两种形式：①采用静默、生物反馈等方式，放松靶肌肉；②采用靶肌肉进行等长收缩活动，通过反馈逐渐使肌肉放松。

4）文体活动：指有医疗针对性的球类运动等各种娱乐性活动，如轮椅篮球、乒乓球及羽毛球等。

2. 作业治疗

（1）ADL 训练：SCI 儿童的 ADL 训练因损伤部位、程度的不同而不同，完全性 SCI 儿童的训练内容较为相近，不完全性 SCI 儿童的训练差异较大。训练内容主要包括洗漱、修饰训练以及床上、轮椅上穿脱衣裤和鞋的训练等。

（2）自助具的制作和使用：在 SCI 儿童卧床期间应根据其需要制作一些辅助用具，并对环境进行必要的调整。例如，呼唤铃的操作方法，需根据儿童的功能水平进行改制，将开关设计为利用按动、呼吸等方式，使儿童在保证自身安全的情况下能够方便地操作使用。

3. 言语治疗

（1）呼吸障碍及管理：颈部以下完全性 SCI 儿童须密切观察其呼吸功能，积极预防感染等呼吸系统并发症。C_3 及以上损伤的儿童，由于膈肌和肋间肌瘫痪不能自主呼吸，儿童需要使用呼吸机辅助呼吸。C_4 以下损伤的儿童膈肌功能残存，但由于 T10 以上的损伤会导致腹肌、肋间肌肌力减弱，因此出现吸气量减少，呼气力量也会受到影响。对于此类儿童，应在其身体状态允许的情况下进行呼吸训练和排痰训练。

（2）构音：传统的构音训练是依据构音运动产生的基本原则而进行的。良好的正确呼吸模式和稳定的气流控制是获得清晰发音的基础，因此在训练前要对 SCI

儿童构音器官的基本运动、构音运动、呼吸等方面进行详细的评定，制订有针对性的治疗方案。随着科学技术的发展，越来越多的电子设备投入到临床的言语治疗中，例如，超声波、声谱仪影像等视觉生物反馈训练，这些设备的使用是与镜像神经元理论及其与运动学习的编码促通和增强语音感知等理论的进一步完善有关。

（3）吞咽：常用的治疗方法有改善吸吮、吞咽和咀嚼运动强度及范围训练，口颜面的感觉运动训练，辅助性饮水及进食训练等。这些训练主要由言语治疗师完成，同时也需要多学科的团队合作，为儿童制订科学的治疗方案。

（四）选择治疗性措施的基本原则

1. 根据损伤情况

对于损伤较重并伴有认知障碍的儿童，其参与和参与局限性的程度较为严重，则治疗技术将大不相同，有可能选择被动治疗，即治疗师主动引导儿童促进运动功能的恢复。

2. 根据临床诊断

诊断不同，治疗技术选择也不同。完全性 SCI 儿童康复治疗的主要目的是预防肢体畸形，确保正常的关节活动范围和软组织的长度，预防呼吸系统感染和促进呼吸功能，对膀胱功能进行监测；对于此类儿童可进行良肢位摆放训练、被动活动训练、床上转移训练、呼吸训练、轮椅训练等。不完全性 SCI 儿童则根据损伤平面的不同，适当选择儿童感兴趣且能够自主完成的训练，如坐位和立位平衡训练、步行姿势矫正训练、ADL 训练（穿脱衣物、洗漱、进食、游戏等）。

3. 根据康复治疗目标

根据康复治疗目标可分为促进健康性治疗、预防疾病性治疗和康复性治疗。为减轻儿童不同的损伤状态，有很多相应的治疗方法，若损伤程度较轻，儿童有可能会重新获得功能。针对预防跌倒，可选择平衡训练；针对心肺功能障碍，呼吸排痰训练等康复治疗不仅可以改善机体功能，还能使儿童重新获得相应的活动能力和功能。

4. 根据儿童自身及其家庭的康复期望

儿童是家庭和父母的希望，SCI 对儿童带来的影响不仅仅是童年沉重的阴影和痛苦，还有伴随其一生的心理生理问题和障碍，对于家庭来说也是非常沉重的精神打击。对于 SCI 儿童，应根据其自身功能障碍设定最适合的康复治疗方案，尽量安排正常的学校生活，使其尽可能地融入到正常生活中去。在整个康复治疗过程中，家长对儿童的支持非常重要，这种支持不仅是生活上、经济上的，更多的还是精神上的支持。家长应理性、正确认识儿童的疾病所带来的一系列影响，积极配合治疗师完成康复治疗，并在康复治疗中不断鼓励儿童，给予一定的心理支持。

5. 根据儿童是否有主动性

主动参与能力将影响治疗师对治疗技术的选择，如运动方式是主动疗法还是被动疗法。对于有严重认知障碍、不能保持注意力集中或对治疗过程有抵触情绪的儿童，在肢体运动能力相同的基础上，这些儿童在治疗过程中主动参与和配合能力较差，因此只能选择被动运动方式，不能达到超量恢复效应，导致治疗效果远远低于无严重认知障碍的儿童。

6. 根据所处恢复阶段

儿童所处疾病的阶段不同，治疗计划和治疗技术的选择也有所不同。卧床期儿童的治疗目的是维持和扩大关节活动范围以预防关节畸形、促进肢体的主动运动以预防肌肉废用性萎缩、改善肺功能以预防肺部感染等。因此，在治疗技术上应选择被动运动方式或辅助运动方式等；而对于恢复期儿童，由于其病情稳定，应注重强调激发其康复潜力，因此，需选择负荷量较大的抗阻运动方式等。

（五）康复治疗的实施

临床实践中，康复治疗的实施主要是根据康复治疗流程而展开的，此流程涉及与康复治疗相关的检查、专业诊断、确定治疗目标、确定治疗方案和选择治疗技术、参与初期评定会、实施康复治疗、判断治疗目标是否达到、参与中期评定和末期评定以及出院后家庭随访等。

康复治疗的实施主要贯穿于疾病的发生、发展和恢复的整个过程。在疾病发生的早期，由主管医生对儿童进行全面细致的检查，根据儿童的疾病诊断、障碍诊断及相关临床影像与实验室检查结果，在儿童家长签署康复治疗同意书之后，以处方的形式下发到各相关的康复治疗科室。各专业的治疗师接到康复治疗申请单之后，就可依据工作流程，开始着手对儿童实施康复治疗。

康复治疗的特征强调治疗过程和评定过程同时进行，例如，临床常用的徒手操作技术，在手法实施过程中，治疗师可观察到儿童的反应，出现的问题以及治疗后的改善情况等。针对治疗实施时所出现的问题，治疗师可随时变换治疗手法。随着治疗时间的延长，治疗效果日益明显。也就是说，治疗实施的过程也是评定治疗效果的过程。根据儿童治疗效果的变化，调整治疗计划和重新选择治疗技术。

（六）判断康复治疗目标是否达到

康复治疗实施后，治疗师应判断儿童的康复治疗目标是否达到。在治疗过程中，治疗师可根据需要随时对儿童状况进行评定，对治疗目标再次进行修订，并修改治疗计划，变更治疗技术，以期取得更好的康复治疗效果。如果儿童每天或每次治疗后均有改善，治疗师应对治疗目标进行变更，并重新修订治疗计划。若儿童的康复目标在一定时期内未达成，治疗师应分析儿童的治疗计划是否有针对性，所选择的治疗技术是否准确、合适，儿童的状态是否能配合，主动参与意愿如何，是否有其他因素影响了儿童的治疗效果等。

一旦需要重新变更儿童的治疗目标，治疗师可依据初期评定时所收集的儿童信息，结合主观检查和客观测量的数据指标等。另外，根据儿童治疗前、中、后的功能变化情况，重新设立新的治疗目标并制订新的治疗计划。

（七）确定儿童出院后去向

康复治疗结束，应对儿童进行全面评定，确定儿童出院后去向，如回归家庭、回归学校生活、转介至其他康复机构或社区保健站等地继续康复治疗。

四、常用训练设备的选择

（一）治疗床

适用于 SCI 儿童的治疗床有普通治疗床和倾斜床。普通治疗床用于各种徒手治疗技术，包括肌力增强训练、关节主动和被动运动或其他方面的治疗。倾斜床一般适用于 SCI 儿童进行被动站立的训练。长期卧床者在突然坐起或站立时，由于血压突然改变，可能引起脑血管供血不足而发生低血压。通常认为，站立位收缩压较仰卧位时下降 20mmHg 或舒张压下降 10mmHg 即为直立性低血压。针对存在直立性低血压等问题的 SCI 儿童，倾斜床的站立训练可作为 PT 治疗的方法之一，以改善血液循环系统功能、促进泌尿系统功能、预防尿路结石或尿路感染。

在使用倾斜床进行站立训练时，要根据儿童血压和心搏指数的变化以及儿童的感觉主诉，逐渐增加站立的角度和每次站立的时间，一般从 20°~30° 的倾斜角度开始，逐渐增加倾斜角度和时间，目标是保持在 80°~90° 的倾斜角约 30min。

1. 普通治疗床

早期的普通治疗床通常是固定的床面，近几年多使用床面高度和角度均可调节的治疗床，目的是使儿童以最舒适的姿势进行各种治疗及床上活动，如床上转移、坐位训练等。材质方面多选用主架为优质型钢、静电喷塑，床面采用高密度泡沫海绵、外包优质 PU 材质的治疗床。

（1）床面的调整：在体位排痰、四肢 / 脊柱的运动疗法、脊柱周围区域的 PT 治疗中，可改变台面角度的治疗床是非常实用的。根据制订的 PT 计划，将儿童的肢体摆放在最佳的舒适位置进行 PT 治疗。

（2）高度的调节：根据治疗部位和治疗师的身高来调节床面的高度，以确保最佳的治疗模式。另外，还要考虑儿童的舒适性和转移儿童时的安全性及稳定性。床面高度的调节有手动式和电动式两种，都可以任意调节床面的高度。

2. 倾斜床

倾斜床通常具有多种功能，如设置站立时间、站立倾斜的角度以及调整脚踏板的角度。

（1）设定站立角度和时间：除了使用传统的手动操作的方式调节起立床的角度和时间外，也可以将需要站立的角度和时间等程序内容输入到操作系统中，可以任意设定站立练习的角度和时间。另外，通过脚踏板来调节站立角度的方式便于观察儿童的状况并进行适当调整。

（2）高度的调整：可以通过电动液压式升降机的方式，随意调节站立床的高度，以便儿童从担架或轮椅转移到站立床上。

（3）脚踏板角度的调节：在起立训练的同时，通过调整脚踏板的角度，可以使儿童利用自身的体重进行内翻—外翻（±30°）、背屈—跖屈（±30°）方向的矫正运动。

（二）治疗器械

1. 卧床早期阶段

SCI 儿童在损伤初期，为了避免不稳定的脊柱产生任何运动，常处于仰卧位。在此阶段，应对其进行适当的运动治疗以维持正常的 ROM、增强肌力、维持心肺功能。

（1）哑铃：可将若干个重量不等的哑铃构成哑铃组，供实际训练时使用。主要用于进行上肢力量性训练。

（2）沙袋：四肢瘫儿童的手功能欠佳，无法握住哑铃，可使用沙袋代替。训练用的沙袋是装有铁砂的、具有固定重量的条形袋子，两端有尼龙搭扣，可固定于肢体上作为负荷供儿童进行增强肌力的训练。沙袋一般有 0.5kg、1kg、2kg、3kg、4kg 等重量。

2. 后期恢复阶段

后期恢复阶段是脊柱处于可承受负荷的阶段，此时由于活动量增加，儿童的治疗计划也应重新制订。当儿童能够从床上坐起时即可开始进行坐位训练、床上移动训练、辅助下站立及步行训练。

（1）支撑器（图 2-4-1）：是一种供 SCI 儿童在床上或训练垫上用手支撑抬起身体的小支架。支撑器可以训练上肢支撑能力、增强肌力，为床上转移、床轮椅之间的转移、持拐行走等提供必要的条件。

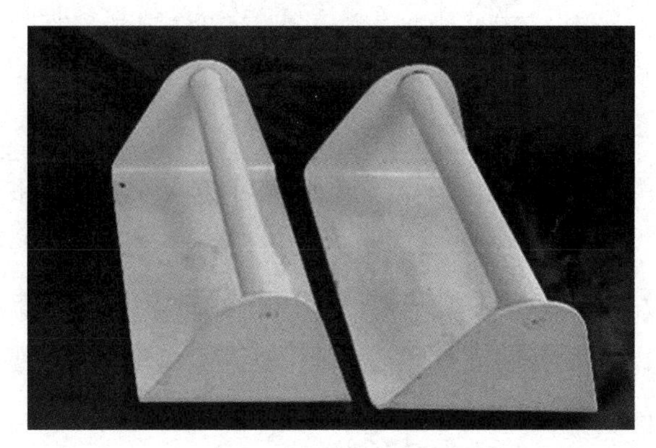

图 2-4-1　支撑器

（2）站立架（图 2-4-2）：用于完全性 SCI 儿童进行站立训练，改善或避免由于长时间坐、卧导致的并发症，如骨质疏松、压疮、心肺功能降低等。

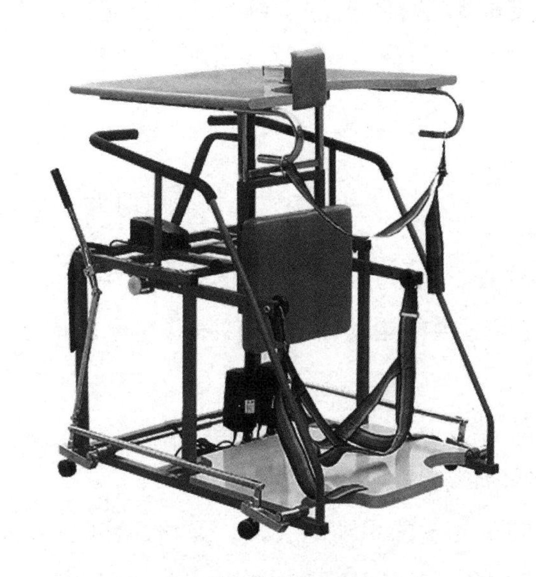

图 2-4-2　站立架

（3）平行杠（图 2-4-3）：以上肢支撑体重保持稳定性，进行站立、行走、肌力、平衡、关节活动度训练的康复训练设备，类似双杠，可根据训练需要调节杠的高低和宽度。平行杠可用于 SCI 儿童的以下几种训练。

1）站立训练：帮助已完成坐位平衡训练的儿童进行立位平衡和直立感觉训练，提高站立功能。

2）步行训练：在儿童进行步行训练初期，为防止跌倒，可先通过平行杠练习行走。

3）肌力训练：利用平行杠做身体上举运动，可以训练拄拐杖或助行器步行所需要的背阔肌、上肢伸肌肌力，也可用于步行所需的臀中肌、腰方肌的肌力训练。

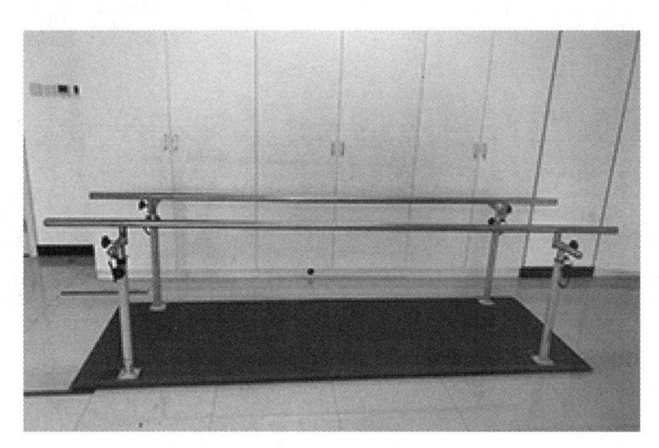

图 2-4-3 平行杠

（4）助行器（图 2-4-4）：有 4 条立柱的框架，带有扶手，儿童可把持此助行架稳定身体，练习行走。由轻便铝合金制成的助行器，可折叠，便于携带。有的助行器前脚装有轮子，可推动前进，后脚装有橡皮垫，可防止跌倒，起安全保护作用。

（5）股四头肌训练器（图 2-4-5）：是训练股四头肌的座椅式装置，适用于股四头肌肌力残存的不完全性 SCI 儿童。儿童取端坐位，膝关节可自由活动，小腿胫前有横档阻挡，横档与轴杠杆相连，杠杆另一侧施加重锤，作为伸小腿的阻力；训练股四头肌肌力的同时也可做 ROM 训练。调整杠杆的力臂及角度，可进行下肢的抗阻运动训练。

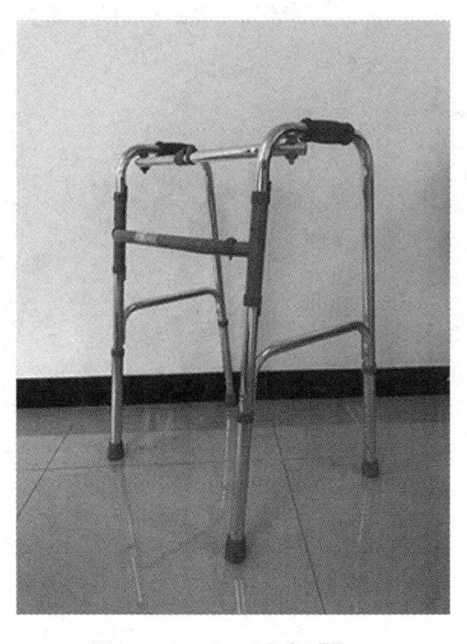

图 2-4-4 助行器

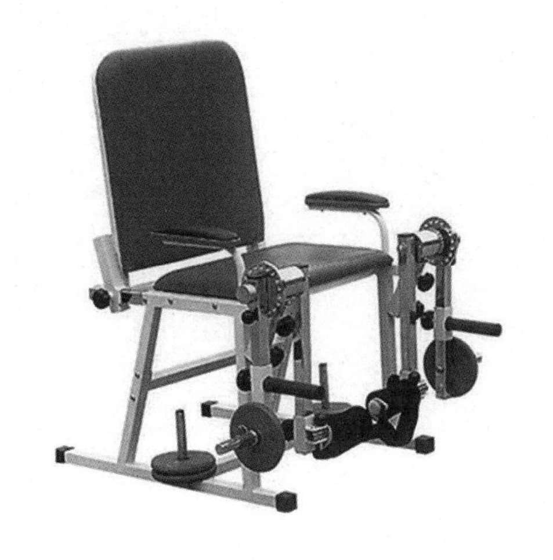

图 2-4-5 股四头肌训练器

（6）功率自行车：是位置固定的踏车，损伤平面较低的不完全性 SCI 儿童可以骑车做下肢功能训练，训练时可以调整负荷，也可以记录里程。可用于训练儿童的下肢关节活动、增强下肢肌力、提高身体平衡能力、增加心肺功能、提高身体整体功能等。

（7）减重步行装置（图 2-4-6）：是针对下肢功能障碍，改善步行能力的一种康复治疗技术。减重步行装置由减重装置和电动活动平板两部分组成。在儿童下肢尚无充分负重能力时可直接开始步行练习。通过悬吊和保护装置负担儿童部分甚至全部体重，帮助下肢不能负担全部体重的 SCI 儿童处于直立状态，并易于在治疗师的辅助下进行步行周期练习，提高步行能力。

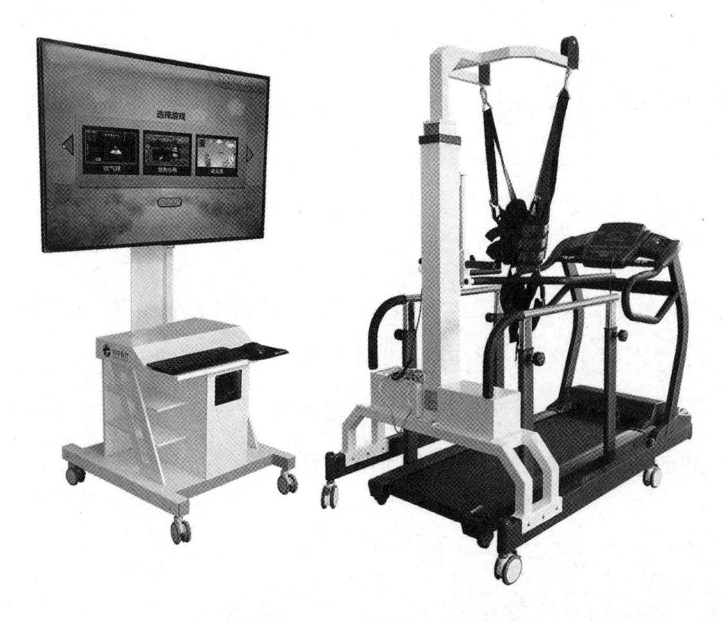

图 2-4-6　减重步行装置

（马婷婷，张　琦）

第三章

康复治疗评定内容

第一节 身体结构与功能评定

一、病史采集

（一）目的

在对 SCI 儿童进行全面评定前，应该详细询问儿童病史及诊治经过，以便全面了解儿童的情况，安全、高效、系统地进行全面评定。

由于 SCI 儿童年龄较小，常常无法准确表达症状，当 X 线、CT 检查未发现脊柱骨折脱位时，需详细、全面地询问病史，尤其是外伤史、身体检查、神经学检查以及针对性的 MRI 检查，是做出正确诊断的关键。

（二）主要内容

病史采集内容主要包括儿童的身高、体重、脉搏、年龄、性别等个人史，SCI 的原因，合并损伤，病程发展变化过程，诊治经过（包含手术方式、时间和部位等），儿童及家属的康复预期疗效，儿童母亲孕产史，生长发育史，既往病史，家族史和过敏史等。

1. 儿童的年龄

年龄将影响 ADL 能力的发挥，如与成人患者相比，儿童可进行许多功能性动作，更容易适应各种变化。

2. 儿童的身体结构

主要应了解儿童的身高、体重、比例等。应考虑儿童发病前的体重，这是因为经过恢复后儿童通常会回到发病前的体重。由于身材消瘦型儿童骨结节较为突出，较易产生皮肤方面的问题，如压疮；而身材肥胖型儿童可能会有身体移动困难等问题。因此，体位变化少、移动功能差的儿童其身体易受压的面积会增加。

3. 儿童发病前的个性和生活方式

检查时应考虑儿童的个性是否容易改变，儿童是喜好运动还是文静的性格，现在是否处于学龄阶段等问题。当为儿童制订康复治疗目标时，应根据儿童的个性和生活方式选择适合的目标。

4. 儿童的家庭背景

应考虑儿童的家庭经济情况如何；制订出院计划时，应考虑儿童是否回归学校或家庭；是否需要特殊家庭训练；是否需要特殊支具或辅助具；经济状况是否影响这些决定等。

5. 损伤原因和损伤类型

明确损伤原因和损伤类型可帮助诊断病情，制订治疗计划；同时可明确是否有其他合并症出现的趋势，如骨质疏松等。

6. 脊柱稳定性

可根据 Denis 三柱理论判断脊柱骨折的稳定性，同时结合骨折的类型、手术固定方式、术后时长、影像学检查结果或损伤的范围、程度和合并损伤处理后的情况，全面评定儿童脊柱稳定性等可能影响康复功能的结构异常。

7. 有无合并损伤

除了脊柱以外，还需了解儿童有无颅脑损伤、骨盆、胸廓及肢体其他部位骨折等合并损伤，以免评定时遗漏局部损伤的影响。

8. 儿童的身体健康状况

明确儿童的身体健康状况可帮助确定其日常生活自理能力，包括：①异位骨化造成关节的 ROM 受限，是否会影响到转移能力的发挥；训练时体位变化也将受到限制，如不能进行俯卧位；另外，呼吸问题也会影响训练中俯卧位姿势的应用。②心、肺功能问题可能会影响身体耐力，若训练时儿童经常需短暂休息，会导致训练时间延长；另外，由于耐力的下降，也将使某些功能性动作受到限制。③检查骨结节处或瘢痕组织的皮肤状态，是否较易破损；由于某些高位 SCI 儿童存在潜在的皮肤问题，因此应非常重视预防措施。

二、康复治疗的检查和评定

（一）骨骼肌肉系统评定

1. 肌力评定

（1）目的：判断神经平面损伤和功能恢复情况。应评定所有残留肌肉的力度。

（2）常用方法：通过 MMT、手持式肌力测定仪（hand-held dynamometry，HHD）评定肌力。对于年龄小于 6 岁的儿童可通过游戏，如“我说你做”，在帮助儿童理解任务方面可能会有用。治疗师应注意观察儿童肢体是否有抗重力或抗阻力的移动能力，如从不同的运动平面拿取玩具或提起物品 / 对抗某种力量。

1）MMT：如果儿童能配合检查，可用 MMT 评定儿童肌力，可提供有价值的信息。MMT 不需要设备，因此临床应用广泛。但此方法受天花板效应的影响，缺乏对肌力变化的敏感性，且评价者间的可靠性较差，尤其是得分超过 3 分时。因此，MMT 的准确性有限。

2）HHD：是一种便携、便宜的设备，可用于获取更为客观的肌力检查结果。有研究指出利用此设备进行的肌力测试，其可靠性高于 MMT。

（3）影响肌力评定的因素：

1）身体穿戴制动器具会影响正确体位摆放、姿势维持和肌力检查的准确性。

2）由于全身肌力的低下，近端关节和躯干的控制能力将受到影响。如肩部屈肌达到 4~5 级，但由于躯干控制能力差，则会表现为 2 级左右肌力。

3）代偿作用明显：如儿童用肩部旋转肌和与抵抗重力的体位进行肘关节的伸展而没有使用肱三头肌的力量，因此在评定肌力时，治疗师必须触摸肌肉的收缩部位。

4）疼痛因素。

2.ROM 测量

ROM 受限将成为 ADL 的极大障碍，对于 SCI 儿童维持并改善关节活动范围至关重要。因此，应仔细评定各个关节的所有活动，特别是对于较易产生挛缩的肌肉，如下背部肌肉、腘绳肌以及指长屈肌。

对于较大的关节，可应用普通量角器、方盘式量角器和电子量角器进行测量，而测量指关节时应用半圆量角器，通过测量主动和被动 ROM 评定关节的活动范围。

对于脊柱尚未稳定的患者，评定时避免躯干屈伸动作。评定膝关节屈曲活动范围时，避免将髋屈曲 90° 以上，以防止出现躯干屈曲；评定下肢腘绳肌活动范围时，需将骨盆牢固固定，避免牵张背部肌肉。

3. 运动技能

通过观察完成功能性任务时进行评定，如床上活动、转移、轮椅移动、行走及上肢活动。功能性运动与现有的关节活动范围、肌力和肌张力相关。更重要的是评定儿童能以何种方式完成日常的活动，包括粗大的协调性运动、移动能力、转移、行走、平衡及协调。对于年龄小于 6 岁的儿童，观察性运动评定可能有助于评定运动能力。

4. 肌张力评定

通过被动检查和摆动试验检查评定肌张力。

（1）根据肌张力强度的变化

1）轻度：被动牵张有阻力，但不影响关节的活动范围和运动功能。

2）中度：被动牵张感到阻力较大，全范围关节活动范围不受限，但是肌张力影响运动功能，如儿童需花费较长时间完成移乘动作。

3）重度：关节活动范围缩小，许多功能性技巧动作不能完成，如将儿童摆放成长坐位，但儿童自己不能维持此体位。

（2）根据肌张力质量的变化

1）是恒定的，还是变化的？

2）随体位姿势转变而发生变化吗？

3）肌张力的变化对称吗？

4）肌张力的变化与一天中的时间变化相关吗？

5）功能运动时肌张力增强吗？

（3）其他因素

1）儿童所处的恢复阶段：上神经元损伤的患者，脊髓休克持续3~6周，受伤后前两年肌张力有加强的趋势，然后消失。通常初期屈肌张力占主导地位；6个月后伸肌张力开始加强。

2）药物的作用：治疗前是否定期服用降低痉挛的药物。

5. 痉挛程度评定

（1）改良版Ashworth量表（modified Ashworth scale，MAS；表3-1-1）：此量表简单易用，是目前临床上应用最广泛的肌痉挛评定方法，此量表可用于评定屈腕肌、屈肘肌和股四头肌，具有良好的评定者间和评定者内信度，临床应用价值较高。评定时，治疗师被动牵张痉挛肌，根据在牵张过程中感觉到的阻力及其变化情况来评定痉挛的程度。

（2）改良改良版Ashworth量表（modified modified Ashworth scale，MMAS）：有研究报道采用MMAS量表评定上肢肘屈肌痉挛时可提高评定者间的信度。两项针对SCI患者下肢痉挛的研究采用MMAS进行评定，结果具有较高的可靠性。MMAS弥补了一直以来使用MAS评定下肢痉挛的信度不如上肢的缺陷，为SCI所致截瘫患者下肢肌痉挛评定提供了依据。

表 3-1-1 改良版 Ashworth 量表

分级	评定标准
0	肌张力不增加，即被动活动肢体在整个 ROM 范围内均无阻力
1	肌张力稍增加，即被动活动肢体到终末端时有轻微阻力
1+	起始 50%ROM 有轻微“卡住”感，终末 50%ROM 有轻微阻力
2	肌张力轻度增加，即被动活动大部分 ROM 均有阻力，但仍可活动
3	肌张力中度增加，被动活动在整个 ROM 内均有阻力，活动比较困难
4	肌张力高度增加，患侧肢体僵硬，阻力很大，被动活动十分困难

6. 平衡功能评定

由于感觉消失、不能辨认位置，儿童保持姿势的能力低下，将导致其易摔倒，发生外伤，甚至出现压疮。

（1）平衡反应的评定：包括保护性伸展反应的评定、平衡反应的评定以及静态平衡相对动态平衡的评定。

（2）儿童平衡量表（pediatric balance scale，PBS）：此量表源于 Berg 平衡量表，是为中至重度神经疾病学龄儿童制订的一项平衡测试量表，已被证明具有良好的重测和互评信度。Ries 等在 2012 年的研究证明，PBS 适用于测试儿童群体的平衡功能，且具有良好的可靠性。年龄较大可配合的儿童推荐使用 PBS 评定其平衡功能。

（二）神经功能障碍程度的评定

ISNCSCI 是 ASIA 为 SCI 的神经功能提供的一种相对量化的评定方法。根据 SCI 儿童的感觉和运动功能障碍确定损伤程度。

1. 完全性 SCI 的评定

按照 ASIA 的标准，损伤的评定根据最低骶段（S_4~S_5）是否有残留功能为准。评定内容包括运动、感觉和肛肠检查。感觉检查包括对身体两侧 28 个感觉关键点进行针刺觉和轻触觉的检查；而运动检查则需要完成两侧 10 块运动关键肌肌力的检查。按 MMT 的结果记录，将肌力 0~5 级作为分值。肛门直肠检查包括对感觉和肛门外括约肌收缩的评定。检查者用食指向直肠壁上施加压力，用于检查肛门深处的感觉以及是否有括约肌的随意收缩。

残留感觉功能时，刺激肛门及皮肤与黏膜交界处有反应，或者刺激肛门深部有疼痛。残留运动功能时，肛门指诊时肛门外括约肌有随意收缩。完全性为 S4~S5 既无感觉也无运动功能；不完全性为 S4~S5 有感觉或有运动功能。

对于出生至 5 岁的儿童，不建议进行严重程度评定（完全 / 不完全）和 AISA 分级，至少在 6 岁之前不能确定基于 ISNCSCI 的损伤严重程度。

2.SCI 程度的分级

常采用 ASIA 分类表判定损伤程度（具体内容详见第一章第五节中表 1-5-1）。此量表通过对 Frankel 功能分类量表修改而成，此表不仅可作为 SCI 类型的分类，且可作为恢复情况的判断，由 A → E 方向表示好转，跨越级别越大，恢复越明显。

（三）心血管和肺功能评定

心血管和肺功能评定包括心肺功能状态的评定，如最大呼气、吸气以及肺活量等。特别是对于肺活量低下、咳痰能力及耐久力低下的颈髓损伤儿童需定期评定。

1. 心血管体能健康状况

心血管体能健康状况通过心功能测试进行评定。SCI 儿童的生命体征，如血压、心率及呼吸频率应在运动前、运动中及运动后测量。

推荐进行心功能测试，无法实现时选用纽约心脏病学会心功能分级（classification grading of cardiac function, NYHA）和心率作为主要指标（Ⅴ级证据）。

2. 呼吸功能

呼吸功能包括最大吸气和最大呼气压测试等在内的标准肺功能测试是诊断和监测呼吸道疾病的重要工具（Ⅴ级证据）。尤其是对于肺活量低下、咳痰能力及耐久力低下的颈髓损伤儿童。

（四）疼痛评定

通过详细的主观及客观评定对疼痛程度进行评定。不同年龄段的儿童对于疼痛认知能力、行为反应和感情表达方法不同，这就要求物理治疗师必须选择适合不同年龄段儿童的评定工具对其进行疼痛的评定。

1. 数字评分法（numeric rating scale，NRS）

7~11 岁的 SCI 儿童可考虑使用数字评分法，此方法已被证明对这个年龄段的儿童有效，且被推荐作为成人 SCI 患者的首选测量方法。它不使用任何材料即可口头完成，用 0~10 代表不同程度的疼痛，0 为无痛，10 为剧痛。疼痛程度分级标准为：0 无痛；1~3 轻度疼痛；4~6 中度疼痛；7~10 重度疼痛。

2. 脸部疼痛量表 – 修正版（faces pain scale revised，FPS-R）

FPS-R（图 3-1-1）是目前最有效的评定疼痛的工具，是一种采用人脸来进行识别，并以此来判断疼痛感受程度，此表为 6 个水平排列更接近正常人的面部表情，量表从微笑至悲伤再至哭泣的 6 种表情代表不同程度的疼痛，评定时只需从中选出一个代表疼痛程度的表情即可。FPS-R 量表使用范围较广，适用于 4~6 岁的儿童，且不需要儿童有特定的文化背景，易于掌握。

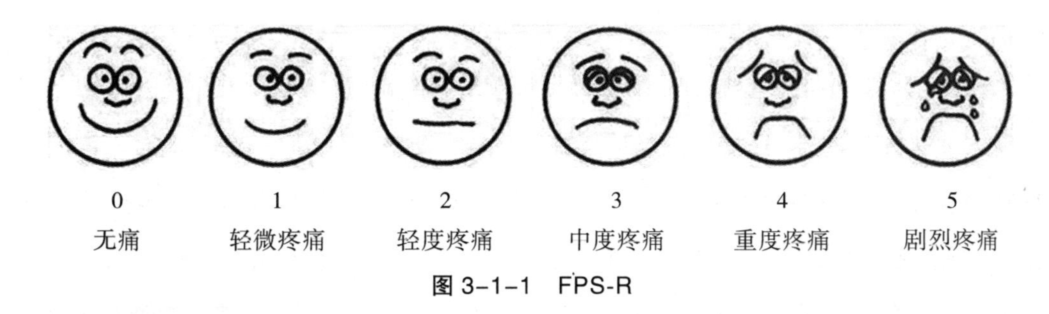

图 3-1-1　FPS-R

3. 扑克牌评分法

扑克牌评分法适合 3~4 岁的儿童，已被证明其有效。取 4 张扑克牌，第一张到第四张牌（1~4 分）分别代表“痛一点点”“痛多一点点”“更痛”和“最痛”，询问儿童“你现在第几张牌的痛？”，然后确认儿童的反应。

（五）膀胱直肠功能障碍评定

1. 膀胱功能评定

（1）记录饮水及排尿信息：进行 3d 以上的排尿日记及饮水计划。详细记录儿童的饮水量、饮水时间，进食情况等，排尿量、漏尿量、导尿量，以及漏尿时的活动状态。

（2）测定尿流率：可以多次进行自由尿流率测定，采用儿童舒适、习惯的排尿姿势进行自由尿流率测定。尿流率测定（最大尿流率、平均尿流率、排尿量、排尿时间、尿流时间及曲线形态）是一种简单的无创检查方法。可用于下尿路功能障碍儿童的初筛、疗效评价，也可与其他尿动力学检查项目同步联合测定。对于能够自主排尿的儿童，可以选择超声膀胱扫描或者导尿法进行残余尿量测定。

（3）尿流动力学检查：尿流动力学检查是神经源性下尿路功能障碍分类、指导诊治、疗效评定的重要手段之一。通常会根据储尿期和排尿期的不同尿动力学参数进行测定。

1）储尿期膀胱压力容积测定：通常有膀胱压、腹压值、逼尿肌压、初尿意容量、正常尿意容量、急迫尿意容量、膀胱最大容量、顺应性（mL/H_2O）等，用于评定受检者储尿期膀胱的安全容量、感觉功能、逼尿肌顺应性等。

2）排尿期压力—流率测定：通常有最大尿流率、逼尿肌开口压力、膀胱开口压力、最大尿流率时逼尿肌压力、最大逼尿肌压力等，同步测定排尿期膀胱内压力和尿流率，并分析两者之间的相关性以确定尿道阻力，可用于鉴别排尿功能障碍的原因，包括膀胱出口梗阻，逼尿肌收缩力状况。

3）同步括约肌神经电生理测定：用于确定受检者是否存在尿道肌肉神经支配异常，通常以肛门括约肌综合肌电活动间接反映尿道括约肌收缩活动情况。常与膀胱压力及压力－流率同步进行，对于逼尿肌－括约肌协调性判断有重要意义。

（4）泌尿系影像学检查：对于SCI导致的神经源性下尿路功能障碍儿童进行定期、长期的随访非常必要。泌尿系彩超、CT、MRI、核素肾显像、影像尿动力等影像学检查技术，有利于及早期发现上尿路返流、梗阻、扩张等病理改变。保持适当的安全膀胱容量和选择合适的膀胱排空方式是减少儿童上尿路损害并提高生活质量的重要保障。

2. 肠道功能评定

需要结合儿童的生长发育需求、日常活动规律等，制订适宜的个体化进食排便计划。必要时选择促排便药物，避免发生肠梗阻、肠穿孔等不良事件。必要时行肠道动力检查、肠道造影、结直肠镜检查等检查。

（张　琦，马婷婷）

第二节　活动和移动能力评定

一、活动能力评定

（一）儿童功能性独立测试

儿童功能性独立测试多采用儿童功能独立性评定量表（WeeFIM量表）评定儿童的综合活动能力，具有较好的信度和效度。主要内容包括对躯干、言语、认知和社会功能的评定。WeeFIM量表可用于7岁及以下伴有残疾的儿童，但在SCI儿童中应用的研究有限，其结果显示可能对功能变化有响应，尤其是在亚急性住院康复期间或经跑步机强化训练后。成人FIM可被用于评定较大年龄的儿童或青少年，其在监测SCI儿童的纵向变化方面有优势，有助于追踪功能性独立的形成。

1. 评定内容

评定内容详见表3-2-1。

表 3-2-1 WeeFIM 量表

<table>
<tr><td colspan="4" rowspan="2">项目</td><td colspan="2">评 定 日 期</td><td rowspan="2">备注</td></tr>
<tr><td>年 月 日</td><td>年 月 日</td></tr>
<tr><td rowspan="14">运动功能</td><td rowspan="6">自理能力</td><td>1</td><td>进食</td><td></td><td></td><td></td></tr>
<tr><td>2</td><td>梳洗修饰</td><td></td><td></td><td></td></tr>
<tr><td>3</td><td>洗澡</td><td></td><td></td><td></td></tr>
<tr><td>4</td><td>穿裤子</td><td></td><td></td><td></td></tr>
<tr><td>5</td><td>穿上衣</td><td></td><td></td><td></td></tr>
<tr><td>6</td><td>如厕</td><td></td><td></td><td></td></tr>
<tr><td rowspan="2">括约肌控制</td><td>7</td><td>膀胱管理（排尿）</td><td></td><td></td><td></td></tr>
<tr><td>8</td><td>直肠管理（排便）</td><td></td><td></td><td></td></tr>
<tr><td rowspan="3">转移</td><td>9</td><td>床、椅、轮椅间</td><td></td><td></td><td></td></tr>
<tr><td>10</td><td>如厕</td><td></td><td></td><td></td></tr>
<tr><td>11</td><td>盆浴或淋浴</td><td></td><td></td><td></td></tr>
<tr><td rowspan="2">行走</td><td>12</td><td>步行 / 轮椅 / 爬行 / 三者</td><td></td><td></td><td></td></tr>
<tr><td>13</td><td>上下楼梯</td><td></td><td></td><td></td></tr>
<tr><td colspan="3">运动功能评分</td><td></td><td></td><td></td></tr>
<tr><td rowspan="6">认知功能</td><td rowspan="2">交流</td><td>14</td><td>理解（听觉 / 视觉 / 二者）</td><td></td><td></td><td></td></tr>
<tr><td>15</td><td>表达（言语 / 非言语 / 二者）</td><td></td><td></td><td></td></tr>
<tr><td rowspan="3">社会认知</td><td>16</td><td>社会交往</td><td></td><td></td><td></td></tr>
<tr><td>17</td><td>解决问题</td><td></td><td></td><td></td></tr>
<tr><td>18</td><td>记忆</td><td></td><td></td><td></td></tr>
<tr><td colspan="3">认知功能评分</td><td></td><td></td><td></td></tr>
<tr><td colspan="4">FIM 总分（运动 + 认知）</td><td></td><td></td><td></td></tr>
<tr><td colspan="7">评定人</td></tr>
</table>

2. 功能水平

（1）独立：活动中不需他人帮助。

1）完全独立（7 分）：构成活动的所有作业均能规范、完全地完成，不需修改和辅助设备或用品，并在合理的时间内完成。

2）有条件的独立（6 分）：具有下列一项或几项。①活动中需要辅助设备；②活动需要比正常长的时间；③或有安全方面的考虑。

（2）依赖：为了进行活动，儿童需要另一个人予以监护或身体的接触性帮助，或者不进行活动。

1）有条件的依赖：儿童付出 50% 或更多的努力，其所需的辅助水平如下：

①监护和准备（5 分）：儿童所需的帮助只限于备用、提示或劝告，帮助者和儿童之间没有身体的接触或帮助者仅需要帮助准备必需用品；或帮助带上矫形器。

②少量身体接触的帮助（4 分）：儿童所需的帮助只限于轻轻接触，自己能付出 75% 或以上的努力。

③中度身体接触的帮助（3 分）：儿童需要中度的帮助，自己能付出 50%~75% 的努力。

2）完全依赖：儿童需要一半以上的帮助或完全依赖他人，否则活动就不能进行。

①大量身体接触的帮助（2 分）：儿童付出的努力小于 50%，但大于 25%。

②完全依赖（1 分）：儿童付出的努力小于 25%。

3. 评分标准

WeeFIM 量表的最高分为 126 分（运动功能评分 91 分，认知功能评分 35 分），最低分 18 分。126 分 = 完全独立；108 分 ~125 分 = 基本独立；90~107 分 = 有条件的独立或极轻度依赖；72~89 分 = 轻度依赖；54~71 分 = 中度依赖；36~53 分 = 重度依赖；19~35 分 = 极重度依赖；18 分 = 完全依赖。

（二）SCI 独立测试表

SCI 独立测试表（spinal cord independence measure Ⅲ，SCIM- Ⅲ）可反应儿童独立活动及移动的能力，已被公认是研究和临床应用的首选量表（表 3-2-2），总计 100 分，内容包括转移、步行、穿衣、进食、呼吸及维护膀胱及肠道自控能力。与 WeeFIM 相比，SCIM- Ⅲ内容范围更广，对变化的响应能力更强。近期的一个针对 SCIM- Ⅲ在 SCI 儿童中的大规模应用研究结果显示此量表是评定 SCI 儿童身体功能的一个有效的信度高的工具，可用于评定 6 岁及以上 SCI 儿童的身体功能。

表 3-2-2　SCIM- Ⅲ量表

自我照顾（0~20 分）
1. 进食（切、打开罐装食物、倒、把食物送进嘴、握住装液体的杯子）
0 分：需要照顾，胃造瘘术或完全帮助口进食；
1 分：需要部分帮助进食和 / 或喝、或穿戴适应性用具；
2 分：独立进食，需要帮助或适应性用具切食物和 / 或倒和 / 或开启罐装食物；
2. 沐浴（抹肥皂、洗、擦干身体和头、操纵水龙头）
A（上半身）
0 分：完全依赖帮助；
1 分：需要部分帮助；
2 分：在特殊的环境（横木或椅子等）下或使用适应性用具独立洗；

续表

3 分：独立洗；不需要使用适应性用具或特殊的环境（横木或椅子等，对于健康者是不习惯的）；
3 分：独立进食和喝，不需要帮助或适应性用具；
B（下半身）
0 分：完全依赖；
1 分：需要部分帮助；
2 分：在特殊的环境下（横木或椅子等）或使用适应性用具独立洗；
3 分：独立洗；不需要使用适应性用具或特殊的环境；
3. 穿脱衣服（衣服、鞋、永久矫形器、敷料）
A（上半身）
0 分：完全依赖帮助；
1 分：需要部分帮助穿脱没有纽扣、拉链、花穗的衣服；
2 分：独立穿脱没有纽扣、拉链、花穗的衣服；需要使用适应性用具或在特殊的环境下；
3 分：独立穿脱没有纽扣、拉链、花穗的衣服；不需要使用适应性用具或特殊的环境；仅在穿脱有纽扣、拉链、花穗的衣服时需要帮助和适应性用具或特殊的环境；
4 分：独立穿脱任何衣服；不需要使用适应性用具或特殊的环境；
B（下半身）
0 分：完全依赖帮助；
1 分：需要部分帮助穿脱没有纽扣、拉链的衣服和无鞋带的鞋；
2 分：独立穿脱没有纽扣、拉链的衣服和无鞋带的鞋，需要使用适应性用具或在特殊的环境下；
3 分：独立穿脱没有纽扣、拉链的衣服和无鞋带的鞋；不需要使用适应性用具或特殊的环境；仅在穿脱有纽扣、拉链的衣服和有鞋带的鞋时需要帮助和适应性用具或特殊的环境；
4 分：独立穿脱任何衣服；不需要使用适应性用具或特殊的环境；
4. 修饰（洗手和脸、刷牙、梳头、刮胡子、使用化妆品）
0 分：完全依赖；
1 分：需要部分帮助；
2 分：使用适应性用具独立进行修饰；
3 分：不需要使用适应性用具独立进行修饰；

呼吸和括约肌管理（0~40 分）

5. 呼吸
0 分：需要气管插管和持续或间断辅助通气；
2 分：气管插管下独自呼吸；需要氧气和较多的帮助进行咳嗽和处理气管插管；
4 分：气管插管下独自呼吸；需要氧气和较小的帮助进行咳嗽和处理气管插管；
6 分：不需要气管插管独立呼吸；需要氧气、面罩或间断辅助通气和较多的帮助进行咳嗽；
8 分：不需要气管插管独自呼吸；需要较少的帮助或刺激咳嗽；
10 分：不需要帮助和辅助设施独立呼吸；

续表

6. 括约肌管理（膀胱）

0 分：内置导尿管；

3 分：残余尿量 >100 mL；无规律的导尿或辅助的间歇导尿；

6 分：残余尿量 <100 mL 或间歇自我导尿；在使用排尿用具上需要帮助；

9 分：间歇自我导尿；使用外部排尿用具；不需要帮助使用排尿用具；

11 分：间歇自我导尿；导尿期间能自我控制；不需要使用外部排尿用具；

13 分：残余尿量 <100 mL；仅需要外部尿排除；不需要帮助排尿；

15 分：残余尿量 <100 mL；能控制；不需要外部排尿用具；

7. 括约肌管理（肠）

0 分：肠活动节律紊乱或频率减少（少于每 3 天 1 次）；

5 分：肠活动规律，但需要帮助（如应用栓剂）很少意外（失禁少于每月 2 次）；

8 分：规律的肠活动；不需要帮助，很少意外（失禁少于每月 2 次）；

10 分：规律的肠活动；不需要帮助，无意外（无失禁）；

8. 使用厕所（会阴部清洁、便前便后衣服的整理、使用卫生纸或尿布）

0 分：完全依赖帮助；

1 分：需要部分帮助；不能自我清洁；

2 分：需要部分帮助；能自我清洁；

4 分：能独立使用厕所（完成所有的任务），但需要适应性用具和特殊的环境（如横木）；

5 分：能独立使用厕所完成所有的任务，不需要适应性用具和特殊的环境；

移动（室内和厕所内）（0~10 分）

9. 床上移动和预防压疮的活动

0 分：所有活动均需要帮助，在床上翻上身、下身、坐起、在轮椅上撑起，需要或不需要适应性用具，但不需要电动帮助；

2 分：不需要帮助完成上述 1 项活动；

4 分：不需要帮助完成上述 2~3 项活动；

6 分：独立进行所有床上活动和减压活动；

10. 床 – 椅转移（锁轮椅、抬起足托、移动和调节臂托、转移、抬脚）

0 分：完全依赖；

1 分：需要部分帮助和 / 或监护和 / 或适应性用具（如滑板）；

2 分：独立进行（或不需要轮椅）；

11. 轮椅 – 厕所 – 浴盆转移（如使用厕所轮椅：转移来或去；使用普通轮椅：锁轮椅、抬起足托、移动和调节臂托、转移、抬脚）

0 分：完全依赖；

1 分：需要部分帮助和 / 或监护和 / 或适应性用具（抓一横木）；

2 分：自理（或不需要轮椅）；

续表

移动（室内和室外）（0~30 分）
12. 室内移动 0 分：完全依赖； 1 分：需要电动轮椅或部分帮助去操纵手动轮椅； 2 分：在手动轮椅上独立移动； 3 分：步行（需要或不需要设施）时需要监护； 4 分：借助步行架或拐杖步行（摆动）； 5 分：借助拐杖或两根手杖步行（交替步行）； 6 分：借助一根手杖步行； 7 分：仅需要腿的矫形器进行步行； 8 分：不需要帮助进行步行； 13. 适度距离的移动（10~100 米） 0 分：完全依赖； 1 分：需要电动轮椅或部分帮助去操纵手动轮椅； 2 分：在手动轮椅上独立移动； 3 分：步行（需要或不需要设施）时需要监护； 4 分：借助步行架或拐杖步行（摆动）； 5 分：借助拐杖或手杖步行（交替步行）； 6 分：借助一根手杖步行； 7 分：仅需要腿的矫形器进行步行； 8 分：不需要帮助进行步行； 14. 室外移动（超过 100 米） 0 分：完全依赖； 1 分：需要电动轮椅或部分帮助去操纵手动轮椅； 2 分：在手动轮椅上独立移动； 3 分：步行（需要或不需要设施）时需要监护； 4 分：借助步行架或拐杖步行（摆动）； 5 分：借助拐杖或手杖步行（交替步行）； 6 分：借助一根手杖步行； 7 分：仅需要腿的矫形器进行步行； 8 分：不需要帮助进行步行； 15. 上下楼梯 0 分：不能上楼或下楼； 1 分：在另一人的支持或监护下上下楼梯至少 3 级； 2 分：借助扶栏的支持和 / 或拐杖或手杖上下楼梯至少 3 级； 3 分：不需要任何支持和监护上下楼梯至少 3 级；

16. 转移：轮椅 – 汽车间转移（接近汽车、锁轮椅、移去臂和足托、汽车与轮椅间的转移、带轮椅进出汽车）

0 分：完全依赖；

1 分：需要部分帮助和 / 或监护和 /或适应性用具；

2 分：独自转移；不需要适应性用具或轮椅；

17. 转移：地面 – 轮椅间转移

0 分：需要帮助；

1 分：独自转移；需要或不需要适应性用具（或不需要轮椅）；

总分：0~100 分

二、移动能力评定

目前，针对SCI儿童的步行能力的评定主要包括下肢运动功能和步行功能两方面。

1. 下肢运动功能评分（lower extremity motor score, LEMS）

LEMS 是判断 SCI 儿童 ASIA 残损分级的重要评定指标之一。采用运动功能指数评分表（表 3–2–3）的标准评定下肢运动功能。按 MMT 的结果记录，将肌力 0~5 级作为分值，如 1 级肌力为 1 分，5 级肌力为 5 分，再把各关键肌的分值相加。正常时左右侧各 50 分，两侧运动平面总积分 100 分。由于疼痛、体位及肌张力过高或过低等，无法进行 MMT 检查，则该肌肉的肌力可用 NT 表示。

表 3–2–3　运动功能指数评分表

评分（右侧）	髓节	运动关键肌	评分（左侧）
	C_5	肱二头肌	
	C_6	桡侧腕伸肌	
	C_7	肱三头肌	
	C_8	中指固有肌	
	T_1	小指外展肌	
	L_2	髂腰肌	
	L_3	股四头肌	
	L_4	胫骨前肌	
	L_5	拇长伸肌	
	S_1	腓肠肌	

2. 步行功能评定

（1）FIM 和 SCIM- Ⅲ：是临床上常用的 SCI 儿童步行功能的评定方法，虽然这些方法含有步行功能的评定内容，但在反映步行功能上存在敏感性差的缺点。

（2）SCI 步行指数（walking index for spinal cord injury Ⅱ，WISCI-Ⅱ）：是目前评定 SCI 儿童在康复机构内的步行能力的常用指标，更适用于早期或步行功能障碍严重的 SCI 儿童，与 ASIA 残损分级具有一致效度。研究表明，用于 2 岁以下的 SCI 儿童的移动能力评定，也有较高的评判间和评判内的可靠性。WISCI-Ⅱ将步行能力分为 0~20 级（表 3-2-4），其使用非常简便，得分由所需辅助、使用的助行器和矫形器而决定。评定包括 10 m 步行距离，此距离通常与家庭步行相关。

表 3-2-4　WISCI-Ⅱ量表

级别	表现
1	平行杠内行走，穿戴支具，有两人给予身体上的帮助，走不到 10 米
2	平行杠内行走，穿戴支具，有两人给予身体上的帮助，达到 10 米
3	平行杠内行走，穿戴支具，有一人给予身体上的帮助，达到 10 米
4	用助行器行走，穿戴支具，有一人给予身体上的帮助，达到 10 米
5	平行杠内行走，不戴支具，有一人给予身体上的帮助，达到 10 米
6	平行杠内行走，穿戴支具，没有人给予身体上的帮助，达到 10 米
7	用两个拐杖行走，穿戴支具，有一人给予身体上的帮助，达到 10 米
8	用助行器行走，不戴支具，有一人给予身体上的帮助，达到 10 米
9	用助行器行走，穿戴支具，没有人给予身体上的帮助，达到 10 米
10	平行杠内行走，不戴支具，没有身体上的帮助，达到 10 米
11	用一个拐杖行走，穿戴支具，有一人给予身体上的帮助，达到 10 米
12	用两个拐杖行走，不戴支具，有一人给予身体上的帮助，达到 10 米
13	用两个拐杖行走，穿戴支具，没有人给予身体上的帮助，达到 10 米
14	用助行器行走，不戴支具，没有人给予身体上的帮助，达到 10 米
15	用一个拐杖行走，不戴支具，有一人给予身体上的帮助，达到 10 米
16	用一个拐杖行走，穿戴支具，没有人给予身体上的帮助，达到 10 米
17	用两个拐杖行走，不戴支具，没有人给予身体上的帮助，达到 10 米
18	不用任何器械行走，不戴支具，有一人给予身体上的帮助，达到 10 米
19	用一个拐杖行走，不戴支具，没有人给予身体上的帮助，达到 10 米
20	不用任何器械行走，不戴支具，没有人给予身体上的帮助，达到 10 米

（3）步行速度和距离测试：儿童在一定时间内或一定距离内进行步行或完成与步行相关的任务，具体测试方法有：起立步行测试或者指数，如 6 米步行（2002 年美国胸科学会），10 米步行或者最大步行距离（maximum walking distance, MWD）的指标。这些方法成本低，易于与日常临床实践相结合，可以反映出 SCI

儿童的步行速度、耐力等情况，适用于 SCI 后 1 个月内能站立或有功能性步行的儿童，也适用于慢性 SCI 儿童，但并不适用于严重步行功能障碍者，因此对于部分在治疗前无法进行站立的 SCI 儿童难以实施。

（4）运动学参数测试：需依赖于三维步态分析等设备，并不适合所有医疗机构，在临床推广上受到限制。GaitMat-Ⅱ和 GAITRite 系统常用于步行速度、步长、步幅和节律的评定，可选择作为 SCI 儿童步行功能测试的方法。这些系统可携带，易于与日常临床训练相结合。

三、上肢及手功能的评定

1. 手功能的 Jebsen 测试

手功能的 Jebsen 测试是一种常用的上肢功能评定方法，但是它对接受过捏、抓握的外科肌腱术的儿童则不敏感。

2. 上肢功能测试

上肢功能测试可作为手部功能的基本评定方法，并专门制订了与肌腱转移手术相关的具体目标。

四、日常生活活动能力评定

常采用截瘫改良巴氏指数评定表（modified Barthel index, MBI）和四肢瘫功能指数表 (quadriplegic index of function, QIF)（表 3-2-5）评定儿童的 ADL 能力。

QIF 是 Gresham 等于 1980 年针对四肢瘫患者设计的功能评定量表，以求更敏感全面地反映四肢瘫患者的功能状况，也能较好反映 SCI 患者双上肢功能的衡量指标，也适合评定 PedSCI 双上肢功能功能状态。QIF 由 10 大类内容组成，每类内容均再细分为数项，采用 5 级计分制，每项最高 4 分，最低 0 分。每类得分为其中各项得分之和，并依据在日常生活中的重要性赋予不同的权重系数，按权重校正后的得分之和即为患者的 QIF 总分（总分 100 分）。

五、儿童需求评定检查表

儿童需求评定检查表（the child needs assessment checklist，ChNAC）是为 17 岁以下的儿童和青少年编制的，有一名管理儿童和家长的关键工作人员。评定是基于受测者或儿童对技能或知识的掌握，将儿童的感受纳入临床使用的评定工具中，由 10 个部分组成，细分为特定的微观技能、知识、所需的设备和必须做出的安排，涵盖ADL、皮肤管理等领域，膀胱和肠道管理，脊柱知识，促进健康成长，移动能力，轮椅和设备，社区和教育，出院协调和心理问题。

表 3-2-5 QIF

Ⅰ. 转移 16 分	Ⅳ. 进食 24 分	Ⅵ. 轮椅活动 28 分	Ⅸ. 直肠功能 24 分
（各单项之和 ÷2） 床—轮椅 轮椅—床 轮椅—马桶 / 坐便器 马桶 / 坐便器—轮椅 轮椅—汽车 汽车—轮椅 轮椅—淋浴 / 浴盆 淋浴 / 浴盆—轮椅 Ⅱ. 梳洗 12 分 （各单项之和） 刷牙 / 处理义牙 洗 / 梳头发 剃须 / 处理月经带 Ⅲ. 洗澡 8 分 （各单项之和 ÷2） 洗 / 擦干上半身 洗 / 擦干下半身 洗 / 擦干脚 洗 / 擦干头发 （如果患者在 床上洗澡，必须 获得所有需要 的东西）	（各单项之和 ×0.75） 用杯子 / 玻璃杯喝水 使用勺子 使用叉子 倒出饮料 / 水 打开瓶盖 / 罐头 涂抹面包 准备简单食物 使用适宜的设备 Ⅴ. 穿脱衣服 20 分 （各单项之和 ÷2） 穿室内上衣 脱室内上衣 穿室内裤子 脱室内裤子 穿室外上衣 ×1.5 脱室外上衣 ×1.5 穿脱袜子 穿脱鞋 扣纽扣	（各单项之和） 转弯（直角） 后退 刹闸 粗糙地面上驱动轮椅 驱动轮椅上斜坡 保持坐位平衡 Ⅶ. 床上活动 20 分 （各单项之和） 仰卧—俯卧 卧位—长坐位 仰卧—侧卧位 侧卧—侧卧 长坐位保持平衡 Ⅷ. 膀胱功能 28 分 （得分最高 ×7） 自主排空： A：厕所 B：便盆 间歇导尿（ICP） 反射性膀胱 留置导尿 回肠替代膀胱术后 挤压排尿	（得分最高 ×6） 完全控制： A：厕所 B：便盆 使用栓剂： A：厕所 B：便盆 / 床 / 垫上 用手指抠： A：厕所 B：便盆 用手指或机械刺激: A：厕所 B：便盆 / 床上 Ⅹ. 护理知识 20 分 皮肤护理 饮食与营养 药物 矫形器或其他器械 关节活动 自主神经反射过度控制 上呼吸道感染 泌尿道感染 DVT 获得别人的帮助 QIF 分数 = 总分 / 200×100

（欧　毅，潘红霞）

第三节　参与能力和生活质量的评定

一、参与能力评定量表

参与能力评定是评定患者参与社会，参与工作或学习以及参与各种娱乐活动等的能力，也是评定患者社会生活能力，社会生活能力概况评定问卷是一个简易的评定量表，可以简单快速评定患者社会生活能力，效度和信度尚未完全证实（表3-3-1），此量表适用于SCI儿童或青少年。

表3-3-1　社会生活能力概况评定问卷

1. 上学或者上班情况	
与伤病前大致相同：	是：20分；否：0分
2. 参加社交活动（访亲探友）	
从不参加：0分；极少参加：5分；正常参加：10分	
3. 参加社团活动（工会、联谊会、学会等）	
从不参加：0分；极少参加：5分；正常参加：10分	
4. 与别人打扑克、下象棋、参观旅游、打球、看比赛等文体活动	
从不参加：0分；极少参加：5分；正常参加：10分	
5. 与别人一道看电视、谈话、听音乐、上公园、散步、购物等业余消遣活动	
从不参加：0分；极少参加：5分；正常参加：10分	

社会生活能力概况评定问卷的最高得分为60分，最低得分为0分。分级判断标准为：0分，社会生活能力重度障碍；≤ 20分，社会生活能力中度障碍；20~40分，社会生活能力轻度障碍；60分，社会生活能力正常。

二、生活质量测定量表简表

健康调查简表（the MOS item short from health survey, SF-36），是在1988年Stewartse研制的医疗结局研究量表（medical outcomes study-short from, MOS SF）的基础上，由美国波士顿健康研究所发展而来。1991年浙江大学医学院社会医学教研室翻译了中文版的SF-36。SF-36是美国波士顿健康研究所研制的简明健康调查问卷，是目前世界公认的具有较高信度和效度的普适性生活质量评价量表。SF-36作为简明健康调查问卷，它从生理功能、生理职能、躯体疼痛、一般健康状况、精力、社会功能、情感职能以及精神健康等8个方面全面概括了被调查者的生存质量。

（欧　毅，潘红霞）

第四章

功能恢复训练中常见康复治疗措施

第一节　物理治疗

由于儿童身体仍然处于生长发育阶段中，身体各个部分发育程度不均衡，其肌肉、韧带的强度及力量均弱于成年人，因此一旦发生意外，极易出现SCI。相较于成人，PedSCI的总发生率较低，但发生原因与成人SCI患者类似，大部分是由车祸、暴力损伤或运动意外造成；其发生率约占总发生率的45%~50%，其他会造成SCI的原因还包括一些先天/后天性疾病（先天性脊柱裂、唐氏综合征、脊髓炎或肿瘤）、手术意外、产伤及孕期感染等。在SCI发生后，儿童期特有的解剖结构特性及特定的身体功能发展阶段会给损伤水平的评定和康复治疗计划的制订及实施带来极大的挑战。针对成人SCI患者的康复治疗，通过系统评定后即可迅速地定位损伤平面，并通过训练使患者能够运用其残存的运动功能以达到患者最大限度的日常生活功能水平；PedSCI的康复过程由于儿童力量、感觉统合或者认知功能未发育完全而需要在整个生长发育期间反复进行评定以确定其功能水平。同时，由于儿童身体仍在发育中，而且其未来生活模式及职业发展也未定形，因此在制订治疗计划的过程中也应遵循身体结构/认知发育特点、儿童自身及家庭的康复目标、经济能力及其所处的生活环境的改变而不断进行调整，以获得最佳的康复效果并使其达到理想的功能水平。

一、物理治疗对脊髓功能恢复的主要作用

根据对SCI儿童进行的跟踪研究表明，儿童在受伤后早期介入PT可以有效地提高其康复效果，改善日常生活功能，减少并发症的发生率，缩短住院时长及节省其家庭长期护理的花费。更重要的是，通过接受PT，儿童扩大了生活活动范围，

提高了社会及家庭的参与程度及满意度。

在 PedSCI 的康复过程中，物理治疗师需要根据儿童年龄及发育水平制订相应的康复治疗计划以改善其 ROM、力量、平衡等功能，从而改善 PedSCI 的运动功能；这些功能训练包括床上移动、移乘、坐位平衡、步行功能或轮椅简单 / 进阶使用技巧。同时，物理治疗师还会与假肢矫形器师合作，为儿童推荐适合其年龄及功能水平的下肢矫形器或脊柱矫形器。此外，物理治疗师还会针对儿童基本情况对其家属及相关人员，如社区服务人员、学校教师 / 校医等进行康复宣教，以最大限度地使儿童参与日常生活活动，并与其同龄人正常平等地交流，以保证儿童心理、认知功能均可健康地发展（图 4-1-1）。

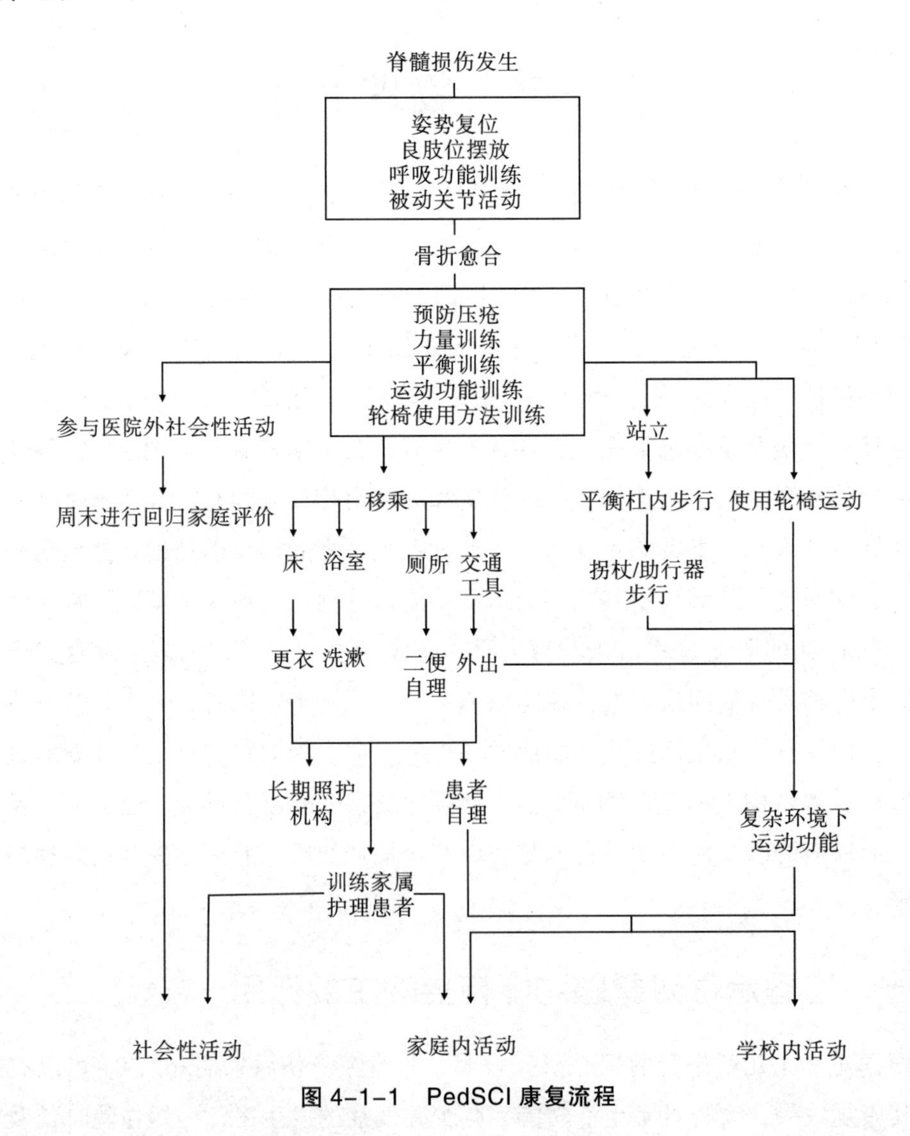

图 4-1-1　PedSCI 康复流程

二、急性期床边治疗

在 PedSCI 发生后的几小时到数周内，儿童通常会处于脊休克的状态中，脊休克的持续时间长短因人而异，其症状表现为处于损伤平面下的各肌群均呈现持续性的肌肉张力下降 / 丧失，同时所有表皮浅反射及肌腱深反射消失；同时，由于在脊髓急性损伤后儿童可能因哭闹、疼痛不适或情绪激动干扰制动效果导致脊髓出现二次损伤，在损伤早期多会让其服用镇静类药物，并在药物影响下处于昏睡 / 昏迷状态。这些因素会导致因物理治疗师在早期康复过程中很难通过与儿童沟通交流或观察其活动以准确判断其残存功能水平。因此 PT 在本阶段的主要目的应为：①维持脊柱稳定，避免脊髓二次损伤。②被动活动以最大限度地维持各个关节的活动度及肌肉长度。③早期呼吸 / 排痰训练以减少肺部并发症的发生风险。④如儿童能主动配合 PT 训练，可在保证脊柱稳定的前提下开始进行肢体主动活动训练及简单的床上移动训练，以提高儿童自理能力并降低其家庭 / 护理团队的工作负担。

（一）治疗前信息收集及筛查

尽管在 SCI 急性期治疗期间物理治疗师可能因各种因素难以通过系统的评定对儿童功能情况做出全面评定，但是在进行治疗前仍需对儿童进行信息收集和筛查以确定其是否适宜进行物理治疗。

1. 查阅病历

通过查阅病历，物理治疗师需要了解下列信息：

（1）病因及损伤程度：发生 SCI 的原因及损伤节段，是否为完全性损伤。

（2）骨折：是否存在脊柱骨折，如发生骨折，采取何种方式进行固定。

（3）实验室检查：相关实验室报告结果，检查儿童是否存在贫血、血小板过低、低血糖等禁忌证。

（4）并发症：除 SCI 外是否还有其他损伤，如颅脑外伤、肺部挫伤、其他身体位置骨折及皮肤破损等。

（5）既往史：是否存在心脏病、免疫系统疾病、传染病、感染等。

（6）目前功能：目前肢体运动功能及感觉功能表现，是否仍处于脊休克期。

2. 临床信息采集

获得上述信息之后，物理治疗师在进行治疗前还需向儿童的主管医生及护士了解以下信息：

（1）关节活动：有无关节运动范围限制及肢体负重限制。

（2）生命体征及意识状态：即时血压、体温等指标是否处于正常范围之内（表

4-1-1）。

表 4-1-1　正常儿童生理指标

指标	新生儿 / 婴儿（<1 岁）	幼儿及学龄期儿童
呼吸频率（/min）	24~40	20~30（1~3 岁）
	40~70（早产儿）	20~24（4~9 岁）
		14~20（≥ 10 岁）
心率（/min）	100~160	70~120（1~10 岁）
	120~170（早产儿）	60~100（≥ 10 岁）
血压（mmHg）		
收缩压	60~90	80~130（1~3 岁）
	55~75（早产儿）	90~140（> 3 岁）
舒张压	30~60	45~90（≤ 3 岁）
	35~45（早产儿）	50~80（> 3 岁）
PaO_2（mmHg）	60~90	80~100
$PaCO_2$（mmHg）	30~35	30~35（≤ 2 岁）
		35~45（> 2 岁）
动脉血氧饱和度（%）	87~89（低）	95~100
	94~95（高）	
	90~95（早产儿）	

（3）呼吸系统情况：如需要吸氧或使用呼吸机辅助通气，物理治疗师应先与护理人员沟通并了解基本参数及使用方法，以便在治疗过程中根据儿童情况进行调节。

（4）循环系统情况：是否使用外周静脉穿刺中心静脉置管（peripherally inserted central catheter，PICC）、周围动脉置管（peripheral artery catheterizatio，PAL）（图 4-1-2）、引流管、瘘管、导尿管等管线。

（5）有无压疮。

（二）PT 检查

当收集完成上述信息并判断儿童可以进行治疗后，物理治疗师可以在治疗过程中对其进行简单的评定。评定内容包括：①认知水平及配合程度。②呼吸功能。③各个关节的被动 ROM，是否存在关节挛缩。④肌肉力量水平，尤其是损伤位置上下 1~2 个节段神经支配肌群的肌力。⑤是否存在肌张力升高 / 痉挛。⑥是否存在水肿。⑦对 PT 的耐受度。

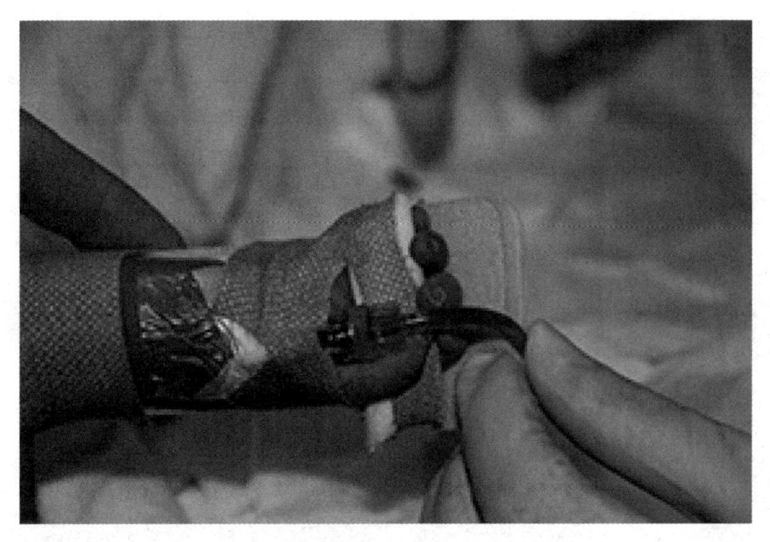

图 4-1-2 PAL

根据评定结果，物理治疗师应考虑儿童是否需要采取特殊体位或使用夹板矫形器以缓解肌肉张力及避免挛缩，是否需要进行呼吸功能训练，早期床上运动以及轮椅使用的可行性。在与儿童主管医生、护理团队及儿童家属沟通后便可进行治疗目标与治疗计划的制订工作。

（三）PT 干预措施

1. 脊柱制动

（1）目的：在急性期 PT 训练中，为防止儿童脊髓受到进一步的损伤，应首先关注的问题是在儿童进行转运、体位摆放及治疗过程中如何保持其脊柱的稳定。因此，当进入病房时，物理治疗师应首先注意儿童是以何种方式进行脊柱的制动，并在治疗过程中根据其采取的制动方式选用相应的治疗手段，以确保其脊柱处于完全中立位制动的状态。

（2）常见制动方式：

1）HALO 支架或颅骨牵引：HALO 支架或颅骨牵引是两种比较常见的外固定模式。颅骨牵引是通过将牵引弓固定于颅骨骨板后连接重物，提供持续的牵引拉力。这种技术常应用于颈椎压缩骨折、环枢关节脱位、齿状突骨折的儿童。HALO 支架是一种可以在三维维度上维持颈椎稳定的外固定矫形器。支架由头环、背心、支撑杆、横杆和头环支托 5 部分组成，将头部与身体通过支架连结为一个整体，对头部活动进行制动。对于儿童颈部 SCI，尤其是年龄小于 12 岁的儿童，由于其骨组织仍未发育完全，进行牵引时可能会影响骨骺生长，因此一般首选更安全的 HALO 支架作为制动方式。

2）脊柱外矫形器：可根据其保护位置分为颈部矫形器，胸椎矫形器，腰骶矫形器（lumber sacral orthosis, LSO）或可以提供脊柱整体制动的颈胸腰骶矫形器（cervical thoracic lumber sacral orthosis，CTLSO）。一般来说存在脊柱骨折的儿童需要根据损伤位置佩戴相应的矫形器直到骨折愈合，愈合时间一般至少需要 3 个月。此外，一些脊柱外矫形器也会因治疗需要附带一些额外构件。如一些 L4 或 L5 脊柱损伤儿童所佩戴的保护性矫形器会包括制动髋关节活动的大腿部构件，这些构件会限制儿童髋关节屈曲活动不超过 60°，从而降低在髋关节屈曲时由腘绳肌对骨盆后侧牵拉所造成的扭力，减少对骨折愈合处产生的应力负荷（图 4-1-3）。

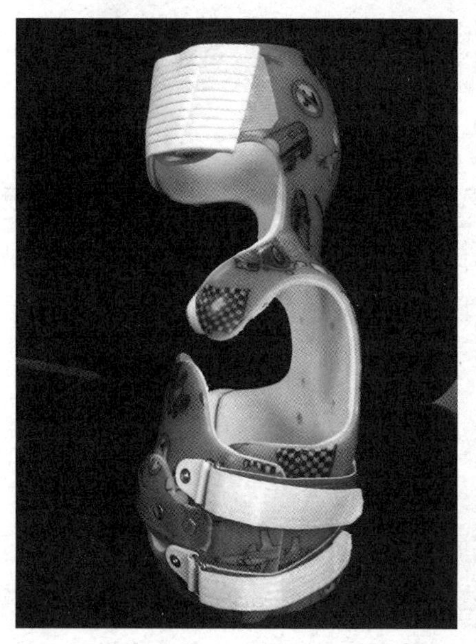
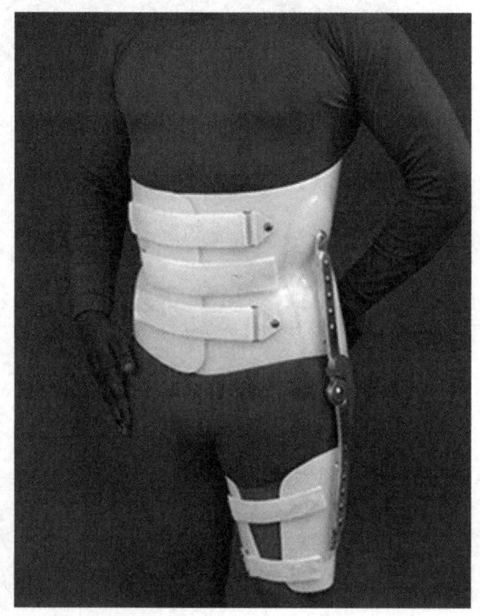

图 4-1-3　CTLSO 及 LSO 腿部构件

3）辅助制动工具：包括枕骨圈，垫子，靠背板等。常用于婴幼儿颈部 SCI。由于婴幼儿头身比较大，床面平卧时其颈部会因为过大的头部出现前屈并可能使施加在脊髓上的应力增加，导致二次 SCI。通过使用枕骨圈或垫子等工具，婴幼儿可以保持其脊髓处于中立位，避免继发性损伤的发生。也可使用枕头，毛巾等易于获得的工具自制简易的辅助制动工具。

2. 良肢位摆放

（1）目的：PedSCI 急性期需要卧床促进骨折愈合及维持脊柱稳定。良好的肢体摆放不但可以维持骨折断端对线，而且可以避免压疮及关节挛缩的发生，并对增高的肌肉张力和异常的反射产生抑制作用。因此物理治疗师需要对儿童家属及护理人员进行宣教，以确保儿童肢体处于正确的位置。

（2）方法：

1）仰卧位：

①下肢：髋关节伸展，略微外展。膝关节伸展，注意不要过伸展。踝关节背屈，足趾伸展。

②上肢（四肢瘫儿童）：肩关节内收，矢状面上处于中立位或略微前伸，避免后伸；防止损伤肩关节关节囊前部，可使用枕头辅助抬高肩关节，但注意其高度不应超过手部，防止因重力原因造成肿胀。肘关节伸展对于肱二头肌存在神经支配而肱三头肌瘫痪的儿童尤为重要，避免肱二头肌肌肉长度缩短。腕关节背屈 45°。手指略屈曲，可以使用功能性夹板保持手指功能。拇指处于对指位以避免儿童出现“猿掌”，丧失手部功能。

2）侧卧位：

①下肢：髋关节和膝关节屈曲以保证提供足够的稳定性，在两腿中间放置 1~2 个枕头并把非负重侧下肢放置在负重侧下肢略后方的位置。踝关节背屈，足趾伸展。

②上肢：使用枕头在头部及胸部之间形成一个槽状空间，肩关节屈曲并放置其中，以防止其负重侧上肢过度受压。肘关节伸展，前臂处于旋后位并放置于枕头上。非负重侧上肢的摆放类似仰卧位体位，在上肢与胸壁之间放置枕头。

3. 被动关节活动

（1）目的及治疗原则：针对瘫痪肢体进行被动关节活动训练可以维持关节和肌肉 / 软组织的正常活动范围，同时根据运动控制及人体中枢神经系统可塑性原理，在物理治疗师被动活动肢体时，如果儿童能够主动参与到训练之中，集中精神并尝试跟随治疗师一起运动肢体，外周肢体的活动产生的关节应力及肌肉长度变化会对中枢神经系统产生正向刺激，从而促进主动运动的恢复。在训练过程中应对儿童进行讲解，以确保其了解当前肢体的运动位置和方式；即便儿童无法目视进行被动活动的身体部位，也可以通过语言指导使其随被动运动进行运动冥想以促进主动运动的恢复。被动关节活动在受伤后第 1 天便可开始进行，如果儿童接受抗凝治疗，应注意其凝血酶原是否处于适宜进行治疗的范围之内。

此外，物理治疗师在进行被动关节活动训练时应遵循由近端关节到远端关节的顺序，每次的活动应达到关节的全关节活动范围。由于 SCI 儿童一般会存在感觉输入缺失，同时其瘫痪的肌肉无法对关节产生保护作用，因此进行关节活动时应确保动作缓慢、流畅并有一定的节律性以避免对儿童关节产生损伤。对于一些特殊的关节，如膝关节，在进行被动活动前应先对髌骨进行松动后再进行膝关节的活动，以达到最佳的运动效果。

（2）痉挛肢体的被动运动：当儿童随着病情发展在损伤平面以下出现反射后，物理治疗师在进行被动关节活动训练时应注意避免激发肌肉痉挛及强化损伤肢体的痉挛模式。如果儿童在训练过程中出现痉挛，应暂时停止肢体活动，牢固地抓握住其肢体并等待痉挛平息。如果在痉挛发作时强行进行活动可能会造成儿童肌肉关节损伤，严重者可能会造成骨折。同时，治疗师应注意在活动一侧肢体时应将其他肢体放置在抗痉挛体位抑制痉挛发作。例如，在活动上肢时，应将下肢髋关节外展外旋及屈曲 40° 后再对上肢进行被动活动。

（3）注意事项：如果儿童在损伤发生之后一周或更长的时间内没有进行过任何被动活动训练，其关节有很大可能已经出现少量的关节挛缩或 DVT。如果挛缩组织在治疗过程中被撕裂，儿童将有很大风险产生异位骨化；而血栓脱落则可能会引起心 / 肺脑部栓塞，导致其发生生命危险。因此在对长期制动的儿童进行治疗过程中应更加谨慎，并避免一开始便进行全关节活动范围被动活动训练。除此以外，在进行被动关节活动训练时应注意以下几点：

1）关节活动范围：对于儿童来说，由于其生长发育还未完全，关节周围肌肉、韧带等组织不能提供稳定的支持，因此在活动过程中物理治疗师应避免将关节活动超过极限，尤其应注意避免在进行髋关节及膝关节活动时因过度活动造成组织损伤导致异位骨化。髋关节外展时不要超过 45°，过度的活动可能会损伤大腿内侧的肌肉组织；在活动下肢时应对膝关节内侧提供支持保护以避免内侧副韧带受到过度拉扯。

2）避免二次损伤：儿童存在下胸椎或腰椎骨折时，应谨慎进行屈髋屈膝动作以防止骨折位置出现应力集中或运动。如果儿童主诉屈髋屈膝运动时出现疼痛，物理治疗师应将训练范围限制在无痛范围之内，待其疼痛消失后再逐渐增加关节活动范围。在儿童仰卧时，注意在完全屈曲其膝关节时应合并髋关节外旋动作以避免产生损伤。

3）肌肉牵张：物理治疗师在使用直腿抬高牵张儿童腘绳肌时应非常谨慎，因为直腿抬高动作同时也会牵张硬脊膜组织，增加脊髓张力。同时，SCI 儿童在维持长坐位平衡时需要腘绳肌存在部分张力辅助控制躯干直立，如果过分牵张腘绳肌造成过度松弛可能会影响其长坐位稳定性。

4）手腕及手指的活动：对手腕及手指进行被动活动时物理治疗师应避免同时屈曲腕关节与手指，这可能会导致伸肌肌腱损伤从而影响儿童手部功能恢复。

4. 被动肌肉牵张

（1）目的：SCI 儿童在受伤后由于长期卧床制动，导致其肌肉生理结构发生变化，进而出现关节活动受限及肌肉挛缩等并发症。为了最大限度地减少儿童因活动受限而造成的功能障碍，物理治疗师应对其肌肉进行被动牵张以维持正常生理长度，避免挛缩出现。

（2）基本原则：通常情况下，物理治疗师应在对儿童进行被动活动之外，对存在下列特点的肌肉进行牵张。

1）拮抗肌瘫痪的肌肉：如肱三头肌瘫痪而肱二头肌存在神经支配，应对肱二头肌进行牵张防止肌肉挛缩。

2）跨关节的瘫痪肌肉：因为单关节的被动活动不足以提供可维持肌肉长度的运动量。

3）胸腰段骨折后的屈髋肌：胸腰椎骨折损伤的儿童因为需要平卧并保持脊柱处于伸展位，这种体位会造成髋关节长时间处于屈曲位置，进而造成髋屈肌发生短缩。

4）颈椎骨折：颈椎骨折的儿童肩部常由于重力及拮抗肌无力而长期处于上抬及肩胛骨后缩的位置。

（3）注意事项：在进行肌肉牵张时应注意施力要缓慢，不要暴力牵张肢体造成肌肉损伤。在每次进行治疗前应检查儿童肢体，特别是其下肢是否存在肿胀、血肿等症状。如果儿童存在 DVT，应暂停被动活动及牵张活动，待儿童抗凝治疗达到标准后再继续进行 PT。此外，由于完全性 SCI 儿童需要一些特定的肌肉和肌腱保持一定张力水平以辅助其完成 ADL（如进行伸腕抓握动作时需要手指屈肌肌腱保持一定张力水平，以保证手指抓握动作的质量），物理治疗师应避免过度牵张肌肉导致儿童运动功能受到影响。

5. 主动运动

（1）目的：如果儿童意识清醒，可以理解并听从指令，物理治疗师可以在其体力允许的条件下尽早开始进行主动运动训练。主动运动训练开始时治疗师应为儿童提供帮助，或通过设计动作利用重力辅助其进行肢体活动，并在儿童自主活动肢体时提供保护以避免损伤。主动运动的训练目标为训练儿童存在神经支配的肌肉，改善其力量及耐力，减少肌肉关节挛缩风险，为下一阶段的训练打下基础。同时主动运动训练还可以合并一些床上功能训练，提高儿童自理能力，减轻家属护理负担。

（2）训练方法：

1）颈髓损伤：颈髓损伤儿童的主动运动训练重点集中在上肢运动及手部简单抓握功能。可以使用重力或徒手改善儿童残存肌肉力量和耐力。同时还可以根据儿童的症状表现对其进行功能性训练。

①肱三头肌不收缩时伸展肘关节：指导儿童放松肱二头肌，同时主动外旋和前

伸肩胛骨，利用重力辅助伸展肘关节，此动作可以有效降低肱二头肌短缩的风险，在儿童可进行主动运动训练后可尽早指导并鼓励其独立完成该动作。

②肘关节伸展下屈曲肩关节：儿童肩关节外旋，利用重力维持肘关节伸展，将上肢抬离床面。物理治疗师双手在儿童肘关节处提供保护。

③伸腕抓握：儿童主动背屈腕关节，利用腕屈肌肌腱张力辅助屈曲手指，完成抓握动作。如果抓握物体较沉，儿童可以适当前臂旋后，利用重力辅助抓握动作。

胸髓损伤：由于胸椎和腰椎损伤儿童需要借助上肢力量代偿日常生活活动，因此其主动活动训练主要包括上肢及手部肌肉力量和耐力的强化。物理治疗师可通过徒手施加阻力、重物或弹力带对儿童进行训练。在训练中为保持脊柱处于稳定状态，建议儿童在仰卧位进行训练。应对儿童双侧上肢同时进行训练，防止因受力不均而使其脊柱受到损伤。

（3）注意事项：在设计训练动作时，除考虑儿童当前运动功能水平外，还需考虑其损伤恢复预后水平。如为不完全性损伤，儿童损伤平面以下肌肉功能仍有恢复的可能，物理治疗师在治疗中不应过度强化其代偿性运动模式，而应在早期短暂进行代偿性训练，待其功能逐渐恢复后再进行正常的功能性训练；如为完全性损伤，损伤平面以下肢体运动功能恢复希望较小，则需对儿童进行代偿性功能训练，提高其自理能力，降低护理负担。如感觉抗重力训练不足以达到训练目标时，可以缓慢加入负重抗阻训练，但在训练过程中应注意，若儿童骨折未完全愈合，应避免在伤后6周内进行颈部肌肉力量训练或大强度的单侧上肢抗阻训练，避免在训练过程中因颈部肌肉代偿产生头部活动。

6. 呼吸功能训练

（1）作用机制：人体呼吸肌包括三个主要部分，膈肌（C_3~C_5神经支配）、肋间肌（T_1~T_7神经支配）/辅助呼吸肌（C_1~C_8神经支配）、腹肌（T_6~T_{12}神经支配）。在儿童发生SCI后，位于损伤平面以下的呼吸肌功能将受到损害。通常情况下颈椎和上胸段损伤的儿童呼吸功能受限较为严重，下胸段及腰椎损伤儿童的肺功能一般不会受到很大影响。但在急性期治疗阶段，由于疼痛、制动等原因，儿童的呼吸模式将发生很大的变化。此外，长期卧床将使儿童发生坠积性肺炎的概率增加，并严重阻碍其参与日常生活活动。因此，所有SCI儿童在急性期均应接受呼吸功能训练，预防并发症并改善呼吸功能。

因呼吸肌麻痹而导致的常见症状包括：①无法完成主动呼气动作。②无法充分完成胸廓运动及肺充气过程。③吸气肌部分功能丧失可导致胸腔内压力在膈肌运动时直接作用在胸廓上，造成异常的呼吸动作模式；这种模式会显著增大能量消耗并减少膈肌运动的效率。④高位 SCI 儿童多合并出现吞咽障碍，如存在腹肌运动功能丧失，这些儿童在发生误吸或误咽情况时无法完成咳嗽动作。⑤肺组织由于无法充分完成充气及通过咳嗽清除分泌物，儿童容易出现轻微肺不张及肺组织纤维化。⑥由于呼吸肌力量减弱，儿童残存呼吸肌在呼吸过程中会因为呼吸负荷增加而使呼吸肌疲劳或呼吸衰竭的发生概率增大。

（2）基本原则：在发生 SCI 的头几天内，儿童的肺活量因呼吸肌麻痹可下降至正常的 30%，导致低氧血症的发生。由于呼气肌无力，儿童可能出现大量肺部分泌物积聚并导致其他并发症的出现。随着椎管内水肿程度的下降、肋间肌张力的改善及部分神经支配通路的重建，儿童可能在损伤后 3~5 周时出现一个呼吸功能的快速恢复期，然后恢复速度逐渐减缓。有研究表明，高位 SCI 儿童的呼吸功能恢复时间可长达 5 个月，但随着年龄和损伤时间的增长，儿童肺活量将再度出现下降，在其瘫痪 20 年时下降速度开始显著加快。因此对于高位 SCI 儿童来说，长期规律进行呼吸功能训练至关重要。

对于 PT 来说，呼吸功能训练的原则是通过训练残存呼吸肌和使用辅助手法代偿瘫痪的呼吸肌功能，维持儿童排痰能力，减少气道阻塞概率，改善肺通气和肺换气效率，使其能够在不消耗额外体力的情况下舒适放松地进行呼吸运动，改善日常活动参与水平并延缓残存呼吸肌疲劳的情况出现。除对儿童进行治疗和训练外，物理治疗师还应对其家属及照顾者进行宣教与培训，确保其在出院后可以继续进行训练，延缓功能衰退的速度。

（3）训练方法：

1）不同体位下的呼吸训练：通常情况下，人体最主要的呼吸肌是膈肌。膈肌收缩时位置下降，胸腔因体积增大导致负压增大，人体因此吸入气体。SCI 儿童由于存在腹部肌肉麻痹，当其处于直立位时，腹肌无法限制腹部脏器因重力作用而产生向下及向前侧的移动，导致膈肌位置低于胸廓下端肋骨并下沉至腹腔。而膈肌在此位置收缩进行呼吸时，儿童胸廓下端肋骨将会随着膈肌收缩向身体内侧受到牵拉，使胸廓下部直径缩小；而不是像正常呼吸运动时膈肌收缩抬起胸廓下端肋骨，扩大胸廓下部直径。

有研究表明，当四肢瘫儿童处于仰卧位时，其腹部脏器因重力原因会向头侧推挤膈肌，提升膈肌的水平位置。而当儿童的头部位置低于水平面 15° 时，其肺活量将会提升 6%；当儿童接近直立位时，其肺活量较正常值将下降 45%。因此在对高位 SCI 儿童进行呼吸训练时，应在儿童处于仰卧位时开始训练，待其功能恢复后再逐渐改变训练体位至直立位。如儿童在早期进行轮椅、起立床等包含体位改变的训练时，物理治疗师应使用腹带增加儿童腹腔压力，减少膈肌下降水平。在使用腹带时应注意其位置不能妨碍儿童胸廓的呼吸运动，以免造成儿童呼吸困难。

2）呼吸肌训练：呼吸肌在接受训练时产生的肌肉生理性变化与骨骼肌类似，通过改变自身生理结构（如肌肉纤维类型改变，肌肉横截面积增大）或提高肌肉功能表现（如力量、耐力、收缩速度、爆发力等）来适应外界的负荷刺激。因此，在进行呼吸肌训练的过程中，如果儿童可以有意识地配合训练，物理治疗师也应遵循一般骨骼肌训练的原则进行训练，即超负荷、针对性训练和训练效果的消退性。

①超负荷训练：是指在训练过程中，针对目标肌肉所设定的训练负荷应超过其日常生活活动负荷水平。物理治疗师可以通过调节训练持续时间、强度和频率来对儿童进行训练，一般训练强度维持在最大强度（儿童呼吸 30 次时出现呼吸肌疲倦的强度）的 50%~70%，训练持续时间保持在完成 30 次呼吸之内，频率为每天 2 次。

②针对性训练：是指应根据制订的训练目标有针对性地调配负荷强度和训练时间，对儿童呼吸肌进行力量和耐力的训练。由于呼吸肌活动长度会受到肺容量大小的影响，因此在进行训练时一定要让儿童达到最大吸气量和最大呼气量，将训练效果最大化。

③训练效果的消退性：呼吸肌与骨骼肌一样，在停止训练后存在训练效果的消退。如果儿童停止训练的时间较短（1~2 个月），其身体尚能维持部分训练效果；如果停止训练超过 2~3 个月，儿童的呼吸肌功能，特别是肌肉耐力会出现明显的消退。因此为维持训练效果，儿童每周应至少进行 2 次呼吸训练。

训练开始前，物理治疗师应先记录儿童的基本生理数据，包括呼吸频率、心率、血压和血氧分压等，并在训练过程中实时监测其变化。训练开始时，应首先对儿童胸廓、上肢和肩胛带进行放松，减少因肌肉紧张而限制胸廓活动。在训练过程中，要根据儿童的情况灵活选择不同的方式进行治疗，可通过肺活量计、毛巾、生物反馈仪、呼吸训练仪及徒手对其进行训练。

由于年龄因素，SCI 儿童特别是幼儿往往不能像成年患者一样主动配合治疗，训练时可能会因疲惫或训练强度等因素出现呼吸困难、憋气等情况，儿童会对训练产生厌烦和抗拒情绪。物理治疗师应在调整治疗强度的同时将训练与趣味游戏相结合以提高儿童的参与度。当训练腹式呼吸时，可将毛绒玩具放置在儿童腹部，让其吸气时主动鼓起腹部帮助玩具“坐电梯”。也可运用一些吹奏类乐器、气球或蜡烛等物品训练儿童主动呼气。

3）咳嗽训练：如果儿童腹部肌肉因损伤存在部分或完全瘫痪，其将无法有效地完成咳嗽动作。物理治疗师可以通过按压儿童腹部提高肺部压力，替代其已瘫痪的腹肌完成咳嗽动作。在进行咳嗽训练时，应根据儿童的体型选择单手或双手操作。

①单手操作：物理治疗师位于儿童躯干一侧，远侧手放置在其远离治疗师侧的躯干下部肋骨处，近侧手放置在儿童靠近治疗师侧的胸部，两手相对。在儿童尝试咳嗽时，物理治疗师配合其运动使用近侧手对胸廓施加向内上方的力，同时用远侧手固定儿童躯干，辅助向内“挤压”其胸廓，帮助儿童完成咳嗽动作，该操作适用于体型较小或处于侧卧位的儿童。

②双手操作：物理治疗师双手放置于儿童双侧下部肋骨 / 上腹部位置，在儿童尝试咳嗽时双手提供向内上方的压力辅助其完成咳嗽动作。在进行该动作时，一定要注意施力时上肢要保持伸展，适当调节床面高度以确保动作能够正确完成。

（4）家庭指导：除进行治疗外，还应对儿童家属及照顾者进行宣教，确保其能够运用正确的技术独立辅助儿童完成咳嗽动作。物理治疗师要教会家属及照顾者能够帮助儿童完成咳嗽排痰活动，在其因误吸或误咽而出现窒息情况时，家属及照顾者可以使用同样的方法帮助儿童排出异物，挽救生命。

三、学龄前儿童脊髓损伤恢复期的物理治疗

学龄前 SCI 儿童的物理治疗（PT）原则与成人 SCI 患者并无很大区别，即最大化儿童残存功能，使其尽可能达到最大的日常生活活动独立水平，指导儿童及其家属或照顾者预防和处理并发症。由于儿童的康复效果受到其年龄（生长发育阶段）及损伤程度影响，且学龄前期儿童尚处于生长发育期，其注意力、运动耐受水平、认知能力及交流能力仍未发育成熟，因此物理治疗师在进行评定和治疗时需要综合考虑上述因素，根据 PedSCI 情况及发育水平选择适宜训练方式。

在治疗过程中应鼓励儿童家属主动参与评定和治疗。由于绝大多数儿童家属没有相关医疗教育背景，因此往往不能适应儿童突然改变的功能水平和损伤状况，不理解功能障碍的发生原因。在制订康复治疗目标时，家属往往只能提出一些很粗略的希望如儿童能否重新走路，无法根据自身家庭状况和需要提出更详尽的目标。因此物理治疗师需要辅助家属明确儿童的损伤水平和功能情况，并结合其家庭环境、儿童和家属的康复期望及家庭经济水平等因素制订更实用的康复计划。

在治疗过程中，物理治疗师应尽可能使儿童家属及照顾者主动参与治疗，因为这一阶段的 PT 的对象并不局限于儿童本身，同时也包括了家属在内的所有人员。通过参与治疗使他们可以了解儿童已经达到的功能水平，例如，可以独立完成哪几种功能动作，而哪些动作仍需要辅助；儿童家属需要熟练掌握如何在治疗和日常生活中使用辅助具辅助和保护儿童。所以针对儿童家属的宣教和训练应当从首次治疗

开始进行，直到家属可以独立、安全地辅助儿童完成日常生活活动。

（一）PT 检查

1. 检查内容及原则

学龄前 SCI 儿童的 PT 检查内容与成人 SCI 患者类似，包括感觉平面及运动平面检查、生活自理能力水平、转移及运动功能及平衡功能等。除此以外，由于儿童正处于生长发育期，物理治疗师需要将其所表现出的功能，如头部控制能力、翻身能力、爬行能力等标志生长发育特定阶段的活动与正常学龄前儿童进行比较，并根据其结果确定功能受限水平。评定的重点是 SCI 儿童如何解决问题的能力，而不是将其运动与正常儿童直接进行比对。在评定过程中，如果必须对 SCI 儿童进行一些复杂的功能评定时，应考虑该功能评定是否具有可行性，如对 2 岁的 SCI 儿童进行功能活动评定时，不能直接检查其是否可以独立穿脱衣物，需要等待其发育成熟后才能继续进行。由于儿童配合度较低，交流沟通能力尚未发育完全，因此很难通过一次评定就明确判断感觉平面和运动平面的位置，以及哪些运动是儿童的自主运动，哪些运动是神经反射引发的活动。因此 SCI 儿童的评定过程往往需要物理治疗师反复多次进行评定比对，而且可能需要延续到日常治疗的过程中穿插进行评定工作。

2. 检查结果的信度与效度

在成人 SCI 患者的评定过程中，物理治疗师可以通过量化检查结果，如 ROM、肌肉力量改变来比较患者治疗前后的功能变化。但在学龄前 SCI 儿童的评定过程中，由于理解和配合因素，其量化检查结果通常会存在信度偏差。有研究表明，在对健康儿童和脊髓发育不良儿童进行徒手肌力检查时，结果分析表明在年龄低于 5 岁的受试者中，其信度并不可靠。尽管在进行被动 ROM 检查时儿童自身因素对检查结果影响较小，但由于儿童的身体特征和发育水平的不同，目前没有一个完善的评分系统和测试 - 再测试信度评定，因此在进行评定的过程中，物理治疗师不要只局限于获得测试数据，而是应将测试与其日常生活活动相结合，通过观察儿童在不同条件下与外界互动来对其功能进行评定。例如，可以使儿童处于不同体位来观察其上肢在无重力和抗重力影响下如何完成抓握动作；通过观察儿童在爬行过程中的姿势判断其肢体、躯干肌肉力量及耐力水平。如果需要进行治疗效果比对，则可以通过视频记录儿童在训练前后的运动表现，并由此评定治疗效果；如果需要以儿童的功能水平作为评定对象进行量化，则可以使用儿童版本的功能评定量表来量化检查结果。但需要注意的是，目前在康复评定过程中使用的大部分量表并不能有效准确地反映 SCI 儿童的功能水平。例如，在医院急性期康复评定中常用的 WeeFIM 量表，其设计目的是通过测定患者的护理负担程度来确定其功能水平。但使用该量表测试 SCI 儿童时，测量结果可能并不能精确描述其实际运动功能，而且 FIM 量表的部分测试条目存在地板效应和天花板效应。因此当儿童的功能超过或低于其测量范围时，FIM 量表的信度和效度就会大大降低，物理治疗师应根据儿童情况和测量目标仔细选取相应的测量工具，以确保获得准确有效的测量结果。

3. 评定儿童家属对儿童的影响

在评定过程中，物理治疗师还应观察评定不同 SCI 儿童及其家属的性格特征，如儿童在面对挑战或进行探索时是乐于承受风险还是会选择稳妥的处理方式，家属对儿童是过度保护还是放任自流。应根据儿童的表现为其选择恰当的治疗方法，同时对出现过度保护行为的家属进行宣教，鼓励其让儿童自立，只在需要的时候介入辅助；对过度放任自流的家属，应选择家属和儿童可以共同参与的训练，以提升家属参与 PT 的程度，确保儿童得到足够的关注。

在对学龄前 SCI 儿童进行 PT 检查时，可以根据儿童特点灵活选择检查方式，明确其运动功能及活动参与能力水平，判断其目前出现的功能受限原因（儿童年龄发育水平因素、神经损伤位置造成的功能障碍、因损伤后身体功能继发变化或因并发症造成的功能障碍），确定其是否需要矫形器或辅助具。在评定过程中，物理治疗师也可以使用评定量表，如 WeeFIM, PEDI 或 PedsQL 等，对儿童的功能水平进行评定。如果儿童在评定过程中不能完成某一项特定动作，应当记录其完成动作所需要的辅助类型与辅助量大小，或对儿童活动进行录像并简单记录为“不能完成”，以便在日后进行再评定时进行比较，检查治疗效果。

（二）损伤和活动受限干预策略

1. 目标

对于学龄前 SCI 儿童，针对其损伤和运动受限的程度可以分为两个阶段。第一阶段为基础康复训练阶段，主要目标为对儿童基础功能进行恢复性训练以减少其活动受限程度，主要内容包括力量训练、维持 ROM 训练、早期床上移动及移乘动作训练、轮椅活动训练及平衡功能训练等，并根据儿童年龄选择自我护理训练如进食、穿衣等。同时，物理治疗师还应对儿童家属及照顾者进行减压指导和训练，预防压疮出现。第二阶段为回归家庭及学校阶段，主要目的为促进儿童活动能力及家庭 / 学校的参与能力（图 4-1-4）。

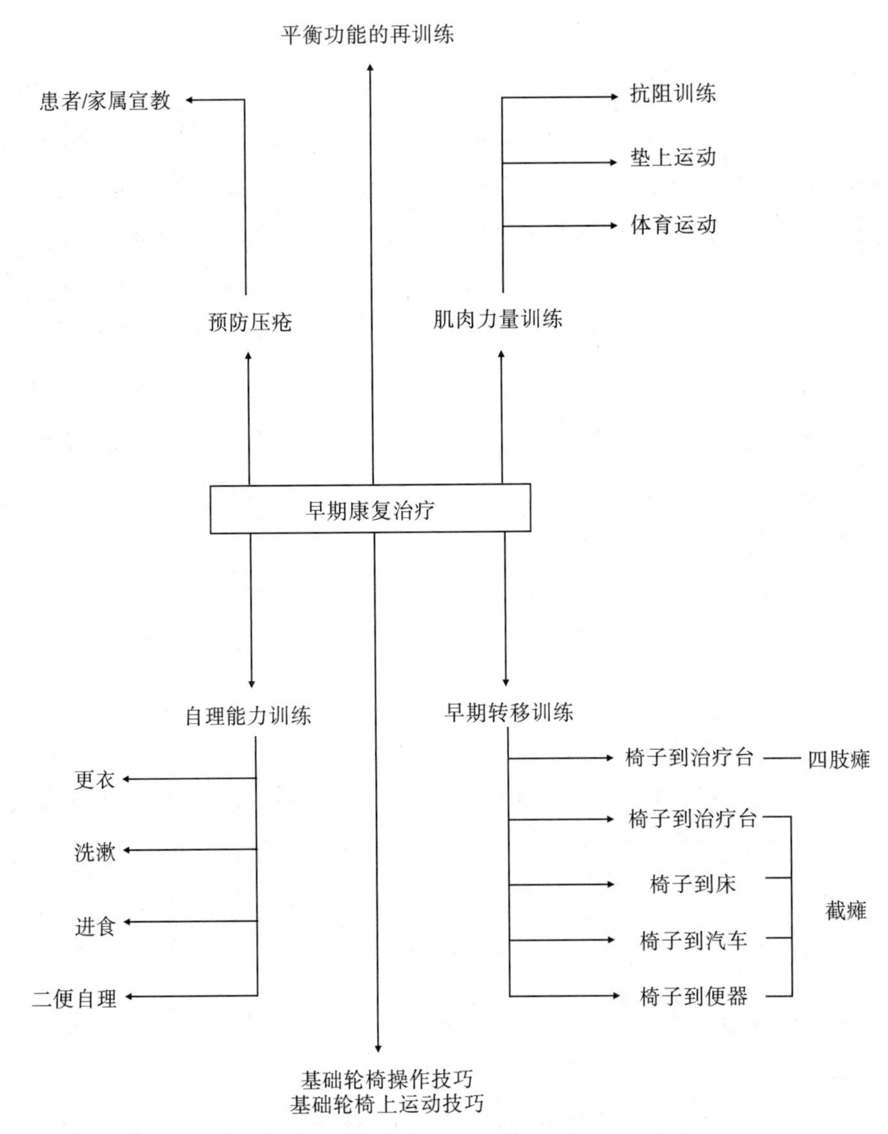

图 4-1-4　PedSCI 早期康复流程

2. 治疗方案

（1）设计原则：在进行基础康复训练时，物理治疗师应注意在设计治疗活动时要以 SCI 儿童的兴趣爱好为出发点，以游戏的模式对其进行训练。训练应少量多次进行，使儿童在训练时能够集中注意力，提高治疗效率。同时，应根据儿童的发育年龄特点选择不同的训练内容与介入辅助水平，尽可能全面地对儿童进行训练。根据年龄及发育水平，学龄前儿童的游戏内容可分为高龄组和低龄组。低年龄组包括年龄为 0~2 岁的儿童，此阶段的儿童因发育水平较低，只能在短时间内处理单一事务，与外界互动范围较小；因此在这一阶段，物理治疗师应尽量一对一的对儿童进行训练，训练过程中应避免外界干扰，保证儿童注意力集中。高年龄组包括年龄为 3~5 岁的儿童，此阶段儿童的注意力、沟通能力和运动功能与低龄组相比有了很大提高，因此在训练中应当鼓励儿童与周围环境进行互动和探索，通过模仿和重复的方式进行训练。同时可以根据儿童性格特点和发育水平逐步尝试小组训练，通过与家属、物理治疗师和其他儿童互动扮演游戏中不同角色的模式对儿童的协作能力、沟通交流能力和活动参与能力进行训练，为其进入学龄期后融入现实学校生活打下基础。

（2）注意事项：

1）根据儿童主动性设计：对于儿童来说，一个有趣的游戏应包含 3 个最基本的特性，即可激发儿童自身参与的动力、自由设定游戏“真实性”的权力和对游戏内容及方法的控制力。在设计训练时，为保证儿童能够主动参与训练，提高治疗效率，物理治疗师应确保选择的游戏方式可以激发儿童自身的主动性。在游戏过程中，不要对游戏进行限制，而是要让儿童自主决定游戏方式、真实性、规则并掌管游戏进程。如果因治疗原因需要物理治疗师进行介入或控制，也应让儿童拥有部分控制权使游戏继续进行。

2）根据儿童年龄阶段设计：儿童参与游戏的方式与其发育水平相关，根据其年龄大小分为以下几个阶段。

①无意识期：多见于 1 岁以内的幼儿，此阶段儿童游戏模式多为原地活动，肢体运动随机出现，运动没有明确目的性。

②单独游戏期：多见于 1~2 岁的儿童，此阶段儿童喜欢独自一人玩耍，游戏过程中不会注意外界环境变化，同时对周围同伴的活动没有兴趣。在这一阶段儿童开始出现对物品归属的概念，开始认识到什么东西是“我的”并在其他人侵犯物品归属权时表现出不满或生气。

③旁观者期：多见于 2~3 岁的儿童，此阶段儿童开始意识到周围环境变化对其的影响，开始有意识地注意其他同伴的活动，但仅以远距离观察为主，不会主动要求加入别人的游戏。

④模仿期：多见于 2.5~4 岁的儿童，此阶段儿童虽然仍不会主动加入游戏，但会尝试减小与同伴之间的距离，并开始模仿别人的游戏动作。在此阶段儿童仍然不太理解“分享”的意义，不愿意在游戏过程中与他人共同玩一个玩具。

⑤交流期：多见于 3~4 岁的儿童，儿童在此阶段内进行游戏时开始与同伴发生一些简单的互动，尝试与他人共同游戏，但这些游戏活动和互动没有条理性，持续时间较短。如果在游戏中出现沟通困难或“不顺心”，或在尝试一些新游戏时，儿童可能会再次回到模仿期，重新开始整个过程。

⑥合作期：多见于4.5~6岁的儿童，此阶段儿童在进行游戏时可以表现出良好的互动和协作关系。他们能够有条理地进行游戏活动，制订游戏规则，并且有意识地开始以团队合作模式进行游戏。

物理治疗师在治疗过程中应当根据儿童的年龄选择恰当的游戏训练模式。利用不同阶段的特点诱发儿童的活动，使其能主动参与到治疗中，从而改善治疗效果。

3. 治疗原则

在进行训练时，物理治疗师可以对SCI儿童在训练中使用的玩具进行改造，增加或降低训练强度和难度。例如，在玩具上增加重物以训练儿童四肢力量，或使用海绵缠绕玩具增加其直径，以便高位SCI儿童练习抓握。此外，在声音、玩具引导下，可以辅助儿童进行体位改变和床面移动的训练；或在训练中改变儿童体位，诱发其保护性姿势反射正常发育，并激发儿童在不同体位下维持姿势稳定和平衡的能力。

（1）平衡训练：坐位平衡会显著影响SCI儿童的发育和日常生活功能水平，因此物理治疗师应着重对其进行坐位平衡训练。坐位平衡训练是SCI儿童基础康复训练阶段至关重要的一部分，原因如下。首先，由于低龄儿童的脊柱和姿势维持肌群仍未发育完全，长期卧床会使其脊柱长时间处于无重力影响下，这会严重影响儿童脊柱曲度和姿势维持肌群的发育；其次，儿童在坐位下所拥有的视野与卧位相比显著扩大，躯干保持直立位可以提高儿童与外界互动交流的水平，改善其认知功能；第三，坐位平衡功能良好的儿童可释放自己的双手参与活动，提高了日常生活活动自理能力，为其日后进行高水平功能活动打下基础。在进行训练过程中，物理治疗师需要根据儿童损伤阶段水平决定其是否需要脊柱外矫形器辅助维持坐位稳定，保持正确的脊柱力线，并鼓励儿童使用单手或双手参与活动。随着儿童平衡功能的不断改善，可逐步减少保护程度，使儿童独立保持静态平衡，而后逐渐增大儿童坐位时躯干重心活动范围，提高其动态平衡能力。

（2）转移移乘训练：物理治疗师应在判定SCI儿童残存功能水平之后根据其能力选择适当的转移方式并提供相应的辅助量。若儿童肱三头肌功能正常，可在日常训练中通过采取强化上肢力量、改善核心肌力、提高坐位稳定性的训练计划使儿童在保护下使用支撑器或徒手完成床面/轮椅侧方转移；若儿童肱三头肌功能只残存部分功能，在进行力量及稳定性训练之外，还应考虑在移乘过程中使用移乘板等辅助用具以减少动作难度。C_4以上水平损伤的儿童在进行床面转移移乘和坐位平衡时需要大量辅助，这些儿童由于膈肌麻痹可能需要长期使用机械通气辅助呼吸，因此在进行移乘训练时的训练选择范围非常小，主要集中在维持被动ROM、缓解肌痉挛及并发症以减少照顾者的转移难度。同时物理治疗师应将儿童的治疗目标重点放在其家属及照顾者的教育上，确保其在日常生活活动中能够得到全面的护理和辅助。

（三）常见并发症及预防措施

由于学龄前儿童年龄较小，其骨骼、关节韧带、肌肉、运动模式仍未发育成熟，在SCI后因运动能力受限及感觉功能损伤，儿童的姿势、关节稳定性及对线均会发生改变，从而增加了其运动损伤的风险。由于损伤后运动模式的改变，SCI儿童无法像正常儿童一样经历正常的生长发育阶段，其运动模式通常会存在大量代偿动作，这种模式可能会影响儿童的身体发育，导致身体进一步损伤。SCI儿童在伤后长期处于制动平卧状态，其心肺功能、循环及内分泌系统、关节和肌肉均会出现退行性变化，从而导致其他更严重的并发症产生，严重影响儿童生活水平甚至危及生命。此外，由于学龄前儿童认知和沟通能力未发育完全，在其感到不适时不能明确地表达，物理治疗师和其他康复治疗人员需要在训练及日常生活活动中关注其表现，及时纠正问题，减少并发症发生。

1. 自主神经性反射障碍

自主神经性反射障碍常见于T_6水平以上的SCI儿童，当损伤平面下出现有害刺激时，交感神经出现大规模放电使儿童血压产生突发性升高（收缩压上升15mmHg以上）。如果有害刺激继续存在，儿童可能因高血压危象进而发生卒中、癫痫甚至导致死亡。常见临床表现包括头痛、充血感、大量出汗、毛发悚立、心动过速或过缓等。学龄前儿童由于其中枢及外周神经系统仍未发育完全，可能更多的表现为非特异性症状，再加上由于交流能力有限，不能详细描述症状感觉，因此该症状在发作时多被护理人员忽略，导致严重后果。因此物理治疗师在发现学龄前儿童尤其是婴儿出现不正常的嗜睡、易激惹或哭泣时，应考虑其是否出现自主神经反射障碍并检查其生理数据。

引起自主神经反射障碍的有害性刺激主要有膀胱 / 肠道过度充盈、排尿 / 排便刺激、导尿管或留置导管刺激身体组织、损伤平面下皮肤刺激 / 挤压。如果能及时消除不良刺激，儿童的症状将很快缓解。因此在发现儿童出现症状时首先应当监测其血压、心率及体温（每次至少5min），在病情允许下抬高其头部，松开衣物和辅助矫形器，脱去鞋袜，检查导尿管 / 导管是否处于夹闭或扭转牵拉状态。儿童血压未出现下降，应检查其是否需要排尿 / 排便。应持续监测儿童生理数据直到症状缓解。若上述所有措施均无法缓解其症状，物理治疗师应立即通知儿童主治医师或护士进行进一步检查或药物治疗。

2. 体温控制障碍

SCI 儿童由于下丘脑体温控制中枢下行神经控制和外周温度感受器上行信息受阻导致体温控制能力受损。T_6 水平以上损伤的 SCI 儿童，其损伤平面下的外周循环调节功能完全丧失，无法出现寒战、出汗等现象。物理治疗师及儿童家属应注意温度改变对儿童身体造成的影响，避免因温度过低造成体温下降和冻伤，或因温度过高造成中暑。高位 SCI 儿童应避免长时间阳光直射，保证足量饮水防止脱水。

3. 直立性低血压

直立性低血压是指当改变体位时出现的血压大幅度下降，是 SCI 常见并发症，其发生机制是由于下肢肌肉瘫痪无力，儿童改变体位时血液因重力作用在下肢大量积聚，导致静脉回心血量下降和大脑供血不足。儿童可出现头晕、面色苍白、出汗、无力等症状，严重时可造成晕厥。物理治疗师在儿童出现上述症状时降低其头部高度以缓解症状。也可以使用下肢弹力袜、腹带、起立床或带有可倾斜靠背的轮椅对儿童进行训练来缓解症状。在早期对儿童进行转移及体位变化训练时应注意儿童表现，并时刻监测其生理数据。

4. 呼吸系统功能障碍

高位 SCI 儿童根据呼吸肌麻痹程度可能需要长期使用侵入型呼吸机或气道插管以维持呼吸功能。由于儿童无法完成有效咳嗽动作，容易造成分泌物大量积聚，引发肺不张及肺部感染。由于肺功能障碍，儿童在进行运动时极易出现缺氧状态，这极大限制了儿童的运动功能及活动范围。物理治疗师在进行治疗的过程中应监测儿童血氧浓度，通过手法松动改善其胸廓及肩胛带活动范围，调整儿童体位并使用手法促进痰液移动，通过呼吸训练改善儿童残存呼吸肌功能和纠正异常呼吸模式。同时指导儿童家属辅助其进行呼吸及咳嗽训练，改善肺功能。

5. 因制动导致的高钙血症 / 骨密度下降 / 肌肉萎缩

因长期制动导致的高钙血症是 SCI 儿童特别是高位 SCI 儿童的常见并发症，男性多发。由于儿童在生长发育过程中的骨骼更新速率快，大量钙离子释放进血液，超过儿童肾脏排泄水平，造成高钙血症。在 SCI 后的 12~18 个月中，约 40% 的骨质将因活动减少而流失。血液中钙离子浓度升高将会造成儿童出现嗜睡、恶心、厌食和情绪改变。尽管有证据表明可以通过运动训练缓解非 SCI 儿童（如骨折）因制动产生的高钙血症，但这些训练对于 SCI 儿童是否能产生同样疗效尚不明确。

由于 SCI 后骨质大量流失进入血液，导致儿童骨密度下降，当骨密度降低到正常值 40% 以下时，儿童发生病理性骨折的概率将大大升高。此外，高钙血症还可能造成瘫痪肢体软组织内出现异位骨化，容易发生异位骨化的位置包括髋关节、膝关节、肩关节及肘关节。异位骨化发生时儿童可能不会出现任何症状，但随着病情发展，可造成关节活动范围受限甚至关节僵硬。

除骨骼系统以外，制动还会影响肌肉系统功能。SCI 儿童在伤后 24 周内便可发生肌肉萎缩，损伤水平以下的肌肉组织在萎缩程度达到稳定期时可丧失约 15%。长期制动还会导致肌肉生理结构发生变化，单位长度内肌小节数量减少，出现肌肉短缩或挛缩，关节活动范围受限。儿童由于长期处于卧位或坐位，其髋关节屈肌及内收肌、腘绳肌和踝关节跖屈肌最易出现挛缩。

物理治疗师应在保持儿童脊柱稳定的前提下尽早进行肢体训练，被动活动及肌肉牵张训练可以减缓儿童骨骼肌肉的萎缩退化速度。此外，还可以采用起立床、不同体位下负重及手法治疗改变瘫痪肢体负重水平，减缓骨密度降低的速度。

6. 皮肤破损及压疮

当 SCI 儿童处于不良体位或错误佩戴矫形器时，其骨性突出处的皮肤由于长时间受压造成局部缺血，导致压疮出现。部分儿童可能因为长时间使用尿布导致会阴长期处于潮湿状态而出现皮肤破损。此外，由于损伤平面以下感觉输入缺失，SCI 儿童常在运动过程中忽略瘫痪肢体的情况，导致皮肤因摩擦、磕碰等外伤性因素发生破损。对于 SCI 婴幼儿，由于其发育特性，在早期进行活动时倾向于运用口部感觉输入认识了解不同物体；由于存在感觉输入障碍，SCI 婴幼儿可能出现咬破手指等自伤现象。物理治疗师和儿童家属除了定期辅助儿童改变体位进行皮肤减压外，还应注意其皮肤状况，减少自伤的发生率。

7. 髋关节脱位 / 半脱位

髋关节脱位 / 半脱位多发生在 10 岁以前发生 SCI 的儿童中，有统计表明其发生率在小于 4 岁的人群中高达 66%。髋关节脱位的发生原因多为由关节周围肌肉无力引起的关节异常对线，由髋关节内收肌及屈肌张力过高引起的关节受力失衡和关节面不良对位。尽管髋关节脱位 / 半脱位通常不会造成疼痛，但脱位后会增加儿童骨盆倾斜度，导致姿势发生改变，异常姿势可使儿童脊柱侧弯的程度加重，严重影响其日常生活功能。

物理治疗师可以通过被动活动和牵张训练以缓解髋关节周围肌肉张力，保持儿童关节对线正确。如在儿童仰卧位时将其双下肢放置于外展位，使用枕头防止儿童因痉挛发生髋关节内收；或在儿童使用轮椅时在其双腿间使用分腿器或鞍状座垫（图 4-1-5）以确保其髋关节处于正确的对位位置。

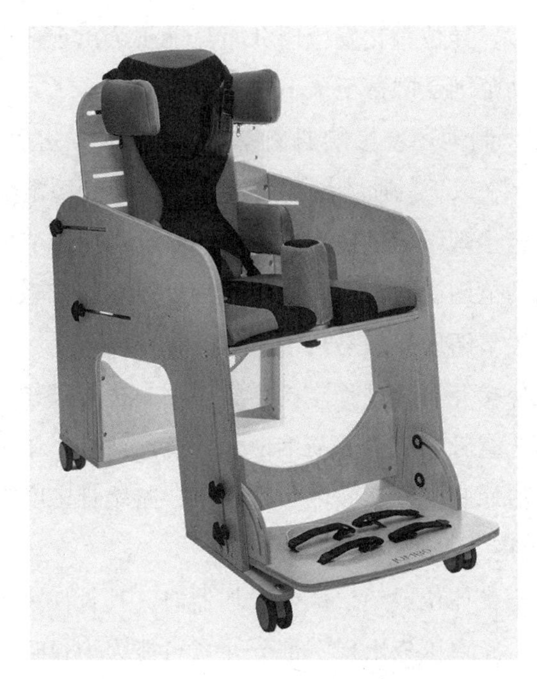

图 4-1-5　带有鞍状坐垫的座椅

8. 脊柱对线异常

由于儿童骨骼在生长发育过程中会根据外力负荷刺激进行骨骼重塑，因此当维持躯干直立的抗重力肌因损伤出现瘫痪时，重力会直接作用于儿童脊柱，造成脊柱变形和对线异常。此外，异常增高的躯干肌肉张力也会导致脊柱受力不均产生异常。由于损伤水平和痉挛等级不同，习惯姿势也因人而异，儿童脊柱对线变形后的形状和程度也各不相同。常见的脊柱对线异常包括脊柱塌陷、脊柱侧弯和脊柱生理曲度改变。异常的脊柱对线会引起胸廓变形，影响儿童呼吸功能。脊柱变形也会改变儿童的姿势和运动模式，引发疼痛，增大关节挛缩及压疮的发生率。

物理治疗师可以通过使用胸腰骶矫形器（thoracic lumber sacral orthosis，TLSO）（图 4-1-6）纠正儿童脊柱对线、激发躯干残存抗重力肌肌力、牵张缓解躯干痉挛以减少脊柱异常负荷。但根据相关统计数据，约 98% 的 SCI 儿童都会出现不同程度的脊柱变形或侧弯，约 67% 的儿童需要接受脊柱融合手术。使用矫形器可以在一定程度上避免和延迟脊柱变形的继续发展，但长期使用矫形器会影响儿童生活自理水平，限制其运动参与能力，加大出现压疮的风险。因此，物理治疗师制订治疗目标应以减缓儿童脊柱对线异常的进展速度、延迟脊柱手术时间为主。如果能将儿童接受脊柱手术的时间推迟到其躯干接近完全发育成熟之后，则认为成功达到治疗目标。当儿童脊柱对线异常已严重影响其呼吸功能或因骨盆位置改变使骶尾部皮肤出现压疮风险时，物理治疗师应与儿童主管医生沟通，并建议其家属考虑进行矫正手术以缓解症状。

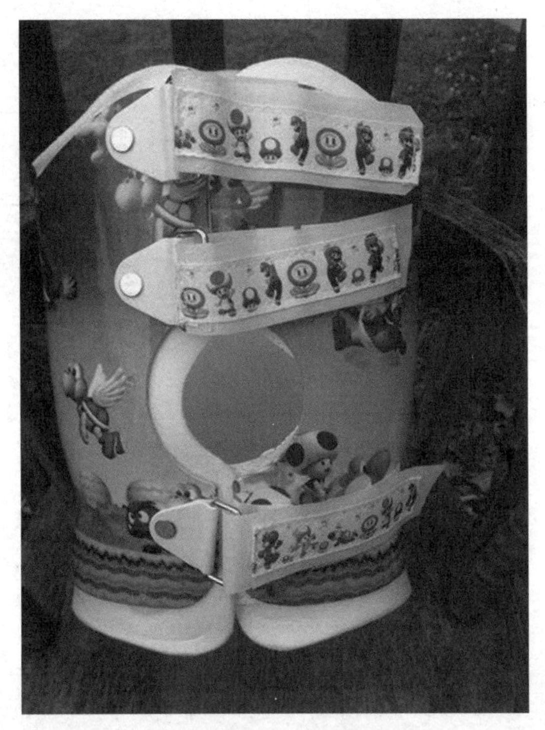

图 4-1-6 TLSO

（四）回归家庭 / 学校阶段

1. 治疗原则

SCI 儿童能够稳定维持平衡并出现平衡反射后便可进入回归家庭 / 学校阶段的训练。应在训练计划中提高功能性训练的比重，改善儿童独立能力，促进其日常活动和活动参与。根据儿童的损伤节段水平及认知配合程度，物理治疗师可相应地进行治疗性及功能性站立训练、步行训练、移乘训练和轮椅技巧训练（图 4-1-7）。

在治疗过程中，除对儿童进行游戏模式训练外，还需依据发育期儿童运动技能学习的一般规律对其及家属进行指导和训练。

（1）运动学习的一般规律：根据 Bernstein 提出的经典运动学习理论，运动技能学习包括三个阶段：冻结活动自由度期、释放活动自由度期和顺势利用外界反作用期。在学习运动技能的早期，学习者倾向于减少参与活动的关节数量并限制运动关节的活动范围以简化运动控制难度。当通过练习逐渐掌握了运动技巧后，学习者会增加参与活动的关节数量并增大活动关节的运动范围。当在完全熟练掌握新的运动技能后，学习者不但可以随心所欲地运动全身关节，还能顺势使用在与外界互动中产生的反作用力，做出高难度动作。

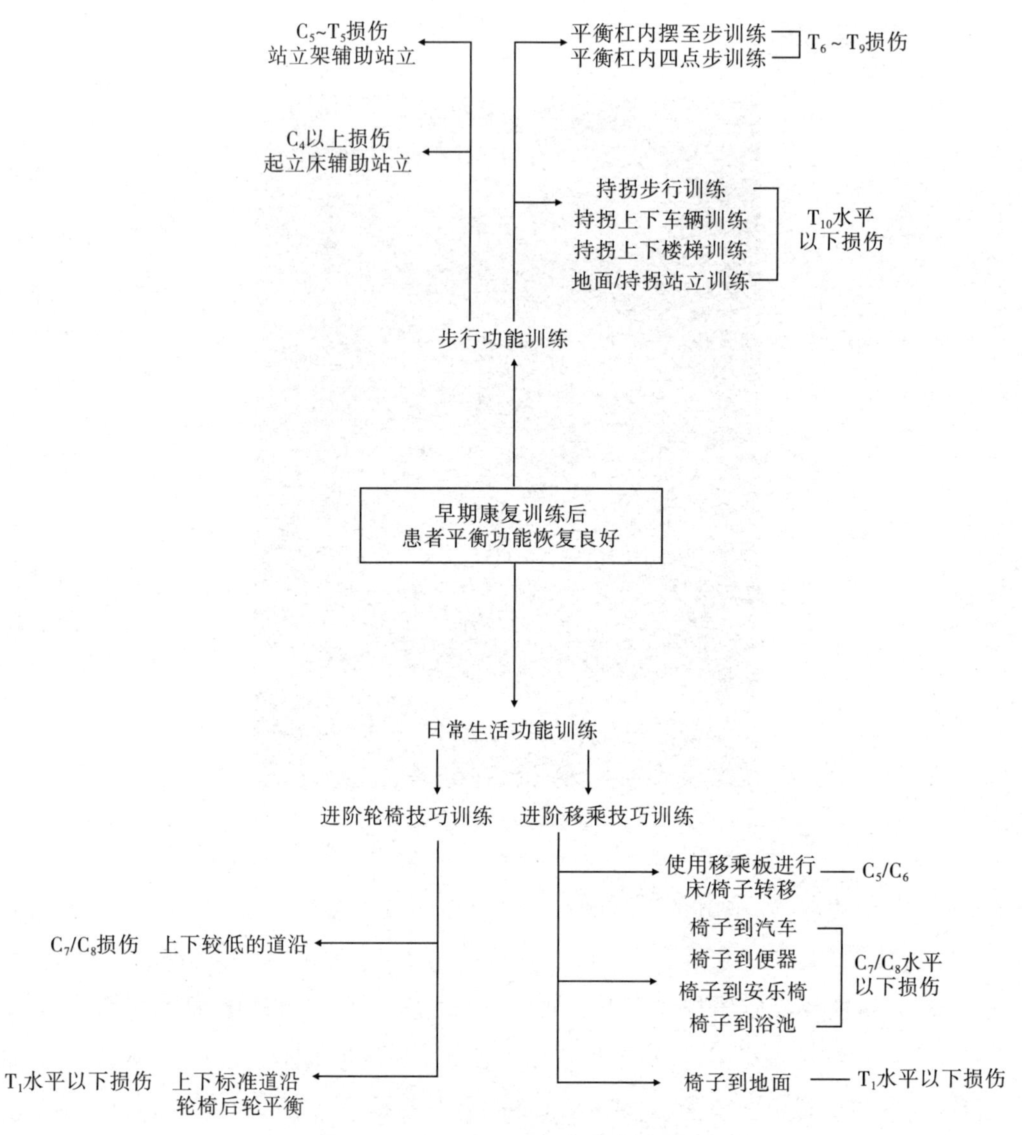

图 4-1-7　PedSCI 后期康复流程

（2）学龄前儿童进行运动技能学习的特点：

1）不能运用以往经验：学龄前儿童在进行新运动技能学习时与成人一样需要经历这三个阶段，但其使用的学习策略与成人并不相同。成人认知功能已发育完善，并且已经熟练掌握了所有的基本运动技能，因此在学习新运动技能时可以通过以前的经验和相似的运动记忆举一反三，快速地掌握技能。学龄前儿童因为生长发育尚不完全，只能通过观察模仿、探索和反复尝试才能掌握新运动技能。

2）运动技能重复性高：儿童在学习技能的过程中常会主动添加一些“变量”，如尝试不同的运动方式、速度、姿势动作等与外界进行大量互动以进行技能的学习和训练。此外，由于学龄前儿童对外界环境和自身各个部位的认知功能还不完善，大脑事务处理能力和维持注意力集中的能力较弱，在学习过程中要花费更多的时间才能掌握新的技能。对于已经掌握的技能，儿童年龄越小，其对于运动技能的维持功能越差，如果低龄儿童不能重复进行“复习”，其技能熟练度会很快出现退步。在使用已掌握的运动技能时也不能灵活地举一反三，如治疗室内掌握的技能在其他环境条件下可能无法完成。

3）运动技能再学习：由于学龄前儿童身体结构，运动控制能力的不断发育完善，在特定年龄阶段掌握的运动技能随着儿童年龄增长可能会不再适用，需要儿童进行运动技能的再学习或修正。

2. 注意事项

在进行 PT 训练时应注意以下方面。

（1）以功能兴趣为导向：在设定训练目标时，应以儿童功能和兴趣为导向，注重培养其解决问题的能力，而不是关注特定训练过程和单一动作模式的完成。

（2）内容以游戏为主：设计的训练内容应以游戏为主，设计动作应与儿童生长发育阶段一致，不要过于死板，因为儿童的运动功能发育不是严格按照发育阶段出现的，在模式和出现时间上存在多样性。训练环境应尽可能与儿童日常生活的环境相似以促进其能够将掌握的运动技能顺利转移到日常活动中去。同时，还可以在常规训练中加入一些变化，如在抓握训练中使用不同大小或重量的玩具、不同的训练体位和辅助水平等，促进儿童主动参与和解决问题的能力。

（3）训练难度的设定：设定的训练难度不应过度挑战儿童现有能力，而是应使其能够独立完成，这样可以维持儿童对训练的主动性和积极性。在训练过程中物理治疗师应鼓励儿童主动进行探索活动，在面对其不同行为表现时应使用正向奖励或鼓励、忽略或转移目标等方式减少不良行为出现的概率，避免使用惩罚的方式纠正儿童的不良行为。

（4）鼓励以不同方式进行活动：由于儿童需要通过在运动中加入变化，以不同的运动模式对运动技能进行训练，因此在训练过程中应允许儿童“犯错”，鼓励其用不同的方式进行活动，而不是对运动模式进行限制。

（5）减少指导反馈的输入：在训练过程中，应减少外部指导反馈信息的输入，使儿童通过内部反馈过程主动学习和建立运动策略。当儿童年龄较小时，物理治疗师的外部指导不应过度细致，避免过多的信息干扰儿童学习过程。随着儿童年龄增大，认知功能逐渐成熟后，物理治疗师可在外部指导过程中加入更多的动作细节指导以促进其学习。

3. 具体措施

（1）站立架及轮椅的选用：当儿童具备一定的平衡能力和运动控制功能后，可以通过使用一些辅助具对其进行复杂的运动功能训练以优化运动能力，促进独立，改善其交流互动的水平。选择适宜的辅助具可以有效地预防并发症，控制疼痛，减轻护理负担，提高生活质量。

1）站立架：适用于损伤早期或损伤水平较高的SCI儿童。应用站立架将儿童维持在直立位置可以减缓其骨质流失，防止挛缩，促进肠道运动和血液循环，减少压疮和坠积性肺炎的发生率，改善儿童交流能力。

学龄前儿童常用的站立架根据站立方式不同分为仰卧式和俯卧式（图4-1-8），在选择时物理治疗师应注意俯卧式站立架需要儿童具备良好的头、躯干控制能力和躯干伸肌力量；如果儿童头颈部控制能力较弱，应选用仰卧式站立架，通过调节站立架角度可以使其头部保持稳定。在进行训练时还应注意儿童各关节能否维持在中立位，如果由于痉挛或挛缩导致关节不能保持中立位或已经出现关节变形，应在使用站立架时考虑使用矫形器或采用其他方法对儿童进行治疗。

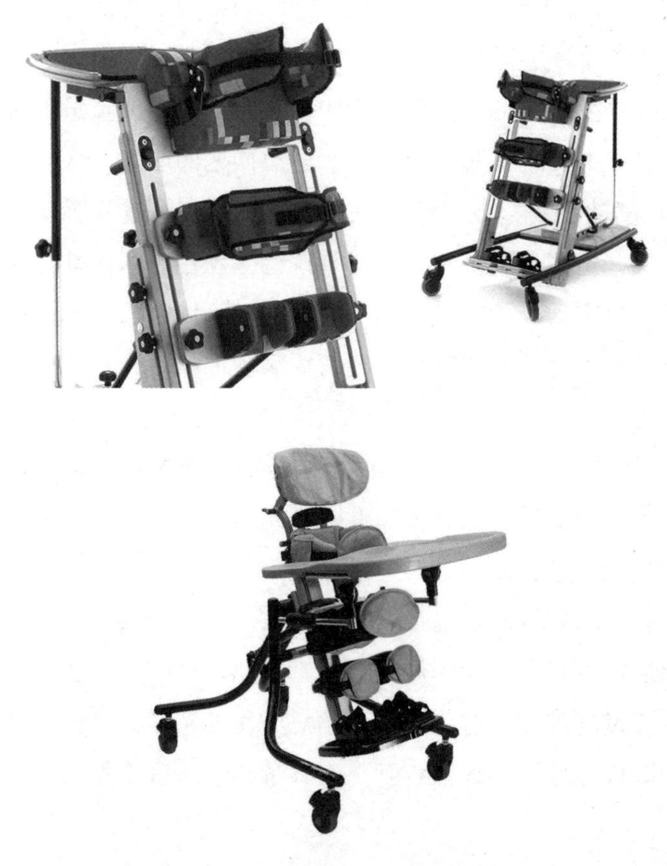

图4-1-8 俯卧式/仰卧式站立架

2）轮椅：使用轮椅可以显著增大 SCI 儿童活动范围，促进其社会参与和交流水平。对于不适用站立架的儿童，可以通过轮椅坐位维持其上半身保持直立位以降低因长期卧床导致的并发症发生率。

轮椅根据驱动方式可分为电动和手动。在帮助儿童选择轮椅时，物理治疗师除需要考虑其损伤水平外，还应考虑儿童是否有主动控制轮椅活动的能力，是否了解刹车、前进、转向的意义（尤其是电动轮椅），是否能够判断风险大小以及是否存在视力缺陷；学龄前儿童需要大量的时间进行练习才能熟练掌握轮椅技巧；对于存在躯干控制能力不足或感觉障碍的儿童，还应考虑是否需要使用安全带、减压坐垫等辅助工具减少其发生跌倒或并发症的风险。

（2）步行训练：可以对下肢残存一定运动功能的 SCI 儿童进行步行训练。

1）步态训练器：由于学龄前儿童平衡及协调能力尚未发育完全，因此可以通过儿童步态训练器（图 4-1-9）对其进行训练。与其他助行工具相比，步态训练器可以提供良好的姿势支持，位于儿童两腿之间的挡板可以辅助其下肢以正确的模式完成迈步动作，减少下肢过度内收的现象。部分步态训练器还备有座椅供儿童休息使用。儿童可以利用步态训练器安全地进行步行训练，扩大运动范围，为下一步训练打下基础。

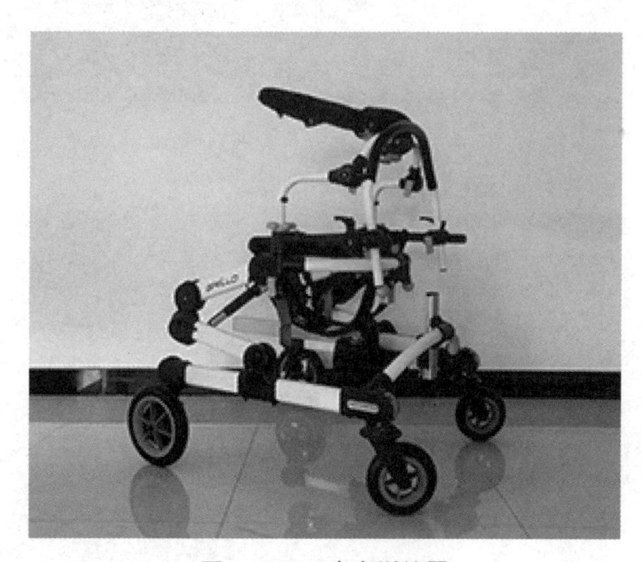

图 4-1-9　步态训练器

2）矫形器和助行器：下肢残存功能较好并存在良好平衡反射的 SCI 儿童可以通过使用下肢矫形器和助行器进行步行训练。儿童常用的助行器一般分为前置型和后置型。前置型助行器（图 4-1-10）对于存在向前跌倒趋势的儿童可以起到良好的支持保护作用，但儿童在使用时容易出现躯干前倾动作，影响躯干直立位姿势。

后置型助行器（图 4-1-11）可以激发儿童躯干保持直立，因此目前多选择此种助行器帮助儿童进行步行训练。在选用助行器时物理治疗师应根据儿童情况考虑重量、稳定性及家庭适用性等问题，以确保儿童能安全有效地使用助行器改善日常生活功能。

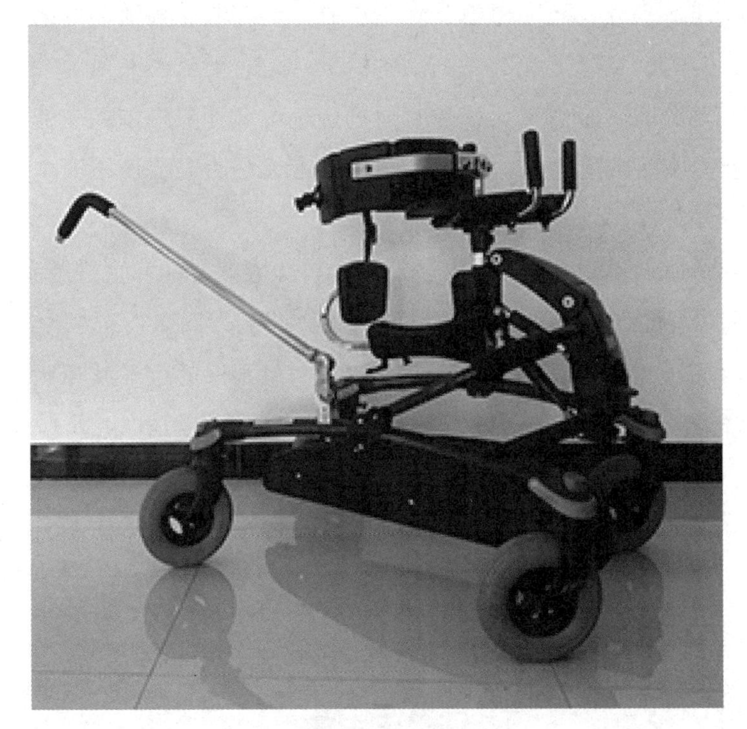

图 4-1-10　前置型助行器

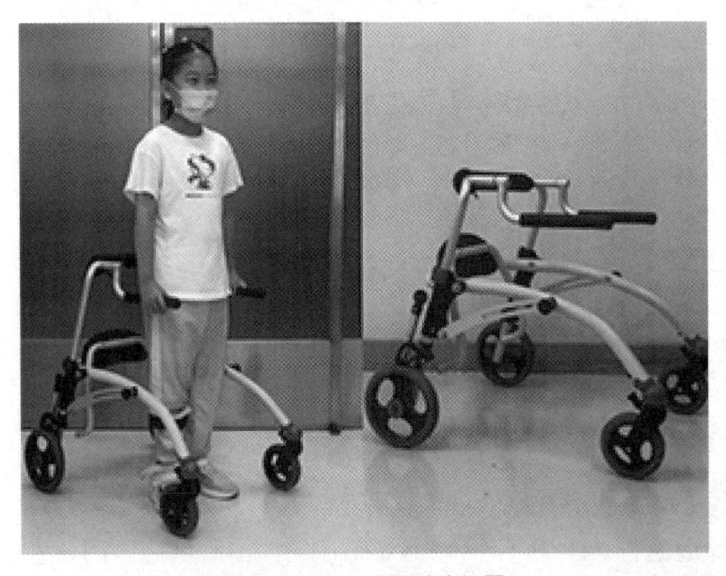

图 4-1-11　后置型助行器

（五）持续监测

如前文所述，SCI 康复是一个长期过程，学龄前 SCI 儿童正处于生长发育期，其身体结构、运动功能、认知和理解能力均会随年龄增长而不断发育完善。同时，随着自我意识的发展，儿童会逐渐发展出独特的个性及心理生理方面的需求，因此物理治疗师需要与儿童家属密切配合，持续监测儿童身体发育变化，根据其病情以及自身训练目标的变化不断调节治疗计划以符合其需求，使得康复效果最大化。在儿童进入学龄期后，物理治疗师也应与其所在幼儿园或学校老师及校医保持沟通，确保儿童在入园或入学后能够享受到无障碍设施的辅助，降低并发症及意外损伤的风险。

四、学龄期儿童脊髓损伤恢复期的物理治疗

学龄期儿童已经具备了一定水平的认知及沟通能力，因此其在康复训练过程中的配合程度要高于学龄前期儿童。此外，由于学龄期儿童的社交活动较学龄前儿童更为广泛，他们的运动范围和需求也要多于学龄前儿童。因此在进行评定和治疗过程中除了关注学龄期儿童的自身功能水平外，还要关注其参与能力、交流能力和团队配合能力。如果条件允许，物理治疗师可以在儿童所在的幼儿园或学校内对其进行实地的评定和训练，判断其在日常活动中是否存在功能和参与受限，需要外界辅助的水平以及进行环境改造的可能性。此外，在此阶段物理治疗师仍需要与儿童家属及看护人员进行沟通，关注其生长发育情况，并与幼儿园或学校老师及校医共同设计其学习和训练计划，提供随访确保儿童能够顺利地完成学业。

（一）PT 检查

学龄期 SCI 儿童的评定与成人基本相同，由于儿童理解力、认知功能、运动功能和交流能力比学龄前儿童发育得更加完善，物理治疗师可以相对容易地获得检查结果并将其量化以便能准确判断儿童情况及治疗效果。在评定过程中应重点关注儿童整体的功能水平而非单一方面的能力；由于学龄期儿童在学校常进行集体活动，其所面对的环境比学龄前儿童更为复杂，因此应着重观察学龄期儿童在集体活动过程中是否存在功能受限或环境限制因素影响其参与活动。此外，因儿童需要离家进行学校生活，其家属和照顾者无法提供周全的辅助和保护，因此物理治疗师需要评定其是否有独立完成 ADL 的能力。如果儿童需要外界辅助，应确定辅助的种类及辅助量的多少，及时与学校相关人员沟通，评定学校环境内的无障碍设施是否能够满足儿童的需要，以保证其可以与正常同龄儿童一样参与学习及生活活动。

（二）基础康复训练阶段

与学龄前SCI儿童的康复训练相同，学龄期儿童的康复训练设计也分为基础性训练和功能性训练。基础性训练指能够加强力量、ROM、平衡等功能训练，功能性训练指注重复杂活动、改善儿童参与能力，使其回归家庭和学校的训练。学龄期儿童已具备一定的基础运动技能，并且可以有意识地配合训练，物理治疗师可以在以游戏为基础的训练模式中适当增加一些针对其功能障碍的专项训练以提高治疗强度和效率。同时，为改善儿童交流与参与技能，可采取小组训练的模式，鼓励儿童与其同龄儿童交流，训练沟通协调能力，促进儿童心理和认知健康成长。

此外，由于学龄期儿童配合度相对高于学龄前儿童，可以在治疗中使用功率自行车合并功能性电刺激（FES）等方式促进儿童肌肉控制的恢复及损伤神经功能重塑。物理治疗师可根据儿童踩踏板时下肢的位置设定电刺激激发的时间点，对双侧股四头肌、腘绳肌和臀部肌肉进行电刺激。有研究表明儿童如果每周接受3次训练，每次训练时间60 min，其骨密度、心肺耐力、肌肉围度和力量均有很大变化。FES训练十分安全，不会导致儿童髋关节半脱位的程度加重。

针对SCI儿童的步行能力，可通过合并减重步行系统与步行辅助系统有效激活损伤平面以下的神经肌肉活性并促进脊髓神经重塑。尽管目前在这一领域没有足够的针对SCI儿童的研究，但有前瞻性研究表明，一些非完全性损伤的成人在参加这种训练后改善了自身的运动功能和下肢肌肉力量。

（三）常见并发症及预防措施

学龄期儿童发生SCI后常见的并发症与学龄前儿童类似，但其活动范围和运动强度显著超过学龄前儿童，在运动中发生损伤的风险也随之提高。由于要离家参与学校活动，学龄期儿童家属无法提供完善全面的护理工作，而老师也无法随时关注其身体情况，因此学龄期儿童需要具备一定的自我护理和保护能力以减少并发症和损伤的发生率。

在学校进行学习生活时，因长时间使用轮椅，儿童出现压疮的风险显著上升，因此物理治疗师应尽早指导其学习轮椅自我减压方式。具备良好躯干控制功能和上肢力量的儿童可以通过在轮椅上进行支撑动作和躯干前屈完成臀部的减压活动，如使用肘关节支撑躯干或使胸廓直接接触双膝。高位SCI儿童，如肱二头肌仍存在功能，则可通过将肘关节固定于椅背辅助左右移动身体重心进行交替减压。若儿童肢体残存功能较少，则可使用电动轮椅调节椅背高度，减少骶尾部出现压疮的风险。

在儿童使用手动驱动轮椅活动时，物理治疗师还需要注意避免儿童由于过度使用上肢关节而出现过度使用综合征，常见的过度使用综合征包括肩关节囊损伤、肩袖损伤和腕管综合征。可通过帮助儿童改善上肢力量、选用重量较轻的轮椅及适当的助力装置减少其上肢运动负荷，减少损伤的发生率。

此外，物理治疗师还需要帮助儿童养成自我检查的习惯，可通过设定闹铃提醒来进行体位减压、自我牵张和活动以避免并发症的产生。

（四）回归家庭 / 学校阶段

由于学龄期儿童的运动需求较高，物理治疗师应根据儿童损伤水平及其功能需求制订相应的治疗计划。SCI 儿童及家属均以重获步行功能为其康复训练的最终目标，但大部分儿童仍需要将轮椅作为主要的日常活动移动方式，部分 T_{10} 水平以下损伤、体重正常且体能较好的 SCI 儿童可以成功进行功能性步行。因此在训练过程中，应对儿童进行日常环境中的轮椅技巧和转移训练，包括上下坡道和台阶、轮椅和地面的转移训练，轮椅和交通工具的转移训练及如厕转移训练。此外，还应针对儿童体能对其进行心肺耐力训练以提高其运动功能表现。

T_1~T_9 损伤水平的儿童可以通过使用髋膝踝矫形器（hip knee ankle orthosis，HKAO）及步行辅助具进行治疗性步行来改善其身体耐力，减少痉挛及压疮的风险，防止骨质疏松的发生。部分 T_6~T_9 水平损伤的儿童可经过训练达到在家庭环境内进行短距离内的功能性步行。进行步行功能训练时，应首先将儿童置于稳定支持环境中以保障其可以保持立位平衡（如使用平衡杠或天轨悬吊系统）。由于损伤平面以下的感觉功能及正常反射缺失，儿童需要通过视觉对平衡功能进行代偿，因此可以使用镜子辅助其进行姿势调整。当儿童可以控制髋关节和下腰部脊柱伸展保持立位平衡后，可逐渐在训练中加入步行辅助具，如助行器和腋拐，并根据儿童情况选择四点步、摆至步或摆过步模式进行步行功能训练。

（五）持续监测

为保证学龄期 SCI 儿童能够在日常生活中最大限度地维持活动参与水平，物理治疗师应持续对儿童的运动功能障碍进行评定并不断调整其训练目标。在出院后儿童每年应至少接受 2 次复查，从医学及日常参与功能两方面进行再评定。医学方面的检查包括损伤阶段水平有无上升或下降、膀胱及肾功能变化、皮肤压疮管理及脊柱是否存在变形。在检查过程中需要关注儿童的 ROM、肌肉力量、感觉和痉挛水平方面有无变化，并根据情况确定是否需要调整其矫形器类型、轮椅大小及训练方式，或是否需要转诊去其他相关科室进行药物及手术治疗。功能方面的检查包括评定日常生活中儿童是否存在功能及参与障碍，学习和生活环境改造是否符合需求及儿童周围相关人员（父母、照顾者、老师、同学和校医等）是否能够在其需要时提供辅助。物理治疗师可通过与儿童及家属沟通和实地考察等方式对其功能进行再评定。在评定过程中需要保证儿童接受外界辅助的程度不会影响到其功能独立，使其有机会主动参与课堂活动或竞技性活动，学习掌握新的运动和生活技能。

对于 PedSCI 来说，能够成功地转入成年期并达到生活独立是康复训练的最高目标。儿童向成人转变的整体康复过程并不会只专注于医疗领域，而是包括了教育、职业发展指导、家庭支持及社会保障等多个学科。与成年 SCI 患者不同，SCI 儿童往往需要多年的训练、尝试和适应才能最终达到最佳的治疗效果。因此在治疗过程中，物理治疗师需要与其他专业领域人员通力配合，对儿童进行各方面的指导、训练和持续评定调整，才能帮助儿童及其家庭克服功能障碍，提高生活满意程度。

（李晏龙）

第二节　作业治疗

一、作业治疗的作用

PedSCI 常导致感觉、运动、呼吸、排尿、排便等方面的功能障碍，直接影响 SCI 儿童的独立生活能力，包括基本日常生活活动（basic activities of daily living，BADL）和工具性日常生活活动（instrumental activities of daily living，IADL）的能力，严重影响儿童及其家庭的生活质量。儿童在年幼时由于受伤等因素导致 SCI，更容易受到长期并发症的影响；长期监测这些并发症的发展情况对促进儿童健康和提高日常生活质量至关重要。作业治疗（OT）强调“以患者为中心”的服务理念，通过对儿童个人能力的促进和提升，为其提供安全、便利、支持的生活环境，恢复和发展儿童及其家庭认为有意义、有参与愿望或需要完成的活动内容和执行能力，以实现全面提高儿童独立生活能力和生活质量为康复目标。

二、作业治疗的实施原则

为了提高儿童的表现和参与程度，作业治疗师会提供干预措施来增强其作业表现，通过推荐适应性活动和环境改造，在治疗过程中以给予咨询、指导和教育的角色帮助儿童及其家庭达成目标。这些干预策略相互补充，并在实践中一起应用，以支持 SCI 儿童的最佳成长和功能。具体的 OT 实施步骤如下：

（一）治疗目的

1. 让儿童做好参与的准备。

2. 为儿童选择并提供合适的活动和环境以促使其参与其中。

3. 建立良好的治疗关系，给予儿童足够的支持和鼓励。

4. 把作业活动作为一种手段和目的。

5. 为儿童设计并提供适宜的挑战。

6. 提供足够的支持，鼓励强化实践。

7. 支持儿童在不同环境中学习和锻炼新技能。

在作业活动中，BADL 包括移动、自理以及交流等活动；IADL 较复杂，包括通信设备使用、社区活动和购物等，需要儿童具备高级的解决问题的能力。

（二）治疗原则

1. 根据儿童损伤平面制订治疗目标

SCI 儿童是一个异质性群体，其功能性预后与损伤平面和损伤程度有很大关系。所以，部分儿童的 BADL 和 IADL 再训练需要借助适应性技术、辅助具甚至高科技辅助具才能完成。因此，作业治疗师在制订相应目标时，需要考虑儿童的损伤平面，设定切合实际的目标，并尽可能使用已发表的研究结果来指导 OT。

制订治疗目标时，除了依据各项评定结果外，还应将儿童的年龄、整体发育水平、情绪心理因素、环境限制和家庭财务状况等因素纳入考虑之中，以确保由此目标发展出的治疗方案能够满足儿童个体化需要，同时，OT 还需充分尊重儿童及其家庭对实现目标的优先次序的选择。

2. 根据年龄制订治疗目标

由于不同年龄的儿童处于不同的人生阶段，因此在治疗方法、内容及目标设定等方面应有一些特别的考虑。对于青少年和儿童来说，还需处理伴随着正常发育所带来的新的损伤和失能。根据国际脊髓损伤协会调研并统计分析的核心数据结果，推荐对 PedSCI 按受伤年龄进行分组，共分为 4 个组，分别为 0~5 岁组，6~12 岁组，13~15 岁组和 16~18 岁组，这将有利于指南的制订，内容也须符合儿童的发育里程碑。

根据儿童日常生活自理能力和学校社区活动参与水平的发育规律，将 4 组年龄段 SCI 儿童涉及的作业活动内容规划如下，具体见表 4-2-1。

表 4-2-1　不同年龄组可独立进行的作业活动内容

年龄组 / 作业活动	0~5 岁				6~12 岁	13~15 岁	16~18 岁
	2 岁	3 岁	4 岁	5 岁			
进食	√	√	√	√	√	√	√
刷牙洗脸		√	√	√	√	√	√
剪指甲					√	√	√
更衣				√	√	√	√
洗澡					√	√	√
轮椅技巧	√	√	√	√	√	√	√
皮肤护理					√	√	√
膀胱管理					√	√	√
大便管理					√	√	√
写字				√	√	√	√
使用电脑					√	√	√
打电话				√	√	√	√
购物					√	√	√

为儿童建立的目标应符合现实条件，且是经过治疗能够达到的。OT 不仅致力于儿童躯体功能的提高与恢复，更需关注其精神心理方面的功能与能力的发展，并通过对制约儿童功能发挥的环境因素进行改善和改造，以全面提升儿童的独立生活能力，并改善其生活质量。治疗目标大致包括以下几个方面：①维持或增加 ROM，预防挛缩。②增加失神经和部分失神经支配肌肉的力量。③增加体能与耐力，控制或减少并发症的发生。④促进儿童在生活自理、移动、学习等方面最大限度的功能独立。⑤探索和发展娱乐兴趣和社交游戏互动。⑥帮助儿童对残疾做好心理社会调整，为儿童发展建立社会支持力量，促进其社会交往。⑦为儿童推荐必需、耐用的医疗和适应性用具，并训练其正确使用和保养用具。⑧通过家居环境改造，确保儿童安全和独立。⑨指导并训练儿童与照顾者的沟通技巧，使照顾者能够为儿童提供安全有效的帮助。

由于 SCI 对脊髓造成的改变多为不可逆性，因此对于 SCI 儿童来说，康复应是一个持续终生的过程。作业治疗师会在不同的地点和病程阶段对 SCI 儿童进行治疗，根据其损伤水平和严重程度、所处病程阶段、个体康复目标等因素的不同，其治疗路径、方法以及治疗重点都会有所不同。

（三）实施步骤

1. 第一阶段

第一阶段系 SCI 的急性期，儿童通常身处于医院的急诊病房或骨科病房等处，处于卧床状态，以接受临床治疗为主。在开始此阶段治疗之前，作业治疗师必须向主管医生询问儿童脊柱的稳定性以及其他医疗情况，是否存在并发症，并确定脊柱能够耐受的运动幅度和负荷，训练方式有无特殊禁忌证，以确保治疗的安全。此阶段的治疗目标主要包括预防并发症，维持正常的关节活动范围，预防畸形，稳定儿童及家属的情绪和心理状态，提供一些环境控制用具以帮助儿童部分控制自己所需进行的活动。

2. 第二阶段

第二阶段是恢复功能以获得各种能力为主要治疗内容的功能康复阶段。儿童通常身处于医院的康复病房或某个康复机构。此阶段的治疗目标是最大限度地减轻儿童的功能障碍，帮助儿童获得符合其意愿的最佳独立功能水平。

3. 第三阶段

第三阶段是儿童从医院或康复机构回归家庭、社会的过渡阶段。儿童可能身处门诊康复治疗部门或家庭中。此阶段的治疗目标主要包括最大限度地恢复儿童的家庭和社会角色，帮助其重新融入家庭和社会，过有意义的生活。

三、不同平面完全性损伤的作业治疗

SCI 水平决定着儿童运动、感觉、自主神经系统的损害程度，因此对于不同损伤平面儿童的治疗目标和结果差异很大。完全性 SCI 儿童的临床康复结果通常是相似的，但不完全性 SCI 的康复效果由于个体差异而不同。

根据 SCI 的平面不同，儿童会表现出各种水平的 BADL 能力。以下介绍的是不同损伤平面的完全性 SCI 儿童常见 ADL 的一般功能性期望，可作为参考治疗目标。

（一）C_1~C_4 损伤

对于 C_1~C_4 高位四肢瘫儿童，应指导并训练儿童及其家属掌握（自我）护理技术，帮助其选择特殊化的、复杂的设备以维持生命，实现移动和最基本的 ADL 能力。训练儿童使用口棒、眼控等设备完成翻书、绘制、打字、绘画、玩键盘游戏等活动。

C_1~C_4 损伤的儿童可利用颈部和面部肌肉完成简单的日常生活互动，但在进食、修饰、穿衣、洗澡和二便处理上需要依赖他人。尽管儿童不能完成这些活动，但其应具备有针对性地表达自己在日常生活方面需要的能力，这可以帮助其家属及照顾者确认儿童健康状态，确保能够为其提供安全舒适的帮助以满足其要求。此水平损伤的儿童可以使用普通或高科技辅助设备以得到在读写、交流及个人卫生等日常生活方面的帮助。

（二）C_5 损伤

通过教育和训练，让儿童借助可以移动的上肢支持装置完成驱动轮椅、进食、个人卫生（梳洗、刷牙等）和在桌面上进行的活动，如写字、绘画等。由于缺少肩部以下的躯干控制和肌肉活动，该平面损伤儿童的穿衣及洗澡活动需要大部分借助外力。

C_5 损伤的儿童在运动中可利用三角肌和二头肌，其躯干、腕关节和手部的肌肉无完整神经支配。儿童可以完成一些桌面上的活动，包括进食、修饰及使用特定的辅助具进行交流。保持正确的身体姿势对提高儿童独立性至关重要。通过穿戴胸部矫形器可有效维持儿童在轮椅中的直立姿势；还可将轮椅靠背角度调整至接近 90° 使儿童保持直立体位，在该体位下儿童可进行肩关节的旋转动作、利用重力完成伸肘动作以代偿肱三头肌的作用以及利用肱二头肌的离心收缩来维持上肢的支撑能力。

（三）C_6~C_7 损伤

C_6 损伤的儿童可以利用三角肌、肱二头肌、肱肌、肱桡肌、胸大肌的锁骨部和前锯肌，并进行腕部主动伸展，利用肌腱反应完成拾取、抓住和操控较轻物体的活动。C_7 关键肌为肱三头肌，该平面损伤的儿童能够伸手够取高于自己头部水平的物体；能驱动手动轮椅，转移能力显著提高；由于手指的外在肌和拇指屈曲能力保留从而显著改善了手功能，但手指与拇指的内在肌功能丧失，手的力量与灵活性受到限制。

C_6 损伤的儿童可在 BADL 和 IADL 方面更加独立，但仍要使用一些辅助和改良的工具。C_6~C_7 损伤的儿童，其腕伸肌的功能可以帮助他们利用肌腱固定抓握（tenodesis grasp，TG）（图 4-2-1）完成功能性活动。

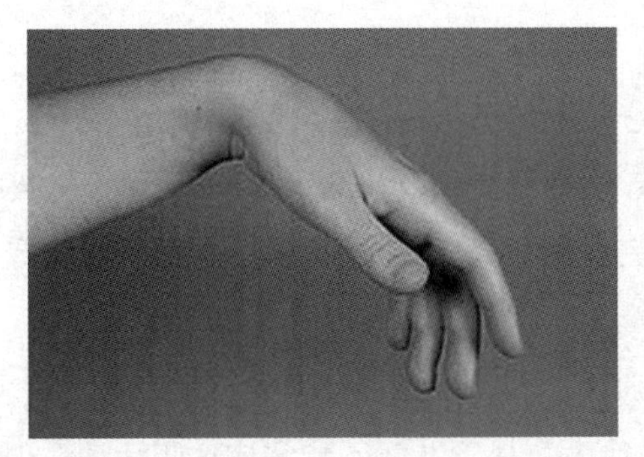
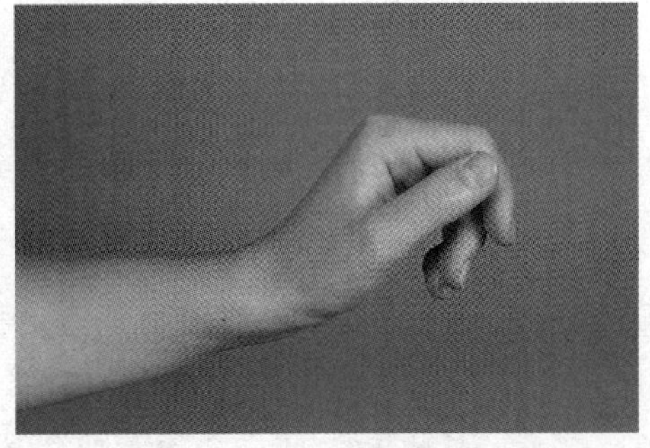

图 4-2-1　TG

TG 是手指和腕之间的相对活动，因为指屈肌会在腕关节屈曲时被动伸直而在腕关节背伸时被动屈曲。这一动作之所以会自动产生抓握，是因为手指部的肌腱跨越多个关节附着于指骨，而它们都有一个静息的固有长度，这一解剖结构可使肌腱在不发生挛缩或长度改变的前提下影响到多个关节的位置。因此，肌腱固定有助于伴随腕关节的屈伸完成手指的被动活动。根据儿童损伤后的肌力恢复情况或辅助具的使用情况，肌腱固定可以更大程度上提高手功能，从而获得更多的自理活动独立性。对于四肢瘫儿童来说，如果想获得更多的抓握能力，还可手术转移肌腱以获得更多的手部和拇指功能，如拿起杯子等。

C_7 损伤的儿童由于其肱三头肌功能的保留可以完成包括转移等日常生活动作，而 C_6 水平则无法做到。由于均不具备手的功能性使用能力，C_6 与 C_7 损伤的儿童在使用辅助具方面大致相似。

（四）C_8 损伤

C_8 完全性损伤的儿童能够采用掌指关节（metacarpophalangeal，MCP）伸展、近端指间关节（proximal interphalangeal，PIP）和远端指间关节（distal interphalangeal，DIP）屈曲的钩状抓握方式完成抓物动作。C_8~T_1 损伤则存在微弱的手部神经支配，因此自理能力可有所提高。

四、损伤不同阶段的作业治疗

（一）第一阶段

第一阶段主要包括良肢位摆放、维持和改善关节活动范围、夹板的应用，对儿童及家属的支持和教育，提供一些环境控制用具和自我料理性活动与训练等内容。

1. 上肢良肢位摆放

四肢瘫儿童在卧床阶段由于肩胛带上抬、肘屈曲、肩关节前屈和外展受限，易引起潜在性的肩痛。因此，儿童的上肢应该间歇性摆放在夹板内，位置为肩外展 80° 伴外旋、肩带下沉，肘充分伸展，手处于休息位，以帮助减轻这一常见问题。C_5 损伤儿童为预防其前臂旋后挛缩，可以考虑将前臂摆放在旋前的位置。需要注意的是，尽管体位摆放的目标是保留关节活动范围，但必须考虑儿童的舒适，保障其夜晚有良好的睡眠。

2. 自主活动

自主活动包括主动和被动的关节活动。在安全的情况下，应尽早培养儿童自主训练的习惯。当儿童开始重新出现有目的的动作时，通常难以精确控制，需要作业治疗师辅助完成动作。另外，可以使用振动或肌肉肌腱轻敲技术在功能性任务的情况下引发其主动运动，并为儿童提供身体特定动作所需的感觉运动输入。

要特别注意对于具备腕关节主动背屈能力的四肢瘫儿童，在腕关节掌屈时应保持手指被动伸直、手掌打开；腕关节背屈时应保持手指屈曲握拳的动作，并教会儿童及家属正确的活动方式，这样有利于儿童日后利用屈肌肌腱反应完成抓握和操控物体的活动。

3. 夹板的应用

对于不能将腕关节和手部控制在功能位置的儿童，应该使用夹板保持腕关节背屈，呈虎口打开、拇指对掌，MCP 和 PIP 处于自然屈曲的位置（图 4-2-2）。夹板采用背侧设计以最大限度地保留手的感觉反馈能力。如果腕关节背屈肌肌力达到 3 级，则可以采用短的拇指对掌夹板，其也可以在训练儿童使用肌腱抓握时使用。

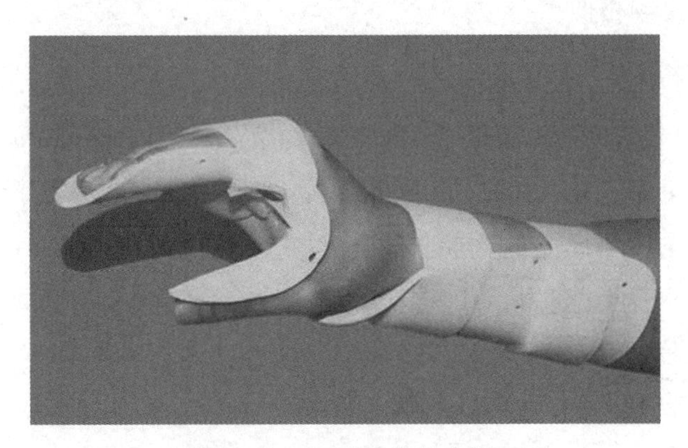

图 4-2-2 手休息位夹板

4. 对儿童及家属的支持和教育

作业治疗师从初次见面起就应开始对儿童及其家属进行支持和教育。在 SCI 急性期，由于对疾病的性质、功能预后和恢复潜能知之甚少，儿童及其家属都会对预后抱有很大希望，作业治疗师在接触中应客观、冷静地告知其真实情况并鼓励儿童保持积极的心态进行治疗。在此阶段，需要与儿童建立良好的治疗和信任关系，并利用其感兴趣的游戏引导儿童完成活动。促使学龄期儿童发现兴趣点，观察其心理变化过程，通过专业手段帮助儿童对可能遗留的残疾做出心理调整。

5. 皮肤护理

SCI 儿童损伤平面以下部位的感觉减退或丧失，由于剪切力及环境潮湿等因素的影响，其皮肤发生压疮的可能性也随之增加。应对儿童定期进行皮肤检查，学会利用重心转移进行减压，并使用坐垫采取良好坐姿。

对骨突部位的皮肤进行感觉减退检查至关重要。要求儿童或家属每天早晚各一次检查潮湿或会产生剪切力的部位，查找是否有红色或者黑色的压痕或斑点。卧床时应在儿童骨突部位下放置软枕，包括足跟、足趾、踝部、腘窝及肘关节等。

6. 使用环境控制用具

儿童处于卧床期，作业治疗师可以将呼叫铃放置在其能够轻松够取的位置，或对呼叫铃进行适当的改制以适应儿童现有的操控能力；可将台灯、收音机等的开关设计成儿童能够控制的模式，使其能够尽最大可能独立完成该活动。

（二）第二阶段

通过治疗性和适应性（代偿性）手段，为 SCI 儿童提供支持性、教育性和有意义的作业活动。

1. 床上体位转换的适应性训练和作业活动

儿童刚从卧床状态坐起时，可能会出现面色苍白、冷汗、眩晕等直立性低血压症状，因此有必要对儿童进行从仰卧位到坐位的适应性训练。训练可以从逐渐抬高床头开始，时间从几分钟逐渐延长，直至儿童在床上保持长坐位 30 min。

（1）不用上肢悬吊环从仰卧位坐起步骤：

1）以躯干带动，快速地把头、躯干、一侧的肩和上臂转向对侧，再以上方侧手、下方侧肘支撑起上身。

2）用肘支撑保持身体前倾，另一侧上肢向身体的外后方旋转，并使其在身体后面伸直，支撑于床面上。

3）令处于肘支撑的手臂在身体后面伸直。

4）缓慢地将双手往身体前方挪，直到重心落在双下肢上为止。

（2）使用上肢悬吊环从仰卧位坐起步骤：

1）在身体中线的上方或偏向上肢支撑侧，平胸骨剑突的位置。吊环把手应该在儿童肘关节屈曲、腕关节背屈时所能达到的范围之内，可用软垫包好吊环以增加舒适度。

2）儿童腕部勾住吊环，并向吊环方向拉动身体，使身体前倾。

3）保持肘关节屈曲、腕关节背屈，对侧上肢肘关节在身体后方支撑起身体，之后完成肘关节伸展并在身体后方近侧支撑。

4）松开悬吊环，双侧肘关节呈伸展位支撑于身后。

5）两手交替向身体前方挪动，直到重心移至双腿上。

（3）从长坐位至仰卧位步骤：

1）身体重心向一侧倾斜，该侧肘关节屈曲并支撑体重。

2）对侧肘关节屈曲，身体重心位于两肘之间。

3）缓慢放松两侧肩部，伸展肘关节，使身体完全躺平。

（4）从仰卧位翻身至俯卧位步骤（以向右侧翻身为例）：

1）将头、肩和双上肢转向左侧，以获得向右翻转的动力。

2）颈部和肩部屈曲，双上肢迅速从左侧转向右侧，借助上肢的动力使躯干和下肢翻成俯卧位。

3）双侧前臂支撑上半身。

2. 发展儿童能够正确维持轮椅坐姿的能力和耐力

当儿童能够在床上保持长坐位达 30 min 时，就可以训练儿童的轮椅坐位能力，逐渐延长坐位保持时间和耐力，教会儿童在轮椅内进行臀部减压的方法以预防压疮。四肢瘫儿童双侧肩胛带周围肌群和肱二头肌力量至少达到 3 级时，可将身体前倾至双脚上方来释放臀部压力；为确保安全和降低操作难度，在轮椅靠背的两侧各栓上一个棉质拉环，儿童将前臂置于拉环内完成该动作。对于高位颈髓损伤的儿童可使用可调节高靠背角度的轮椅，在其出现直立性低血压时能够放平轮椅靠背并抬高双下肢以缓解症状。若儿童使用的是普通轮椅，在出现直立性低血压时，应立即采取将轮椅后倾，抬高儿童双下肢的措施缓解症状。

对于 C_6 损伤且肱三头肌肌力为 0 级的四肢瘫儿童，可以训练儿童通过肩带下压、前伸、肩外旋、肘关节被动伸直的方式以维持重心向前的床边坐位平衡。

对于 C_7 四肢瘫儿童，可以用手按在轮椅扶手或轮子上撑起身体的方法减压，至少每 30 min 减压一次，直到皮肤建立起耐受性。

3. 主动和被动的关节活动度以及肌力训练

关节活动情况和肌力恢复的水平，对 SCI 儿童未来的能力恢复程度起决定性的作用。肩关节活动受限可能影响更衣动作的完成程度和质量；肩部的内收、旋转和肘关节伸直肌肉的肌力大小是完成上肢支撑动作并进行转移的关键；手抓握及操控物体的能力取决于腕关节背屈、指长屈肌功能和手指关节屈曲活动范围；肘关节能够充分伸展对于维持静态坐位平衡和转移至关重要。作业治疗师应指导儿童定期进行维持关节活动范围的自主训练。

4. 功能性活动与训练

单纯的 ROM 增加和肌力增强并不能直接提高儿童的功能性活动能力，因此功能性活动与训练应尽早开始。当儿童在进行特定的功能性活动中发生困难时，作业治疗师可通过作业活动分析技术，从空间环境、躯体结构与功能等各方面进行矫正与调适，以帮助儿童能够更好地完成功能性活动。

5. 辅助具的使用

（1）使用原则：SCI 儿童在使用辅助具之前要先尝试在不使用辅助具的情况

下是否能够独立完成某活动；如果活动完成有困难或无法完成活动，则考虑使用辅助具。辅助具的使用数量要尽可能减少，当儿童的活动功能通过治疗得到改善时可以考虑减少和弃用辅助具。

（2）辅助具类型：主要包括万能插带、腕伸夹板、带围边的盘子、带插把的杯子、加长吸管、防滑垫、扣纽器、沐浴椅、带有固定套的长柄海绵擦、带拉环的毛巾条、有固定带的洗头刷、洗澡手套和转移板等。可以使用改良技术以使儿童不需要借助辅助具而有效完成活动。若儿童不能完成扣钮动作，可以将纽扣替换成按扣、魔术贴，或改穿套头衫；若不能完成系裤带动作，可以改穿松紧腰的裤子。

6. BADL 训练

对于 C_6 及以下损伤的儿童，通过日常生活能力训练有望实现自我进食与自我护理性活动的独立。

（1）进食：

1）C_1~C_4 损伤：该平面损伤的儿童，其进食动作需要完全辅助。

2）C_5 损伤：该平面损伤的儿童在进食时需要腕部固定支具以帮助其使用进食器皿，将食物切成小块以便于食用。C_5 四肢瘫的儿童可能更倾向于拿起水杯的方式喝水，而不是用长吸管喝水。

3）C_6 损伤：可以使用改良辅助具或者肌腱固定支具（图 4-2-3）。将适当改造后的餐具用万能袖带固定在手中，使儿童完成进食动作。儿童可以用牙齿或对侧拇指独立完成改良后支具的穿戴。如果利用手部肌腱固定可以拿住被泡沫包裹的餐具，就可以不用万能袖带辅助。

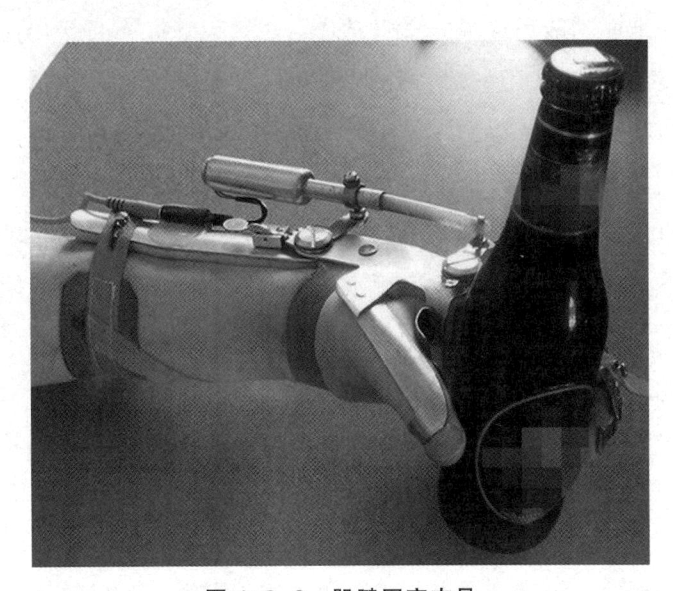

图 4-2-3　肌腱固定支具

儿童在饮水时，一只手利用肌腱固定抓握拿起杯子，另一只手托住杯底。还可以在杯子外面加一个“U”形把手（图 4-2-4）或直接使用带插把的杯子盛水。儿童可将手掌插入水杯的把内，用拇指勾住把手，然后通过腕关节背屈拿起杯子，完成喝水动作。

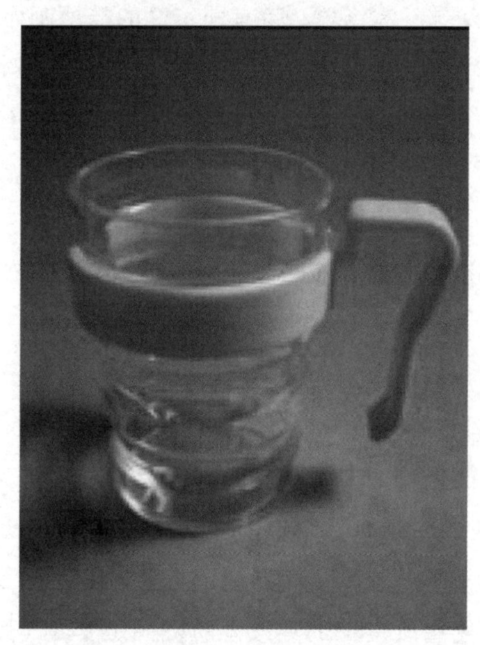

图 4-2-4　“U”形把手

4）C_7~C_8 损伤：该平面损伤儿童的进食动作可以达到改良后独立或完全独立。使用带挡边的盘子盛放食物，手掌处佩戴万能袖带，将勺子插入袖带套内，儿童通过腕关节背屈和掌屈功能完成独立进食动作。也可以让儿童直接用拇指和手掌夹持勺子，或使儿童前臂旋后，手掌朝上，将勺柄放在儿童掌心，用示、中、环三指握住，拇指和小指辅助固定，以握住勺子并完成进食动作。

（2）修饰：根据损伤平面和活动能力的不同，SCI 儿童将不同程度地使用辅助具帮助其完成修饰动作。根据 WeeFIM 量表的定义，修饰包括多项活动，包括挤牙膏、使用上下按压式的牙膏瓶、使用水平推开的水龙头开关、使用万能袖带固定各种工具如梳子及吹风机等，学习操作固定在板子上的指甲剪。可对儿童所处的环境进行适当改造以增加其修饰的独立性。由于完成这些任务需要完全依赖他人，对于 C_1~C_4 损伤的儿童来说，能够通过口头表达自己的修饰要求至关重要。

1）口腔护理：C_5 损伤的儿童刷牙需要使用腕关节支撑，同时需要使用固定牙刷的辅助具。C_6~C_7 损伤的儿童可以不需要腕关节支撑，使用万能袖带即可。将万能袖带佩戴于手掌处，将牙刷插入套内，用手掌或前臂将牙膏挤压到牙刷上，再用两手夹持住牙刷完成刷牙动作。C_7~T_1 损伤儿童由于手部具备足够的灵活性可拿住牙刷柄，因此不需要改造牙刷或使用辅助具。C_5 损伤儿童一般建议使用标准的窄柄牙刷。C_6~C_8 损伤的儿童利用肌腱固定抓握或者灵活的手指使用电动牙刷，可以用牙齿打开开关，或者把电动牙刷开关蹭在柜子边上打开。使用牙膏的方法有很多种，可以用牙齿打开牙膏盖后直接把牙膏挤到嘴里，或把牙膏事先放到可以挤压的容器中挤出。漱口水可用长吸管吸或者放在运动水杯中。不管使用何种技术，都有必要把需要的物品放在触手可及的地方以方便取用。

2）面部清洁：通过伸腕法开、关杠杆型水龙头。水平旋转的水龙头把手对手指受限的儿童更加实用。洗手池下面要留有方便轮椅推进的空间。C_5 完全损伤的儿童可双手拿毛巾洗脸，使用腕部支具辅助或连指手套固定。C_6 完全损伤的儿童可以利用屈肌肌腱固定抓握毛巾。C_7~C_8 完全损伤的儿童手指有足够的灵活性拿起毛巾。用双手掌挤压法挤干毛巾或改良洗脸方法，用手掌洗，用干毛巾擦拭，省去拧毛巾动作。若手指功能受限，可使用按压式的肥皂液。

3）梳头：使用带插把的梳子，将固定套固定在梳子上辅助梳头发，或者使用一个支撑柄让儿童利用指屈肌腱固定抓握梳头。

4）剪指甲：手部不灵活的儿童可以使用一些改良的指甲剪。建议在有人监护的情况下使用，以免发生意外。

（3）转移技巧：

1）轮椅与床之间的转移：

①从轮椅横向转移到床上：移动轮椅使其前轮靠近床边，轮椅和床的夹角为30°~45°，较小的角度可以使儿童能在后轮的前方完成转移动作。卸下近床侧的轮椅扶手，用远离床侧的前臂支撑在轮椅扶手上以辅助平衡。将近床侧手腕置于同侧的膝关节下，通过屈肘动作将下肢抬到床上，再以同样的方法抬起另一下肢。在后轮上放置一个软枕以防止转移时臀部撞击后轮而引起皮肤损伤。在使用转移板完成转移上床时，用近床侧手支撑在床上，另一只手支撑在轮椅扶手上。然后双手肘同时向床上方用力、支撑起躯干，并向床方向移动。重复几次支撑动作，直到将躯干全部转移到床上。

②从轮椅前方转移到床上：将轮椅停靠在前方冲向床的中间位置，并预留足够空间以把下肢抬至床上。移开脚踏板，驱动轮椅使其贴紧床边，并锁好轮椅的手闸。双手于轮椅两侧扶手上向上支撑并向前移动躯干，重复向上支撑并向前移动躯干的动作，直至躯干完全转移至床上。

③从床上向后方移回轮椅：身体的背部向着轮椅，将躯干充分前倾，使头部位

于膝关节上方。将双手置于身后，向后上方用力撑起躯干并使臀部往后方移动，重复向后上方用力撑起躯干并使臀部往后方移动的动作，直至臀部坐进轮椅。最后向后驱动轮椅，将脚踏放回原位，再把下肢放在脚踏上。

2）轮椅与坐便器之间的转移：锁好轮椅的手闸，将双足搬离轮椅的脚踏板后调整双足的位置，使双膝关节屈曲超过 90°，双足平贴在地面上。接着卸掉近厕座侧扶手，一手撑在轮椅扶手上，一手抓住厕座旁墙壁的扶手。双上肢同时用力，支撑并向厕座方向移动躯干。一手改撑住近厕座侧轮椅的后轮，一手仍抓住墙壁的扶手，向后支撑并移动臀部到厕座上。从厕座坐回轮椅的动作与上述过程相反。

（4）更衣：

1）C_1~C_4 损伤：该平面损伤的儿童更衣需要依赖他人完成。作业治疗师应教会照顾者合适的体位以保护自己的腰部、学会调整床的高度并且在腰部不适时及时调整。

2）C_5 损伤：该平面损伤的儿童穿上衣可达到改良后的独立水平，但需要费很大的体力。儿童由他人帮助穿衣而节省时间做其他事情，还是自己完成穿衣从而提高自信，这是一件值得权衡的事情。若每次儿童能够成功完成一次任务，而挑战另一个任务，这可以给儿童很大的独立感。作业治疗师要评定儿童的特殊需求，从而提供有针对性的最有效的技巧帮助儿童完成任务。有步骤的穿衣活动可以帮助儿童节省时间和体力，一旦完成过穿衣的动作，儿童就可以选择哪些步骤需要他人帮助完成以及哪些可以自己独立完成。但如果儿童能独立完成所有穿衣步骤，则可以根据天气或者自己的需要（清洁身体）随时调整衣物。C_5 损伤的儿童穿裤子基本要依赖他人，通常会需要他人辅助，以便节省体力做其他的 IADL。

3）C_6~C_7 损伤：C_6 损伤的儿童在更衣方面可以达到改良后的独立，但在学习这方面技巧时，通常也会消耗很大的体力。作业治疗师要认真权衡儿童获得更衣独立性的必要，儿童有限的能量可以考虑用到其他功能性活动中。

①短袖衫：C_6 损伤的儿童可以在轮椅中独立穿短袖衫，常用的动作顺序是一侧上肢→头→对侧上肢，其优点是儿童的手臂可以辅助维持平衡。但脱掉短袖衫的难度较大，儿童可以通过身体前倾的方式，把衣服“摇晃”下来。

②套头衫：穿套头衫时，把衣服摆放在大腿上，领口朝向身体前方，把双上肢穿进袖洞，并上拉到过肘关节的位置。然后用伸腕抓握的方法，使拇指在衣服下面呈钩状，把衣服从领子到底边整个抓在一起。利用肩的内收、外旋以及肘和颈部的屈曲动作，把衣服从头上套过去。双手拉下并整理好衣服。

脱套头衫时，用拇指勾住衣领背面，做伸腕动作，把衣服从头上拉过来，同时把头转向抬起手臂的一侧。然后尽量保持身体平衡，可靠对侧前臂支撑，身体前倾或用伸直的手臂抵在大腿上，用拇指勾住对侧袖孔，并把衣袖向下推，使手臂从衣服中抽出。

③外套：穿外套时，先将肌力较弱的手臂放入袖孔内，把袖子提到手臂上。前臂支撑在轮椅扶手上，使身体前倾，以保持平衡。再把另一只手臂放入在背后的袖孔内。双臂抬起并耸肩，把外套穿到肩上。脱外套时，采用与上述过程相反的动作步骤即可，亦可利用轮椅的把手帮助外套脱离肩部。

④手套：使用手动轮椅的四肢瘫儿童，学会穿戴轮椅手套十分重要。这种手套可以包裹手部，避免水疱、擦伤等；同时又能产生更大的摩擦力，帮助手部抓握不充分的儿童驱动轮椅。

⑤系扣子和拉链：由于 SCI 后手部的灵活性降低，因此儿童需要一些辅助的设备帮助系扣子拉拉链。 系扣子的辅助工具可以放在万能袖带中使用。穿带扣子的上衣时，可以先把衣服放在膝盖上，把下面的扣子先扣好，留上面两个不扣，这样就可以像穿背心一样把衣服穿上。拉拉链时，若手的功能受限，可以把钥匙扣套在拉链上或者穿一根线在上面。若不能完成拉拉链，可以把拉链换成搭扣。

⑥穿脱裤子：准备大小合适的床便于翻身，戴好 Dycem 手套（图 4-2-5）。髋屈曲至少 90°，衣服放在可及之处。有很多方法可以穿上裤子，常用方法是长坐位下弯腰把足跟抬起搭在另一条腿膝盖上；利用肌腱固定抓握和 Dycem 手套把裤子套在足上；手插裤子口袋，手指插在裤腰带，使用肌腱固定抓握和 Dycem 手套将裤子拉至髋关节；双手都插在裤子里以防止滑落，身体躺下；翻身到一侧，一手放在裤子前面，旋转手臂，一手放在背后，利用手套的摩擦力可将裤子提到臀上。儿童可以用腕伸肌勾住腰带将其拉上（可能需要反复几次）。

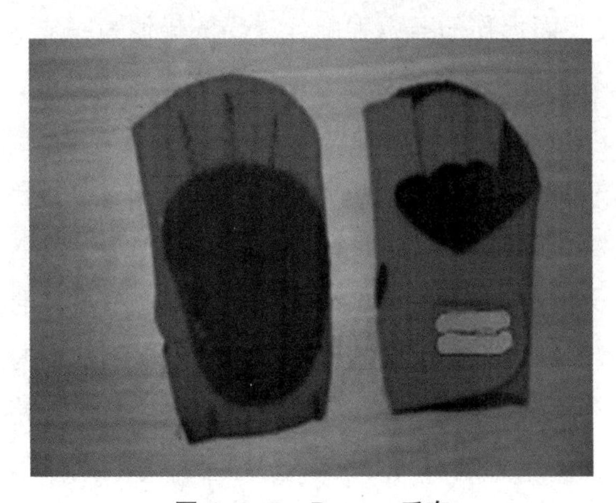

图 4-2-5　Dycem 手套

⑦穿脱鞋袜：穿袜子对 C_6 损伤的儿童来说也是一项困难的任务。儿童一般更喜欢在床上穿。另外，戴 Dycem 手套更加容易完成。另一个选择是在袜子一侧缝上拉环带或者用其他的辅助工具。

穿鞋子可以在床上或轮椅中完成。有的儿童喜欢在床上穿鞋子，这样就可以在转移时对足起到一定的保护作用，而且感觉更加稳定。有些则认为如果在床上穿着鞋子，打理裤子就很麻烦。无论哪种方式，把足放在对侧膝盖上可以将足跟抬离床面或轮椅踏板。双手掌夹住鞋子，将其穿在足趾上，然后提上足跟。尤其是足部肿胀时，要留意不要让袜子穿得有皱褶或者穿太紧的鞋子，以免足部感觉缺乏的骨突部位产生压疮。

若有严重的下肢痉挛情况，在更衣前，儿童可先自我进行弯腰向前，手尽量触及足尖和双腿盘腿坐位的下肢肌腱牵张动作 15~20 min。选择的衣服应柔软、宽松、合体；为避免双足发生压疮，并适应有可能发生的水肿和肌肉痉挛，应选择宽松的棉袜，比以前大出半码、甚至一码的鞋，且鞋口处要平滑，抬起下肢后足在鞋中不会移动，鞋子不会脱落。在穿裤子前，应先把袜子穿好，以防弄伤足趾。儿童也许需要一些穿衣辅助工具的帮助，如鞋抽、长柄持物夹、穿袜器、穿衣棒、扣钮器、拉链拉环等。

（5）洗澡：SCI 儿童可以使用浴缸清洁身体、维持健康。安全是 SCI 儿童洗澡的首要条件。SCI 儿童由于感觉减退要密切关注水温的变化，必要时在感觉正常的皮肤上进行测试，在出水口处安装烫伤防护装置，水温以不超过 50℃为宜。可以使用手置式淋浴头，淋浴时要确保双足不要处于淋浴头正下方以防止烫伤皮肤。

1）C_1~C_4 损伤：该平面损伤的儿童需要完全辅助，可对儿童的生活环境进行改造以便于照顾。

2）C_5 损伤：该平面损伤的儿童大部分需要依赖他人完成洗澡活动，其所穿戴的支具通常需要他人帮助脱去。如果儿童能保持直立体位的话，可以选择使用洗澡凳，并增加胸部固定带以保证安全。同时，可穿戴腕部支具以辅助进行躯干的清洁。

3）C_6 损伤：该平面损伤的儿童需要部分环境改造以达到更高水平的独立。可在浴缸内增加沐浴椅，浴缸两边安装扶手并安装一个便于转移的架子。若儿童使用沐浴椅，轮椅与沐浴椅之间的转移参照轮椅与床之间转移的方法。因儿童缺乏手指的功能，因此需要环境改造以保证其安全和独立性，包括使用手置式的淋浴头、一个“U”形把手，龙头开关的改造及安装稳定的扶手等。沐浴时以使用瓶装沐浴露和洗发水为最佳；使用香皂时可以将其放在丝袜内以便掉落时捡起，或用绳子将香皂固定在扶手或沐浴椅上。C_6 损伤的儿童可使用手套式搓澡巾，方便他们快速且大面积地将沐浴露涂抹在全身，不过手套式的缺点是湿了之后不方便在两手之间转换。

由于肱三头肌主动活动能力的缺失，洗头对 C_6 损伤的儿童来说比较困难。C_6 损伤的儿童可以弯腰低头并利用重力伸展肘关节完成洗头动作，还可以在坐位下将一侧下肢翘到另一侧下肢上完成洗脚动作。如果不能熟练操作，可以通过前倾的方式洗足和腿。

在儿童触手可及的地方放置毛巾，以便其使用浴缸洗澡时能够独立完成擦拭等动作，减少家属或照顾者的负担。在儿童进入浴缸沐浴之前务必在轮椅坐垫上铺上毛巾以防被水溅湿。

4）C_7 及以下损伤：C_7 损伤的儿童肱三头肌的力量较好，C_8~T_1 损伤的儿童仍残存部分手功能。故对 C_6 损伤儿童的一些改良均适用于 C_7~T_1 损伤的儿童。若儿童平衡、肌力和耐力等条件良好，还可以考虑使用普通浴缸。

（6）皮肤护理：

1）皮肤检查：检查部位和时间频率同第一阶段。C_1~C_5 损伤的儿童在这方面需要依赖他人，所以要指导其家属或照顾者正确的皮肤检查方法。C_6~C_8 损伤的儿童可利用肌腱固定抓握或万能袖带使用镜子检查皮肤情况，在侧卧位时用镜子检查背部和臀部皮肤。骶部是皮肤容易破损的地方，由于部位特殊，其用普通手持镜很难看到。可在床边固定一面长镜，儿童侧卧在床上，长镜位于身后，手持另一面镜子利用反光增加可视范围观察骶部皮肤。如果儿童坐位平衡能力较好，可在床边坐位下或座椅上检查下肢。

2）重心转移训练：重心转移训练是儿童在轮椅中改变体位以预防皮肤压疮的方法，至少每 30 min 减压 1 次，直至皮肤建立耐受性，持续减压时间根据儿童的能力和实际情况而定。

① C_1~C_5 损伤：该平面损伤儿童在电动轮椅内的重心转移训练可以通过使用头控或气控装置而独立完成；在使用手动轮椅时，作业治疗师应指导儿童家属及照顾者如何帮助儿童进行重心转移训练，并使其养成定时训练的习惯。

② C_6~C_8 损伤：该平面损伤儿童在使用电动轮椅时，可通过轮椅靠背的倾斜来独立进行重心转移训练。加强儿童床上或垫上的重心转移训练，使其获得躯干前倾的能力并在使用手动轮椅时应用。重心转移训练时应注意指导儿童重心充分前移，保证其坐骨结节不受压。

③ C_7 及以下损伤：C_7 及以下损伤的儿童可以独立完成支撑式减压。如果遇到不会的，或为了保存体力不愿进行支撑式减压，也可应用上述的重心转移减压方法。

3）坐姿调整：包括轮椅和床上保持正确姿势，目的是预防皮肤破损及最大化发挥儿童功能。骨突部位需要垫以枕头，使这些部位处于撑起的状态，不易造成磨损。骨突部位在儿童仰卧、侧卧以及俯卧时都需要垫枕头，具体内容详见第一阶段皮肤护理部分。C_1~C_5 损伤的儿童在这方面需要依赖他人，作业治疗师需要指导家属如何进行护理。C_6 及以下损伤的儿童可以独立完成姿势调整的技巧。对 SCI 儿童来说，轮椅内良好的体位和坐姿对完成 BADL 和 IADL 至关重要。不恰当的姿势会对颈胸段和下肢的 ROM、肌力以及平衡功能造成不良影响，从而限制儿童参与功能性活动。此外，端坐位时骨盆过度后倾也会造成坐骨、骶部以及棘突外皮肤的破损。

（7）膀胱管理：PedSCI 后的膀胱功能通常都会受损，儿童及其家属要参与膀胱管理决策的制订，处理方式也要根据儿童的喜好决定。C_1~C_5 损伤儿童的膀胱管理需要其家属或照顾者辅助。

1）男童膀胱管理：

①方法：为独立完成间歇清洁导尿，儿童要学会独立在轮椅内完成穿脱衣服，男童因生理原因比女童更容易完成该任务。如果穿弹力腰的裤子，可以买一个金属把柄或者将裤子进行改造，进行间歇清洁导尿。穿弹力腰裤子的儿童，可能在间歇清洁导尿保持阴茎直立时会有困难。有的儿童及家属觉得用抗菌的套管或者毛巾裹在阴茎外会有帮助。还有的使用 Household 间歇导尿工具，曾有学者报道过使用该工具可以提高四肢瘫儿童间歇清洁导尿的独立性。许多儿童喜欢穿带拉链的裤子，则要改良拉链，使其更容易操作以便取出阴茎。C_6 及以下损伤的男童，可以在家中或社区内独立完成间歇清洁导尿。

②清洁：学会如何使用清洁技术进行间歇清洁导尿可以增加儿童的独立性，日常生活也能更加灵活地应对，而且可以避免使用尿袋的尴尬局面。无论在家还是外出，其他一些用品也要放在触手可及的地方，如有的儿童外出会使用轮椅袋存放间歇清洁导尿所需物品。间歇清洁导尿的核心就是要保持一个干净的环境。导管要在插入前尽量少接触，因为儿童若手功能受限，在社区内将管子套在导尿管上也是很有难度的事情。为切断污染，这些连接最好在家里完成，管子和导尿管在使用之前都尽量密封好。使用 5 合 1 连接器也可以方便一些。管子的连接也是困扰社区内间歇清洁导尿的问题之一，可以用魔术贴来帮助解决管子的固定问题。

2）女童膀胱管理：

①清洁：对女童来说，完成间歇清洁导尿，必须把阴唇打开进行消毒。对手功能丧失或受限的儿童，可以在支具上装一个阴唇撑开器，帮助其分离出尿道口。使

用这类工具的儿童，要多加练习以成功操作间歇清洁导尿。

②姿势摆位：若可以独立进行间歇清洁导尿，她们通常需要重新摆放髋和大腿。轮椅中，儿童要往前坐，双腿或放在轮椅扶手和脚踏上或放在马桶凳或床上。裤子要脱下来，以更好地摆放体位。为节省时间和能量，她们会穿长短袖衫或者改良裤子在前面加一个开口（用魔术贴或纽扣）。用纽扣时要注意防止皮肤擦伤。

③方法：通常女童先在床上用镜子辅助进行间歇清洁导尿，最终可能用手摸来代替使用镜子。在床上时，他人帮忙进行间歇清洁导尿比在轮椅上容易。因为一天中要进行多次间歇清洁导尿，不方便每次都躺回床上进行，尤其是要重返学校时更不适合这样做。所以，对这些人来说，学校或社区内用可以倾斜的轮椅可使间歇清洁导尿更方便。

④手术：如果是四肢瘫，因手功能减退和生理原因，不能选择间歇清洁导尿。还可以考虑进行耻骨上造口，它通过腹部建立膀胱出口，还可以解决间歇清洁导尿漏尿的问题。如此操作，女童儿童就可以尿袋的方式减少间歇清洁导尿的次数。当然还有其他的手术方法，儿童家属需根据儿童的情况和医生讨论采用哪种方式管理膀胱。

（8）大便管理：SCI 后直肠功能会受到影响。

1）直肠管理的介入时机：直肠管理应该早期介入，与此同时就该对儿童及其家属进行常规直肠处理的培训，包括电刺激和手法排泄。直肠问题会限制儿童的独立能力。指导儿童及其家属每天要摄入足够的纤维和流质，同时要建立持续定时的排便计划。有研究发现，急性期住院康复阶段，医护人员帮助儿童建立的排便时间是晚上，而儿童回家之后却习惯在早上排便。因此在建立排便习惯之前，医护人员要询问并结合儿童既往的排便习惯，以便更好地与出院相衔接。如果要改变排便时间或方式，一定要当心便秘的发生。

2）不同损伤平面直肠管理介入的方法：

① C_1~C_5 损伤：儿童在大便管理方面需要依赖他人，可在床上或厕所加一个洗澡凳解决。一般在直立坐姿下，借助重力排便相对容易和省时。儿童和照顾者可一起商议确定排便的方式。无论选择是什么，讨论并确定最优日常计划是很重要的，如儿童和照顾者可能希望在每天洗澡前进行排便。

② C_6 及以下水平损伤：根据排便类型，C_6 及以下水平损伤的儿童可以独立处理大便。两种类型的排便方式分别是电刺激和栓剂。选择哪种方式，要看儿童球海绵体反射及肛周直肠的感觉。对有球海绵体反射但无直肠感觉的儿童来说，可以使用电刺激；儿童手功能不好时，要使用辅助具帮助。若儿童没有球海绵体反射但有

直肠感觉，可使用栓剂。儿童需具备一定的手功能才能拿稳栓剂，并且手的本体感觉和感觉要完整。如果不具备以上手功能的，可以购买栓剂插入器。C_6~C_8 损伤的儿童只有少数可以独立操作以上步骤，因为要想有最好的反应，插入栓剂时，直肠拱顶需要清空。不具备手功能的儿童，常让照顾者来完成直肠的清空并插入栓剂。直肠还要具备一定的张力防止栓剂外漏，儿童可以在床上完成，在转移到厕所之前让栓剂有足够的时间在体内停留。

（9）交流：与外界交流的方式包括写字、打字、打电话、上网等。SCI 儿童可使用改良的设备、眼控电脑以及环境控制以重新获得该项技能。高位 SCI 儿童需要借助托盘使用口操纵杆或支撑上肢。作业治疗师常要和儿童一起设定托盘的位置以使其能够与周围环境充分交流，例如，将魔术贴粘在托盘或电话、遥控器、个人电子辅助具等设备上，以防止儿童在重心转移时物品滑落。

1）写字或打字：口部结构良好、颈部 ROM 和肌力较正常的 C_1~C_4 损伤儿童可以完成写字或打字、翻书等任务。由于会使用口控操作杆完成上述动作，因此儿童维持良好的口腔卫生十分重要。较新的操控周围环境的辅助具还包括眼控物联网设备，该种设备对促进 C_1~C_4 损伤儿童最大化的独立十分重要，例如，可以把书夹放在口控器旁边，这样儿童翻页就可以达到改良的独立。

C_5 损伤的儿童可以佩戴腕部支具，把笔固定在支具上面，用改良的方式写字（图 4-2-6）。

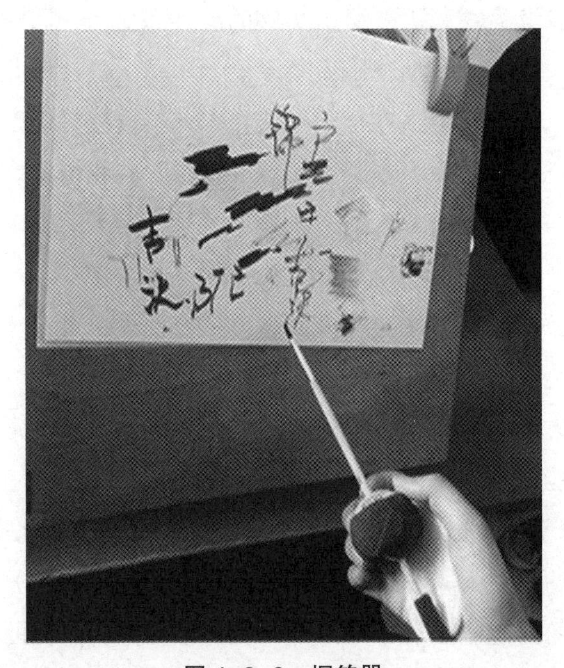

图 4-2-6　握笔器

C_6~C_7 损伤儿童可以使用同样的技巧但不一定需要腕部支具来完成写字或打字，因为他们具备一定的腕关节背屈能力，使用万能袖带辅助抓握即可。肌腱固定支具也可以辅助一些 C_6~C_7 损伤的儿童加强和改善写字时所需的肌腱固定抓握。

C_8~T_1 损伤的儿童因具备一定的手功能，可以直接使用改良或加粗后的笔进行书写（图 4-2-7）。

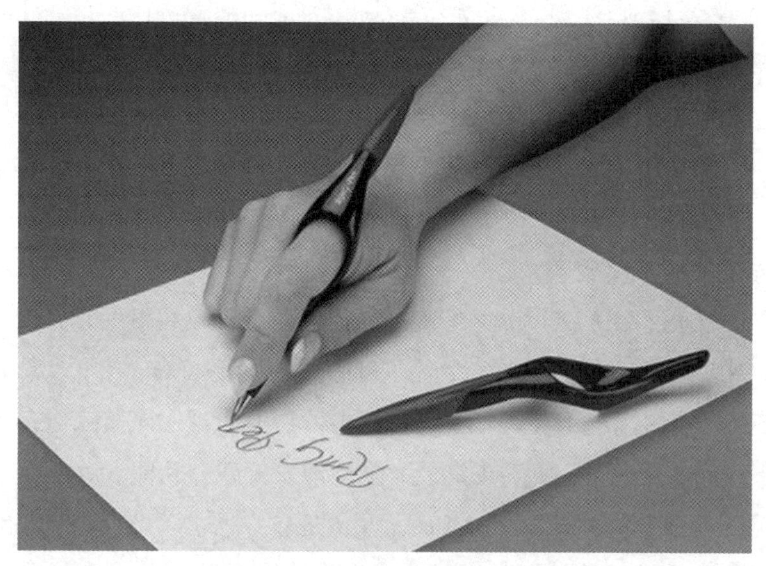

图 4-2-7　用改良的笔进行书写

2）使用电脑和手机：四肢瘫儿童可以使用电脑和手机完成相关任务，特别是休闲活动及使用电子邮件、语音聊天等通讯软件与外界进行沟通交流。可以用气控的电话来帮助有上肢功能缺陷的儿童，大按钮的手机更方便儿童按键和接电话，还可以通过语音操作智能手机，更加方便四肢瘫儿童使用。

7. 支持和教育

作业治疗师应对 SCI 儿童及家属进行支持和教育。教育内容除了包括 SCI 的性质、功能预后和恢复潜能外，还应包括皮肤护理、饮食与营养、常用药物的名称、作用、不良反应、服用方法和剂量、矫形器或夹板的佩戴方法、自主关节活动的方法、并发症的临床症状、预防及应急处理等内容。此外，应允许和鼓励儿童表达挫败感、愤怒、恐惧和关心等情绪并向其提供心理支持。组织儿童建立支持小组，分享各自经验和解决问题的办法；向儿童及家属发放与 SCI 有关的教育材料和光盘或提供相关网站以促进儿童的自我表达及与他人的交流和获得有用的资讯。

（三）第三阶段

随着儿童年龄的增长和控制躯干独立性能力的增加，作业治疗师应与康复团队中的其他成员一起共同发展与提高儿童管理自身整体健康和预防并发症的能力。可以通过必要的作业技能与学习准备性训练等治疗措施，增加儿童作业活动内容的重复性和多样性，改善与改造其家居环境，并提供持续的心理与社会支持，全面提升儿童的独立生活能力。

1. 训练形式和内容

依据加拿大作业表现测量表（Canadian occupational performance measure，COPM）的评定结果，训练的重点内容包括儿童确定想做、需要做或期望去做的活动。此阶段所选择的作业活动不再局限于自理活动，还应包括 IADL 和娱乐性活动。训练形式可以是"一对一"，也可以是小组性活动。有研究表明，SCI 儿童的训练内容依次为功能性移动、穿衣、梳洗和进食活动。

2. 家访及家居环境改善

作业治疗师通过家访以获得对儿童出院环境的了解，并根据其日后在家居环境中需要实际完成的活动而进行针对性训练，使 OT 目标更明确，治疗效率更高。此外，通过家访实地观察和评定儿童现有家居环境中的作业表现，对其家居环境进行适应性改善以提供无障碍环境，便于儿童最大限度地发挥残存功能。

（1）门：门的宽度不少于 85 cm，重量适中，去掉门槛或将其高度降低至 1.27 cm 以下，并附有短小的斜坡以便儿童操作轮椅出入。

（2）室内活动空间：儿童使用手杖、腋拐或步行架时所需的活动空间大于正常情况，使用轮椅时更甚。普通轮椅在完成直角转弯时，其所需要的空间应不小于 140 cm × 140 cm；调头时所需的空间应不小于 210 cm × 210 cm。

（3）室内地板：铺在地板上的地毯应保持平整，确保被粘牢或钉牢，防止隆起或撕裂。使用轮椅或其他助行器的儿童在较厚的地毯上移动，可以增加辅助具在移动时的摩擦力，提升移动时的安全性。与此同时，要注意将散在的小块地毯移开，若地板上未铺地毯，则不要在木地板上打蜡或尽量使用不打滑的蜡。

（4）卧室家具：选择厚重、稳固的床，其周围应留有足够的空间。为增加稳定性，建议把床靠墙摆放或在床腿下增加橡皮垫。床的高度应以儿童坐在床上，双足落地，髋、膝、踝关节均屈曲 90° 为宜。对于使用轮椅的儿童，床的高度应与轮椅的高度一致以利于其完成床与轮椅之间的转移；衣物应摆放在使用轮椅时方便收纳取出的衣柜内，经常使用的衣物应放在最容易靠近的抽屉里。床头柜上摆放台灯、电话、日常用的药品等儿童常用物品，摆放位置以方便儿童使用为宜。

（5）卫生间：一般采用坐式马桶，厕座高度为 40~50 cm，地面做防滑处理以保证安全。要有足够的空间方便儿童转移，通道应宽敞、通畅。厕座旁应安装扶手，供儿童起身、坐下或转移时保持平衡，材质以不锈钢为佳，并配有防滑处理。水平安装的扶手方便儿童通过双上肢支撑辅助站起，应安装在厕座的侧方，距厕座高度大约为 22.5 cm 的位置，长度约为 50 cm。垂直安装的扶手方便儿童站立时重心的转移和保持站立位的稳定，应安装在距厕座侧前方 30 cm，距地面大约 80 cm 的位置。洗脸池的高度通常为 75 cm，其下方要有足够的空间以供儿童操纵轮椅充分靠近。

（6）餐厅：应保持通道宽敞、畅通，并有足够的供轮椅转向的空间以方便儿童操纵轮椅进出。水池的高度通常为 80 cm，水池及餐桌的下方均需留有足够的空间供儿童操纵轮椅充分靠近。

（7）客厅：柜子和电视机的高度应为 90~120 cm，过道的宽度应不少于 105 cm，电插座距地面高度不少于 50 cm，这样方便儿童操纵轮椅在客厅活动时能够独自完成相关活动。

3. 持续的心理与社会支持

虽然 SCI 儿童的功能与能力会随着时间的推移有不同程度的改善和提高，但大部分儿童仍需终身面对功能残疾的现实。能否从心理上真正接受这一现实并做出积极的适应性行为改变，这不仅影响儿童独立生活的能力与水平，还会影响儿童及与其密切相关人群的生活质量。因此，对儿童及家属提供持续的心理与社会支持以促进其从心理社会方面更好地适应残疾非常必要。

具体的做法包括：①通过心理辅导，帮助儿童重新认识自我和确立人生目标。②关注其家属或主要照顾者的心理状况，提供压力管理技巧的教育和训练。③为儿童提供与社会接触的机会，包括参加助残日举办的活动、定期举办 SCI 儿童的游戏活动等。④寻找能为儿童提供财力、物力和无偿服务的有用资源等。

五、截瘫的作业治疗

（一）治疗原则

由于上肢功能完好，截瘫儿童不需要任何辅助技术或设备来代偿其上肢功能，其生活完全自理，能独立使用轮椅并完成转移动作，能够进行一般性家务活动，可保持坐位完成学习等活动。但损伤平面越高，儿童躯干控制和平衡能力越差，其完成日常生活和其他功能性活动的难度也会增加。上胸段损伤的儿童若需完成超过其稳定极限的功能性活动，则需要提升平衡技术或使用额外的支持控制躯干稳定，如保护带等。

截瘫早期应使用适应性设备和辅助技术，包括提供可遥控的呼叫灯和床，压力袜和更耐用的医疗设备，如轮椅、充气床垫和座便椅等，从而最大限度地发挥儿童的各项生活能力。预防性使用TLSO可有效延缓甚至避免手术，改善儿童躯干支撑功能，提高坐位平衡能力。教育儿童及其家属学习膀胱、直肠管理及皮肤护理等知识，告知家属儿童能做的日常动作如穿脱衣服、转移动作等，并为其所需的辅具或物品提前做准备。

（二）治疗方法

1. 更衣

（1）穿脱上衣：截瘫儿童能够独立完成穿脱上衣，方式与C6损伤儿童相似，完成更加容易。为避免不必要的转移，洗澡后的穿衣动作需在轮椅中完成。截瘫儿童应增加轮椅内穿脱衣服的训练，因为在轮椅中进行衣物整理能够更加方便地处理二便问题，提高独立性。

（2）穿脱裤子：根据场地不同分为床上穿脱和轮椅上穿脱。

1）床上穿脱：儿童在床上取坐位，保持髋关节轻度屈曲和外旋；将手放在一侧腘窝处并轻托起该侧下肢，另一只手把裤腿套到腿上并拉到膝关节上方，完成后重复同样的动作穿上另一只裤腿；一侧肘关节支撑躯干侧倾，同时另一只手快速将裤子提到该侧臀部以上，完成后重复同样的动作穿另一侧裤子，必要时可反复重复以上动作直至完全将裤子穿好。也可使用上肢悬吊环辅助侧倾躯干，将裤子拉过臀部。脱裤子的动作次序与穿裤子相反。

2）轮椅上穿脱：根据损伤平面和个人喜好的不同，儿童可以将一侧足放在对侧膝关节上方套上裤腿，也可以利用肘关节支撑在扶手上使躯干侧倾后套上裤腿。对侧重复以上动作直至将裤子完成穿好。脱裤子的动作次序与穿裤子相反。

（3）穿脱鞋袜：将一侧足交叉放置在对侧足上，用手完成穿脱鞋袜的动作；或者用一侧上肢支撑在扶手上，躯干前倾，对侧手完成穿脱鞋袜的动作。由于躯干稳定性强，损伤平面较低的截瘫儿童在轮椅上也可以向前弯腰直接穿脱鞋袜。

2. 洗澡

截瘫儿童洗澡一般都可以达到改良后的独立。因为其手和上臂功能完好可以不必使用前述的多数改造，使用普通浴缸加一个浴缸凳即可。但依旧会建议安装扶栏以及使用手置式淋浴头。会阴部的清洁可通过左右侧身的方式完成，也可在大便后升高的马桶上处理。作业治疗师一般会建议儿童浴缸底部使用防滑垫，并且提醒儿童在进入浴缸前试水温。

有些儿童喜欢偶尔用淋浴，淋浴时SCI儿童就需要一些改良的耐用医疗设备。国外市面上有多种可以满足不同需要的淋浴设备。这些设备都有一些共同的特征，如强调皮肤的完整性、淋浴的体位以及安全性。SCI儿童所有的浴室设备都应包含坐垫，来减轻儿童臀部的压力。

3. **皮肤护理**

截瘫儿童同样也使用镜子进行皮肤检查。对于上肢肌肉功能完好的截瘫儿童，同样可以用手按在轮椅扶手或轮子上撑起身体的方法减压，至少每 30 min 减压一次，直到建立皮肤的耐受性。

4. **膀胱管理**

正常手功能的女童可以独立处理膀胱。

5. **大便管理**

截瘫儿童可以独立完成直肠清洁并打入栓剂，而对有反射性直肠的截瘫儿童，直肠清洁可能要在每次进食之后进行，以防止出现问题。重要的是，儿童最好也能在学校或社区内完成该项技能，这样一来就可以不影响学校生活或参与社区活动了。

OT 期间的参与是 SCI 儿童功能结果的重要预测因子，因此通过采用以家庭为中心的目标并将儿童的兴趣纳入治疗干预措施中，最大限度地提高儿童的参与度至关重要。

（张蓓华）

第三节　高位四肢瘫儿童的语音及吞咽障碍治疗

一、基本概念

由于儿童和成人头身比在解剖结构上的差异以及儿童神经系统尚处于生长发育阶段等特点，PedSCI 中 60%~80% 发生于颈段脊髓。在 8 岁以下儿童的 SCI 中，发生在颈段的损伤高达七成。颈段损伤的致残率和死亡率都很高，而幸存者残留的吞咽及语音障碍对其伤后的生活质量也造成很大影响。

（一）语音障碍

颈段 SCI 后引起的语音障碍，主要是指由于该段脊髓神经损伤导致支配的相应肌群运动障碍引起的呼吸、构音、共鸣等功能受损所致的以发音困难、音量小、发音错误、语音不清晰、吐字不连贯等一系列临床表现为主的运动性言语障碍，在广义上，属于构音障碍的一种。

（二）吞咽障碍

根据美国言语语言听力学会（American speech-language hearing association,ASHA）的关于儿童的喂食－吞咽障碍的描述，它可以发生于完整的吞咽过程的任何一个或几个阶段/时期。正常的吞咽过程是需要学习的，从婴幼儿时期就需要掌握吮吸、用杯子饮水、咀嚼固体食物等技能。口腔期涉及吮吸、咀嚼、将固体或液体移向喉部；咽期涉及吞咽启动及将食物向下推挤进喉部（此时，气道完全关闭）；食道期即食物经过食道到达胃的过程。

由于正常的神经支配受损，儿童可表现为因咬合、咀嚼、吸吮、舌的各向运动、口唇运动控制、食团吞咽等能力不足导致的饮水/奶呛咳、进食呛咳、进食缓慢、食物反流等症状，在吞咽过程的不同阶段（口腔期、咽期、食道期）都可能出现一系列多样化的功能障碍，其中咽期的吞咽障碍，常常表现为在经口摄取食物时出现的咽部渗透和/或误吸，主要以液体为主；对咽部吞咽障碍症状的识别尤其需要注意观察吞咽液体时是否出现呛咳和湿音。SCI 儿童的吞咽障碍对其病后的营养状态及进一步发育有极大的影响。

二、评定

（一）语音障碍的评定

语音障碍需要依据构音障碍的评定流程展开，包括评定呼吸运动、构音器官（如唇、舌、牙齿、腭等）的结构、肌张力、基本运动的幅度和协调性、构音运动和语音清晰度等；此外，嗓音的音质、音量、音调变化和模仿及共鸣能力也是评定的一部分。呼吸运动中除了关注呼吸模式（胸式/腹式）、幅度、频率和是否顺畅之外，还要注意安静与说话时的呼吸模式是否有差别。在构音运动和清晰度检查中，要注意依据不同语种/方言的特点，结合不同年龄段儿童口语语音发育顺序，进行基本音素的构音运动和发音检查。针对尚处于语言发育期的幼儿出现高位 SCI 的病例，在评定中则不要忽略其相应语言发育阶段的特点。应注意鉴别儿童的口语表达障碍的原因是语言发育能力受损（如 SCI 合并脑外伤者）还是仅仅由 SCI 引起的神经支配受损而致的动作障碍。评定结束后，要总结分析语音错误的模式和错误出现的条件，还要注意核对正常儿童语音发育顺序，排除符合年龄的发展性错误模式，找出真正需要干预的错误语音，以便制订最佳治疗方案。

（二）吞咽障碍的评定

1. 临床检查

一份完整的关于吞咽障碍儿童的临床评定应包含以下部分：既往病史、成长发育史、对食物（含餐具）本身的评定、认知能力、口颜面解剖结构、口颜面运动能力、口咽部感觉传递、可否完成自主进食、吞咽的安全性及代偿性吞咽策略、进餐时间及过程中是否有行为方面的问题以及儿童与家长的互动；以上内容已达成广泛性共识。在上述所有的对吞咽障碍儿童的评定中，父母 / 照顾者都是不可或缺的重要一环。他们在设定治疗目标、开展具体的治疗措施、跟进治疗过程等环节，能够保证所有的内容对于儿童及家庭是有积极意义的，也有助于将治疗效果从医院 / 康复机构扩展到家庭环境中。

2. 吞咽能力的评定

对罹患吞咽障碍儿童的吞咽能力的评定应该由专业人士进行，如言语治疗师或吞咽专业人员，检查者需要具备吞咽解剖、生理及病理生理专业知识及儿童生长发育的专科知识。与成人相似，电视透视检查吞咽评定（videofluoroscopy swallowing study, VFSS）和纤维内镜检查吞咽评定（fibreoptic endoscopic evaluations of swallowing, FEES）也是评定婴幼儿吞咽安全能力以及判定是否存在误吸的金标准。尽管存在儿童配合程度的问题，一项基于 90 例吞咽障碍儿童（年龄为 1~120 个月，平均年龄 27.5 个月）的研究显示，吞咽障碍儿童的长期预后具有多样性，而在确诊初期，使用 VFSS 来评定吞咽障碍的严重程度对长期预后的判定有显著意义。在另一项基于 300 例喂养困难的儿童的 VFSS 研究中，咽期的误吸高达 34%，其中 81% 是隐性误吸；而隐性误吸多与神经损伤有关（OR：4.65；95% CI：2.26~9.54）；隐性误吸的儿童比显性误吸者更多见于神经系统疾病儿童中（OR：4.1；95% CI：1.1~15.8）。而关于这两种检查方法的敏感性和特异性，Kappa 一致性分析显示，FEES 在咽期的渗透和误吸方面，特异性和阳性检出率均高于 VFSS，也显示出了较高的观察者之间的一致性，但这仅仅是基于 30 例儿童的研究，其结果也可能与儿童对检查的接受度和配合度有关。

3. 咽喉部的感觉评定

咽喉部的感觉评定也是吞咽能力评定中重要的一环，纤维喉镜下的感觉检查（flexible endoscopic evaluation of swallowing with sensory testing, FEESST）有助于明确儿童是否存在咽喉部感觉缺失。一项基于 40 例吞咽障碍儿童（3 个月至 17 岁）的研究显示，大部分儿童的感觉阈值都有不同程度的受损，受损程度较严重者的吞咽障碍程度也较严重，而阈值正常者出现异常吞咽的情况也显著低于中度或严重受损者（$P<0.05$），这是因为感觉能力直接关系到对咽喉部异物的觉察能力及咽喉廓清程度，在检查中则直接反应在咽部残留食物、咽部渗漏、误吸、过早的溢出和下咽部的分泌物淤积等指标上。对于月龄较低的幼儿，重点要观察喉镜下的咽喉部反射过程。

4. 口部运动能力检查

除了借助仪器的检查评定方法，口部运动能力检查（oral-motor assessment，OMA）在吞咽能力评定中也是不可或缺的部分，一项 2011 年来自韩国的基于 33 例吞咽障碍儿童（平均年龄 17.3 ± 12.1 个月）的研究比较了其与 VFSS 检查的临床实用性。他们比较了 6 种不同进食状态下（糊状、半固体、固体、饼干、用瓶子喝水及用杯子喝水），口腔期和咽期的吞咽异常情况。在口腔期异常的评定中，OMA 评分和 VFSS 检查具有统计学意义的一致性（Kappa=0.419，*P*=0.023），其中前者的敏感性达 87.5%，特异性达 66.6%，并具有 95.4% 的阳性检出率。而在咽期的评定中，则不显示具有统计学意义的一致性（Kappa=-0.105，*P*=0.509）。这一检查可在因儿童恐惧、哭闹而无法良好配合 VFSS 检查时，成为可信的有效的替代工具。

5. 生活质量评定

对吞咽障碍的评定，也不要忽略对吞咽障碍儿童生活质量等主观方面的评定，主要在照顾者中开展。已有文献报道过此方面的调查问卷 / 量表，并进行信度效度检验。这些量表涉及了人口统计学信息、家庭经济状况、吞咽障碍程度、儿童日常活动能力、心理状态、喂养困难程度、照顾者的生活质量等方面的数据，对于临床工作者制订临床决策及社会工作者提供后续的家庭支持给予了较为详尽的信息，也有利于儿童出院后的后续康复。例如，FS-IS 量表有助于找出某些影响照顾者因照顾儿童而改变自身生活质量的因素（如日常活动能力、焦虑、喂养困难），以给予有针对性的后续支持，最终改善儿童日常生活，特别是进食 - 吞咽方面的照顾的品质。

三、语音障碍的矫正

针对 SCI 儿童的运动性构音障碍，主要有以下三种不同类型的干预方式。

（一）传统的系统化构音训练

依据构音运动产生的基本原则，针对评定所得的儿童具体的障碍点，分别从呼吸运动、构音器官（如唇、舌、牙齿、腭等）的基本运动、构音运动等方面，制订详尽的训练方案。正确良好的呼吸模式和稳定的气流控制与支持是获得清晰口语的基础。在进行主动的音声训练之前，在强化构音器官基本运动作为基础的同时，不要忽略听感知的训练，巩固儿童听辨音的能力，不仅有利于辨识目的音也有利于自我矫正。发音 / 构音训练前要注意教导儿童发音 / 构音的要领和技巧，从单音或无实意的音节开始学习比放在单词中效果更好。强调循序渐进、从易到难，从单音、

音节到单词 / 词组、句子，从某个音扩大到整组音，强化和固定正确的发音 / 构音模式，直至自如地应用到长篇段落及日常对话的不同环境中。

（二）基于运动学习理论的一致性训练

基于运动学习理论的一致性训练以运动学习理论为依据，认为学习的泛化应用是基于大量的、多样化的、随机分布的练习；用于语音障碍的治疗是由于这一障碍的本质是 SCI 引起的神经支配受损而致的动作障碍。它与传统训练方法大体相似，从单字 / 音到单词、词组，再到句子和主题会话中，反复使用目标音；不同之处在于，它的随机多样化的练习模式，不仅局限于从易到难的渐进模式，而是将不同难易程度的目标词 / 语音混合在一起，以更好地促进学习的泛化，强化练习从特定语境普及到日常用语中。这一方法以适应性训练开始，将儿童已经掌握的语音与尚待矫治 / 学习的目标音混合，制订从单音节词到句子的语料，是为了让孩子在熟悉的语料 / 语境中接触目标词的不同难易的应用程度，为后续大量的随机多样化实际练习打基础。在一些小样本的研究中，这一方法已被证实可以有效改善儿童的言语清晰度。

（三）借助仪器的视觉生物反馈训练

随着科技进步而出现的利用超声波、电子颚图、声谱仪影像等设备的视觉生物反馈训练，有助于提供给儿童形象化、可视化的参考，在近十年来也常被用于构音障碍的治疗。这些方法的使用是与近年来的镜像神经元理论及其与运动学习的编码促通和增强语音感知等理论的进一步完善有关。当然，能否因地制宜、因人而异地准确使用这些方法，与儿童的认知能力和全身功能状况有关；也与当地医疗环境、儿童家庭经济状况、治疗人员的专业技能等多种其他因素有关。

四、吞咽障碍的治疗

吞咽障碍的干预和治疗应针对具体的障碍进行，多学科交叉团队协作的工作形式已被广泛接纳，团队成员包括医生、护士、营养师、物理治疗师、作业治疗师、言语治疗师、心理治疗师等。应贯彻“早诊断、早评定、早治疗”的原则，在进行综合全面的评定后，针对具体障碍点及其原因，制订全面综合的治疗方案。在有条件的情况下，临床服务还应当进一步延展到门诊随访及家庭康复指导和对照顾者的关于吞咽障碍的继续教育。

常用的治疗方法包括旨在直接和间接改善包括吮吸、吞咽和咀嚼过程的运动强度、范围的训练以及旨在为高敏感性脱敏的口颜面的感觉运动训练。对于口腔期障碍的儿童，所有有助改进口部感觉及运动能力的训练已被文献大量推荐，而在临床实践中，尚缺乏具有来自大样本的随机对照试验的高水平循证医学证据的相关数据以说明某一种特定方法的有效性。临床常见的主要有头颈颜面部的按摩和肌肉放松运动，口唇、下颌、舌头的运动（被动、辅助主动或主动），呼吸运动，声门紧闭运动（如咳嗽、清嗓等动作）等的训练。对咽期障碍的儿童，调整吞咽模式或改善食物性状是有效的手段；尤其要注意吞咽动作与呼吸运动的调整与配合。一些针对小婴儿的小型研究已指出，身体稳定性对改善进食量的有效性，然而，尚缺乏足够的关于年长儿童的大型随机对照研究的数据。针对尚需要经鼻插管喂饲的儿童，喂饲的管理也需要多学科的团队合作，包括作业治疗师、言语治疗师、消化内科医生、心理医生、护士、药剂师和营养师，为儿童制订科学的进餐时间表以及与原发病相关的综合治疗方案；需要特别注意父母和儿童之间的互动，同时，不能忽略对家长的心理评定和疏导。虽然言语治疗师在吞咽治疗中有至关重要的专业意义，由于儿童大部分时间在病房或家庭，而非治疗室，与之接触最密切的并不是言语治疗师，而是家长或照顾者，包括其他医护人员，因此，良好的团队合作和信息共享有利于巩固治疗效果。所有针对吞咽障碍的治疗方法，均需根据每一个儿童的实际情况做出具体调整，制订个体化的治疗方案；治疗过程要注意及时评定治疗进展，根据儿童能力的变化，及时修改治疗计划。

（何维佳，李月裳）

第四节　康复护理

一、急性期管理

（一）并发症预防

PedSCI 主要包括创伤性及非创伤性两大原因，常无异常影像学表现。潜在的儿童特殊生理特征如头颈尺寸比例大、脊柱纤维软骨弹性大、颈椎小面关节横向位是导致损伤的内因。损伤机制可能是臀位分娩牵拉导致的损伤、暴力性过伸或过屈。无论病因如何，儿童在急性期均会被要求严格卧床制动以避免二次损伤，减轻脊髓水肿。

SCI 急性期儿童的卧床制动是指除检查、治疗等需要床旁站立或乘坐轮椅外，其维持基本生理需求的活动（饮食、排泄等）均须在床上进行。由于身体活动能力减弱、肢体肌肉“泵”功能降低及自我护理能力降低等原因，儿童易发生压疮、下肢 DVT 形成、肺部并发症、泌尿系感染、自主神经反射异常、代谢性并发症等。采取规范、有效的护理措施可预防和减少并发症的发生。

1. 压疮

（1）基础知识：

1)定义：压疮是指皮肤和/或皮下组织的局限性损伤，也称压力性损伤(pressure injury，PI)，通常发生在骨隆突部位、与医疗器械或其他器械接触的部位。可表现为皮肤完整伴指压不变白的红斑或开放性溃疡，可能伴有疼痛。强烈和/或长时间的压力或者压力合并剪切力可导致压疮发生，微环境、营养、组织灌注及并发症等因素也会影响局部组织对压力和剪切力的耐受能力进而增加压疮发生的风险。

2）分期：美国压疮咨询委员会（national pressure ulcer advisory panel，NPUAP）2016 年将可分期的压疮分为 1~4 期，但医疗器械导致的黏膜压疮无法进行分期。

3）发生因素：

①外源性因素：垂直压力、剪切力。

②内源性因素：行动和行为受限（SCI 伴或不伴骨折）、感觉障碍、营养不良、皮肤潮湿（如大、小便失禁）等。

③医源性因素：如应用镇静、麻醉等药物，或使用石膏、呼吸机面罩、气管插管及其固定支架等医疗器械。

（2）评定：

1）评定量表：目前已有 Braden 量表、Norton 量表、Waterlow 量表等多种成熟的压疮风险评定工具，可协助判断儿童发生压疮的风险，建议结合量表特点选择使用。Braden 量表在全球应用较广泛，其主要对患者住院期间各个时间段压疮发生风险进行连续动态的评定监测，实施针对性的预防护理措施，能较大程度上减少及预防压疮的被动性及盲目性，针对患者实施综合性、全面及整体的护理措施，促进患者早日恢复健康，提高了护理工作实施的有效性，利于患者康复。

2）皮肤情况评定：

①评定皮肤情况：对于新入院的 SCI 卧床儿童应及时评定其整体皮肤情况。若儿童病情发生变化或使用石膏、呼吸机面罩等医疗器械，应密切关注其皮肤或黏膜受压情况，尤其是骨隆突部位皮肤、与医疗器械接触部位及周围的皮肤或黏膜。

②保持皮肤清洁、干燥：建议在易受浸渍或过于干燥的皮肤部位使用皮肤保护产品。注意不可用力擦洗骨隆突处皮肤。

（3）预防和护理措施：

1）良肢位摆放：

①静态体位摆放：适当的体位摆放对于所有SCI急性期儿童的压疮预防至关重要，对于伴有颈椎骨折的SCI儿童，其颈部的固定尤为重要。儿童颈椎固定的方法受其发育解剖学的影响，与成人相比，8岁以下的儿童头部相对较大、颈肌较弱且颈部较短，因此要选用有效的固定装置保护颈椎，防止已有的SCI加重。具体方法为使用颈托固定颈部，将躯干置于一个较长的脊柱板上，并用宽绑带将躯干固定。应选择材料坚硬、尺寸合适且不妨碍气道管理的颈托。一般来说首选高切颈托，因为其可提供对颏、下颌角和乳突的支撑。使用颈托时应将颈部固定在中立位，避免屈曲或伸展。在一项纳入8岁以下儿童的前瞻性研究中表明，因为儿童头颅及躯干发育特点，为实现颈部中立位，仰卧位时肩背部需适当抬高，平均幅度约为2.5 cm。

②体位管理：SCI急性期卧床儿童几乎均处于脊髓休克期，其四肢或双下肢肌肉的肌张力和肌力明显降低，加强护理、维持良好的肢体体位和保持头颈部相对中立位十分重要。为儿童翻身时，必须将其颏部牢固地置于颈托的颏兜内以防止颈部屈曲，避免颏部下滑至颈托内。不应向后用力压迫下颌骨而影响气道的管理。颈托的下部应牢固地依托于胸部和锁骨上。必须注意不能对颈部施加牵引力。翻身时应使脊柱维持于中立位，根据儿童身材的大小，可能还需2~4人进行该操作，1人专门负责维持颈椎处于中立位至关重要。若儿童脚踝和膝部及足跟部无法活动，应在儿童腘窝、踝关节、足跟等部位放置软枕、泡沫衬垫或特殊保护装置，以避免受压。床头抬高不应超过30°，避免滑动和摩擦损伤。为避免对股骨大转子或其他骨突出部位的直接压迫，当儿童侧卧时应保证其躯干侧倾角度小于30°。除病情或治疗需要外，避免儿童长时间处于床头抬高超过30°体位。安置体位时应避免皮肤与医疗器械直接接触。

2）体位转换：

①目的：体位转换的目的是减少接触面所承受的压力，维持有压力性皮肤及软组织损伤风险部位的微循环，保证皮肤的完整性，降低压疮发生的风险。有文献报道预防Ⅰ期皮肤压力性损伤的进展，可能需要更加频繁地变换体位。

②原则：根据儿童病情、脊柱稳定情况、皮肤情况、床垫材质等因素，调整体位变换的频率和需要特别减压的部位。

③具体措施：在院护理期间，应建立护理记录单，严格记录翻身时间和摆放的体位。儿童翻身时应采取仰卧位—侧卧位—仰卧位—对侧卧位的顺序。在病情允许的情况下，儿童使用普通床垫应至少每2 h变换1次体位，使用高规格泡沫床垫

可延长至每 3~4 h 变换 1 次体位。为儿童变换体位时的动作轻柔至关重要，护理人员应正确掌握移动儿童的技巧，必要时采用辅助具以避免摩擦力和剪切力，操作过程中避免拖、拉、推、拽等粗暴动作。连续侧旋是通过绕纵轴旋转的机械旋转床完成的疗法，其最初是用于改善住院儿童的呼吸功能，之后一些学者提倡将其用于预防和处理压力性皮肤及软组织损伤。目前有学者认为连续旋转疗法不能代替每 2 h 1 次的体位改变护理。

3）减压工具的使用：

①全身性减压工具：建议使用高规格泡沫床垫，也可使用交替充气床垫等减压床垫。

②局部减压工具：预防性敷料中，泡沫敷料是最常用的减压敷料类型。使用预防性敷料时，若敷料出现破损、错位、松动或潮湿，应立即更换；去除粘胶类敷料时，可使用粘胶去除剂或沿毛发方向、与皮肤表面平行的方向移除敷料，以避免皮肤损伤。足跟减压可使用软枕或其他足跟托起工具，不使用纸板、气垫圈等。

③其他预防措施：除体位调整和压力支持装置外，还可根据儿童具体情况个性化选择其他预防措施。鼓励儿童活动是预防压力性皮肤及软组织损伤的关键。局部理疗、肌肉松弛药或神经阻滞剂有助于减少制动带来的不利影响。皮肤灌注不良儿童的压疮处理起来更加困难，应尽可能识别并改善其皮肤灌注的质量。具体措施包括：及时治疗低血压、改善末梢循环、适时使用血管活性药物、改善心脏收缩及舒张功能、对部分严重外周血管疾病的儿童及时进行血运重建手术等。

（4）皮肤护理：皮肤评定包括皮肤温度、颜色、弹性、潮湿状态和完整性并记录。观察到任何部位的任何变化都应当及时记录并处理。

1）基础护理：

①目的：保持皮肤清洁和干燥，避免过度干燥和鳞屑脱落。骶尾部皮肤干燥是局部发生压力性皮肤和软组织损伤的危险因素。

②保持皮肤清洁：可采用酸碱平衡皮肤清洁剂进行日常皮肤清洁以最大限度地减少刺激。也可使用 38℃ ~40℃的温水清洁皮肤，注意避免用力按摩或摩擦骨性突起部位。含脂肪酸的洗剂可防止摩擦和压迫，以及减少皮肤过度增生性生长。一项纳 331 例儿童的研究比较过氧化脂肪酸化合物与安慰剂用于危重症护理和长期护理儿童的效果，发现脂肪酸制剂显著降低了压疮的发生率。

③最大限度减少过度潮湿：过度潮湿会增加摩擦并造成剪切力，使皮肤更易损伤。此外，尿液及粪便中的化学物质可能刺激皮肤。过度潮湿可能有其他来源，包括汗液和附近创口的渗液，防止皮肤长时间接触尿液或粪便对于失禁的儿童至关重

要。定期进行皮肤清洁，尽可能减少因二便失禁、呕吐、出汗或创口渗液等导致的皮肤过度潮湿状态。推荐在 SCI 急性期卧床儿童身下放置吸收垫而不使用尿布，更容易发现并处理失禁。在治疗压疮时，有时需要留置导尿管或阴茎套式导尿管。

2）常规伤口清洁：发生压疮后，应全面、系统、动态地评定并记录伤口情况，保持伤口清洁。

①评定内容：包括部位、面积和深度（有无窦道、潜行）、分期、气味、渗液量的颜色和性质、创面及创面周围皮肤情况、疼痛等。

②清洁伤口处理：常规选择无菌生理盐水进行清洁，建议采用擦拭或冲洗等方式以避免伤口组织损伤。不建议对稳定的干燥焦痂进行湿润处理。每次更换敷料时必须清洁压疮伤口及伤口周围皮肤。谨慎清洗存在窦道、潜行的压疮，避免冲洗液残留。

③感染伤口处理：应根据伤口细菌培养结果，选择外用杀菌剂或消毒剂处理伴有微生物重度定植或局部感染的压疮伤口。若伤口周边出现明显的红肿热痛，并局部有波动感，应怀疑形成脓肿，在确诊后及时配合医生行脓肿切开引流；若出现伤口感染播散或全身感染症状，应遵医嘱使用抗生素；若伤口存在坏死组织，建议实施清创。

④伤口敷料选择：伤口敷料可达到预防或治疗伤口感染、吸收伤口渗液、填塞伤口腔隙、减轻伤口水肿、溶解坏死组织等目的，应根据敷料特性和伤口情况选择使用。

⑤其他治疗措施：对于存在大量渗液、深度 3 期或 4 期、发生感染的压疮伤口，可配合医生和物理治疗师采取 PT、伤口负压治疗、外科手术治疗等措施。

3）疼痛管理：持续保持伤口处于覆盖、湿润的状态，能降低伤口疼痛感觉。建议使用更换频率较低的非粘性伤口敷料。遵医嘱规范应用止痛药物，也可使用调整体位等非药物性止痛手段。

4）营养支持：良好的营养状态有助于预防压疮形成，促进早期压疮愈合。SCI 后存在压力性皮肤及软组织损伤发生风险的儿童，其推荐蛋白质摄入量约为 1.2~1.5g/（kg · d）。

①评定营养状态：对于存在压疮风险或已发生压疮的儿童，建议采用临床常用的复合型营养评定工具——营养风险筛查（nutritional risk screening 2002，NRS-2002）等工具进行营养评定。NRS-2002 评分是在 128 项临床研究的基础上提出的，主要关注患者的营养状态及疾病的严重程度，其方法简便、快速，能够适应国内医护人员繁忙临床工作的需要，并且具有较高的营养筛查灵敏度。评定指标包括儿童

皮肤弹性、食欲、咀嚼功能、体质量变化、血清白蛋白等。

②营养支持：对于存在营养不良风险或已出现营养不良的儿童，由医生、护士和营养师共同制订营养干预计划，并对儿童及其家属进行饮食指导，鼓励儿童摄入充足的热量、蛋白质、水分、富含维生素与矿物质的平衡膳食。若通过调整饮食仍无法纠正营养不良情况，应遵医嘱为儿童提供肠内外营养支持。

对误吸高危儿童进行肠内营养支持时，建议使用经鼻十二指肠管或经鼻空肠管进行营养支持。留置胃管时，每次鼻饲前评定胃管位置，持续鼻饲儿童应每 4 h 评定 1 次，每次鼻饲前需回抽胃液。体位引流、吞咽功能障碍等误吸高风险儿童应评定其胃残余量，并听诊肠鸣音，遵医嘱调整鼻饲的速度和量。

2. 下肢 DVT 形成

（1）基础知识：

1）定义及临床表现：DVT 是指血液在深静脉管腔内不正常的凝结，使血管完全或不完全阻塞，属于静脉回流障碍性疾病，全身主干静脉均可发病，尤其多见于下肢。

DVT 一般无明显临床症状，因此容易被忽视。主要表现为患肢肿胀、疼痛，部分儿童还会出现患肢皮温升高、皮肤颜色改变等，同时可能伴有体温升高、脉率增快、白细胞计数增多等全身反应。随着病情发展，静脉瓣膜被破坏导致继发性下肢深静脉瓣膜功能不全，可能出现 DVT 形成后综合征，主要表现为皮肤色素沉着、肢体肿胀、溃疡等。

2）危险因素：静脉内膜损伤、静脉血流淤滞和血液高凝状态均可增加 DVT 的发生风险。

①静脉内膜损伤：如创伤、手术、反复静脉穿刺、化学性损伤、感染性损伤等。

②静脉血流淤滞：如长期卧床、术中应用止血带、瘫痪、制动、既往 DVT 病史等。

③血液高凝状态：如肥胖、全身麻醉、恶性肿瘤、红细胞增多症、人工血管或血管腔内移植物等。

（2）风险评定：SCI 急性期儿童在入院后 24 h 内、转科、治疗方案或病情发生变化时，均需要对其进行 DVT 风险评定。评定工具建议使用目前国内常用的 Caprini 风险评定量表，包含年龄、病史、活动度、临床实验室检查等 39 个危险因素，根据得分情况分成低危（0~1 分）、中危（2 分）、高危（3~4 分）、极高危（≥ 5 分）4 个风险分层，得分越高，DVT 的可能性越大。

（3）预防：根据 DVT 风险评定结果选择相应预防措施。参照 Caprini 血栓风险评定表的结果，建议低危风险儿童采取基本预防；中危风险儿童采取基本预防和物理预防，并根据病情需要遵医嘱采取药物预防；高危和极高危风险儿童在病情允许的情况下联合使用基本预防、物理预防和药物预防。

1）基本预防：

①定期评定：应定期评定儿童双下肢及高危肢体情况，如发现肿胀、疼痛、皮肤温度和色泽变化及感觉异常等应及时记录并通知医生进行相应处理。

②改善生活方式：在病情允许的情况下鼓励多饮水，避免血液浓缩。及早开始肢体被动活动，避免长时间肢体制动，影响静脉回流。

③避免医源性损伤：避免在膝关节下方垫硬枕和过度屈髋，以免压迫静脉造成下肢静脉回流变慢，在病情允许时可抬高患肢，促进静脉回流。同时避免在下肢或高危肢体行静脉穿刺等操作。

2）物理预防：是预防 DVT 发生的重要措施之一。

①预防措施：包括使用梯度压力袜（又名弹力袜，graduated compression stocking，GCS）、间歇充气加压装置（intermittent pneumatic compression，IPC）和静脉足底泵（venous foot pump，VFP）。

②穿戴梯度压力袜注意事项：使用 GCS 前应先测量儿童患肢或双下肢尺寸以选择合适型号。使用期间应定时检查 GCS 穿着是否正确以及下肢皮肤情况，发现异常应及时与医生沟通并处理。在儿童能耐受的情况下建议 24 h 持续穿戴，不能耐受情况下可根据儿童情况间歇穿脱，具体间歇频率及时间根据个体调整。IPC 或 VFP 要遵医嘱正确使用，使用时注意调节腿套 / 足套至合适松紧度。密切注意观察儿童下肢皮肤情况并了解其感受，若发现儿童有任何不适应及时通知医生。

③常规筛查禁忌证：如存在充血性心力衰竭、肺水肿或下肢严重水肿、下肢 DVT 形成、已发生肺栓塞或血栓（性）静脉炎、下肢局部异常（如皮炎、坏疽、近期接受过皮肤移植手术）、下肢血管严重狭窄或动脉硬化、其他缺血性血管病（糖尿病性等）及下肢严重畸形等情况，应禁用或慎用物理预防措施。

3）药物预防：

①常用药物：包括普通肝素、低分子肝素、Xa 因子抑制剂、维生素 K 拮抗剂（vitamin K antagonists，VKA）等。

②给药方式：目前主要为皮下注射和口服两种方式。皮下注射的注射部位可选取腹部、上臂或大腿外侧等，其中首选腹部，但应避开脐周 5 cm 范围以免引起出血。在进行腹部注射时，用左手拇指和食指以 5~6 cm 范围捏起皮肤形成一个褶皱，在褶皱顶部垂直进针，缓慢推注药物，推注时间建议大于 15 s，注射后宜按压 3~

5 min。对于长期注射的儿童，应规律轮换注射部位，两次注射点间距大于 2 cm 为宜。口服用药时，儿童要严格遵照医嘱定时定量服用，避免随意停药或调整剂量。

③禁忌证：用药前须评定儿童有无药物使用，SCI 急性期谨慎使用抗凝药物。其他不宜使用药物预防的情况包括：近期有活动性出血及凝血功能障碍；严重颅脑外伤；血小板计数 $< 20 \times 10^9$/L；活动性消化道出血或溃疡；恶性高血压；对上述常用预防药物过敏；严重肝肾功能损害；类风湿视网膜病且有眼底出血风险；既往有肝素诱导的血小板减少症病史者禁用肝素和低分子肝素等。

④疾病与健康指导：用药期间做好儿童用药健康指导，密切观察其有无出血倾向和寒颤、发热、荨麻疹等表现；同时遵医嘱定期监测血小板功能、凝血功能、肝肾功能等指标。在服用 VKA 期间，指导儿童保持相对稳定的饮食结构，避免维生素 K 摄入量波动过大，影响药物预防效果。

4）护理措施：对于发生 DVT 的儿童，应根据其治疗方案采取相应的护理措施，积极预防 DVT 相关并发症的发生。

①常规护理措施：定期评定下肢症状（肿胀、疼痛、皮肤色泽和温度等），遵医嘱指导儿童进行主动或被动的等长运动，抬高患肢以促进静脉回流和减轻肢体肿胀。患肢禁止局部按摩或热敷等操作，以防止血栓脱落。遵医嘱规范使用抗凝药物，并注意观察儿童有无出血等不良反应。

②药物溶栓的护理：药物溶栓前，遵医嘱完善各项化验检查及血管影像学检查。药物溶栓过程中，及时评定溶栓效果如下肢皮肤颜色、肿胀、疼痛等情况，注意观察伤口敷料或穿刺点有无渗血、儿童有无胸痛或呼吸困难等表现以及过敏等不良反应。注意观察有无全身性出血倾向。遵医嘱监测国际标准化比值、D- 二聚体、凝血酶时间、血浆纤维蛋白原含量、血浆凝血酶原时间、活化部分凝血活酶时间等。加强患肢皮肤护理，预防压疮发生。

③下腔静脉滤器置入术的护理：协助完善术前各项相应的化验及检查。术后遵医嘱压迫穿刺部位，密切观察有无渗血、血肿等。经股静脉穿刺的儿童须注意其下肢远端动脉搏动及皮肤温度有无异常；经颈内静脉穿刺的儿童须警惕其出现胸闷、胸痛、呼吸困难、血压下降等表现。在病情允许的情况下，鼓励儿童进行床上活动，促进下肢深静脉再通和侧支循环的建立。

④并发症的观察与护理：DVT 常见并发症包括肺栓塞和出血。肺栓塞是 DVT 最严重的并发症，当儿童有胸痛、呼吸困难、血压下降、咯血等异常情况时提示可能发生肺栓塞，应立即通知医生并配合抢救，包括建立静脉通道、高浓度氧气吸入、监测生命体征、观察意识变化等。出血是 DVT 抗凝治疗过程中最常见的并发症，

在应用抗凝药物期间要严密观察有无局部出血、渗血和全身出血倾向（如皮下瘀斑、牙龈出血等），以及消化道出血和脑等器官出血。若出现异常应及时通知医生并协助处理。

3. 肺部并发症

（1）基础知识：

1）定义及诱因：肺部感染性疾病包括肺炎和肺脓肿等，其中肺炎最为常见。

①定义：肺炎是指终末气道、肺泡和肺间质的炎症，可由病原微生物、理化刺激和免疫损伤等所致。SCI 儿童最常见的肺部并发症为肺炎、肺不张、呼吸衰竭。

②诱因：呼吸肌部分或全部无力影响肺通气、咳嗽功能，肋骨骨折、胸腔积液、肺挫伤、肺不张等影响肺通气、换气功能。

2）危险因素：

①卧床因素：是肺部感染发生的重要因素。急性 SCI 后的脊髓休克期间，儿童需要卧床制动，其活动量明显下降，胸廓及肺活动度降低，通气换气功能障碍，同时呼吸肌无力伴咳嗽无力，呼吸道分泌物极易坠积在支气管肺部，发生感染。

②个人因素：年龄、营养不良、肥胖、患有慢性肺部疾病或恶性肿瘤、免疫功能低下、糖尿病、心力衰竭、慢性肾功能不全、慢性肝脏疾病、神经肌肉疾病等其他疾病。

③误吸相关因素：全麻手术、吞咽功能障碍、胃食管反流、胃排空延迟、意识障碍、精神状态异常、牙周疾病或口腔卫生状况不佳等。

④医疗操作相关因素：侵入性操作，包括吸痰、留置胃管、纤维支气管镜检查、气管插管或切开等；呼吸支持设备使用不当，如气管插管气囊压力不足、呼吸机管路污染、呼吸机管路内的冷凝水流向儿童气道；医务人员的手或呼吸治疗设备污染。

⑤其他医源性因素：包括长期住院，不合理应用抗生素、糖皮质激素、细胞毒药物和免疫抑制剂、H2 受体阻滞剂和制酸剂、镇静剂和麻醉剂等。

⑥环境因素：包括通风不良、空气污浊、季节及气候变化等。

⑦生理因素：由于儿童支气管发育特点及左支气管与气管纵轴夹角成 40°~50°，分泌物清理或吸痰存在困难，因此 SCI 儿童易出现左侧肺部并发症。

（2）预防措施：由于 SCI 卧床儿童的特殊性，除了保持适宜的环境温度和湿度、严格执行消毒隔离管理制度、遵循无菌操作原则、加强手卫生、按需吸痰、保持儿童口腔清洁等基本预防措施外，还需特别关注以下几个方面。

1）病情观察：每日监测儿童的生命体征和意识状态。观察儿童咳嗽咳痰情况，评定痰液的颜色、性状、量、气味等。听诊肺部呼吸音、病理性呼吸音等情况。定期了解呼吸道影像学检查结果。

2）床头抬高：在病情允许及鼻饲过程中应将床头抬高 30°~45°，并在鼻饲后保持 30 min 为宜，以防止呕吐或误吸。

3）早期下床活动：在保证安全的前提下，提倡并协助儿童早期下床活动。

4）呼吸功能锻炼和促进有效排痰：指导儿童练习缩唇呼吸、腹式呼吸等呼吸功能锻炼方法及有效咳嗽方法。对于长期卧床、咳痰无力的儿童，应定时为其翻身拍背，并采用雾化吸入、胸部叩击、体位引流、振动排痰、吸痰等措施促进排痰。

5）识别误吸高风险人群：包括吞咽功能障碍、胃食管反流、胃排空延迟、意识障碍、精神状态异常、牙周疾病或口腔卫生状况差等。如儿童出现躁动、剧烈咳嗽、无创正压通气、体位变动等情况，其发生误吸的风险将会增加。

（3）护理措施：

1）症状护理：

①高热：进行物理降温或遵医嘱给予药物降温。降温过程中注意观察体温和出汗情况。大量出汗的儿童应及时更换衣服和被褥，保持皮肤清洁干燥，防止受凉。及时补充水和电解质，维持水、电解质平衡。

②排痰：指导并协助儿童进行有效咳嗽排痰，在抗生素治疗前采集痰和血培养标本。痰标本尽量在晨起采集，不能配合者采取吸痰护理留取痰液标本，并于 2 h 内尽快送检。

③低氧血症：给予氧气治疗，以改善呼吸困难。

④胸痛：需评定疼痛的部位、性质和程度等。可采取患侧卧位，或用多头带固定患侧胸廓减轻疼痛，必要时遵医嘱给予止痛药。

2）呼吸机相关肺炎护理措施：对于机械通气的儿童，在上述措施的基础上还应采取以下措施。

①口腔护理：建议使用有消毒作用的口腔含漱液，每 6~8 h 进行 1 次口腔护理。

②人工气道的护理：气管切开儿童换药时应用无菌纱布或泡沫敷料。纱布敷料至少每日更换一次，伤口处渗血、渗液或分泌物较多时应及时更换。泡沫敷料每 3~4 d 更换 1 次，完全膨胀时必须及时更换。应每 4 h 监测机械通气儿童气囊压力，在保障呼吸机正常通气的同时，使压力维持在 20~30cmH_2O，鼻饲前也应监测气囊压力。气管插管或气管切开套管要妥善固定，每班观察记录气管插管置入的深度。

③呼吸机管路护理：妥善固定呼吸机管路，避免牵拉、打折、受压及意外脱开，适当约束躁动儿童。管路的位置应低于人工气道，且集水罐处于管路最低位置，以确保冷凝水有效引流和及时清除。当管路破损或污染时应及时更换。气道湿化包括

含加热导丝的加热湿化器或热湿交换器。无创通气的儿童使用主动湿化可增加其依从性和舒适度。含加热导丝的加热湿化器无须常规更换，但功能不良或疑似污染时则必须更换。若使用热湿交换器，则需每 5~7 d 更换 1 次，当热湿交换器受到污染、气道阻力增加时应及时更换。

④气道湿化管理：机械通气儿童建议将 Y 形接头处气体温度设定为 34℃ ~41℃。呼吸机湿化罐内添加的灭菌注射用水（或灭菌蒸馏水）应每 24 h 进行更换。及时评定气道湿化的效果以调整湿化方案。湿化效果分为湿化满意、痰液稀薄、可顺利吸引出或咳出、人工气道内无痰栓、听诊气管内无干鸣音或大量痰鸣音。

湿化过度时，痰液过度稀薄，儿童频繁咳嗽、烦躁不安，听诊气道内痰鸣音多，需要不断进行吸痰护理；严重时可出现缺氧性发绀，脉搏增快及氧饱和度下降，心率、血压改变。

湿化不足时，痰液黏稠不易吸出或咳出，儿童可出现烦躁、发绀及脉搏、氧饱和度下降等表现，听诊时可闻及气道内干啰音，人工气道内和管道内易形成痰痂，影响吸痰护理。

⑤排痰护理：气管内吸痰前不建议常规使用生理盐水滴注。一次吸痰时间不超过 15 s，间隔 3~5 min 后再次吸痰。吸痰过程中应密切观察儿童生命体征变化及缺氧表现，一旦出现心律失常或氧饱和度降至 90%，应立即停止吸痰并给予吸氧，待生命体征恢复平稳后可再次吸痰。建议使用密闭式气管内吸痰装置，以避免交叉感染和低氧血症的发生，并降低细菌定植率。还应定期评定儿童的自主呼吸、咳痰能力及是否可以脱机或拔管等。在病情允许的情况下，尽量缩短儿童机械通气时间。

⑥用药护理：肺部感染首选的治疗方法是及时应用抗菌药物。尽早进行细菌敏感性培养，并遵医嘱给予针对性抗菌药物。常用抗菌药物包括青霉素类、头孢菌素类、大环内脂类等。青霉素类、头孢菌素类药物应用前应询问儿童有无过敏史并进行皮试。大剂量或长期应用大环内脂类药物易导致肝损害，应及时监测儿童肝功能。

⑦多重耐药菌感染管理：如果儿童发生多重耐药菌感染，应尽量选择单间隔离，增加醒目的接触隔离标识。与儿童直接接触的医疗器械、器具及物品，如听诊器、血压计、体温表、输液架等要专人专用，并及时消毒处理。同时，实施各种侵入性操作时，应当严格执行无菌技术操作原则和标准操作规程。

4. 泌尿系统感染

（1）基础知识：

1）定义及临床表现：泌尿系统感染（urinary tract infection，UTI) 又称尿路感染，是指各种病原微生物在机体尿路中生长、繁殖，侵犯尿路黏膜或组织而引起的炎症性疾病，按发生部位分为上尿路感染（肾盂肾炎）和下尿路感染（膀胱炎和尿道炎）。常见临床表现包括尿频、尿急、尿痛、腰腹部疼痛等，可伴有体温升高等全身症状。上尿路感染以肾区疼痛、发热较为多见，下尿路感染则以尿频、尿急、尿痛为主。体格检查可有肋脊痛、肾区压痛和 / 或叩击痛。常伴有血、尿白细胞数异常，尿亚硝酸盐阳性，尿培养菌落数异常等。部分儿童可无泌尿系统感染症状，仅表现为尿液检查结果异常。

2）危险因素：

①卧床因素：是发生泌尿系统感染的重要因素，SCI 后儿童长时间卧床，导致其膀胱彻底排空困难，加之留置导尿管，细菌容易在膀胱及下尿路繁殖导致泌尿系感染。

②个人因素：年龄、二便失禁、少尿、营养不良、意识障碍等。

③疾病相关因素：合并有泌尿系统疾病（如慢性肾病、尿路结石、尿道发育畸形、膀胱 – 输尿管反流等）或其他疾病（如糖尿病、晚期肿瘤、高尿酸血症等）。

④医源性因素：行侵入性操作，如导尿、留置导尿管、肾盂造瘘、膀胱造瘘、膀胱镜检查、输尿管镜检查、逆行性尿路造影、尿道扩张、肾脏穿刺活检等。

（2）预防措施：随着病程进展，神经源性膀胱儿童可能会出现一系列泌尿系并发症，早期预防、及时处理并发症对于改善神经源性膀胱预后具有重要意义。

1）早期活动：鼓励儿童在病情允许的情况下尽早进行下肢负重训练或下床活动，如留置导尿管，应妥善固定导尿管和集尿袋。必要时为儿童提供相应的辅助具，保障其安全。应协助卧床儿童定时变换体位。

2）饮食指导：根据病情制订个性化饮食方案。建议清淡饮食，避免辛辣刺激性食物，保证热量、蛋白质、维生素、水及矿物质的均衡。在儿童病情允许情况下，饮水量达到正常同龄儿童生理需要量，尽可能保持每 3~4 h 排尿 1 次，婴幼儿每 2~3 h 排尿 1 次，维持每日排尿量在正常生理水平。入睡前限制饮水量，减少夜间尿量。

（3）护理措施：每日评定儿童体温、有无腰腹部疼痛、排尿情况（尿频、尿急、尿痛症状）及尿液性质（颜色、性状、尿量等）。及时查看辅助检查结果，如尿常规、尿培养及相关影像学检查等。

1）会阴部护理：未留置导尿管者，每日使用 38℃ ~40℃温水清洗会阴部及大腿内上 1/3 处；留置导尿管者，每日使用温水、生理盐水或灭菌注射用水清洗会阴部、尿道口、导尿管表面。每日进行 1~2 次会阴部护理，并可根据儿童病情及治疗需要（如二便失禁等）增加频率。

2）留置导尿管相关护理：应严格掌握留置导尿等侵入性操作的适应证，行侵入性操作时，严格遵循无菌原则。对于留置导尿管者，每日评定导尿管留置的必要性，尽可能缩短留置时间，并根据尿动力学结果及时改为清洁间歇导尿。当儿童发生泌尿系统感染时应遵医嘱更换或拔除导尿管，必要时遵医嘱留取尿液标本进行病原学检查。对于留置导尿管者，除做好以上护理措施外，还应做好管路护理。

①集尿装置的选择：在保证适当引流的前提下尽可能选用细的导尿管；不建议常规使用抗菌导尿管，长期留置时建议使用硅胶材质的导尿管。建议使用带取样口的抗反流集尿袋。

②集尿装置的护理：妥善固定导尿管和集尿袋，保持集尿袋始终低于膀胱水平并避免接触地面，在活动或搬运儿童时夹闭引流管，防止尿液逆流。保持集尿装置密闭、通畅和完整，尽量避免断开导尿管与集尿袋。及时倾倒集尿袋（每6~8 h倾倒1次、尿液装满集尿袋约2/3容积时、转移儿童前），避免集尿袋的排尿口触碰到收集容器，并及时关闭排尿口。留置导尿管使用时间不应长于产品说明书要求的时限，及时更换留置尿管，出现导尿管破损、无菌性或密闭性破坏、导尿管结垢、引流不畅或不慎脱出等情况时，应及时更换导尿管和集尿袋，并标注更换日期和时间。

③拔管后评定：观察儿童拔管后自主排尿情况，必要时重新留置导尿管。

3）用药护理：根据尿培养和药敏试验结果，遵医嘱使用敏感抗菌药物，并密切观察药物疗效和不良反应。

5. 代谢性并发症

（1）基础知识：

1）定义：SCI导致四肢瘫或截瘫后，由于失神经支配及卧床等因素，导致骨钙磷代谢异常；或未能及时给予适宜的个性化营养支持方案、内环境紊乱等原因所导致的电解质及微量元素缺乏症、骨量降低等，称为SCI后的代谢性并发症。

2）常见症状：高钙血症或高钙尿症时，临床症状主要表现为恶心、呕吐、厌食、嗜睡和多尿，可在SCI早期出现泌尿系急性结晶或泌尿系结石。随着病程的延长，出现骨量降低、骨质疏松，有研究表明SCI后患者胫骨近端和股骨骨密度降低明显，而脊柱骨质丢失相对较少。另外，PedSCI后异位骨化发生率虽较低，远低于成人，但也值得临床注意，通常表现为SCI平面以下的大关节均可受累，最常见于髋关节，受累关节ROM减小和局限性疼痛等炎性症状。

（2）高钙血/高钙尿症的预防和护理：SCI后的肢体制动、儿童体重减轻等都会造成骨质吸收丢失，引起高钙血（尿）症。通常在SCI后4~8周开始出现，可持续至伤后18个月，维生素D或甲状旁腺素并不参与此过程，其中青少年发生率较高，四肢瘫较截瘫发生率高。因此，应提倡儿童在SCI后早期开始主被动运动，如在可耐受的范围内尽早开始站立及步行训练。在饮食护理方面，无需限制钙、维生素的摄入。

（3）骨质疏松症的预防和护理：SCI后骨质疏松症主要是由于损伤平面以下的失用而导致，有文献报道SCI后第1年骨量丢失最大，在最初的3个月可丢失约22%的骨量，从而导致骨折风险增大。损伤后尽早开始负重及失用肢体的被动活动，尽早开始FES等治疗。在急性期使用药物降低骨质疏松发生率，长期补充钙剂及维生素D。护理动作轻柔，避免暴力导致骨折。

（4）异位骨化的预防和护理：对有可疑临床症状的SCI儿童行三相骨骼扫描可有效诊断异位骨化，血清碱性磷酸酶水平升高也有助于发现早期异位骨化。有研究表明，SCI后早期给予非甾体类抗炎药能降低异位钙化发生率，同时早期进行被动ROM训练和低强度脉冲电磁场疗法也有助于预防异位骨化的发生。

（二）脊柱稳定性管理

1. 急性期脊柱处理措施

（1）脊柱损伤发病率：儿童颈椎损伤较少见，其主要见于遭受钝挫伤的儿童，发生率为1%~2%。损伤可能累及骨、韧带、血管或脊髓，必须迅速识别并治疗，以免永久性失能或死亡。

（2）SCI的固定：据估计，3%~25%的SCI儿童由于在复苏或转移过程中的不当操作继发SCI，导致脊髓神经功能障碍，而通过恰当固定及仔细的气道管理，可避免颈髓损伤进一步加重。因此，对于任何疑似颈椎损伤的儿童，在通过临床或影像学检查排除颈椎损伤之前，应始终保持妥善的颈椎固定。

（3）SCI的搬运：脊柱受伤儿童若怀疑存在SCI时应立即采取制动。制动体位包括保持受伤时的姿势制动及搬运和保持平卧位制动及搬运，前者可防止因体位变动而导致脊髓二次损伤。制动固定后立即转移至医院并尽早开始救治工作。

（4）脊柱不稳紧急手术指征：

1）椎管减压手术：适用于SCI合并神经压迫症状，特别是进行性神经功能障碍。如复位良好，卧床2个月后韧带及骨折均愈合、损伤椎管已稳定，则可进行起坐活动。

2）骨折手术固定：适用于脊柱不稳伴或不伴相应神经损伤、进行性神经功能障碍并有神经压迫症状者。手术后一般需用矫形器固定脊柱，穿戴时间为2~6个月，骨折痊愈后可去除。有学者回顾分析与年龄相关的脊柱压缩性骨折术后的患者，发现可通过椎体后凸角度、椎体高度、强化椎体数量、骨密度以及骨折部位在内的脊柱不稳定性预测评分系统，较为准确地预测椎体强化术后儿童的骨折再发风险，可为骨折再发的预防提供理论依据，儿科临床可深入探究。

2. 术后脊柱管理措施

（1）急性不稳定期（1~4周）：主要目标是预防SCI进一步加重，强调早期治疗，脊柱整复与制动，预防近期并发症。主要护理措施包括监测生命体征、呼吸道管理、良肢位摆放、定时变换体位、留置导尿管、生活护理、心理护理。

（2）急性稳定期（4~8周）：主要目标是恢复脊柱稳定性，防治近远期并发症，积极给予支持疗法，可结合中医疗法。主要护理措施包括根据儿童情况继续给予Ⅰ级康复护理或降低至Ⅱ级护理水平、辅助翻身、二便管理、饮食护理、指导床上活动、心理及疼痛评定与护理。

（3）初期（8周以后）：主要目标为并发症防治如呼吸、泌尿、自主神经、痉挛、压疮、异位骨化，可结合针灸、推拿等中医治疗。主要护理措施包括根据儿童情况给予Ⅲ级康复护理、定时翻身、压疮自测、定时排尿、意识训练、定时排便、生活自理指导、心理护理。

（4）中后期（20周以后）：主要目标为并发症防治，对症处理，中医治疗如针灸、推拿。主要护理措施包括Ⅲ级康复护理、以指导自我减压为主的心理护理、定时二便训练、生活自理指导。

二、大小便管理

（一）神经源性膀胱尿道功能障碍

1. 早期处理策略

早期处理以留置导尿为主。可以采用经尿道或经耻骨上瘘道留置导尿的方式，短期内不必定期夹闭导尿管。这个阶段最主要的是预防膀胱过度储尿和感染，有条件的儿童可进行神经营养及康复治疗。

2. 恢复期处理策略

进入恢复期后，应尽早进行尿动力学检查评价膀胱尿道的功能状态。尽早拔除留置导尿管，采取膀胱再训练、清洁间歇导尿等方法，促进儿童达到预期的康复目标。残余尿量小于20mL或小于膀胱安全容量的20%，无其他泌尿系并发症可考虑停止清洁间歇导尿。

（二）神经源性直肠功能障碍管理

SCI 儿童的肠道管理目标应为规律的排便，排便频率的选择为清空肠道，期间不出现失禁及肠腔积气等，根据儿童年龄及个体差异，排便频次可为每 3 日 1 次至每日 1 次。

1. 心理护理

向儿童及家属主动提供疾病相关信息，告知其疾病及日常生活注意事项，耐心倾听儿童问题并解答疑问。做好沟通工作，及时了解儿童内心动态，尽可能满足儿童需求，以便争取儿童的积极配合。

2. 饮食护理

指导 SCI 伴骨折进行骨折手术后的儿童在术后尽早进食，术后 6 h 开始饮适量温水及流质饮食。观察无异常后，术后 12 h 按照儿童具体情况食用半流质食物。待肠胃功能恢复，可逐步过渡到普食。确保饮食结构合理，多食用新鲜果蔬，多饮水，以便于排便。避免食用辛辣、生冷、产气等刺激性食物，防止出现腹胀、腹泻等胃肠不适。保证饮食新鲜的同时也要保证水分摄入，以软化大便。

3. 排便护理

（1）护理时机：儿童进食后 30~60 min 胃部膨胀可引起结肠收缩、活动增强，因此 SCI 儿童建议可于餐后 1 h 进行排便护理。

（2）药物护理：遵照医嘱联合使用药物软化粪便及栓剂刺激肠道，如多库酯钠、番泻叶、果导片等进行辅助排便。也可用聚乙二醇代替粪便软化药或刺激药，然后用栓剂。

（3）灌肠护理：必要时实施人工清洁灌肠排便，当直肠内充满粪便时直肠壁扩张，肛门内括约肌松弛，栓剂及手指刺激牵拉肠壁，引起直肠反射。手指刺激时应戴好手套，涂好润滑剂后将手指缓慢插入直肠，沿顺时针方向缓慢转动，直到肠壁放松，有排气及排便为止。

（4）综合护理技术：综合干预护理技术包括饮食调理、腹部按摩、手指刺激（包括肛门牵张和肛门括约肌训练）及自我训练（包括盆底肌力训练、低桥式运动及心理干预）。关于 SCI 儿童神经源性直肠功能障碍的临床实践发现，在运用综合护理的基础上实施综合干预护理技术，可以有效促进肠道功能恢复。

4. 其他并发症护理

神经源性直肠功能障碍极易引发其他胃肠道并发症，如大便失禁或便秘、粪便嵌塞、胃食管反流、胃肠道出血、胆囊炎、胰腺炎、肠系膜上动脉综合征等，因此在日常护理过程中应密切监护儿童胃肠道情况，若发现不适需及时通知医生。

三、安全管理和心理护理

（一）安全管理

1. 转移安全策略

（1）制动颈部：保证安全是 SCI 儿童转移的基本原则之一。对 SCI 疑似伴椎体骨折时，需使用颈托固定颈部并保持水平位，在颈部两侧放置泡沫枕制动，以防止在转移途中由于头颈部震动或晃动而加重颈髓损伤，高位颈髓损伤的儿童更应注意。

（2）使用平车，加强监护：正确使用平车进行转移，转移时平车小轮端在前，大轮端在后，注意拉好护栏。上下坡时，儿童头部应位于高处。护士位于儿童头侧，密切观察儿童的神志、面色、呼吸、心率等生命体征情况，对清醒儿童定时询问有何不适，以便及时了解病情变化；一旦发现儿童表情、呼吸有异常变化应立即停止前进，并就地进行必要的检查和抢救。推车速度要均匀适中，避免颠簸。

（3）保持管道通畅：在转移过程中儿童常常带有各种管道，如静脉输液管、氧气管、气管插管或气管切开套管等。为避免各管道弯曲、受压或脱出，应给予适当的外固定，特别是气管插管或气管切开套管。在转移中密切检查各管道固定和通畅情况，若发现固定导管的胶布松脱应立即更换。当痰液堵塞气道时应立即就近给予充分吸痰，确保儿童保持良好的通气状态。此外，要常规建立静脉通道，如静脉留置针或深静脉置管，以利于抢救用药或液体复苏等紧急情况。

2. 轮椅相关安全策略

从床到轮椅的转移时，把轮椅置于儿童健侧，轮椅与床成 30°~45° 的夹角，同时关好刹车防止轮椅滑动。对四肢瘫的儿童，护士或家属用双脚和双膝抵住儿童的双脚和双膝的外侧，双手抓住腰带或抱住儿童的臀部，将儿童臀部轻轻放置于轮椅上，不可暴力拉动，避免皮肤损伤。儿童坐于轮椅上时也应勤变换体位，可每隔 20 min 抬起一下身体或支撑轮椅扶手抬高臀部以缓解臀部压力，预防压疮的发生。

适配轮椅后，轮椅刹车闸一定要可靠、结实，以防止自行滑动。由于轮椅翻倒或是从轮椅中摔出导致的损伤是轮椅使用中最常见的损伤，在下肢肌肉张力异常以及丧失运动控制的儿童易发生翻倒。多数儿童喜欢将后车轴前移以方便推动轮椅，但后部静态稳定性降低，使加速和上坡时易向后翻倒；相反，后车轴后移，稳定性增加，向后翻倒的概率降低，有利于躯干稳定性差的儿童。轮椅 3 个月进行一次检测，确保轮椅使用的安全性。

3. 医源性操作相关安全策略

自主神经反射异常（autonomic dysreflexia，AD）是一种潜在的危及生命的情况，主要表现为突然发生的呼吸困难、心率波动、严重的血压升高或降低、大汗淋漓，更易发生在颈椎和高位胸椎 SCI 儿童。AD 的发病机制尚不明确，但发病率很高，且与 SCI 的平面和严重程度成正比。AD 的症状和体征各不相同，严重的心率波动和血压波动可能是致命的。这种情况可以由一系列发生在损伤水平以下的不良刺激（如膀胱充盈、直肠充盈、泌尿生殖系统的相关操作、胃肠道扩张或相关操作、儿童的查体等）或使用某些麻醉技术等引发 AD 所引起，在临床诊断和介入放射学中也较常见。因此，应对参与 SCI 儿童诊疗的所有相关医护人员进行 AD 相关知识的培训，加强各种临床操作的规范、监测、相关病理生理学和药理学知识以及与临床同事的沟通是确保 SCI 儿童医疗介入的必要条件。临床医生在为存在 AD 风险的 SCI 儿童选择检查计划时，应给予适当的监督和麻醉学支持以保障儿童安全。

（二）心理护理

有相关文献表明，创伤性 SCI 儿童存在远期焦虑和抑郁的高风险，因此给予 PedSCI 积极的心理护理至关重要。主动向儿童及家属提供疾病相关医学知识、远期预后等信息，做好相关健康宣教，告知注意事项，耐心解答儿童疑问。做好与儿童的沟通工作，及时了解儿童内心动态，尽可能满足儿童需求，以便争取儿童的积极配合。

（陈玉霞）

第五章

临床常用康复治疗技术

第一节　基本动作训练

SCI 儿童的训练及其能力可达到的程度一方面取决于自身是否积极参与和坚持，另一方面也取决于治疗师对于儿童功能障碍的分析、解决策略的理解和处理技巧。SCI 儿童的功能在大体上呈现一定的规律性，但每个人又有其特异性的地方。此外，SCI 儿童与成人相比，可能存在更多的并发症风险，如髋关节脱位和脊柱侧弯，医生和治疗师对此应给予特别关注。

基本动作训练原则：紧扣康复目标，根据训练效果调整训练计划，AISA 分级为 A 级和 B 级的儿童以代偿性功能训练为主，D 级儿童强调运动控制训练且尽量避免代偿模式出现，C 级则视儿童情况而定。

若要儿童达到良好的动作控制和技巧一般包含四个阶段，依次是关节活动范围训练，关节稳定性（肌力相关）训练，动态稳定性控制训练和习得技巧训练。本节也将按照此思路进行介绍。

一、关节活动范围训练

（一）治疗原则

正常的 ROM 和肌肉柔软度是完成功能性活动的基础。对完全性 SCI 儿童而言，由于过高或过低的肌张力和肌力丧失，关节长期处于某些姿势下，容易造成挛缩。例如，睡觉时仰卧位，踝关节日复一日长时间跖屈，使踝关节僵硬和背屈受限。在某些情况下，ROM 受限或肌肉柔软度不够会严重影响儿童的功能性活动，例如，腘绳肌短缩的儿童，无法完成相对稳定的长坐位，必须借助双手支撑，因而无法解放双手（图 5-1-1）。在某些情况下，使肌肉适当短缩则可以增加功能性活动，例如，

C5 完全性 SCI 的儿童，屈指肌群适当短缩可以使“腱效应抓握”更有力。在某些情况下，适当的关节“过度活动”能增加功能性活动，例如，C5 完全性 SCI 儿童，肘关节如果可以完成过伸展，儿童则可以依靠此肘关节锁定位完成支撑甚至行使转移功能（图 5-1-2）。综上，对于 SCI 儿童，日常 ROM 训练要求与其他疾病略有不同，且尤为重要。

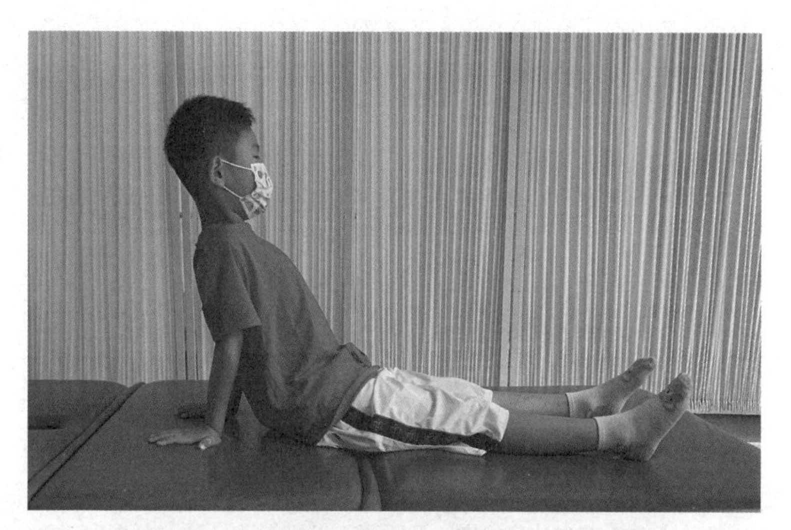

图 5-1-1 腘绳肌短缩的儿童必须借助双手支撑

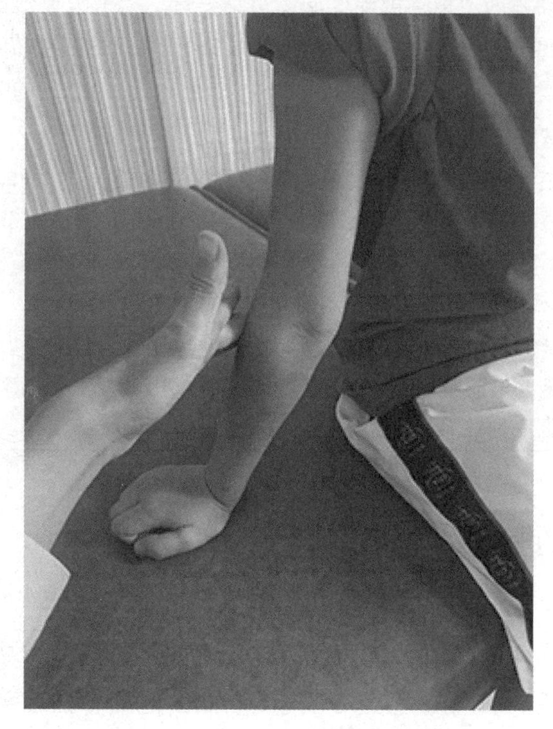

图 5-1-2 肘关节过伸展的锁定位

（二）完全性 SCI 儿童理想的关节活动范围

完全性 SCI 儿童理想的关节活动范围如表 5-1-1 所示。

表 5-1-1 完全性 SCI 儿童理想的关节活动范围

颈部	在考虑骨科安全限制因素的前提下，尽量接近正常。例如，多节段固定的颈 SCI 儿童，若寰枢关节未在固定之列，则头部应至少有向左右各 45° 的旋转角度
下背部	稍微紧绷为宜，尤其是损伤水平较高的儿童，稍微紧绷的下背部可以增加力量的传导效率，使儿童能够更加轻松地利用头肩带动躯干移动，转移也更加容易。下背部活动度过大或过于柔软的儿童，会有“胸廓和臀部脱节”的感觉
肩关节	维持向各个方向正常的 ROM。SCI 儿童，尤其是下背部无力的儿童，通常因呈现出“圆背”坐姿（也有学者称之为 SLUMP 姿势）而出现肩关节屈曲受限，治疗师应定期筛查儿童肩部 ROM，并将其维持在正常的活动范围
肘关节	需要达到正常的关节活动范围。如果是肱三头肌无力的儿童，则需要达到肘关节“过伸”位，依靠肘关节“过伸”以及肩关节、前臂的旋后来“锁住”肘关节，完成功能性的活动
手腕和手指	需要达到正常的关节活动范围。对于缺乏手指屈曲肌功能的儿童而言，被动活动时禁止背屈腕关节的同时伸展手指，也禁止掌屈腕关节的同时弯曲手指，避免肌肉被拉得过长而丧失“腱式抓握”的能力或因过分牵拉而受伤
髋关节	正常的屈曲角度和外旋角度至关重要，根据个人习惯，有些儿童在穿脱裤子和鞋袜时，更倾向于长坐位“体前屈”姿势来完成，有些儿童则更习惯于髋屈曲、外展、外旋的“翘二郎腿”的姿势来完成。前者需要被动直腿抬高角度达到 110°~120°，使完成动作更加轻松并减少下背部的压力；而后者需要比正常稍大的髋外旋角度
膝关节	需要正常的屈曲和伸展的角度
踝关节	若想有正常的步态，儿童的踝关节至少要达到背屈 10° 的能力。而踝关节挛缩、背屈受限在 SCI 儿童中非常常见。各类研究显示，对踝关节进行日常牵伸，很少或几乎不能提高踝关节 ROM。而规律的牵伸对于维持踝关节 ROM 范围的效果则是肯定的。治疗师应教育家长来完成日常的牵张活动
脚趾	需要正常的屈曲和伸展的角度。“爪型趾”在 SCI 儿童中也非常常见。“爪型趾”的原因是儿童的趾伸肌及趾屈肌共同短缩，因此在给儿童牵伸时应注意，不要只牵拉屈肌腱

（三）治疗方法

1. 关节被动运动

被动运动应轻柔、缓慢地进行。在伤后 3~6 周内，被动运动应至少每日 2 次，腰椎固定术后的儿童早期应避免髋关节过度屈曲引起的脊柱运动；颈椎和上胸椎固定术后的儿童早期则应避免过度的肩关节屈曲而造成脊柱运动。随着儿童功能状态的改善，维持关节活动范围的被动运动可减少至每天 1 次，但是对于跨多关节的肌肉组织，生理特性决定其更容易出现短缩，因此对这一类型的肌肉维持有效长度尤其重要。对于血液循环障碍的儿童，或被动活动后肌张力有所缓解的儿童，可适当增加被动活动的时间。而对于脊髓休克期过后的儿童，肢体肌张力有所恢复，在被动活动时应更加缓慢，以避免诱发痉挛的发生。此外，张力升高的儿童更容易发生关节受限，被动活动范围应尽量达到最大的生理范围。

2. 胸廓活动度训练

治疗师应格外留意儿童的胸廓活动度。无论儿童是肋间肌无力、松弛还是肌张力增加，都会造成胸腔扩张能力下降和胸廓顺应性降低。检查胸廓对称性对于预防儿童脊柱侧弯畸形和及早发现脊柱侧弯倾向具有重要意义。

（1）胸廓活动度筛查：①上胸廓的检查（图 5-1-3a）：仰卧位，拇指放在胸骨上，其余四指环绕胸廓，感受平静呼吸时胸廓两侧起伏的幅度。②下胸廓的检查（图 5-1-3b）：采取仰卧位或俯卧位，拇指指向中线，其余四指环绕胸廓感受呼吸时胸廓起伏的差异。此外，通过坐位检查儿童是否有向一侧倾斜的趋势，这可能是 SCI 儿童伴随脊柱侧弯的早期征兆。

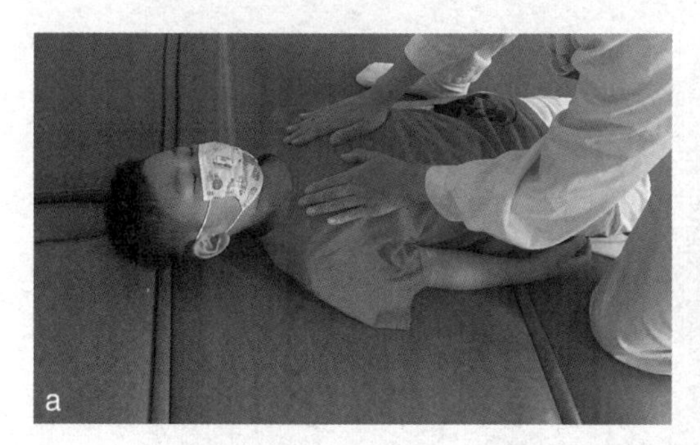
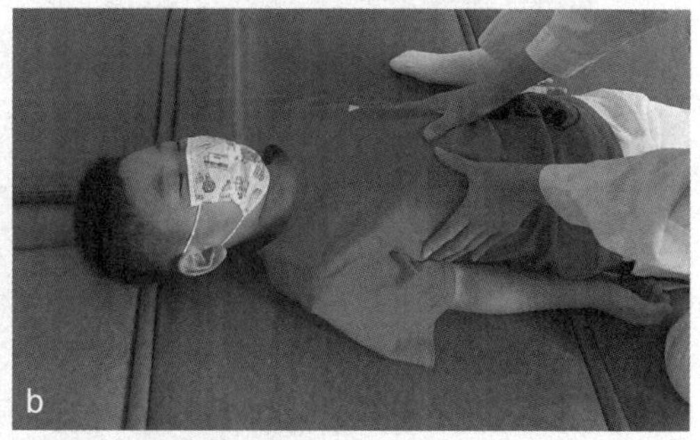

图 5-1-3 胸廓活动度筛查

（2）改善胸廓活动性的训练：①打开双肩和脊柱伸展：打开胸廓可以增加吸气深度，躯干屈曲则可以增加呼气深度，二者结合可以在一定程度上改善胸廓的活动性。儿童端坐位，双手食指交叉，抱于头后（图 5-1-4a），治疗师在儿童吸气时其帮助双肘向外打开，扩张胸廓，呼气时肩膀内收躯干屈曲（图 5-1-4b）。②空气转移法：儿童主动深吸气并屏住呼吸，然后做躯干前屈、后仰和侧屈等动作，借助肺内空气张力来扩张胸廓，改善胸廓的活动性。亦可找到紧张一侧的胸廓，然后向对侧侧屈，牵伸活动性较差的组织同时深吸气，以扩张该侧胸腔。③胸廓牵张法：胸廓按上中下三段分段牵张，在儿童呼气的时候，治疗师通过扭绞等动作进行胸廓牵张（图 5-1-5）。此外，肩关节牵张技术有助于改善胸廓活动度，上肢运动训练和肩关节的主动运动可以引导胸廓的扩张和收缩，对改善儿童的呼吸功能均起到积极的作用。

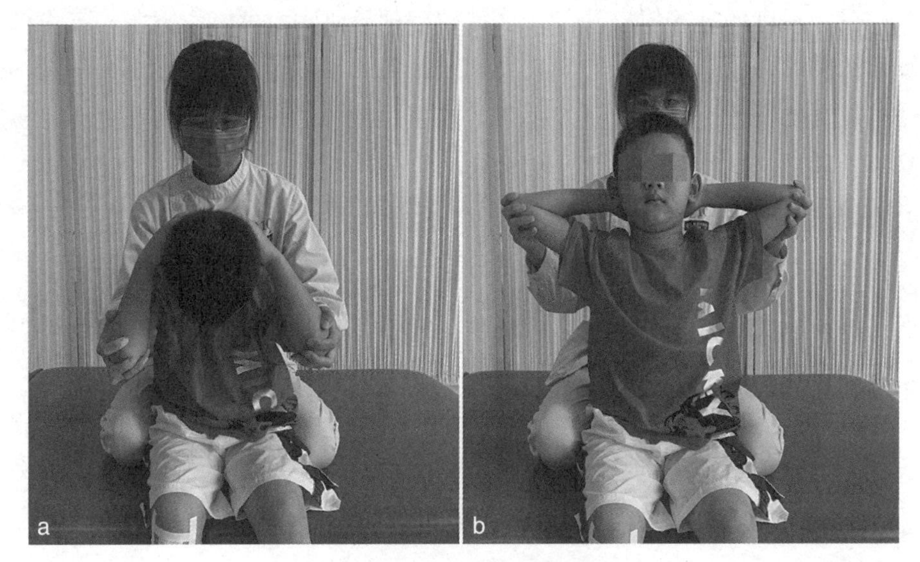

图 5-1-4　改善胸廓活动性的训练

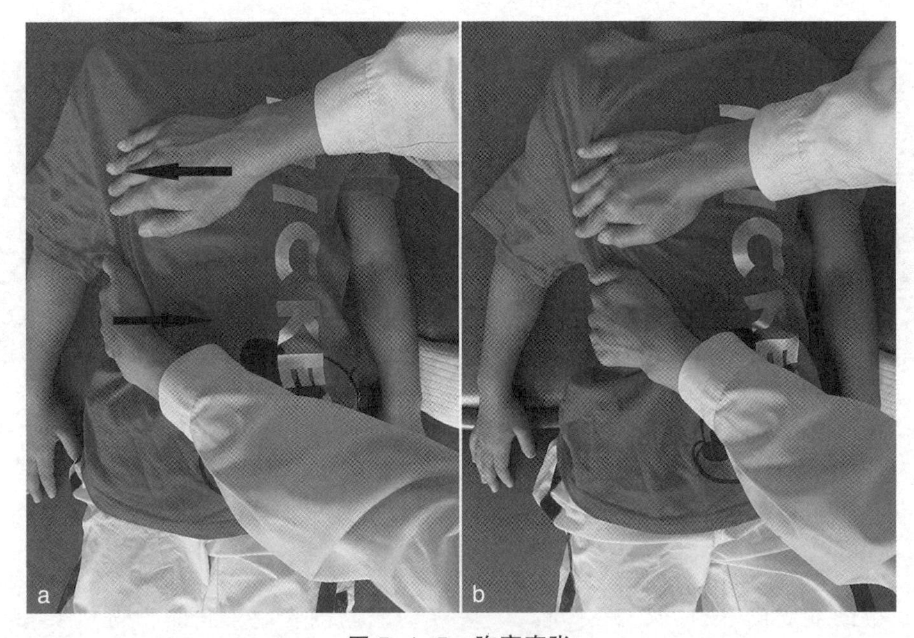

图 5-1-5　胸廓牵张

二、肌力强化训练

对于 SCI 儿童而言，损伤程度较轻的节段，肌力可以通过科学的锻炼得到很好的改善。但是损伤程度较重的节段，则可能无法恢复到能够改善功能的水平。如果查体肌力为零，则肌力无法通过主动训练得到改善。此外，爆发力也在很大程度上影响着运动功能的表现，特别是对于力量薄弱的儿童，他们往往自然而然地通过使用爆发力和加快运动速度来完成一蹴而就的动作。耐力则更多影响儿童是否能持续反复地完成某些日常生活活动，如长时间驱动轮椅。治疗师应判断儿童目前亟待解决的问题是增强肌力、建立耐力、还是增加爆发力，然后根据患儿的实际情况决定训练方式。

（一）一般原则和参考剂量

1. 肌力强化训练

对于正常肌肉（如截瘫儿童，上肢未受影响），抗阻训练是最基本的训练方式，且效果肯定。大负重、少重复的练习可增加肌力，低负重、多次重复的练习可增加耐力。渐进或渐退抗阻训练也是肌力练习中常用的方法。

少有文献报道 SCI 儿童因失神经支配而造成的肌力下降或伴随肌张力增高的情况应该遵循怎样的训练原则，目前训练剂量更多参考正常肌肉的训练剂量，且以次日疲劳可缓解为标准。对 1 级肌力的肌肉进行训练，可令儿童采用主动收缩，可配合手法刺激，如在收缩之前做敲击和快速牵张（不适用于肌张力高的儿童）；对 2 级肌力的肌群进行训练，可采取除重力位的抗阻训练或抗重力位的辅助主动训练，悬吊训练可提供很大帮助。在从 2 级向 3 级的肌力训练中，如遇儿童长时间没有进步，可以依靠离心运动来突破瓶颈，在除重力位施加阻力或让儿童将肢体保持在抗重力位置，儿童能逐渐放慢肢体的下落速度便可视作进步，最后达到在抗重力位保持的能力。对于 3 级以上肌力的训练方法较多，可在抗重力姿势依据儿童情况决定是先增大肌力还是先建立耐力，也可进行水中训练。4 级肌力可参照正常人群的肌力训练方法进行训练。

2. 耐力强化训练

增强耐力和控制技巧的训练会让儿童在反复的力量训练中保持良好的运动形式。重建耐力的训练是从多次重复相对短暂的运动开始的。近红外光谱证据显示，耐力训练保持时间不应超过 7~8s，超过这个时间的肌肉收缩将造成氧的快速损失，因此应该以增加次数或组数来重建耐力，而不是单纯地就一个动作让儿童保持更长的时间。

3. 训练方式的选择

在训练方法的选择上，闭链训练的方式能调动更多的肌肉参与，但存在“强者愈强”的缺点。对于单独肌肉 / 肌群的训练亦不可少，具体方法可参考徒手肌力检查的体位进行针对性的训练。

在 PedSCI 的肌力训练中，肌电生物反馈的肌电信号以游戏的方式呈现出来，可以有效提升儿童的练习热情和练习效率。

（二）上肢肌力训练

1. 肩胛带肌力训练

完全性 SCI 儿童只能借助上肢支撑来完成大部分的日常生活活动，因此上肢的力量格外重要。虽然截瘫儿童的上肢和肩带肌可能没有受到失神经支配的影响，力量也像从前一样强壮，但是肩带和双上肢要承担几乎整个身体的自重以及长时间驱动轮椅，因此还需要加强其力量和耐力训练。可以通过哑铃、弹力带等施加阻力来训练力量，也可利用自重进行训练。自重训练可以减少不必要的腰背负荷，调动更广泛的肌肉参与，且用力方式更趋近于日常生活的方式。令儿童使用支撑器撑起身体进行支撑训练（图 5-1-6）（如果儿童手功能欠佳，可使用瑜伽砖来支撑），然后嘱其肩带下沉，强调主动的力量，不要依靠被动的自锁机制支撑。可以使用更高一些的支撑器来增加难度，或在保持姿势不变形的前提下，进行更多次的重复。最后可进阶至手持支撑器在床上利用上肢“行走”，这个能力对于儿童进行高难度的动作，如从地面向轮椅转移时，移动重心并且“倒手”时至关重要。当儿童有足够的能力支撑自身体重的时候，要令儿童左右移动，学会使用上肢和头、肩去控制瘫痪的部位移动。

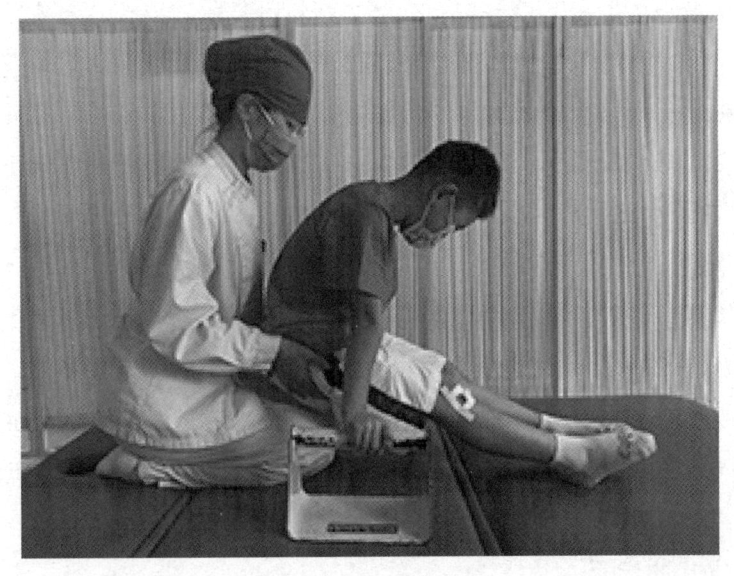

图 5-1-6 支撑训练

此外，可以令儿童抓肋木或巧用助行器，让儿童反抓助行器做引体向上的动作来加强背阔肌的力量（图 5-1-7）。研究显示，背阔肌的激活与胸腰筋膜紧张密切相关，可以利用此原理代偿地使儿童的腰部更有力。也可让儿童使用助行器撑起来增加力量训练，这是一个功能性的力量练习，完全模仿使用助行器站起的方式（图5-1-8），需注意的是，如果儿童未佩戴下肢矫形器，此练习应仅当作力量训练，避免儿童完全站起而造成膝反张。功能性力量练习的方法多种多样，治疗师应根据儿童的实际情况，发挥想象，设计出个性化的训练方案。

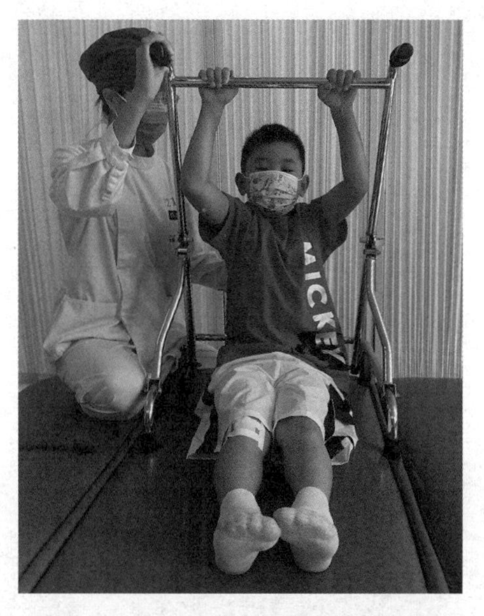

图 5-1-7　巧用助行器训练背阔肌

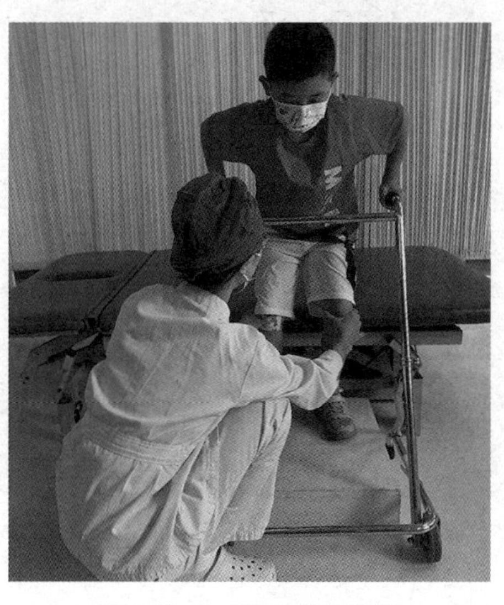

图 5-1-8　模拟撑起训练

2. 上肢其他肌群肌力训练

对 SCI 儿童而言，尤其是颈髓损伤儿童，关键肌的肌力对儿童的 ADL 能力有着巨大的影响。

C_4以上完全性损伤儿童，除练习呼吸外，还应通过练习上提肩胛来增加辅助呼吸肌的力量。

C_5完全性SCI儿童，上肢肌群如肱二头肌、肱桡肌、三角肌、肩袖背阔肌的残存肌力均有较高的提升空间。胸大肌、三角肌前束和肱二头肌的功能对于儿童摆臂翻身十分重要，需要着重训练。治疗师在训练时，既要进行单关节或单独肌肉的针对性训练，如肩屈曲（图5-1-9a）、伸展、外展，肘关节屈曲（图5-1-9b）、前臂旋转（图5-1-9c）等力量练习，也要进行复合运动的训练，如肌肉替代方式伸肘（后述），俯卧位利用上肢爬行也是较好的肩带及上肢的综合训练方式。

C_6损伤的儿童除了需要训练支撑能力以外，如果将残留微弱的腕背屈的力量提升至3级或更高，就可实现腱式抓握。需注意，避免在腕背屈的同时牵张手指屈肌，否则儿童将丧失腱式抓握的功能。

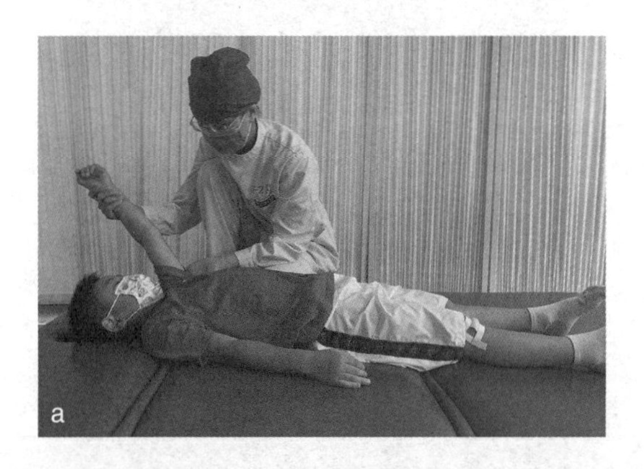

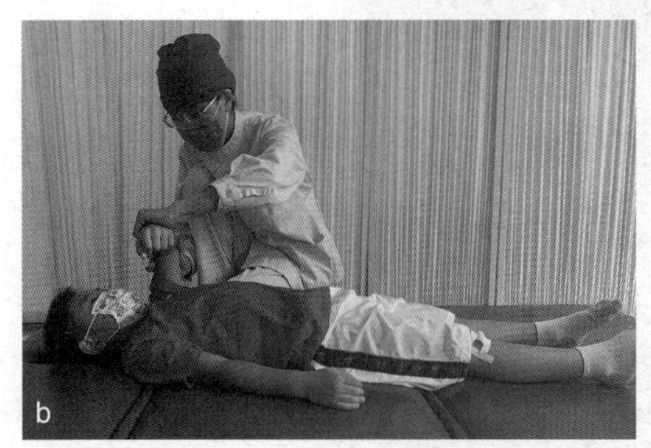

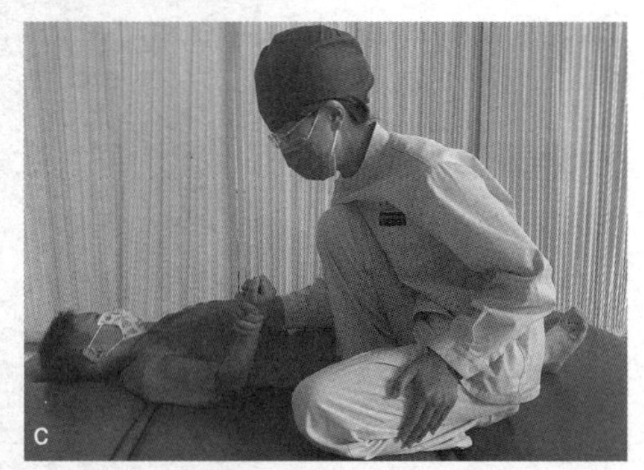

图5-1-9　针对性上肢肌力训练

对于颈髓损伤儿童来说，肱三头肌对于儿童的转移能力十分重要，如果儿童有残存肱三头肌的力量，则大部分的日常生活均可自理。有肱三头肌残存力量的儿童，除进行上肢闭链支撑训练（图5-1-10），也应对肱三头肌进行单独的肌力训练。

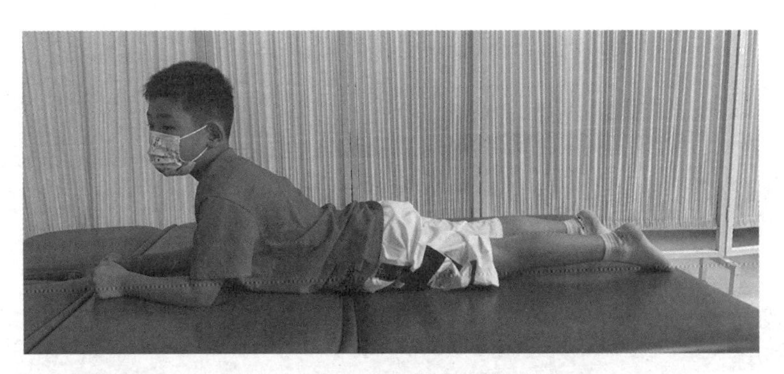

图 5-1-10 上肢闭链运动训练

（三）下肢肌力训练

腰段 SCI 儿童或不完全性 SCI 儿童残存部分下肢肌力。治疗师应根据其实际情况选择有针对性的肌力训练并结合闭链运动进行练习。而针对髂腰肌、股四头肌、胫前肌、臀中肌、臀大肌等肌肉的单独肌力训练应以单关节抗阻运动为主。下肢闭链运动训练（图 5-1-11）也可在起立床上完成，通过增加或减少起立床的角度来增加或减轻负重。

（四）躯干肌肌力训练

针对躯干肌肌力训练，治疗师需密切注意儿童是否存在明显的肌肉不对称的情况。最简单的办法是观察儿童坐位时是否向一侧倾斜，或触诊脊柱旁肌肉判断其厚度或硬度是否一致（图 5-1-12）。如有明显的不对称出现，应向医生汇报，并在训练中强化其弱链部分。

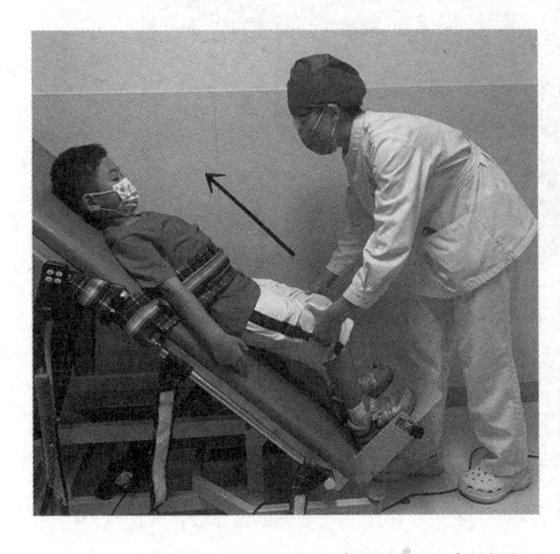

图 5-1-11 下肢闭链运动训练

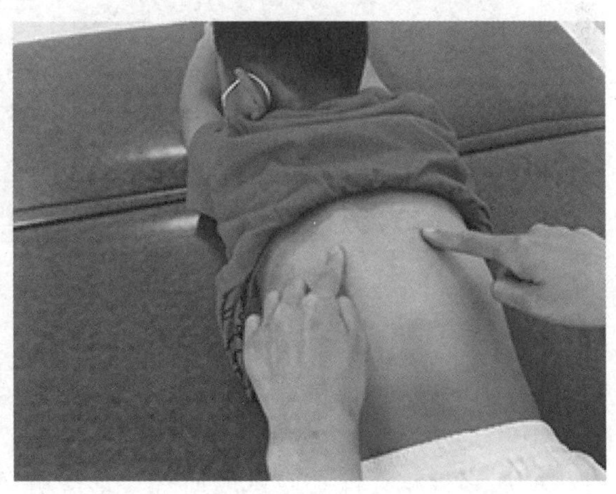

图 5-1-12 触诊脊柱旁肌肉

在躯干肌的训练方式中，包括屈膝、直腿和斜向在内的仰卧起坐都会对腰椎造成超量的负荷，尤其是在儿童有良好的髂腰肌肌力的情况下，这些动作应尽量避免。如儿童的臀大肌、腘绳肌等残存肌力较强，在使用“超人”动作练习背肌时，同样会对脊柱造成超量的负荷。可使用卷腹、辅助下的平板支撑训练（图 5-1-13a）和桥式运动（图 5-1-13b）替代仰卧起坐和“超人”动作。端坐位双手同时向后拉绳的“划船”训练可强化背部力量（图 5-1-14a），此动作也非常趋近于驱动轮椅的方式。单手向各个方向拉绳可同时强化上肢的肌力和激活躯干稳定肌群（图 5-1-14b），此练习需强调躯干直立，不能在负荷中改变方向。

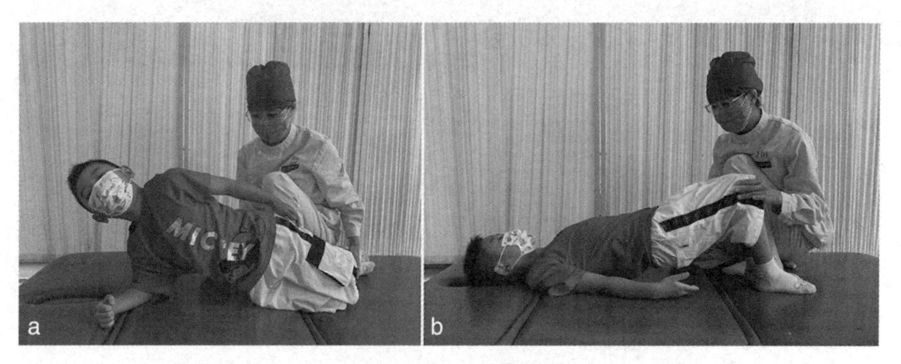

图 5-1-13　辅助下平板支撑训练和桥式运动

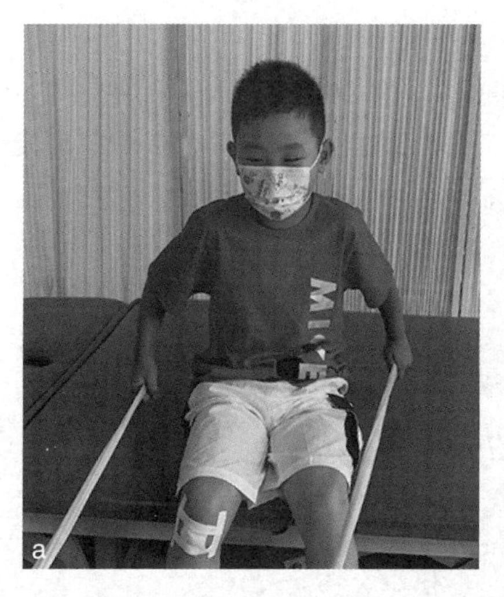

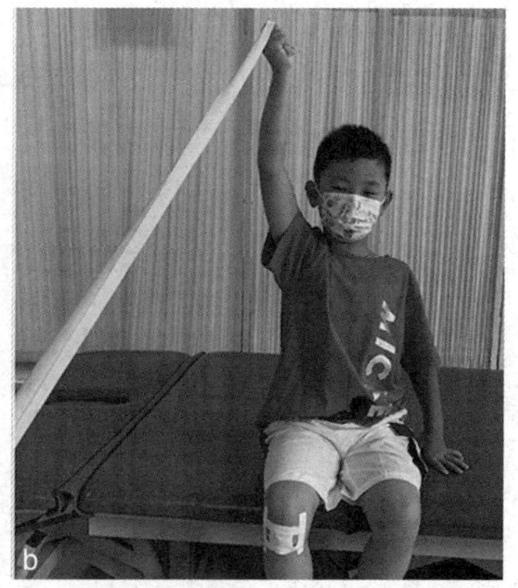

图 5-1-14　“划船”训练和单手拉绳训练

（五）呼吸肌肌力训练

对于颈髓损伤儿童来说，还需介入呼吸训练。呼吸训练的目的是提高呼吸肌力量，增加肺容积，改善胸廓顺应性，形成有效的、节约能量的呼吸方式，让儿童在不同体位下都能充分呼吸，并且提高咳嗽功能以清除肺部分泌物。

膈肌肌力训练：最简单的方法是对腹部增加阻力。儿童取仰卧位，在腹部上放一重物（如沙袋），重量以不影响膈肌收缩且有明显的上腹部起伏为准，每日 15min，持续 15 min 不出现疲劳时可逐渐增加训练负荷。也可使用抗阻呼吸训练器。

此外，吹气球、吹哨、大声唱歌和说长句子同样可以起到提高呼吸功能的作用。

总之，对于 SCI 儿童来说，治疗师需发挥想象来设计增加肌力或耐力的训练方法。如果儿童生活的环境或就读学校中有长的斜坡，则可通过驱动轮椅上斜坡的训练来强化其肌力、耐力及驱动轮椅倒手衔接的能力。治疗师需要了解儿童家庭生活和学校生活中的困难之处，然后在康复室内建立模拟任务，根据任务目标自行创造个体化的训练模式。

三、坐位姿势保持训练

（一）坐位平衡训练

对于儿童来说，获得坐位和姿势调整的能力，重新学会找到平衡感，解放双手至关重要，因此需训练其平衡和姿势控制。

儿童通常主诉“像坐在皮球上一样”“不稳”“晃”，治疗师必须教会儿童体会无支撑坐位下正确的感觉，以及如何用头、躯干或上肢来调整重心。在此期间，治疗师的帮助应适度，过少的帮助容易使儿童丧失训练的兴趣、削弱其成就感，过多的帮助会让儿童丧失正确的感觉输入。

（二）平衡训练的基本原则

支撑面由大到小，身体重心由低到高（如长坐位平衡→端坐位平衡→四点跪位平衡→双膝跪位平衡→立位平衡），由自我保持静态平衡到建立自动平衡，再到对抗外力维持平衡。

（三）训练方法

端坐位平衡训练可从较矮的床边开始，儿童双脚平放于地面，髋膝踝 90° 屈曲（图 5-1-15a），前方可放置椅子或倒置轮椅，防止跌倒。长坐位平衡的练习需以腘绳肌牵张为前提，如果腘绳肌牵张不够，长坐位姿势将导致过多的下腰部压力。

治疗师首先应教会儿童如何利用头和上肢的位置来维持平衡，例如，儿童重心向前倾倒时，应头向后仰，手臂后伸，同时向后用力；如果重心向后倾倒，应头前探，含胸，手臂前伸以保持平衡（图 5-1-15b）。当儿童充分理解动作要领后，治疗师令儿童保持住平衡并在平衡点附近微调，不产生过大的动作，可以用抬起手臂坚持的时间作为标准，鼓励儿童坚持。当儿童可以在无手臂支撑的情况下保持平衡后，可以进阶至自动平衡训练：两臂侧平举保持平衡，两臂前平举保持平衡和双臂上举保持平衡（图 5-1-16）（双臂上举保持平衡是儿童完成穿脱套头衫等 ADL 动作必备的技能）。当儿童可以保持自动平衡后，治疗师从前、后、左、右各方向破坏儿童平衡，并令其保持。可在建立平衡后进行双上肢任务练习，或进行不同方向的抛接球的训练以及使用平衡垫来进行他动平衡训练（图 5-1-17）以增加难度，增加本体感觉刺激。逐渐增加抛球和接球的距离来增加难度，在保持平衡的同时完成双上肢任务练习（图 5-1-18），如从一侧提起重物搬至另一侧等。

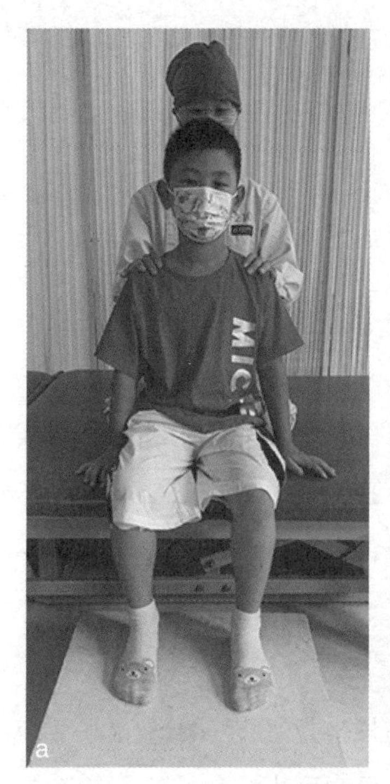

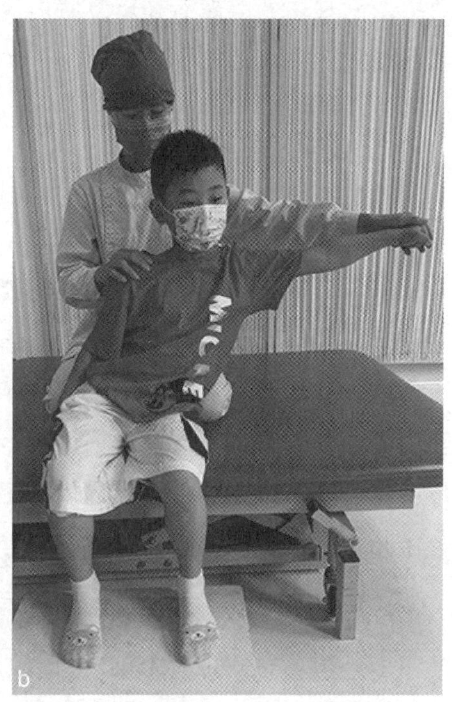

图 5-1-15　端坐位平衡训练

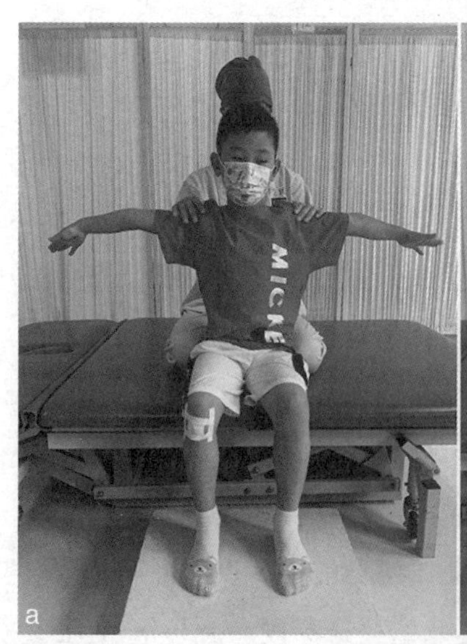

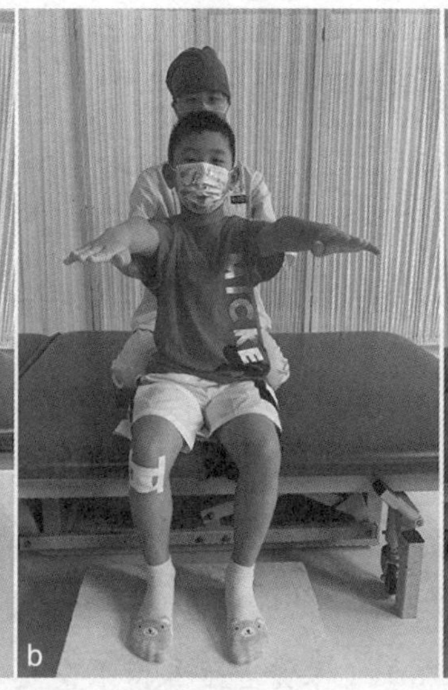

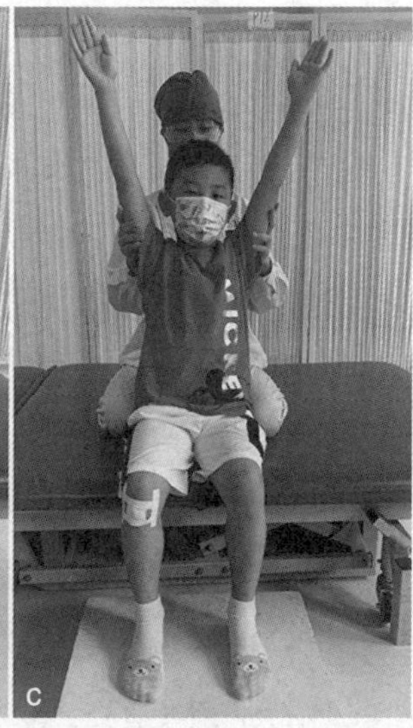

图 5-1-16　自动平衡训练

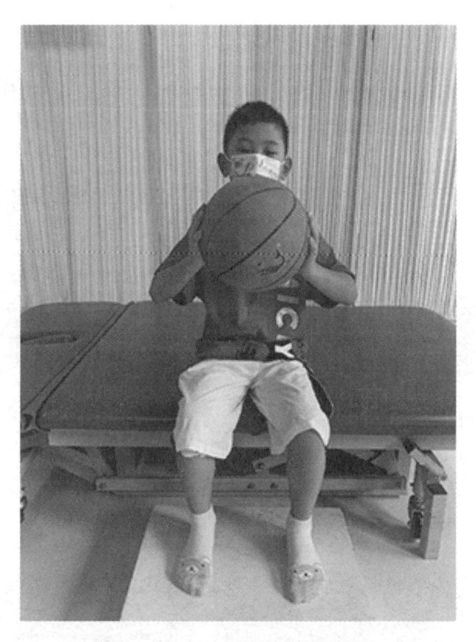

图 5-1-17 他动平衡训练

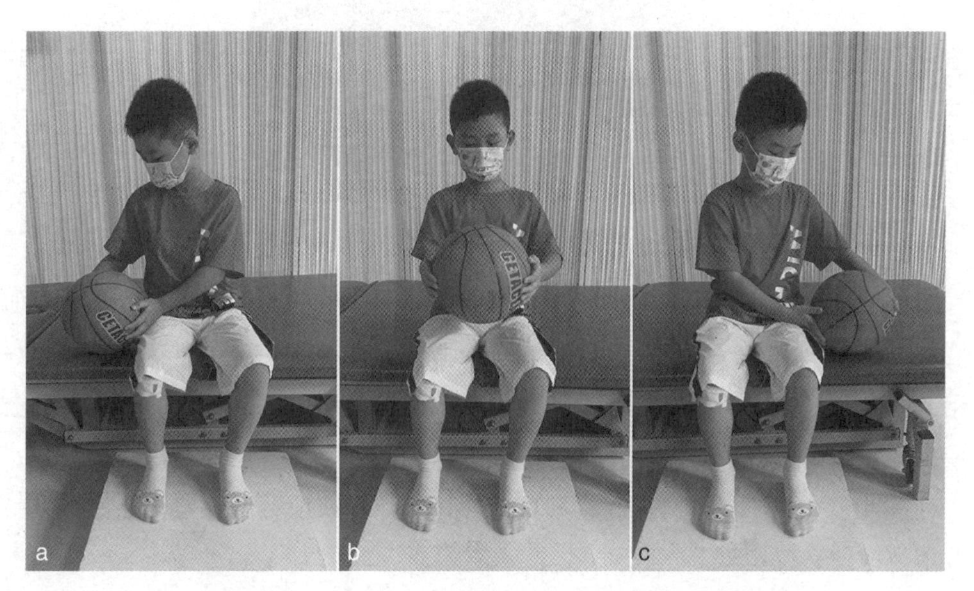

图 5-1-18 在保持平衡的同时完成双上肢任务练习

四、翻身及起坐训练

治疗师应尽可能地从做示范开始，使儿童能理解和体会整个运动的过程，尝试做到最为接近的动作。在重复练习的过程中给予反复的语言提示和视觉反馈可以让其更加连贯、精确地执行动作，消除额外的动作，降低体能消耗。最后儿童应具备将动作自动化和融入生活的能力。

在训练过程中，若想获得理想的训练效果，训练方式和训练强度要恰当，并需要积极反复地练习。可将任务目标进行难度分解，难度的设定应在儿童努力后70%~80%可以完成为宜，太过简单的任务丧失了训练的意义，太难的任务则会打击儿童信心，让儿童丧失积极参与的动力。在儿童达到初期目标后，再逐步提高难度，直至功能独立。

（一）翻身训练

在卧床初期，应每2 h翻身一次，如果没有皮肤破损等情况，可逐渐增加至3~4 h翻身一次。针对脊柱固定术后的儿童，早期翻身需注意采用轴位翻身的策略，以确保翻身不对脊柱产生剪切力。

1. 独立翻身训练（图5-1-19）

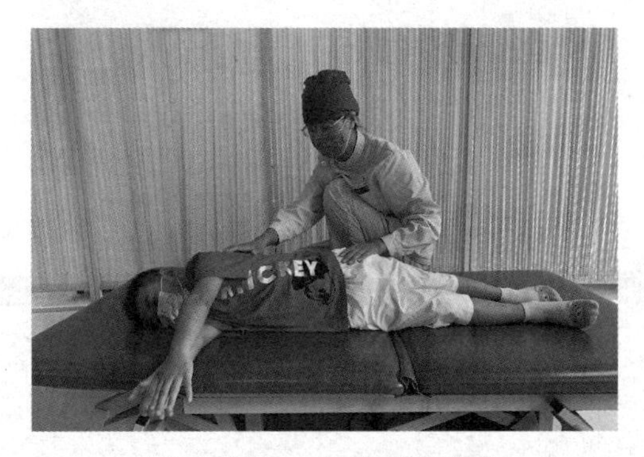

图5-1-19　独立翻身训练

双上肢向身体两侧用力摆动（如果较胖或能力较差的儿童不能完成，可增加双上肢左右摆动数次或持小哑铃、沙袋来增加惯性），然后头转向翻身侧，同时双上肢用力向翻身一侧甩动，身体上方的一侧上肢用力向前伸展，顺势带动躯干由上向下依次旋转，完成翻身动作。

训练儿童在病床上翻身可直接利用床栏杆，抓住或前臂用力勾住栏杆，另一侧上肢用力前伸来拉动躯干完成翻身。

2. 辅助翻身训练

当儿童主动翻身力量不足或不能完全掌握技巧时，治疗师可依次采用以下方式，从辅助量较大逐渐减少辅助量，让儿童学会翻身：①屈膝辅助翻身（图5-1-20a）：治疗师帮助儿童双下肢维持屈曲并踩在床面上，一手辅助膝关节，另一手辅助骨盆，在儿童用力向一侧摆动上肢的同时，治疗师适时帮助骨盆和下肢旋转，完成翻身，此方法较易完成，对力量及技巧要求低。②躯干下放置楔形垫辅助翻身（图5-1-20b）：通过降低楔形垫的角度来增加难度。③下肢交叉辅助翻身（图5-1-20c）：

此方法辅助量较小，以向右翻身为例，治疗师帮助儿童把左侧下肢置于右侧之上，然后让儿童用力摆动双臂，借助惯性向右侧翻身。

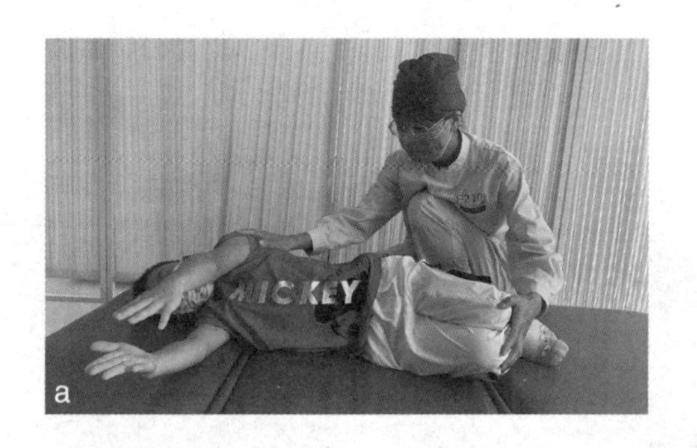

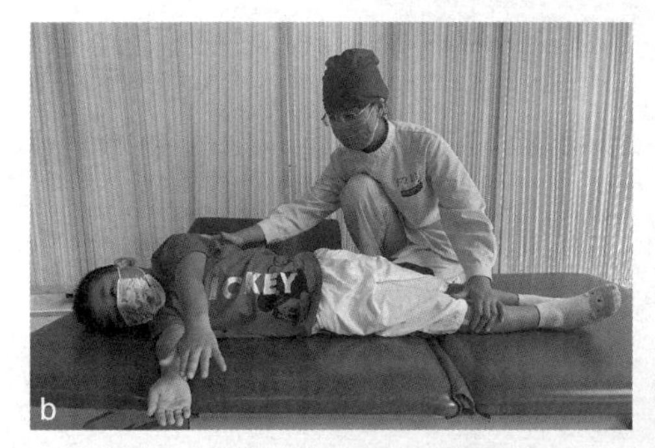

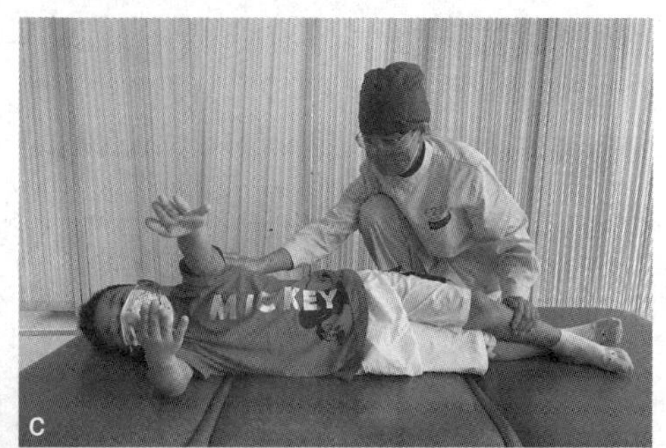

图 5-1-20 辅助翻身训练

（二）坐起训练

1. 双肘支撑从仰卧位坐起

双肘支撑从仰卧位是截瘫儿童最常采用的坐起方法。

具体方法如下：①儿童在仰卧位将头抬起，头向前伸的同时肩部尽量内收，使身体呈肘支撑位（图 5-1-21a）。②重心移向一侧，用一侧肘关节支撑体重的同时另一侧肘关节伸展，然后将重心偏向另一侧，肘关节伸展，使双手支撑体重（图 5-1-21b）。③交替移动重心向前，完成坐起（图 5-1-21c）。

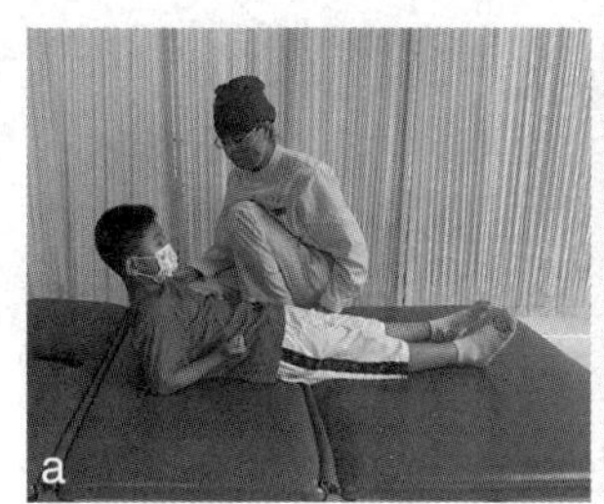

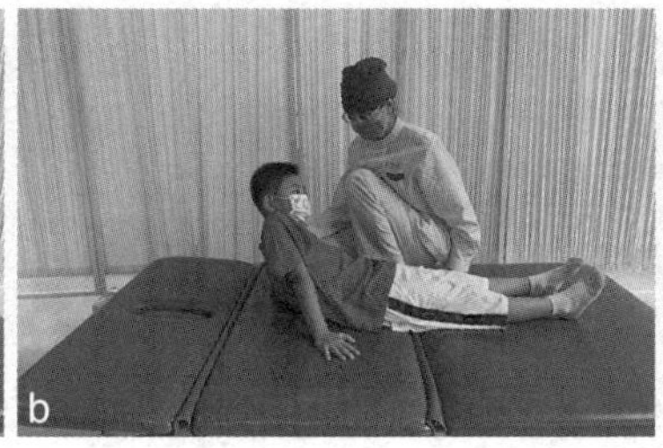

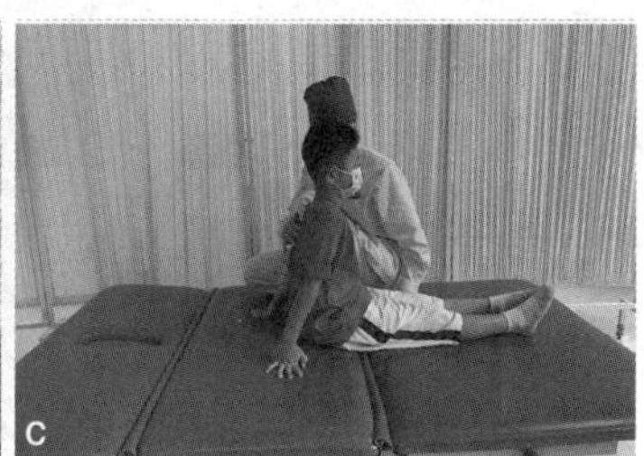

图 5-1-21 双手支撑从仰卧位坐起

2. 翻身坐起

以从右侧坐起为例：①儿童翻身至右侧（图 5-1-22a）。②重心向前移，用右肘关节支撑体重（图 5-1-22b）。③伸展肘关节，将重心保持在右侧（图 5-1-22c）。④转移重心，伸直左臂，以双手支撑体重，完成坐位（图 5-1-22d）。

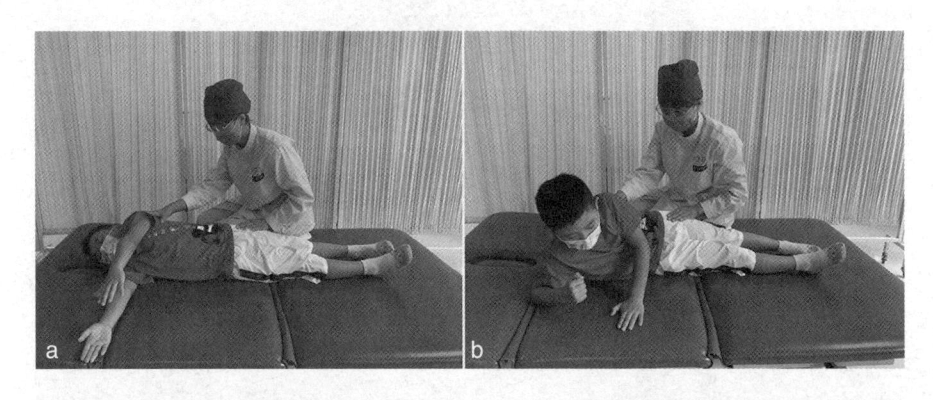

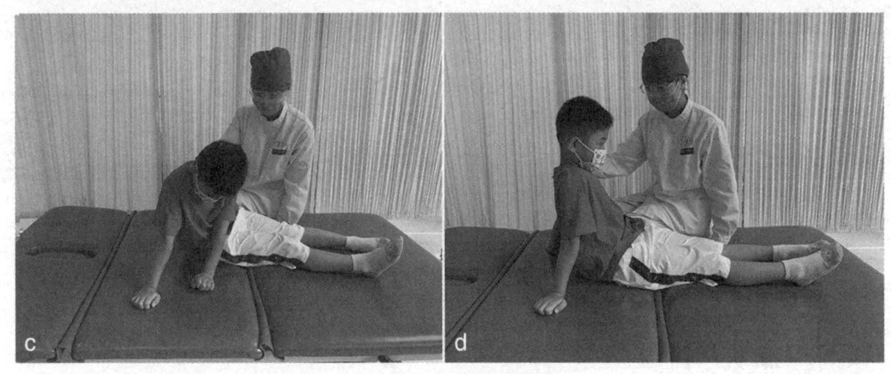

图 5-1-22　翻身坐起

五、支撑移动训练

（一）支撑训练技巧

1. 沉肩技巧

撑起时利用背阔肌的力量支撑身体并充分沉肩，为移动提供基础。

2. 头 - 臀关系技巧

利用头部及肩膀控制骨盆。为完成独立转移，完全性 SCI 儿童需掌握头 - 臀关系技巧。即将头及上半身向一个方向移动，使臀部往相反方向移动。例如，在完成上肢向下用力将躯干提起的动作后，以肩为冠状轴，头向下低，则臀部更容易向后上提起；以肩为矢状轴，头向左甩，则臀部更容易向右移动。这是完成移动动作最重要的技巧。

在练习初期，儿童不能充分沉肩和掌握头－臀位技巧时，治疗师可令儿童利用支撑器学习头－臀关系技巧（图 5-1-23）。

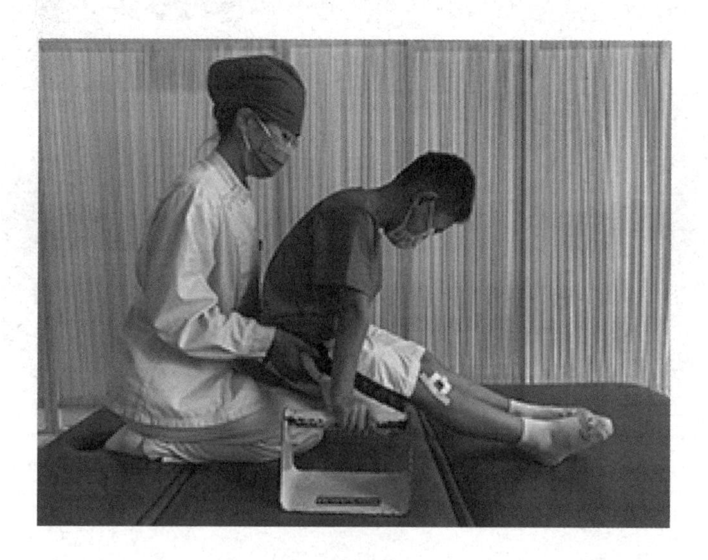

图 5-1-23 利用支撑器学习头－臀关系技巧

手膝位四点支撑也是训练头－臀关系技巧控制的一个非常好的姿势。儿童首先可练习稳定手膝位四点支撑的爬姿，然后用力将头肩向一侧甩，而臀部则摆向另一侧，从而体会头－臀技巧。对于肱三头肌无力的儿童，可在肘膝位下进行练习。

3. 肌肉替代方式伸肘技巧

利用闭链运动完成支撑功能。肱三头肌无力或功能不全的儿童，无法主动完成伸肘的开链动作，但大部分残存三角肌前部和胸大肌锁骨部功能的儿童，可利用此功能，在闭链支撑位将肱骨向内侧拉，代偿完成伸肘动作。治疗师可令儿童用手撑床并将其肘关节置于轻微屈曲位，要求儿童完成“用力往前推”的动作（图 5-1-24a），或在儿童肘部部位给予辅助，让儿童完成“推”的动作（图 5-1-24b）。

（二）床上前后及侧方移动

1. 向前方移动

儿童长坐位，双手放在身体斜前方支撑，用力伸肘、沉肩、将臀部抬起，双臂同时向后划动，使身体移向前方，然后重复此动作，直到移至目标位置。肱三头肌无力或功能不全的儿童可利用外旋位锁住肘关节，以肌肉替代方式伸肘，用技巧和背阔肌的力量完成移动。

2. 向后方移动

儿童长坐位，双手放在身体斜后方支撑，用力伸肘、沉肩、将臀部抬起，双臂同时向前划动，使身体移向后方，然后重复此动作，直到移至目标位置。

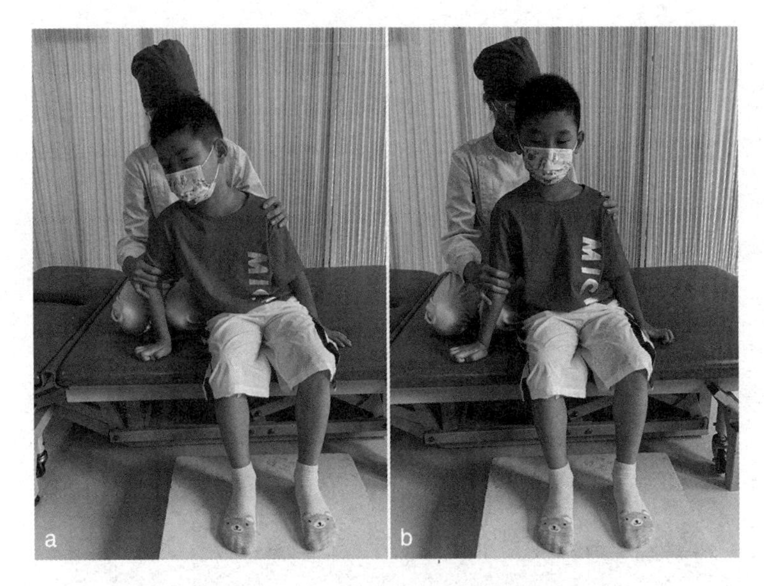

图 5-1-24 肌肉替代方式伸肘技巧

3. 向侧方移动

以向左侧移动为例，儿童长坐位，左手靠近身体，右手放在身体侧方稍远处，利用支撑器用双手撑起身体充分伸肘并沉肩，将臀部抬离床面，在手用力向侧方推，将身体移向右侧，然后一手扶床，一手将腿搬至左侧（图 5-1-25）。

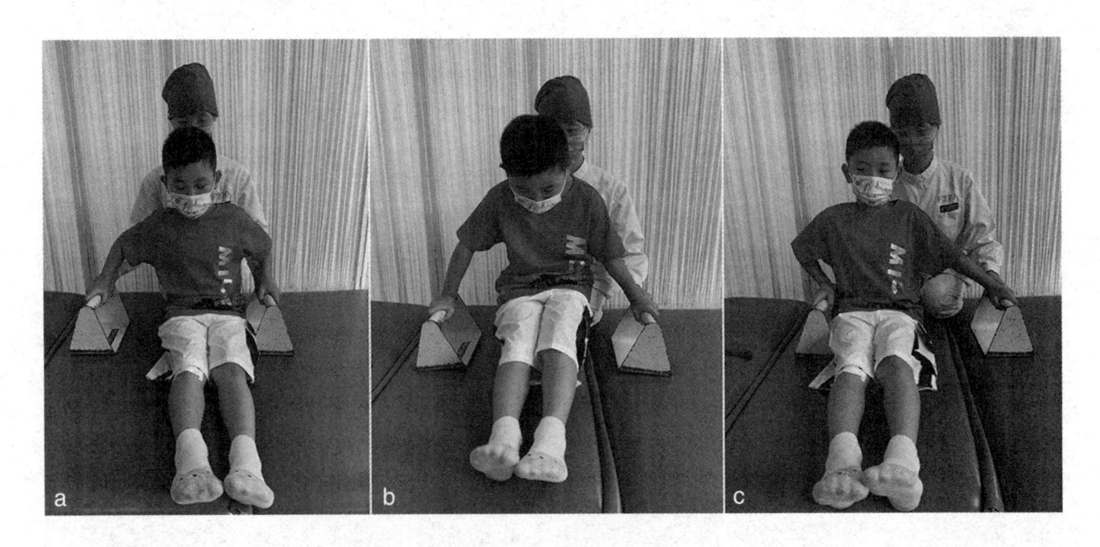

图 5-1-25 向侧方移动

4. 向高处移动

儿童在日常生活中难免遇到需要向不同高度的平面转移的情况，如床面可能高于轮椅，或从轮椅转移至更高或更低的沙发上等。尤其是年龄大一些的儿童，需锻炼生活自理能力，因此向高处移动的能力是训练儿童完成床椅转移之前应具备的技能。对于此问题，治疗师可发挥想象，让儿童先从长坐位开始，向更高的垫子上移动，然后过渡到端坐位，从床面向各种高度的椅子上转移（图 5-1-26）。此类训练需要儿童充分体会沉肩技巧和头 - 臀关系技巧，并具备良好的上肢肌力。

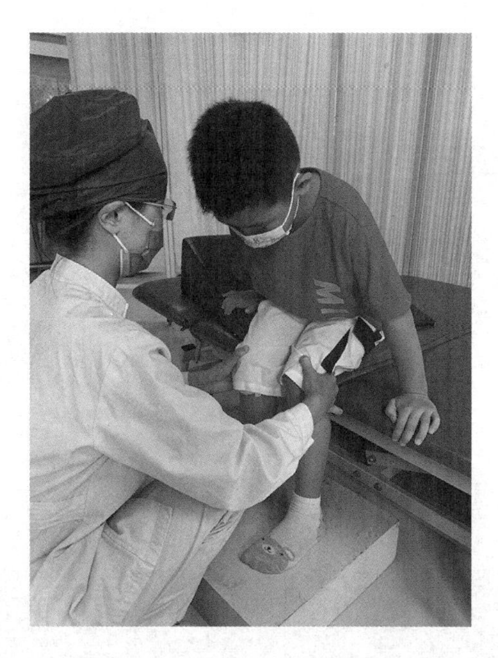

图 5-1-26 向高处移动

六、转移和移动训练

获得安全转移的能力，即在转移过程中，安全到达，且不损伤皮肤、关节及软组织。

SCI 儿童双下肢发育较慢，长度较正常者更短，但此问题也是截瘫儿童的优势所在，儿童双上肢相对更长，下半身较轻，因此儿童更容易转移。

转移的方法并非越复杂越好，适合儿童及家长的实际条件即可。治疗师应根据儿童损伤程度、残存肌力、关节活动范围等情况选择适合的转移方法。复杂的移动动作除需具备平衡能力外，还需要有很强的上肢力量，上肢力量较弱或肱三头肌无力的儿童，可利用转移板进行移动。治疗师及家长应谨记，以儿童的安全为前提，避免因方法不当或技术不熟练等原因造成意外。

治疗师需耐心向儿童解释移动的计划或做示范，使其能充分理解所要进行的移动动作及自己所需要完成的部分。

1. 前方独立转移

前方独立转移适用于上肢力量较弱、年龄较小和身高较矮的儿童。具体方法如下：①将轮椅正对床旁，在距离床沿一定距离且能将腿抬起的地方停住，刹闸并脱鞋（图 5-1-27a）。②将双下肢放置于床上，松开轮椅车闸，将轮椅向前紧贴床沿，并刹闸（图 5-1-27b）。③用支撑动作向前移动身体至床上，完成转移（图 5-1-27c，d）。

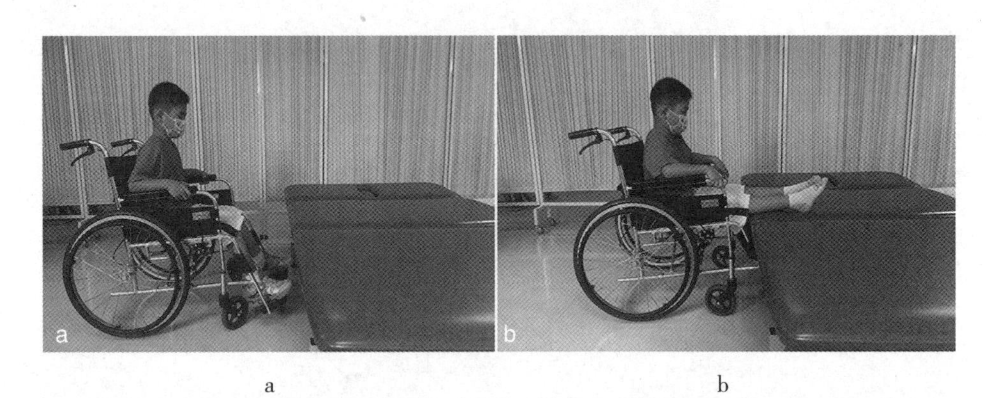

a　　　　b

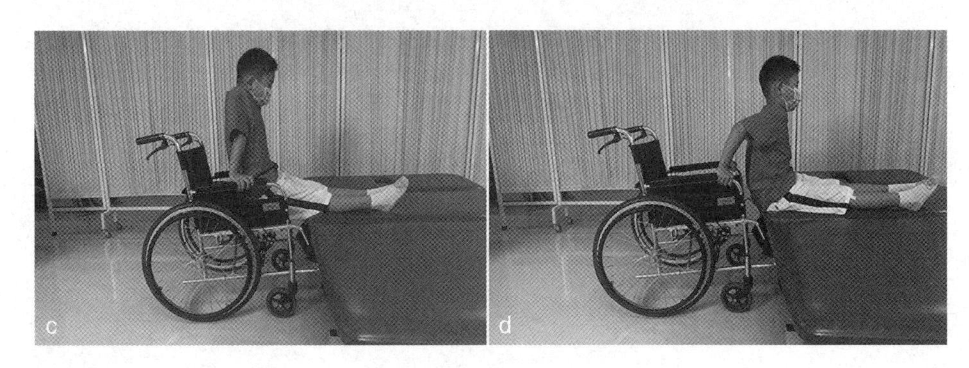

图 5-1-27　前方独立转移

2. 侧方或斜向独立转移

侧方或斜向独立转移适用于年龄较大或身材较高的儿童，转移方法与成人侧方转移相同。具体方法如下：将轮椅斜向 30° 左右靠近床边并刹闸，移开脚踏板并摘下侧方扶手，然后利用支撑动作将臀部向侧方移至床上（从床至轮椅的转移方法相同，方向相反）。

七、轮椅驱动

（一）轮椅选择

对于儿童及青少年来讲，应选用尺寸可调节的轮椅以适应身高的不断增长，根据其生长的情况及时调整轮椅的座位宽度、深度及高度等基本尺寸。轮椅还应该很好地适应学校以及教室的环境，为了满足儿童沟通交流等需要，有的轮椅增加了可以调整到站立姿势的功能。

（二）轮椅上的正确坐姿

长时间使用轮椅的儿童，保持正确的坐姿至关重要。适当的坐姿有助于提升儿童的功能及减少体力损耗。不良的坐姿则会导致下背部过度弯曲、驼背、颈部过度前伸和脊柱侧弯。这些异常姿势还会导致功能性活动能力下降、上肢疼痛和受伤以及呼吸功能问题。此外，不良坐姿还会改变皮肤的压力分布，增加皮肤局部压力而使皮肤破溃的风险增加。因此，儿童坐在轮椅上时须头颈正直、脊柱伸直，保持正常的生理曲线，臀部靠后坐，习惯性的臀部靠前坐姿有可能会牵张到腰部的区域，骨盆位置要端正、膝关节位置要求髌骨正向前方、两足尖向前，后足跟能够接触到脚踏板。

（三）轮椅减压

为了预防压疮，儿童应将减压动作当做一种习惯。轮椅上减压训练（图 5-1-28）应从乘坐轮椅的第一天就开始注意并掌握。儿童利用双上肢按住轮椅扶手，支撑躯干将臀部抬起。乘坐轮椅初期每 10 min 做一次减压，每次维持 10 s。以后可每 30 min 抬起一次，每次至少维持 15 s。

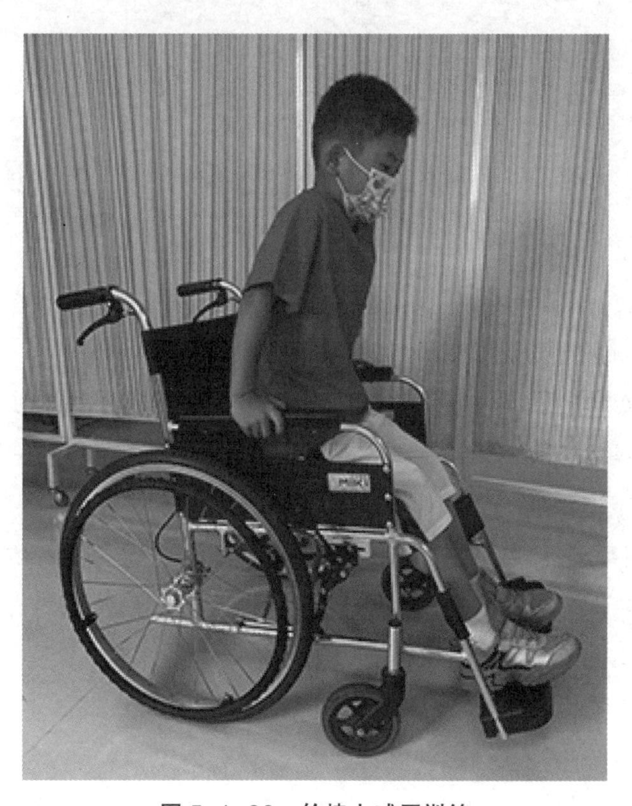

图 5-1-28　轮椅上减压训练

（四）轮椅技巧

1. 驱动轮椅技术

低节段 SCI 的儿童坐位平衡能力较好，肩胛骨的活动不受限制，且具有良好的腰背肌功能和躯干稳定性，因此在驱动轮椅时可躯干前倾，借助腰腹的力量，配合两臂一起向前下方用力。手离开轮圈后屈肘、提肩的同时躯干随之向上抬，然后再一次向前下方用力，不断重复此动作。这种驱动轮椅的方法力量比较大，速度也较快。

上胸段和颈段 SCI 的儿童，坐位平衡能力较差，也很难借助腰腹的力量。在驱动轮椅时臀部的位置可以稍微向前一些，躯干保持中立或稍向后仰，以保持坐位平衡。这种驱动轮椅的方法更加安全，但以两臂用力为主，很少有躯干的活动，因而速度也较慢（图 5–1–29）。

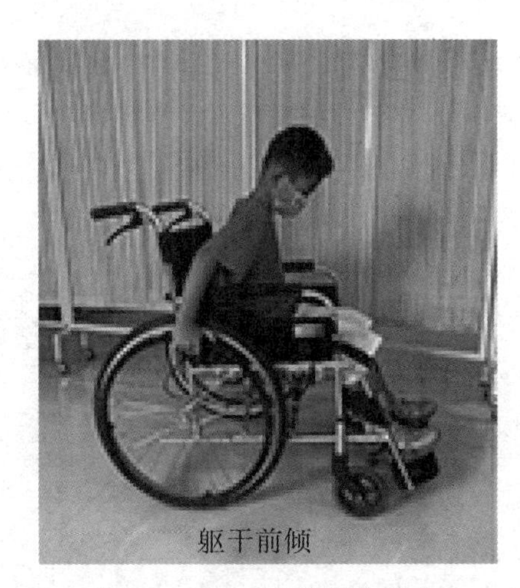

图 5–1–29　驱动轮椅技术

2. 转弯和急停技术

（1）原地转弯：以向左转弯为例，左手握住手轮圈不动，使其成为一个固定轴，右手向前推手轮圈，直至转到目标角度。也可左手向后拉轮圈的同时右手向前推轮圈，使转弯所用空间更小，速度也更快。

（2）行进中转弯：在行进中转弯时产生的离心作用会使身体向与转弯相反的方向倾斜，特别是腰背力量弱的儿童应格外注意。因此，身体重心在转弯时应向同侧倾斜以维持稳定。例如，在行进中向左侧转弯，应先将躯干稍向左倾斜，然后左手握住轮圈，右手继续驱动轮椅完成转弯动作。

（3）行进中急停：当向前快速驱动轮椅需要急停时，要将身体稍向后倾斜使重心后移，以防止惯性作用使身体向前倾倒，然后双手扶轮圈减速。当向后行进需要急停时，躯干需提前向前倾斜，防止向后翻倒。

3. 抬前轮及上下台阶技术

（1）抬前轮技术（图 5-1-30）：抬起前脚轮并用后轮保持平衡是一种基本的轮椅技巧。室外活动时，如过马路沿等都需要儿童掌握抬前轮技术。具体方法：儿童两手握住手轮圈，先向后拉一段距离，然后紧接着迅速向前推轮圈，两动作之间不能停顿，这样轮椅的前脚轮就会向上抬起离开地面。儿童可以握住轮圈，以前后推拉来调节重心。

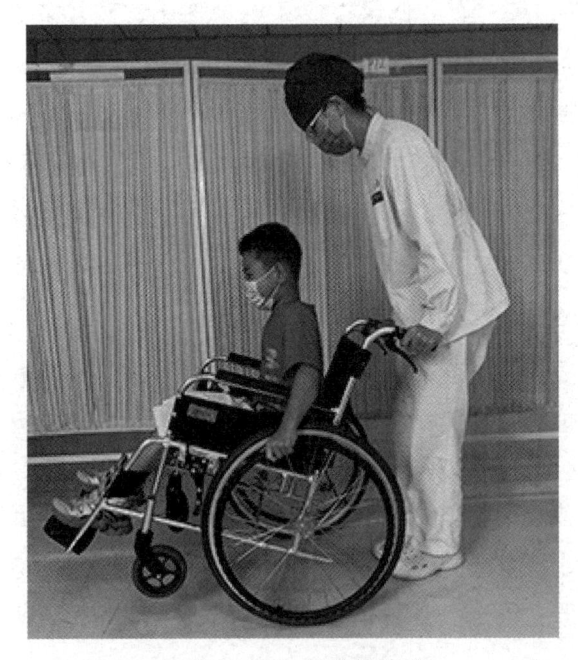

图 5-1-30 抬前轮技术

（2）上一级台阶技术：儿童学会如何将前轮抬起并保持应对上马路沿至关重要。治疗师需反复引导儿童体会向后拉轮圈紧接着向前推轮圈准确将前轮抬起的动作。

上马路沿 / 一级台阶的具体方法：①先将轮椅驱动至台阶前数厘米处。②抬起前脚轮并将前脚轮落在台面上。③将轮椅后退一段距离，至前脚轮刚好落在台阶上即可，这样后轮与台阶距离较大，以便获得更多的前冲力。④最后握住手轮圈，身体重心前移，双手同时用力推轮圈，冲上台阶。台阶的高度越高，躯干前倾的角度就应越大，否则有后翻的风险。

（3）下一级台阶技术：当台阶高度较矮时（5 cm 以下），可以四轮着地从正面下台阶。当台阶较高时，驱动轮椅倒退至台阶边缘，身体重心充分向前移，然后双手握轮圈缓慢向下倒退，以四轮着地倒退法下台阶。

（4）上下坡道技术：在驱动轮椅上坡时，儿童应首先身体前倾，尽量靠近大腿，使重心前移，双手用力推手轮圈向前。坡道的角度越大，躯干前倾的角度就应越大。如果躯干靠住椅背身体重心后移，向前推动轮椅就会出现向后翻倒的情况。

上较长的坡道时如需休息，可将轮椅斜靠路边，一只大轮后方抵在路沿上，与道路成大约45°的位置停好，然后刹闸。

下坡时如坡道较缓，采用四轮下法，头和肩向后仰，使重心后移，两手轻握轮圈给予均匀的阻力来控制下坡的速度。如坡道较陡，则采用抬前轮的方法下坡。

（5）上下楼梯训练：有些低层楼或私人建筑是没有电梯的，公园和道路等也经常碰到有数节台阶的情况，此时可能需要登上楼梯/台阶。成人截瘫患者如果腰腹力量足够强，可独立上下楼梯。对于SCI儿童，辅助上下楼梯的方法如下。

1）上楼梯方法：上楼梯时，轮椅应背对楼梯，一人辅助则辅助者在轮椅后方，握住轮椅的把手，抬起前脚轮，儿童握轮圈向后用力，与辅助者配合，拉动轮椅逆向而上。两人辅助则一人在后方抓轮椅把手向上拉，另一人抬前轮向上推，靠大轮滚动逐级而上，而不是抬起轮椅。

2）下楼梯方法：下楼梯时，轮椅应面向楼梯，顺向而下。辅助者在轮椅后方（或一前一后），握住轮椅的把手，翘起前脚轮，儿童握轮圈给予阻力与辅助者一起控制下落速度。

成年患者可以独立乘坐坡梯和滚梯，但儿童由于其身高臂展不足，可能不能独立完成，一旦评定儿童有能力完成独立上下电梯的能力，则可指导儿童乘坐电梯，需用安全带将儿童绑在轮椅上，防止“人出去了，轮椅留在原地”的情况发生。

八、步行训练

对于SCI儿童而言，髋臼尚未发育完全，需要规律的站立来增加良性刺激，以免发生髋脱位。站立和步行还可以维持髋屈肌群、膝屈肌群和小腿三头肌的肌纤维长度，同时降低痉挛。

（一）站立训练

由于生理膝外翻角的存在，以及截瘫儿童足部肌肉无力，站立时足弓下降较正常人多，儿童如果长期使用起立床站立，会增加膝外翻畸形的风险。因此在儿童病情稳定后，应摆脱起立床，并尽早开始穿戴矫形器站立训练，为膝关节和踝关节提供良好的力线。

儿童穿戴好长下肢矫形器并将其锁在膝伸展的位置，双手撑平行杠，提起臀部并向前，将髋锁定在过伸展的位置，治疗师通过调整力线，帮助儿童维持站立稳定性。在训练中应告知儿童头部在姿势调整中的变化，一旦儿童的平衡受到干扰，头部会迅速产生代偿。当儿童能较好地保持立位平衡时，可增加抬起一只手臂的练习、立位重心转移的训练，然后进行平行杠内两点步行和四点步行训练，最后再改用助行器或拐杖辅助步行。

（二）步行训练

根据儿童损伤节段的不同，使用助行器步行的姿势也存在一定差异。损伤平面靠下且腰腹力量更强的儿童以及残存部分屈髋功能的儿童，在使用助行器步行时可屈髋向前迈步，步态更趋近于正常；而损伤平面高且无腹肌功能的儿童，则更依靠背阔肌的力量向下用力撑起身体，左右移动重心来提髋，然后像钟摆一样向前迈步，姿势左右摆动幅度更大。随着儿童的生长发育，需要定期更换矫形器。

对于不完全性 SCI 儿童来说，小腿三头肌的高肌张力非常令人困扰，极有可能影响儿童的行走功能，在步行期间一旦出现踝阵挛，则极大地增加跌倒风险。因此在进行站立 / 步行之前，需缓慢牵张小腿三头肌以保持肌肉长度。可使用体重计来监测儿童立位时双腿负重情况，如果儿童立位平衡保持较好，则可使用平衡板或利用弹力带来增加难度，或是带儿童去不同的路面行走以适应日常生活的不同情况。

九、双上肢和手功能训练

上肢的功能性力量练习见前述。

抓握能力对于颈髓损伤儿童完成日常生活活动至关重要，C_6~C_7 损伤的儿童（部分 C_5 儿童也保留腕背伸肌力者或通过前臂旋后来做出侧屈动作）残留良好的腕背屈功能，因此依赖“腱式抓握”（即腕关节背屈时，拇指和四指的屈肌由于长度的变化可以产生被动张力）即可完成粗大抓握功能，应用此功能握持粗柄的牙刷或使用“C”形矫形器完成部分功能性 ADL。通过腱式抓握还可以实现拇指与食指之间的侧捏动作，当手腕背屈且桡侧偏时，拇指出现内收；向尺侧偏时则出现外展，儿童可通过此动作夹捏相对细小的物品。

十、日常生活动作训练

（一）C_4 及以上损伤

对于 C_4 以上完全性 SCI 儿童，治疗师可教会其操控严控仪、室内智能声控装置等完成部分 ADL，但绝大部分 ADL 仍依赖辅助。

（二）C_5~C_6 损伤

1. 进食

C_5 损伤儿童佩戴辅助具进食需要屈肘、前臂旋前旋后和肩外旋的功能，并需要良好的运动控制。治疗师可让儿童模拟这些动作，然后判断薄弱环节，再进行针对性的训练。屈肘的力量可以通过手动加阻、绑沙袋、使用弹力绳来训练（前文已述），旋转的动作分别对前臂桡侧和尺侧加阻力来练习，复合动作可以通过斜向拉弹力绳来增加特定方向的阻力，或让儿童重复使用辅助具从盘子里舀起豆子并放在嘴边的练习，在不断重复中修正运动模式。

2. 修饰

C_5 完全性 SCI 儿童，通常可采用双手一同内收夹住物品的办法来完成修饰、洗脸和刷牙等活动，这就需要儿童具备肩内收且同时屈曲的动作，如果儿童不能完成，治疗师则需要判断是内收/屈曲力量不足，还是双手协调能力不佳的原因。因此，可让儿童先从双手夹起大而轻的物品开始练起，逐渐增加控制能力。

3. 穿衣

训练有素的 SCI 儿童可以独立穿脱套头衫，这也需要儿童有良好的双上肢同时过头上举的能力，以及无辅助下长坐位平衡的保持能力。治疗师可在这些方面做针对性的训练。

（三）C_7 及以下损伤

C_7 损伤的儿童相比于 C_6 及以上损伤的儿童而言，可以轻松完成肘关节伸展、腕屈曲以及手指的伸展，但其手抓握能力欠佳。可评定儿童的抓握能力，如果儿童抓握能力尚可，则配合使用橡胶防滑圈训练儿童抬前轮等轮椅技巧。此节段的儿童具备一定写字和使用筷子的潜力，但抓握方法需根据儿童的具体情况重新设计。训练有素的儿童可以达到完全的功能性独立。

C_8 及上胸椎损伤的儿童，手功能较好，对于辅助具的依赖较小，此类型的儿童对其生活技巧的指导更重要，因儿童并不具备腰腹力量或腰背力量非常弱，一旦丧失平衡很难自我恢复，应对措施为当儿童需要牵张手臂或躯干前倾、侧方够物品时，需一只手臂向前扶住轮椅扶手或向后勾住轮椅的把手，来保持躯干稳定。

下胸段以下损伤的儿童可在相对较短的时间内达到大部分生活自理，应根据其具体情况，尽量让其早日回归学校的生活与学习。

（陈　聪）

第二节 水中运动治疗

一、概述

（一）定义

水中运动治疗即在水环境中进行的一种运动疗法，是指通过浸于水中进行针对性运动治疗，充分利用水的物理性质，发挥水疗的主动和被动治疗效应，以改善患者的身体功能与结构、活动及参与能力的一种康复治疗方法。

（二）起源及发展

数千年来，东西方人们都在尝试使用各种方法利用水来治疗疾病。古希腊时代，西方医学之父 Hippocrates（约公元前 460—前 370 年）就通过使用温泉来治疗疾病。在东方也同样有着悠久的历史，《黄帝内经》中记载，“其有邪者，渍形以为汗”。在唐朝（618—907 年）中国沐浴文化迎来了鼎盛时期，华清宫（现华清池）便是温泉浴风行的标志。明清时期（1368—1911 年）是我国古代药浴疗法发展的一个高峰时期，李时珍在《本草纲目》中介绍了含咽、沐浴、擦洗、热浴等多种药浴方法，大大扩大了药浴疗法的适用范围。近现代人们总结了前人的经验，将水疗法运用于康复事业中，研发各种涡流浴槽、气泡浴槽等，以及水中步行训练设备，使得水中运动成为儿童康复训练中的一个重要板块。

（三）分类

水中运动治疗的种类繁多，目前国内多数康复水疗大多为以下两个方面，即传统水疗法和现代水疗法。传统水疗法多涉及淋浴、冲浴、浸浴（药浴、汽水浴）疗法进行治疗；而现代水疗法则常用 Hubbard 槽浴、涡流浴、气泡浴、步行浴等现代设备配合水中运动进行被动或主动的康复训练。

二、水的相关物理性质

（一）水的浮力

木块可浮于水面，而铁块则会沉入水底，这是因为物体在水中所受到浮力超出或不足于自身的重量，导致物体本身上浮或下沉。而浮力又与其排水量和密度密切相关，水的密度为 1 g/mL，人体的密度大约为 1.06 g/mL，与水近似相等，通过将人体浸入到颈、胸（剑突）和髋关节（大转子）的水中，能够分别减少 90%、70%

和 40% 的体重。

（二）水的表面张力

液体具有收缩其表面，使表面积达到最小的趋势。这说明液体表面存在着张力，这种张力称为表面张力。当肢体部分浸入水中，需要通过肢体动作破坏水的表面张力，而水的表面张力则会对该动作做出抵抗。通过利用表面张力这一特性，比起在水中运动，在水上进行抗阻运动时，会更加困难。

（三）水的黏性抵抗

物体在水中移动或物体在流动的水中均会受到抵抗。在标准大气压下，气温为 20℃时，空气黏性系数为 1.809×10^{-2}g/（cm·s）。当温度为 30℃时，水黏性系数为 0.797×10^{-2}g/（cm·s），因此水的黏性与空气相比，约高 44 倍。另外，在标准大气压下，20℃的空气密度为 1.205×10^{-2}g/（cm·s），而在水温 30℃时，水的密度为 0.996g/cm^2。因此，水的密度比空气高出 827 倍。所以水与空气相比，水中运动会受到约为 19 倍的黏性抵抗。在水中运动时，这些物理性质起到一种抵抗作用，有效地利用这些性质，便可设定与地面上不同的抗阻运动。

（四）水的热传导

热量可以从温度较高的物体传导给较低温度的物体。在水疗中，水与皮肤的接触进行热量的传导，从而给予刺激。

（五）水的机械力特性

水的静态力学和流体力学作用为水的机械力学特性，水的浮力、压力、水流及水射流的冲击，均为机械力的刺激。

三、水中运动治疗对人体的作用

在水疗法中，通过水这一媒介，使其作为一种外部因素，影响人体的神经—体液调节机制，引起人体体内器官功能变化。水疗作用机制有三个决定性因素：温度作用、机械作用和化学作用。

（一）温度作用

水疗法按照温度分类可分为：冷水浴（低于 25℃）、凉水浴（25℃ ~32℃）、不感温水浴（33℃ ~35℃）、温水浴（36℃ ~38℃）、热水浴（38℃以上）。

哺乳类生物在进化过程中形成了一个完善的体温调节系统，当外界温度发生剧烈变化时，机体能够通过神经—体液调节机制来调控自身温度，从而使机体温度维持在一定的范围内。皮肤温度一般在 27℃ ~32℃时敏感度最高，温度相差 2℃便能够分辨出来，一般在水疗中，通过调节水温给予皮肤刺激，可提高周围皮肤末梢神经的兴奋性，然而持续兴奋作用下，则会造成麻痹，使反应弱化。

（二）机械作用

1. 静水压力作用

在普通盆浴中，静水压力为 40~60g/cm^2。胸部、腹部由于水的压强变得呼吸困难，使得呼吸肌（如肋间肌、腹肌等）做功增加，从而起到锻炼的作用；同时，静水压力作用于体表血管及淋巴管，使体液回流增加，减少肢体远端水肿。

2. 水流冲击作用

以 2~3 个标准大气压的定向水流冲击体表，可刺激体表血管和神经系统。在水疗中，常常搭配较低温度的水流冲击体表，以提高治疗作用。

3. 浮力作用

根据阿基米德原理，物体沉入水中的部分所受的浮力，等于水的密度与物体排水量的乘积。水中运动治疗中，通过减掉部分体重，使得运动困难的儿童在水中变得容易运动，能够完成更多的动作，同时也能提高儿童的自信心。

（三）化学作用

水疗法中，在水中加入一些化学物质，如矿物盐、药物或者气体，通过这些化学物质的刺激，可使儿童获得特殊的反应。

（四）水疗对人体各系统的影响

1. 对皮肤的影响

由于皮肤具有丰富的血管和神经末梢，冷热刺激可使毛细血管收缩、舒张，当皮肤毛细血管全部扩张时，可容纳人体 1/3 的血液。在水疗中，通过给予冷热刺激，可提高人体体表血液的流动性，进而对体内血液的分布产生影响。

2. 对心血管系统的影响

水疗对心血管系统的作用与水温、治疗时间、浸浴部位、刺激强度密切相关。冷热变化，可造成全身血液再分布；浸浴深度每增加 1 米，所受的压强将增加 0.1 个大气压，促进远端肢体的血液回流。

3. 对呼吸系统的影响

水疗对于呼吸节律、深度的影响，是通过神经性反射。短时间的冷刺激促使呼吸深度增加，热刺激会使呼吸速率加快、表浅。由于静水压力的影响，呼吸肌群耗能增加，对于呼吸肌群的训练，与陆地上的心肺训练截然不同，效果更佳。

4. 对肌肉系统的影响

在短暂的寒冷刺激下，肌肉兴奋性增加，肌肉力量增加，疲劳减少；长时间寒冷刺激会造成肌肉僵直，影响肌肉运动。温热作用可以解除肌肉痉挛，缓解肌肉疲劳；对于消化系统，短暂的温度刺激，可增强胃肠蠕动的能力，长时间作用下则会使蠕动减慢和肌张力下降。

5. 对泌尿功能的影响

温热刺激能使肾脏血管扩张，提高肾小管中原尿的透过效率，从而增强利尿；冷刺激则会减少尿量排出。冷水浴中，汗腺收缩，排汗减少，则尿量相对增加；热水浴中，汗腺舒张，排汗增加，尿量相对减少。

6. 对新陈代谢的影响

当体温轻度增加时，体内各种与代谢相关的组织、酶活性增加，提高了代谢速率；而温度过高时则会抑制该活性。温度降低时，代谢速率减慢。

7. 对神经系统的影响

皮肤含有丰富的温度感受器，当温度发生变化，会将信号通过传入神经传导至中枢神经系统，经中枢处理后，反馈至身体各系统以做出应答反应。适当的冷水浴，能够兴奋神经；多次实施不感温水浴，能使周围神经到大脑皮质的神经冲动减少，造成神经兴奋性降低，加强大脑皮质的抑制功能，起到镇静催眠的作用。40℃（1~2 min）以上的热水浴，先是刺激神经引起兴奋，继而引发疲劳、虚弱、欲睡感。

四、水中运动治疗的应用

PedSCI后，康复训练刻不容缓，水中运动治疗作为一项具有特色性的康复训练，在儿童的康复进程中起到了重要作用。

（一）水中运动前的评定

分陆上及水中评定两部分，陆上部分详见第二章第三节，水中常用评定项目如下：包括水中独立性测试量表（aquatic independence measure，AIM）、Halliwick能力水平分级、Alyn水中适应性测试量表（water orientation test of Alyn, WOTA）、游泳独立性测试量表（swimming with independence measure, SWIM）、水中敏捷性评定（humphries assessment of aquatic readiness, HAAR）等。

（二）水中运动治疗方案

1. 早期（卧床期）

（1）目的：以缓解疼痛、改善呼吸功能、预防压疮、防止肌肉萎缩与关节挛缩、预防 DVT、维持或强化残留肌群肌力、促进感觉恢复。

（2）治疗设备：Hubbard 浴槽（含转移装置）。

（3）治疗原理：①通过将气泡和涡流作用于皮肤表面，产生细微的按摩和刺激作用，以改善血液循环，促使疼痛物质转运，起到缓解疼痛、促进感觉功能恢复的目的。②静水压力的作用下，促进远端肢体组织液回流，减轻肢体肿胀；将胸廓及腹部浸于水中，呼吸阻力增加，借以训练膈肌、肋间肌、腹肌等呼吸肌群。③由于儿童对热耐受较差，可选择温水浴。温水可调整膀胱平滑肌、肛门外括约肌及尿道外括约肌的功能，缓解痉挛，减少二便障碍。④热量可以降低肌肉痉挛，软化结缔组织，方便治疗师对儿童进行被动关节活动以及辅助主动运动。⑤通过借助水的浮力，儿童可以在浴槽内进行主动运动，对于早期损伤的儿童，可减少压疮、ROM 受限、肌力下降、坠积性肺炎等废用综合征的发生。

（4）水中运动治疗项目：对于上颈段损伤的儿童，由于其膈肌功能较弱，在浸浴时避免将全身浸入水中，训练同时，还应该时刻观察儿童状态，防止过度疲劳、呼吸困难；对于不完全损伤的儿童，应当对其残留功能进行训练；基于训练对象为儿童，训练项目应富有娱乐性，以增强儿童训练的积极性；训练时间一般为 20 min，包括热身运动、训练活动。

热身运动及训练活动包括：①主动 – 辅助下进行颈前屈（图 5–2–1）、左右侧屈（图 5–2–2）以及旋转运动（图 5–2–3）。②肩胛带上提、下降（图 5–2–4）。③四肢被动活动（图 5–2–5）。④使用水疗辅助具进行肢体抗阻运动（图 5–2–6）。⑤心肺训练：呼吸操、水中吹气、水上吹球等。

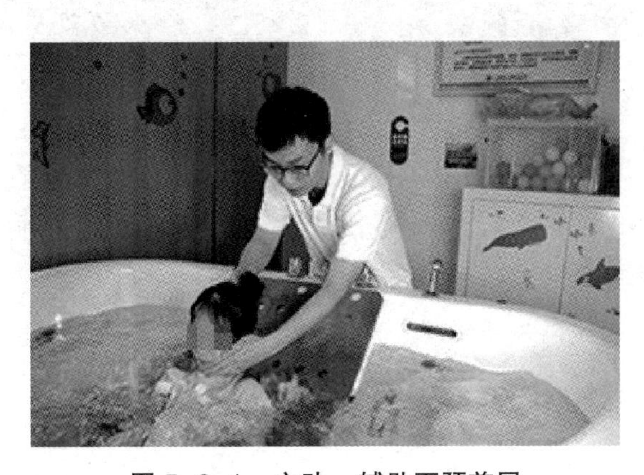

图 5–2–1　主动 – 辅助下颈前屈

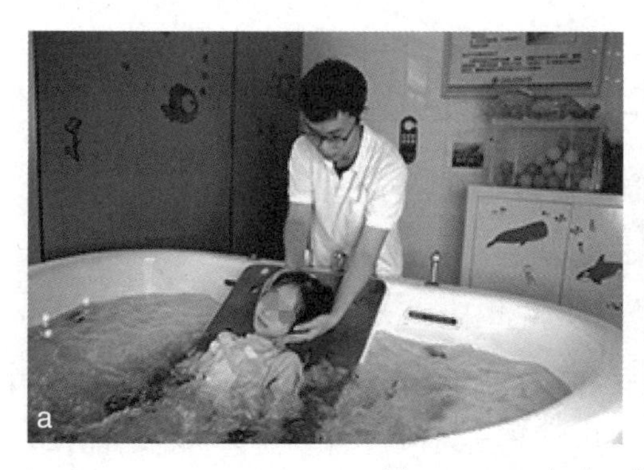

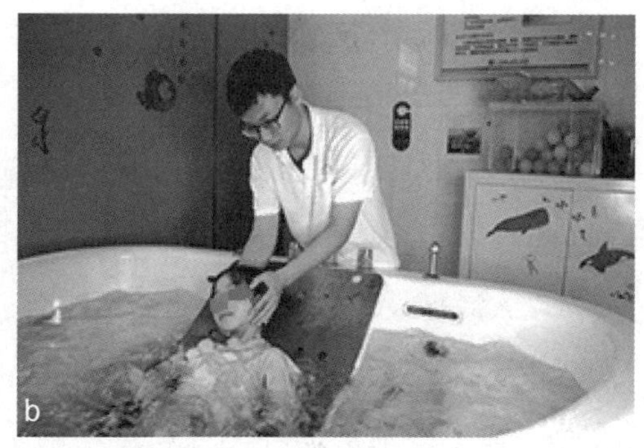

图 5-2-2　主动－辅助下颈部左右侧屈

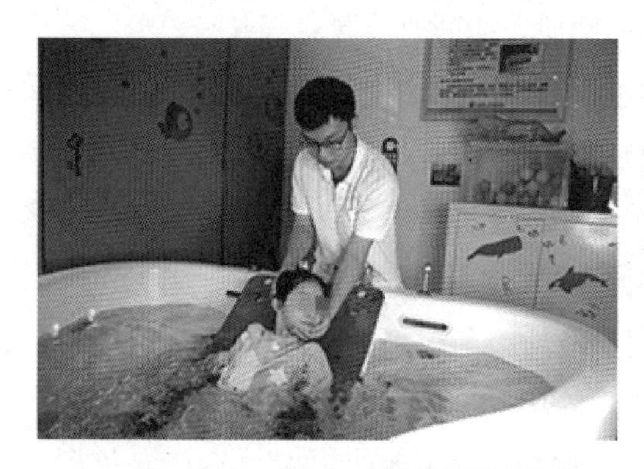

图 5-2-3　主动－辅助下颈部旋转

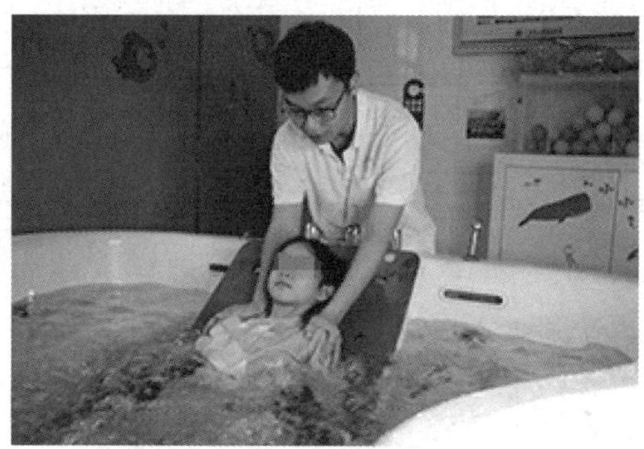

图 5-2-4　肩胛带上提、下降

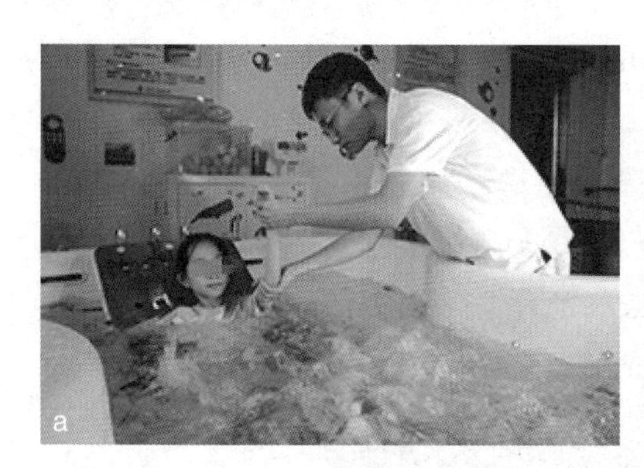

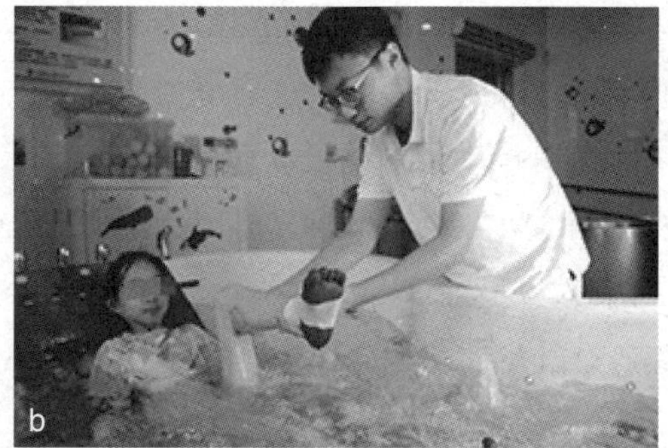

图 5-2-5　四肢被动活动

（5）禁忌证：① T_5 以上 SCI 早期，因交感神经受到影响易造成低血压和脉搏缓慢，进行温水浴后血管舒张可能加重低血压病情。②早期颈髓损伤儿童常伴有低钠血症，而较高温度容易导致出汗，进而加重电解质紊乱。③肺部感染、尿路感染、局部化脓性感染儿童不宜进行水疗。④皮肤破溃、术后瘢痕未愈合者不宜进行水疗。⑤留置尿管者。⑥腹泻。

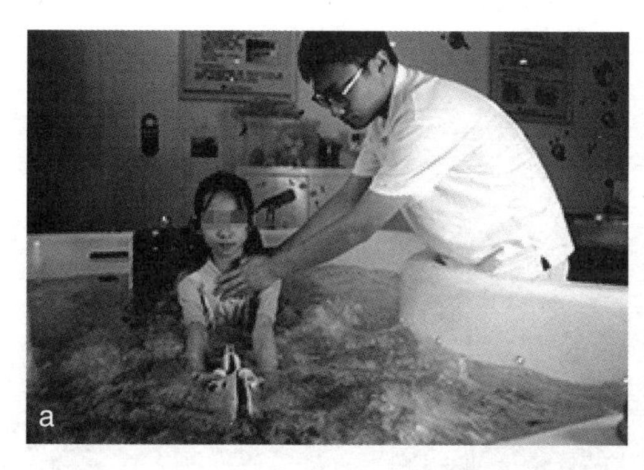

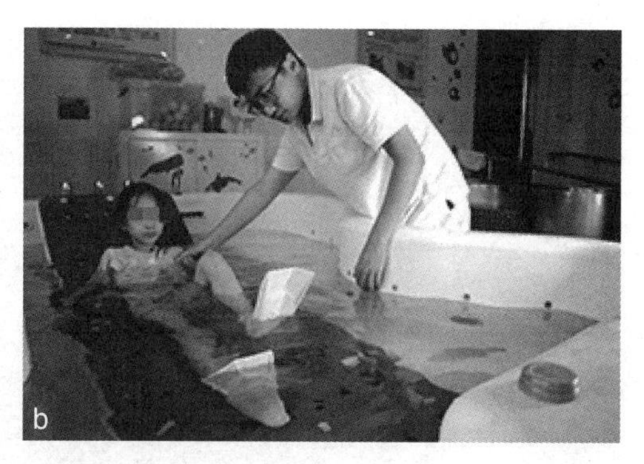

图 5-2-6 肢体抗阻运动

（6）注意事项：①入浴前应排空大、小便。②服药、餐后、空腹、针灸 2 h 内不宜进行水疗。③入浴前应穿戴保护装置，避免溺水。④选取适宜的水深。

2. 中后期（轮椅和步行阶段）

随着时间进展，儿童病情趋于稳定，对于 T_{12} 以上完全损伤的儿童，由于儿童下肢功能障碍，康复水疗可能仅限于 Hubbard 浴槽内，训练项目包括上肢和躯干的力量训练、坐位平衡训练；而对于不完全损伤（残存部分下肢肌群肌力）、T_{12} 以下完全损伤的儿童，则可将儿童转移至步行浴槽内进行训练。

（1）训练目的：增强肌肉力量、耐力、提高使用轮椅能力或步行能力。

（2）训练设备：无障碍浴槽（轮椅式）、水中平板步行系统、Hubbard 浴槽等。

（3）训练活动：① Hubbard 浴槽中训练：水上抗阻训练（包含肩肘肌群强化训练）、水中撑起训练、坐位平衡训练（图 5-2-7）、重心转移训练（图 5-2-8）。②步行浴槽中训练：下肢肌力训练（水中抗阻、水中太极）、立位平衡训练、步行训练（步态训练、跑台上进行心肺耐力训练）。③禁忌证：与早期类似。④注意事项：入浴前应排空大、小便；服药、餐后、空腹、针灸 2 h 内不宜进行水疗；入浴前应穿戴保护装置，避免溺水；选取适宜的水深；训练时间应控制在 30 min 以内；

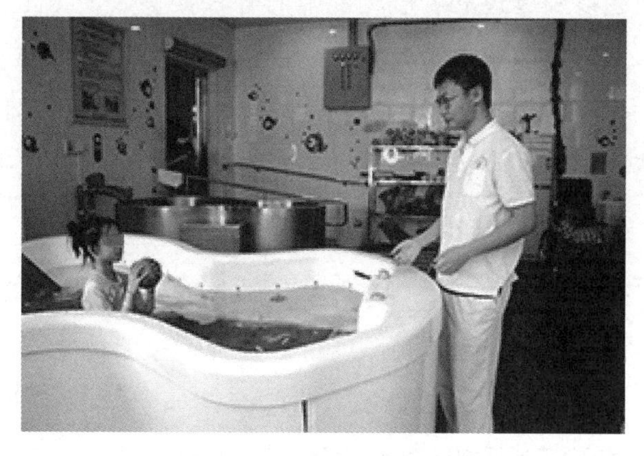

图 5-2-7 坐位平衡训练

时刻注意儿童的情况，避免因过度疲劳而摔倒。

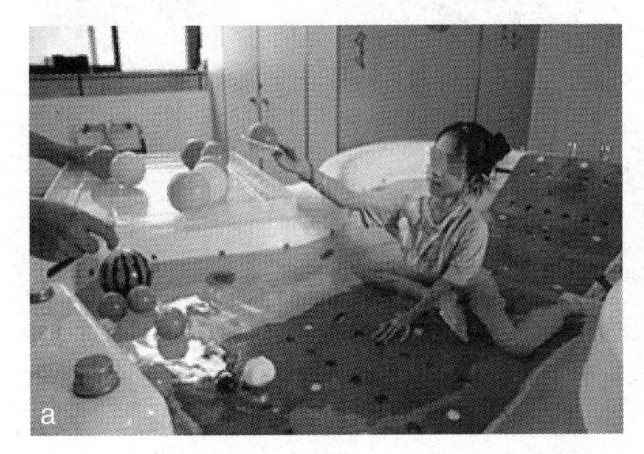

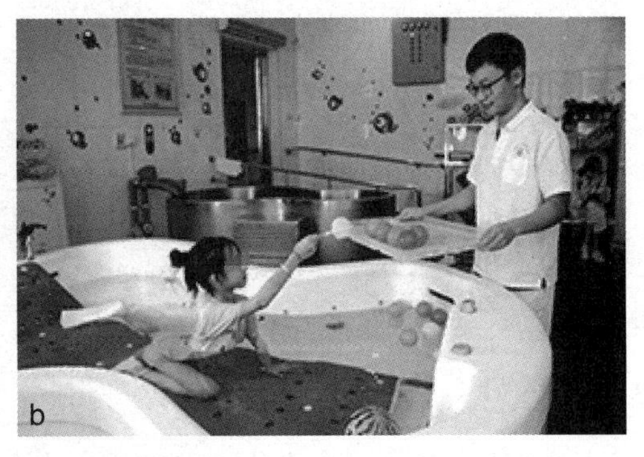

图 5-2-8　重心转移训练

（王　俊）

第三节　以活动为基础的移动训练

一、概述

（一）定义

以活动为基础的移动训练（Activity-Based Locomotor Training，ABLT）是 SCI 后一个着重于恢复其步行能力和姿势控制的康复策略，其治疗目的是通过多种治疗手段激活损伤水平以下的神经系统。

目前，有许多新的治疗技术和干预措施用于促进 SCI 儿童的神经功能恢复。由于持久存在的神经功能障碍以及由于瘫痪而导致的移动能力低下造成的并发症，如呼吸障碍、骨科问题以及肠道和膀胱功能障碍等，大多数 SCI 儿童需要进行长期的以活动为基础的运动治疗以获得最大化的功能恢复。

Johnstone 在 1978 指出，对于 SCI 儿童应最大限度地利用其现有的发展潜力。通过物理治疗师精心制订的训练计划，使残疾儿童最大限度地获得身体和生理上的独立。

（二）治疗模式转变

传统 PT 理念是仅针对身体局限性进行一些补偿策略的指导，而现代康复理念则认为神经功能的恢复是 SCI 儿童康复的重点。

SCI 后由于瘫痪和虚弱导致功能低下，传统的 PT 模式是仅针对身体局限性进行一些补偿策略，如应用轮椅、辅助设施和矫形器使其获得在坐位下的移动、直立站立或利用矫形器行走。而现代康复理念发生了较大转变，将 SCI 儿童的治疗重点聚焦于神经功能的恢复，尤其是行走功能的改善。在过去的十年中，神经康复领域方面的 PT 模式发生了较大的转变，即将康复的重点聚焦于神经功能的恢复，尤其是移动功能的改善。

二、治疗原则

治疗应尽早开始，为 SCI 儿童制订个性化治疗方案，且具备特定任务以体现功能性；在训练强度方面，应考虑高重复性，努力超过或挑战现有能力的训练，并确保儿童主动参与并具备积极的主动性。

三、治疗方案

针对 SCI 而进行的以活动为基础的运动治疗，是通过多种干预手段对受损的神经系统提供感觉输入，以促进神经恢复，其目标主要是通过多种治疗手段激活损伤水平以下的神经系统，其治疗方案的基本组成包括负重活动、FES、移动训练、特定任务的活动以及大量或高强度的反复练习等。

（一）功能性电刺激

功能性电刺激常用于改善肌肉活动，加强肌肉力量，是治疗方案的重要组成部分，通常与其他治疗干预方法一起促进肌肉收缩并激活损伤平面以下的神经系统。

据报道，部分 SCI 儿童具备正常感觉，但肌肉收缩无力，而正常感觉可能会限制 FES 的应用，不能作为干预的治疗方法。尽管如此，仍有某些儿童能够耐受 FES，可能只是部分变性的肌肉才会获得较弱肌肉收缩，因此，选择持续时间较长的脉冲宽度和双向矩形电流脉冲，则对激活 SCI 儿童的肌肉收缩或许更为有效。应用 FES 时，可由低强度刺激缓慢介入至治疗中。在缓慢升高刺激强度的同时，让儿童参与有趣的娱乐活动可以分散其注意力。

Johnston 等探讨了 30 例 5~13 岁的 SCI 儿童经过康复踏车结合 FES 后的肌肉变化，研究随机分为电刺激康复踏车训练组、被动踏车训练组以及神经肌肉电刺激（neuromuscular electrical stimulation，NMES）组，每天训练 1 h，每周 3 次，持续训练 6 个月，研究结果指出，NMES 组和 FES 组儿童的肌肉体积增加，而 FES 组儿童的肌肉力量也明显加强，而被动踏车训练组儿童无论是肌肉力量还是肌肉体积方面均无明显效果。

（二）负重活动

负重活动主要包括四肢分别或同时参与的多种变换的活动，如坐位时双上肢的负重，双膝跪位，或利用站立辅助设施的行走等。甚至是受影响最严重的儿童可调至起立床上站立。辅助式站立已被证明对改善骨密度、肢体活动范围、肌肉张力和膀胱功能等有潜在的积极作用。

负重活动的同时应用振动是激活失神经肌肉的治疗途径之一。振动已被公认为可直接刺激能够引起肌肉收缩的肌梭和 α 神经元。在振动板上进行的人体四肢负重也可选择节段性振动。整个身体站在振动板上进行振动，甚至当儿童立于倾斜床上执行动态活动时也可进行全身的振动。

（三）移动训练

移动是 SCI 儿童生活中的必要组成部分，指的是能在各种场所、家里、学校、社区乃至世界各地等自由移动。移动可以让儿童学习和其他人互动、上学、参与娱乐活动、家庭生活和社会活动，这些对儿童的成长至关重要。

基于儿童的年龄、神经损伤的程度，移动性质可能会有所不同。移动方式主要包括电动移动、手动移动、直立移动和社区移动，适合儿童移动设备的处方基于医学必要性、神经损伤水平、ASIA 损伤量表得分以及儿童发展和未来等考虑因素。

1. 轮椅移动

需要轮椅（无论是手动还是电动）的儿童，可以推荐至在评定和治疗 SCI 儿童方面具备专业经验的座位评定门诊，每架座椅均需要量身定制以满足每位儿童的个性化需求。

轮椅是最基本的移动工具。儿童应能独立驱动轮椅，以体验自由移动的感觉，为探索周围环境创造学习的机会。

2. 利用人工或机器人辅助减重步行训练

减重步行训练系统包括平板系统和身体重量支撑系统，已被证实对于矫正某些 SCI 儿童的步行功能有明显效果。

一旦能够舒适地处于直立体位，合适的儿童可进展至减重平板步行训练，即利用特定人员辅助或机器人辅助下进行跑台上行走训练；此训练系统利用特定的减重支撑系统，在移动训练过程中，通过悬吊装置使儿童处于直立状态，由特定治疗人员或在机器辅助下移动其下肢以刺激行走功能。此训练能改善下肢负重能力、姿势控制以及活动能力。随着下肢获得一定运动功能后，可从平板上的训练进展至地面上的行走。

Harkema 等参与了神经康复网络多中心的研究，利用减重跑台训练结合其他治疗手段训练 SCI 儿童学习站立和迈步，结果发现儿童的活动能力大有改善，步行速度有所增加，结论指出移动训练是 SCI 神经康复的一种治疗手段。Behrman 等研究了 3 例不完全性 SCI 儿童，其中 1 例颈段损伤 AISA 分级 D 级，2 例为胸段损伤 AISA 分级 C 和 D 级，均参与了以活动为基础的移动训练，其训练方案包括减重平板步行训练、地面上行走以及社区移动训练等。研究结果发现，每例儿童的活动能力均得到明显改善，尤其是在家里及社区的活动范围，且减少了辅助设施的使用，其中有神经源性直肠和神经源性膀胱的 2 例儿童，其控制能力均有改善，在社区参与的活动比受伤之前有所增加。

3. 矫形器和移动

SCI 儿童的临床表现为非对称性，60%~75% 的儿童是上肢受到影响。大多数儿童肢体近端受到的影响重于远端，上肢力量较弱，尤其是双肩和近端肌肉无力的儿童，从而导致其使用辅助设备具有挑战性，如步行器或拐杖。

对于腿部力量强健能够支撑身体处于直立位的个体，可进展至地面上的行走。移动时可能需要佩戴 HKAFO 或交替往复式步态矫形器（reciprocating gait orthoses，RGO）以稳定近端较弱的肌肉群。

RGO 是由两侧髋、膝和踝矫形器通过支架将左右两侧连接而组成的矫形器支撑系统。使用者在伸展躯干的同时，可通过重心移动到身体一侧而使肢体产生机械性的伸展，从而导致身体对侧出现屈曲刺激步态模式。

对于佩戴 RGO 儿童，在运动治疗之前应进行适当的评定。为了使用 RGO，SCI 儿童需要有足够的双上肢力量用于负重并使用辅助具。双下肢必须无关节挛缩，且能维持舒适坐姿伴髋膝屈曲至少 90°, 另外，使用 RGO 的儿童应能跟随指令，且有主动参与活动的意识。RGO 使用的训练可从平衡杠内站立开始，姿势镜的应用可为儿童提供视觉的反馈，而治疗师双手促通身体重心转移时的触觉反馈也可帮助儿童学习新的移动方式。但在训练中，治疗师必须注意到儿童是否有任何代偿动作，特别是躯干的侧屈代偿或通过使用腹部大力牵拉肢体等动作。除了移动训练，其他功能性技能，如穿脱矫形器、从坐位站起、上下阶梯、上下斜坡和电梯等必须一一掌握。

学习使用 RGO 进行移动需要每天进行强化训练，直至能独立移动。在此期间，应为儿童提供训练移动技能的机会，重要的是为儿童、家属等建立现实的治疗目标。

SCI 儿童可根据自己的损伤程度确定适合的矫形系统。RGO 和 HKAFO 的区别已被证实，胸段损伤水平的儿童，其使用 HKAFO 移动时，氧耗则明显要高于使用

RGO，但是对于高位腰椎损伤水平的儿童，其氧耗则无明显差异。另外，当穿戴RGO时，胸段水平损伤的儿童，其移动的速度快于HKAFO使用者。

4.FES 和移动

SCI儿童在行走时，除了矫形器还可以使用功能性电刺激（FES）加以辅助。FES刺激的是完整的下运动神经元。常被广泛应用于伸肌瘫痪的儿童，以辅助其步行。在步行摆动期，应用FES可刺激踝背屈和足外翻肌群，并在支撑期维持膝关节的伸展。另外，FES也可用来刺激部分瘫痪的腘绳肌从而导致膝关节屈曲。FES主要通过鞋上的开关或是辅助具上的把手来激活。可植入型FES现仍在研究阶段，主要针对的是成人SCI。

5. 社区性移动

随时出入社区对所有年龄段的SCI儿童至关重要，在青春期变得更为明显。儿童的社区活动会因其年龄而有所不同。例如，婴儿的社区主要是其家庭或日托环境，随着儿童进入学龄阶段，其社区活动扩展至操场、社区和学校，而对于青少年则应进一步扩展其社区范围。因此，行走训练必须考虑到儿童的发展需求，治疗方案必须灵活以适应儿童不断变化的需求。

无论是公共的还是私人的，机动车必须易于进入，以增强青少年的独立性。SCI儿童的各个年龄段在机动车上应受到适当限制。例如，婴幼儿应被固定在汽车座椅上，稍大儿童应用的助推器，躯干和头颈控制不良儿童应用的约束三点支撑系统。

（四）特定任务的活动

儿童需要重新学习（或如果非常小的幼儿）由于SCI而丧失的特定任务。这包含了儿童、家庭和康复团队为其制订的功能性目标。床上移动和翻身转至坐立位可作为受到重度影响的SCI儿童的训练起点。一旦可保持独立坐位时，儿童就可以开始着手进行转移动作和日常生活活动，包括自我进食、穿衣、洗浴和个人卫生管理。

可移动式上臂支撑系统可用于促进，如自我进食的技能。精细运动技能，如使用移动电话或平板电脑对帮助儿童或青少年，与同伴间保持联系是至关重要的。因此，找出一种独立移动的方式去练习和掌握是至关重要的，尤其是在促进幼儿的独立活动和认知发展方面。

（五）高强度或大量的练习

高强度或大量的练习是以活动为基础移动训练计划的关键组成部分。神经损伤后的恢复涉及到神经可塑性原理，长时间的高强度治疗至关重要。相关报道认为反复重复和加大活动强度可刺激突触重生或发展新的神经链接。研究报道指出下肢康复机器人可提供持续较长时间的高速踏步动作，使 30 min 钟的训练踏步可达到 3300 次，人工辅助下的减重平板行走训练也仅可达到中等速度行走，踏步达到 1000 次，而在地面上行走，仅可完成慢速行走，踏步仅为 50~800 次。

研究发现，如果治疗内容包含种类繁多且为儿童所喜欢的，儿童每天可以最大承受 5 h 的治疗长度。Donati 等对 8 例重度慢性 SCI 儿童进行了神经可塑性的研究，所有儿童均接受 12 个月的高强度训练，治疗方案主要包括脑机接口技术（brain-machine interface-based gait, BMI）、机器人辅助下减重平板移动训练、虚拟情景训练以及常规训练，其中，每周行走训练 3 h，持续 1 年，其中 67% 的行走训练均使用了机器人辅助下的减重平板训练。研究结果指出长期高强度进行 BMI 以及移动训练能诱导截瘫儿童局部神经恢复，8 例儿童均重新获得感觉能力与轻微自主运动能力，其中 4 例从完全性 SCI 进展至不完全性 SCI 的 ASIA 分级。从此研究中可以看出，行走能力的改善甚至也可以从处于慢性恢复阶段的儿童身上看到。因此，不论处于什么阶段的 SCI 儿童，都应给予积极干预。

四、并发症管理

（一）骨科并发症

1. 髋关节脱位

有研究表明近端肌肉力量的恢复差于远端肌肉力量的恢复，从而导致髋关节处于脱位的危险。10 岁之前受累的 SCI 儿童，其中 90% 以上将面临髋关节的半脱位或脱位的危险。髋关节缺乏完整性可能导致移动和站立障碍。对于儿童 SCI 后出现的髋关节半脱位，一般采取保守治疗以促进髋臼的正常发育，包括矫正性站立位、坐位、卧位；软组织牵张和采取俯卧位纠正髋关节挛缩；用药物和 / 或巴氯芬泵充分控制痉挛；使用髋外展矫形器；而 FES 踏车常用于预防髋关节的功能丧失。

2. 脊柱侧弯

由于颈部和躯干肌肉力量低下，SCI 儿童则面临着脊柱侧弯的风险。尤其是在骨骼未成熟之前而导致的 SCI 儿童，80%~98% 将发展至脊柱侧弯，其中 67% 需要手术。

因此，针对颈部和躯干的核心肌群的力量强化训练显得尤其重要。TLSO 已被证明可以阻碍脊柱侧弯的进一步发展。

3. 长骨骨折

SCI 另外一个并发症是长骨骨折，由于髋关节、股骨远端和腰椎部位骨量较易丢失，增加了脆性骨折的风险。据报道，与正常同龄儿童相比，SCI 儿童髋部与膝关节处骨密度低下，与成人 SCI 相比，骨密度低下的 SCI 儿童发生骨折的风险将达到 4 倍。联合应用站立、步行和 FES 可使骨密度提升约 25%。

（二）呼吸障碍

研究报道指出，8%~34% 的 SCI 儿童被证明会伴有呼吸衰竭。积极主动的肺部管理和清理分泌物是十分必要的，可作为尝试脱离呼吸机的第一步。对于不能脱离呼吸机的高位颈髓损伤儿童，可以利用机械呼吸机或新的膈肌起搏系统以提供长时间的呼吸支持。膈肌起搏系统能更真实地模拟正常呼吸生理，提供更多的与气管切开术后儿童的正常沟通，消除对笨重呼吸机和管道系统的需求。

对于言语障碍和发音困难的儿童，言语和语言病理学家的干预对促进交流和吞咽功能是必需的。在呼吸器回路中或在气管管道上使用传声阀能够促进言语和吞咽功能的改善，并帮助脱离呼吸机的支撑。对于语言沟通较差的儿童，辅助通信装置手段的识别方法可改善其生活质量。

（三）膀胱和肠道障碍

大多数儿童有完整的膀胱和肠道功能，重度 SCI 儿童在直肠检查时可能有完整的感觉但是缺乏运动功能。SCI 后，运动、感觉及自主神经通路中断，膀胱和肠道功能障碍的主要表现：不能感知肠道和膀胱胀满；不能控制排尿和排便的肌肉及不能随意收缩憋尿和抑制排便的肌肉。

1. 膀胱管理

SCI 儿童通常可在设备下或人工辅助下管理膀胱。常见方法是自我间歇导尿，每隔 3~6 h 插入导尿管排空膀胱。随着年龄的增长，感觉正常的儿童可自行插入导尿管。

2. 肠道管理

饮食微调、口服泻药以及肠道用药将帮助维持肠道蠕动和粪便性状。某些儿童有可能需要建立一个更加正规的肠道管理治疗方案。在弛缓型神经源性直肠的治疗中通常没有用直肠兴奋剂，因此，手法嵌塞解除法是首要治疗方法。对于具备转移至厕所或便桶能力的儿童，肛门冲洗系统可作为肠道治疗的一种方法选择。

（张　琦）

第四节 康复治疗实施中危险因素的管理

一、基础知识

（一）定义

1. 危险因素

无论康复临床科室还是康复治疗科室，所有治疗过程都是风险和利益并存，而且贯穿诊断、治疗和康复全过程。极为简单的治疗也有可能引发意外。“医疗风险无处不在”已成为医疗界的共识。危险因素是指危险度以及能够预测的危险。康复治疗范畴的危险管理包括危险管理和危机管理两大部分。

2. 危险管理

危险管理是指进行康复治疗时为避免可以预测的危险所必须掌握的技术。例如，防止患者在步行中跌倒、对高血压患者的血压进行控制、SCI患者并发的预防等。

3. 危机管理

危机管理是指出现了医疗事故之后的对应措施。在治疗过程中如果患者跌倒或出现了意识障碍，应立即联系相关人员、根据医生指示迅速采取措施。

（二）康复治疗师的作用

鉴于疾病的复杂性等，在治疗过程中总会存在一定的风险，要完全杜绝过失是不可能的。作为康复治疗师，要重点致力于了解和掌握治疗过程中可能出现的风险，并尽可能地降低风险，提高治疗效果。

1. 从专业角度探讨防止医疗事故的方法

康复治疗实施过程中危险管理的要点有：①掌握危险因素；②对危险因素进行评定、分析；③决定处理方法；④再次进行评定。最重要的是如何掌握危险因素，掌握危险因素是危险管理和预防医疗事故的开端。

2. 提高预测危险和预防事故的能力

预测危险同样可以达到减少医疗事故的目的。康复治疗师应具备对危险的预测能力和应对能力，如观察SCI儿童何时、何种状态下、可能会出现什么样的问题，出现问题时应迅速采取何种应对措施等。康复治疗师在接治患者前应进行危险预知训练，危险预知训练（K-危险，Y-预知，T-训练）即危险预知活动，是针对生产特点和作业全过程，以危险因素为对象，以作业班组为团队开展的一项安全教育和训练活动。具体实施步骤包括：① 1R：掌握现状、找出危险；② 2R：追究根本、找出危险的关键点；③ 3R：制订对策；④ 4R：目标设定。

为避免再次发生医疗事故，在康复治疗流程中必须对已发生事故和可能造成事故的意外事件进行反复分析、教育。美国有关危险管理的关键词是“proactive”，意为在发生之前就及时做出反应，这就是指提前预测危险的能力。

3. 普及危险管理知识

从预防事故的角度来看，提高患者、家属的安全意识至关重要。康复治疗师要实时掌握患者状态，对患者和家属进行充分讲解、指导，取得患者和家属的配合，提高患者及家属的事故预防能力。

二、常见危险因素及管理

（一）环境因素

强音、强光刺激、突发精神刺激等可直接造成大脑神经功能紊乱，导致PedSCI伴脑外伤儿童的癫痫发作；纷杂的环境还会引起SCI儿童注意力不集中、精神紧张等。另外，不完全SCI儿童大多存在平衡问题，拥挤的场地、不完善的设备等更是导致事故的重要原因。

（二）常见危险因素及管理

1. 呼吸障碍

（1）原因：呼吸系统障碍是造成SCI儿童死亡的最大原因。C_3以上损伤的儿童，由于肋间肌和膈肌瘫痪不能自主呼吸，因此需要人工呼吸机来辅助呼吸。C_4以下损伤的儿童膈肌功能残存，但由于T_{10}以上的损伤会导致腹肌、肋间肌肌力减弱，因此导致吸气量减少，呼气力量也受到影响。胸髓损伤儿童多发肋骨骨折且易合并气胸和血胸，因此呼吸的储备力大大降低。颈髓损伤儿童在运动治疗训练过程中应注意因呼吸功能障碍引起的头晕、胸闷、憋气等危险因素的发生。

（2）管理措施：C_5以上损伤的SCI儿童为了维持肺活量在1000mL以上，需要维持斜方肌肌力和胸廓的扩张能力。C_4以下损伤儿童，为强化膈肌功能应尽早进行腹式呼吸的训练，可以采取呼吸体操改善呼吸功能。胸髓损伤的儿童则应尽可能地提高其腹肌、肋间肌肌力。

2. DVT

（1）原因：颈髓损伤儿童容易出现血压过低的现象。C_4损伤的儿童多见收缩压低于80mmHg的情况，心率也随着交感神经兴奋性降低而减慢。进行气管插管时，通气不足的刺激使迷走神经兴奋，心率降低，甚至心搏暂停。在受伤后3个月内，由于肌肉收缩障碍，血液在血管内循环变缓，儿童易发生下肢DVT甚至造成肺栓塞。

（2）管理措施：针对DVT，在训练中应密切观察儿童肢体情况，一旦发现下肢异常肿胀，治疗师应立即通知临床医生，并中止下肢的被动运动训练。在治疗过程中应注意监测颈髓损伤儿童的血压和心率，当收缩压低于60mmHg、压差小于20mmHg时需停止训练，进行气管插管前要注意给予吸氧治疗。

3. 泌尿系感染

（1）原因：泌尿系统的感染在PedSCI中发病率很高，尤其是四肢瘫儿童。发热、上呼吸道感染、压疮、静脉炎、附睾炎、便秘、尿路结石等因素都可能诱发泌尿系的感染，甚至造成肾功能慢性衰竭。

（2）管理措施：对于导尿或通过敲打、按压方法排尿的儿童，应提醒儿童及其家属留意残余尿量和每日的饮水量，以避免因饮水过少或残余尿量过多造成感染。对于留置导尿的儿童，注意观察留置导尿的尿袋中尿液的颜色，出现尿液过黄或过于浑浊、发热和乏力等症状时，应提醒儿童及其家属尽快进行血液和尿液的检查。儿童留置尿管，在进行关节活动度训练时不要将尿管末端高于插管前端，以免尿液倒流造成感染。

4. 自主神经调节障碍

（1）体温调节障碍：

1）原因：体温调节障碍主要表现在损伤水平以下出汗减少或不出汗，特别是高位损伤儿童在温度急剧变化时调节体温适应环境较为困难，受损平面越高，体温调节越困难，但其机制尚未清楚。

2）管理措施：出现此类情况可以指导儿童及其家属通过调节室温、增减衣物等方法加以解决。

（2）直立性低血压：

1）原因：高位（T_6以上）损伤的儿童易发生直立性低血压和过紧张反射，由于卧床时间过长，下肢血管不能充分收缩，因此儿童从仰卧位快速变成坐位或站位时血压会急速下降、脑循环量降低，会发生恶心、呕吐、甚至意识丧失等现象；当膀胱或直肠充满、出现压疮或伤口时，易引起反射性自主神经失调，此时极易诱发急性高血压、头痛、眩晕、心悸、心律失常、胸闷等，有诱发脑出血的可能。

2）管理措施：出现直立性低血压症状时，应让儿童及时采取头低脚高的卧床姿势，在训练过程中使用腹带和下肢绷带缠绕小腿，增加腹压和末梢血管的压力以减轻低血压症状。在训练中突发低血压时，也可以采取躯干前屈来增加腹压，使血压上升。如果儿童长期存在直立性低血压的症状，在训练时应加强躯干前屈的训练。

应积极找出并排除过紧张反射的诱因，如及时排空充盈的膀胱和直肠，指导儿童进行正确的排尿排便训练和控制训练，及时处理压疮和外伤刺激。训练中要密切观察儿童情况，如症状严重应立即停止训练。

5. 压疮

（1）原因：SCI 儿童由于运动感觉障碍，丧失了对刺激的正常反应能力，长期卧床后皮肤及皮下组织受压发生坏死，特别是在急性期，所有的血管运动神经反射全部消失，肌紧张降低，此时最易发生压疮。全身性营养不良、贫血、局部感染、皮下组织炎症、皮肤损伤、关节挛缩、脊柱侧弯、骨盆倾斜等也是加重压疮的因素。

（2）预防措施：从急性期就开始预防压疮。在 SCI 卧床期，应 2h 变换一次体位，尽量保持 30° 半侧卧位，避免骶尾部、大转子、足跟等骨突出部位受压。在训练中不要长时间压迫、摩擦骶尾部。对于长时间保持轮椅坐位的 SCI 儿童，坐骨结节处极易发生压疮，应每隔 15min 做一次撑起动作放松臀部；不能做撑起动作的儿童保持坐位不能超过 1h。髋、膝、踝关节应尽量保持 90°，不要用骨突出部位支撑体重；髋、膝、踝关节不能保持 90° 屈曲时，应指导儿童合理利用轮椅靠背、坐垫、脚踏板，调整身体姿势使骨突出部位不受压。另外，治疗师还应定期指导儿童及其家属学习如何保持皮肤的清洁和干燥。

6. 挛缩变形

（1）原因：颈髓损伤儿童由于肌肉力量不平衡，容易造成挛缩，如肩胛骨上抬、肩关节外旋、肘关节屈曲、膝关节屈曲、尖足、脊柱侧弯等。

（2）管理措施：应充分注意儿童良肢位的保持。仰卧位时，头下放置薄枕，将头两侧固定（需要保持颈部过伸展位时，在颈部垫上圆枕）；在肩胛、上肢、腘窝、踝下等部位垫枕头或毛巾，用毛巾卷将腕关节保持在 40° 背屈位。侧卧位时，上侧的肢体保持上肢伸展、下肢屈曲，肢体下均垫长枕；背后放置长枕或被子，以保持稳定的侧卧位。

7. 异位骨化

（1）原因：异位骨化是指软组织中出现成骨细胞，并形成骨组织。多发生在髋、膝、肩、肘、踝等大关节，比较常见的有髂腰肌、内收肌、坐骨结节、股四头肌、髌韧带、肱骨内外髁和尺骨鹰嘴附近等。异位骨化常于伤后 2 个月开始，伤后 2 年内最常见。根据损伤的部位和程度，胸腰段 SCI 的发生率高于颈段 SCI，完全性 SCI 的发生率高于不完全性 SCI。异位骨化早期局部有明显肿痛，ROM 受限；晚期由于骨组织的形成，常导致骨性受限，易发生骨折。

（2）管理措施：治疗师应在关节可动范围内进行被动运动。SCI 后，由于肌张力增高造成ROM受限、跟腱短缩和足趾屈曲挛缩等现象，治疗师要充分牵张各关节的肌腱，手法应尽量缓慢、轻柔，如果粗暴用力，会对关节造成局部损伤，进而加重异位骨化。此外，一旦发现关节周围有发热、肿胀等现象，应立即配合医生进行检查，一旦确诊异位骨化，须停止剧烈的被动运动。

8. 骨质疏松

（1）原因：SCI恢复期发生骨质疏松的概率较大，这是由于SCI后，由于长期卧床及下肢不负重，骨丢失矿物质速度较快，尤其是SCI平面以下的骨结构。

（2）管理措施：治疗师在治疗过程中应及时与临床医生沟通，并密切观察儿童的情况。一旦发现严重的骨质疏松现象应立即停止训练，接受临床治疗。骨质疏松症状较轻的儿童在进行被动活动时，治疗师手法要缓慢、轻柔；在进行移乘和起坐时也应注意动作轻柔，避免发生病理性骨折。

9. 跌倒

（1）原因：四肢瘫及截瘫儿童可能因直立性低血压、坐位及立位平衡障碍等因素发生跌倒。

（2）管理措施：在坐位训练、移动动作训练、站立及行走训练时要注意密切观察儿童的平衡情况，教会儿童失去平衡时的自我保护方法，防止发生跌倒并减少跌倒造成的不良影响。

10. 感觉障碍

（1）原因：SCI的感觉障碍包括浅感觉（触觉、痛觉和温度觉）、深感觉（压觉和本体感觉）的障碍。完全性和不完全性SCI后，损伤平面以下的感觉减弱甚至丧失。

（2）管理措施：采用温热治疗时首先要确认触、温觉的情况，以防止烫伤。深感觉丧失的儿童，应提醒其注意在日常生活中如翻身、移乘、驱动轮椅过程中的肢体位置，防止意外的发生。

11. PedSCI伴脑外伤后的癫痫发作

（1）原因：具体内容详见第一章第二节。

（2）管理措施：治疗师在训练前应询问儿童有无癫痫发作史、药物史、在何种情况下易发作，必要时需联系医生做脑电图检查。在治疗过程中如遇到儿童癫痫发作，治疗师须立即采取急救措施，有条件及时间时可将儿童扶至床上或垫上，无条件及时间时顺势使其躺倒即可，这样做的目的是防止儿童因意识突然丧失而跌倒。迅速移开儿童周围的硬物和尖锐物品，减少发作时对身体的伤害。迅速解开儿童衣领、腰带、钮扣，使其头部转向一侧以利于分泌物排出口腔，防止流入气管并引起窒息，避免气道堵塞。在癫痫发作期间不要强制性按压儿童肢体，避免因过度用力导致的骨折和脱臼。在急救的同时，治疗师应尽快与临床医生取得联系，为儿童进一步的治疗争取时间。在癫痫发作后，注意让儿童在安静处充分休息，避免激烈活动和嘈杂声音。

三、制订运动处方注意事项

（一）制订原则

运动处方的制订应遵循安全性、针对性、实用性、疗效性的原则。以人体生理学、运动学、医学基础为依据，在保证安全的前提下制订相应的运动处方。在训练前需对儿童进行详细的评定，包括身体的一般情况（血压、心率、呼吸、体温、性别、年龄）、既往史、精神状况、并发症及与运动相关的功能检查（肌力、ROM、平衡、步行、ADL 等）。根据评定的结果掌握儿童病情，制订合理的运动处方。实施时应循序渐进，运动强度由小到大，运动时间由短到长，动作由简到繁，使儿童逐步适应，并在不断适应中得到提高。在运动中要根据儿童个体情况的变化对初期制订的运动处方进行调整，使之随时间变化而符合个体条件。运动要持之以恒，不要随意间断，以免影响治疗效果。在运动时应密切观察儿童情况，运动中如出现不良反应应及时终止训练，并根据儿童对运动的反应调整处方。

（二）具体内容

运动治疗实施过程中的运动处方包括运动强度、运动持续时间、运动频率以及运动类型。运动处方的制订为 SCI 儿童康复治疗提供科学依据，其目的是在确保治疗安全的同时使儿童身体功能得以康复。

1. 运动强度

运动强度即单位时间内的运动量，是运动处方中关键的因素，是处方定量化与科学性的核心问题，它直接关系到运动疗效和安全。治疗时可根据不同的目的选择相应运动强度。可通过检测心率、代谢当量、最大摄氧量、Borg 劳累度评定量表等指标确定运动强度。当存在一定危险因素时，必须通过运动负荷试验测定出机体运动能力，即运动时应达到和保持的强度。

（1）心率：是临床确定运动强度较常用的方法。为了获得最佳效果，并保证安全的运动心率，可计算出儿童的最大心率（最大心率 =220 － 年龄），以最大心率的 60%~80% 为靶心率（target heart rate，THR）。治疗过程中，心率的增快应控制在 10~20/min。心率增快少于 10/min，可以增加运动强度；心率增快大于 20/min

或不随强度增多而增多时，应停止当前训练。在有氧训练时（如快走，骑自行车）可每 5min 左右检测脉搏以确定是否达到靶心率。

（2）代谢当量（metabolic equivalent，MET）：即维持静息代谢所需要的耗氧量，以安静坐位时的能量消耗为基础，表达各种活动时相对能量代谢水平的常用指标。MET 值由耗氧量推算而来，1MET = 耗氧量 3.5mL/（kg · min）。可通过心率或所完成动作时个人能量消耗程度换算得到不同年龄人群的 MET 值，并指导患者进行 ADL、家务、体育娱乐等活动。

（3）最大摄氧量（maximal oxygen uptake，VO_2max）：是指在人体进行最大强度的运动时，当机体出现无力继续支撑接下来的运动时所能摄入的氧气含量，VO_2max 是评定有氧能力最常用和最有效的方法。

（4）Borg 劳累度评定（rating of perceived exertion，RPE）量表：PRE 量表（表 5-4-1）是一种测量自觉辛苦和努力程度的方法，是一个精神生理性指标，用于测量有氧和抗阻训练中努力、紧张、不适和 / 或疲劳的感觉。RPE 测量运动强度方法简单、可信，对于测量 VO_2max 和最大运动心率也很有好处。

表 5-4-1 RPE 量表

RPE 分值	主观运动感觉	相对强度（%）	相应心率（/min）
6	安静	0	
7	非常轻松	7.1	70
8		14.3	
9	很轻松	21.4	90
10		28.6	
11	轻松	35.7	110
12		42.9	
13	稍费力	50	130
14		57.2	
15	费力	64.3	150
16		71.5	
17	很费力	78.5	170
18		85.8	
19	非常费力	95	190
20		100	200

脉搏 = 相对强度 ×10

2. 运动持续时间

运动持续时间一般为15~60min。运动负荷控制在最大心率的70%时，以20~30min为宜。运动时间长短应与运动强度相互调节。在运动期间严密监测SCI儿童活动后心率、血压、心电图变化，如出现胸痛、呼吸困难、心率明显增快、血压明显升高或降低、心电图ST段降低等情况应停止运动。

3. 运动频率

运动频率取决于运动强度和每次运动持续的时间。运动强度可以通过调整众多的处方变量来达到，如增加阻力、增加重复运动次数或减少休息时间。以抗阻训练为例，每次训练时应保证足够强度的运动，一次训练效果可维持2~3d，但为了达到有效的训练效果，应以每天运动为宜。运动目的不同，运动频率亦不同，如肌力增强训练时可采用高强度、低频率的运动，耐久性运动时则采用低强度、高频率的运动。

4. 运动类型

运动类型分为耐力性运动和力量性运动。耐力性运动为中等强度、较长时间的运动，是有氧代谢性运动，如步行、慢跑、走跑交替、游泳、自行车、上下楼体、跑台行走、骑功率自行车等。力量性运动是肌力强化运动，可利用器械或治疗师辅助完成主动运动或抗阻运动。运动方式分为等长性运动、等张性运动、等速性运动。等长性运动和等张性运动因为操作方便而较为常用。不同运动类型对机体的循环系统会产生不同的影响（表5-4-2）。

表5-4-2　等张性收缩和等长性收缩对循环系统的影响

	等张性收缩	等长性收缩
心输出量	+++	+
心率	++	+
每搏输出量	++	0
收缩压	+++	+++
舒张压	－~0	++
平均血压	0	++

+：增大；-：减少；0：不变

四、常用治疗技术的危险管理

在临床治疗过程中，治疗师依据不同的康复治疗目标，采用相应的运动治疗技术为SCI儿童进行康复治疗。在具体实施不同的康复治疗技术时，所面临的风险也存在着差异。

（一）体位摆放

在进行体位或肢位摆放时，应注意儿童的衣服、床单、使用的垫子或枕头有无皱褶，以防止皮肤由于不均衡的压力导致局部血液循环受阻而产生损伤。同时，对于受压部位的皮肤、骨性突出部位或关节要定期进行检查，以防止压疮的发生。儿童远端肢体的摆放应高于近端肢体，防止因悬空而造成手或足部的肿胀。对于特殊肢位的摆放，如髋关节脱位术后，在仰卧位时，治疗师可在儿童双腿中间放置三角垫以维持其髋关节处于外展位；向健侧翻身时应在双腿之间摆放枕头，以防止髋关节发生内收；被动活动髋关节时，屈髋的范围不能超越 90°。

（二）关节被动活动

关节被动活动主要应用于长期卧床、严重意识障碍或身体因某种原因不能进行主动活动的 SCI 儿童，其目的是维持关节的正常活动范围，防止挛缩现象的发生，为日后康复治疗打下良好的基础。

1. 关节的位置

在进行被动ROM训练时,必须先将关节摆放在正常位置,再针对关节进行活动。这样做的目的是维持儿童关节的活动范围，避免二次损伤。如在给儿童进行髋关节被动活动时，治疗师应先检查其关节有无半脱位或脱位的现象，若存在，应先将关节复位，之后再以轴心为中心点进行各个方向的被动活动，手法应缓慢、准确。

2. 关节的活动范围与方向

维持性被动关节活动的范围不宜过大，以防止对关节周围组织过度牵张。治疗师应在儿童现有或正常关节活动范围内进行被动活动，不能引起任何的疼痛或不适。治疗师每次应只针对一个关节、沿一个运动的方向进行活动，以避免因手法力度过大或操作方向有所偏差而导致关节周围组织的损伤。

3. 手法操作

在实施手法操作时，治疗师的双手应尽可能地靠近关节轴心，以防止因力臂过长而导致病理性骨折的发生。操作过程中，速度应缓慢、均匀，力度适中。当肌肉痉挛或局部肌肉处于高度紧张时，不应快速返回或继续向前，而应在该处稍作停顿，待肌张力有所缓解之后再继续沿运动轨迹完成被动活动，以降低痉挛的肌肉纤维被拉伤和病理性骨折的发生率。

（三）关节松动技术

关节松动技术是治疗关节功能障碍，如僵硬、可逆的 ROM 受限、关节疼痛的一门康复治疗技术。在进行关节松动技术之前，治疗师必须首先对关节进行全面细致的评定，找出ROM受限的原因、方向和程度，选择具有针对性的手法进行治疗。如果疼痛是受限的主要原因，则应采用力度较小、由起始位逐渐接近关节活动范围的末端，并在治疗过程中使疼痛逐步缓解的手法；反之则会加剧疼痛，使关节受限更为严重。如果周围组织粘连、挛缩是关节受限的主要因素，则应在关节活动范围受限的末端实施力度较大的松动技术。

（四）肌肉牵张

进行肌肉牵张之前应先通过评定找出肌肉短缩的原因。因局部痉挛或疼痛导致肌肉的紧张或短缩，可通过热敷或其他理疗方法予以缓解；当肌肉纤维出现短缩时，应在借助理疗的方式缓解部分症状之后，采用手法被动牵张以延长肌纤维的长度。在进行牵张手法时，要先区分短缩部位，即肌腹或肌腱部位。肌腹具有较大的弹性，而肌腱弹性较差，当被动牵张肌肉时，大部分的力作用于肌腹，而肌腱部位很少被牵张到。因此，当肌腱发生短缩时应采用针对肌腱的局部牵张手法来延长肌肉长度。

（五）肌力增强

在进行肌力增强训练时，治疗师应先对肌肉情况进行评定，如肌力的大小、肌肉的初长度及肌肉耐力等。另外，还需考虑到SCI儿童身体障碍的具体情况及适合的训练方式，如何在提高肌力的同时又不加剧儿童的障碍程度，如疼痛、骨折未愈合等。

1. 施加阻力的方式

一般分为徒手施加阻力和机械施加阻力。徒手训练的方式较为安全，治疗师可根据儿童肌肉的实际状况适时地控制施加阻力的大小与肌肉收缩的速度，儿童出现疼痛或其他不适感觉时可及时调整训练方式或力度。在机械施加阻力训练的过程中，肌肉抵抗的阻力在活动起始和终末部分时最小，中间部分最大；因此在进行机械方式提高肌力训练时，治疗师除了要把SCI儿童自身肢体的重量作为阻力或辅助力量的一部分加以考虑，还应考虑机械施加的阻力在肌肉活动整个范围内的变化，以防止因阻力施加过大而导致肌肉在训练过程中出现过度疲劳或损伤的情况。

2. 训练方式的选择

在进行肌力增强训练时，治疗师应考虑肌肉以何种方式进行收缩才能更安全、更有效地提高肌力。在进行等长收缩训练时重复的次数不宜过多，一般在5~10次，施加阻力的大小以肌肉的收缩能维持5~10s为佳。在训练过程中，应注意调整儿童的呼吸频率，防止因屏气效应而加重心血管的负担。在等张收缩训练时，治疗师要注意施加阻力的力臂、大小和变化等，防止因阻力过大而造成肌肉过度疲劳。

（六）平衡训练

在进行平衡与协调动作训练时，治疗师应加强对SCI儿童的安全管理，逐渐提高训练难度，防止儿童因失去平衡而跌倒所导致的骨折、肌肉损伤等情况的发生。在进行平衡训练时，治疗师根据儿童的具体情况选择安全的训练体位进行平衡控制训练，在儿童平衡能力提高后，可逐渐减少支持面积、提高重心高度或减少保护措施以提高难度，以便进行更高难度的平衡训练。

（七）ADL能力训练

ADL活动能力的训练是关节活动范围、肌力与耐力、平衡与协调功能等方面功能训练的整合，训练时的安全风险是多方面的。以不完全性SCI儿童的步行训练为例，治疗师除需考虑儿童下肢的负重能力、肌肉耐力及关节控制能力之外，还应考虑儿童的运动能力，例如，能否完成从坐位站起的动作、能否保持站立位平衡，以及训练环境因素如场地是否拥挤、有无障碍物、地面是否平整。

（八）心肺功能训练

颈髓损伤儿童如有心肺功能障碍，治疗师在训练时应密切关注儿童心肺功能各项指标的变化。训练开始前应先测量儿童在安静时的心率和血压，并计算出其最大心率。在训练过程中，当心率达到最大心率的85%或血压较安静时增加20~40mmHg时，表明儿童的训练强度已达到其亚极量水平，治疗师应适时降低训练强度或停止训练。若儿童出现呼吸急促或困难、胸闷、心绞痛、极度疲劳、身体摇晃、步态不稳、头晕、耳鸣、恶心、意识不清、面色苍白、表情痛苦、出冷汗等不良症状，应立即停止训练。心肺功能障碍严重的儿童在训练时应佩戴监测仪器或设备，以便治疗师能够随时掌握儿童的心肺功能状况，防止意外的发生。

（马婷婷）

第六章

常见功能障碍的管理

第一节　骨科常见并发症

肌肉骨骼并发症是 PedSCI 后最常见的并发症。这些并发症在 SCI 儿童的一生中都有可能出现，需要给予长期密切的观察。本节介绍 PedSCI 后骨科并发症的预防、治疗和预后。

一、髋关节发育异常

髋关节脱位、半脱位和挛缩在 PedSCI 后非常常见，特别是在发病年龄较小的儿童中更多见。根据国际儿童脊髓损伤网站提供的资料，5 岁以下的病例可出现 100% 的髋关节不稳定，在 10 岁以下的儿童中有 93% 出现髋关节不稳定。国内尚缺乏 PedSCI 后髋关节发育异常资料的报告，估计发病情况也不乐观。图 6-1-1 是 2 例 PedSCI 后髋关节发育异常儿童的 X 线片。

四肢瘫或截瘫儿童中均可出现髋关节不稳定，男性和女性无差别，软瘫和痉挛均可出现。已过青春期的青年新出现的髋关节不稳定，最常见的原因是脓肿。对于急性的 X 线确定的髋关节脱位，应该给予全面仔细的检查，排除脓肿的可能。

（一）髋关节解剖与生物力学特点

婴儿时期的髋关节，髋臼和股骨头的表面有大量的未骨化软骨（图 6-1-2），髋臼凹非常浅，髋关节周围韧带和关节囊未发育成熟，若抱养姿势不当或下肢包裹太紧，髋关节长期处于内收位，影响髋臼发育，易出现髋关节脱位。2 岁以后髋臼内软骨和股骨头软骨骨化明显加速，至学龄前 5 岁左右软骨骨化基本完成，髋臼凹仍较浅，髋关节周围韧带和关节囊进一步发育但未成熟，表现为关节囊松弛，关节间隙较大（图 6-1-3）。进入青春期后，髋关节发育基本完成，表现为髋臼凹加深，与股骨头对合紧密，关节间隙小，关节稳定（图 6-1-4）。

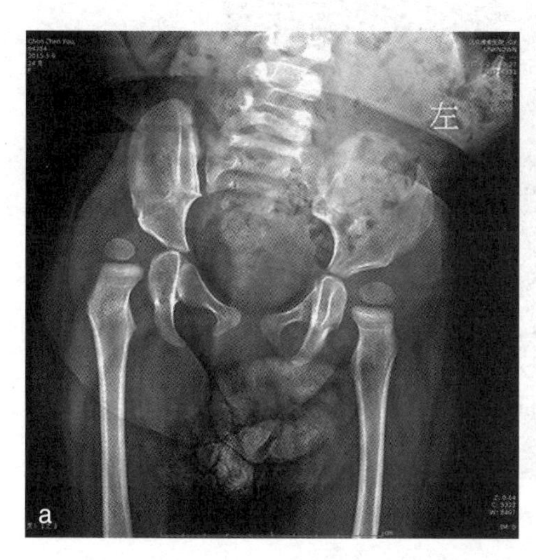

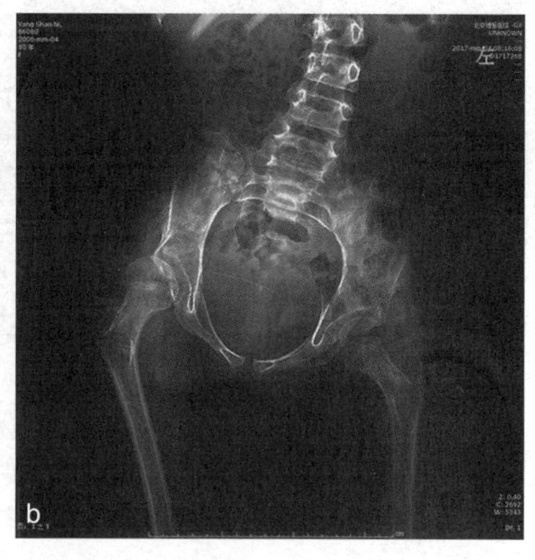

图 6-1-1　PedSCI 后髋关节发育异常

a：男，3 岁，爆炸伤致双下肢感觉运动障碍伴大小便失禁，诊断为胸部 SCI，SCIWORA。伤后 2 年骨盆 X 线检查提示双侧髋关节脱位；b：女，5 岁，下腰练习后出现双下肢感觉运动障碍伴大小便失禁，诊断为胸部 SCI，SCIWORA。伤后 3 年骨盆 X 线检查提示右侧髋关节脱位，伴骨盆前倾，腰椎前突，髋关节内收屈曲挛缩，双侧膝关节外翻，膀胱输尿管反流

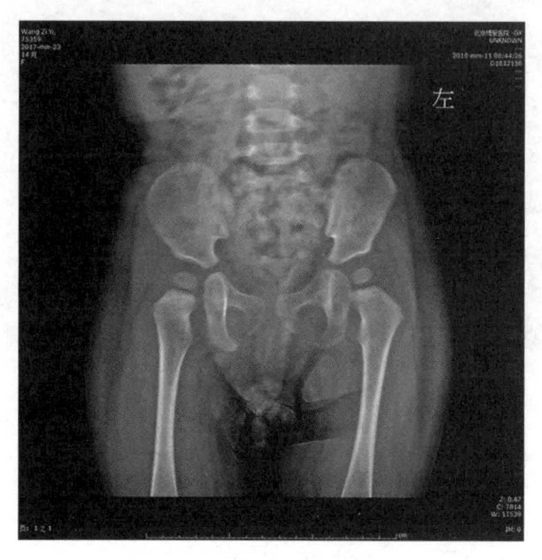

图 6-1-2　婴儿期的髋关节

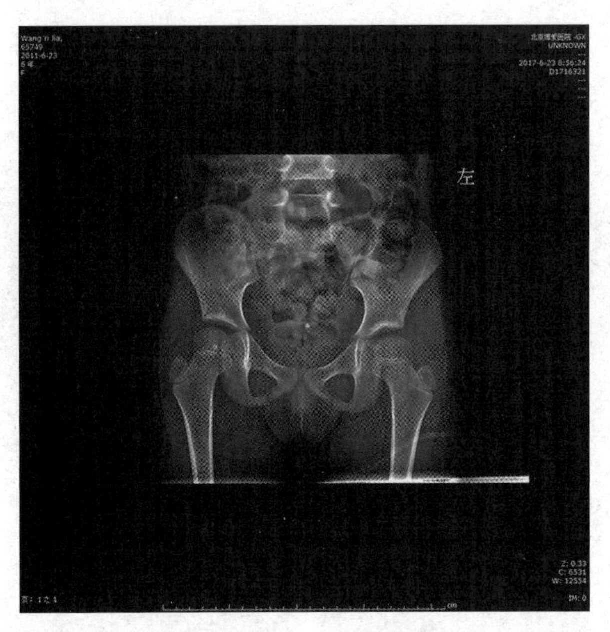

图 6-1-3　学龄前的髋关节

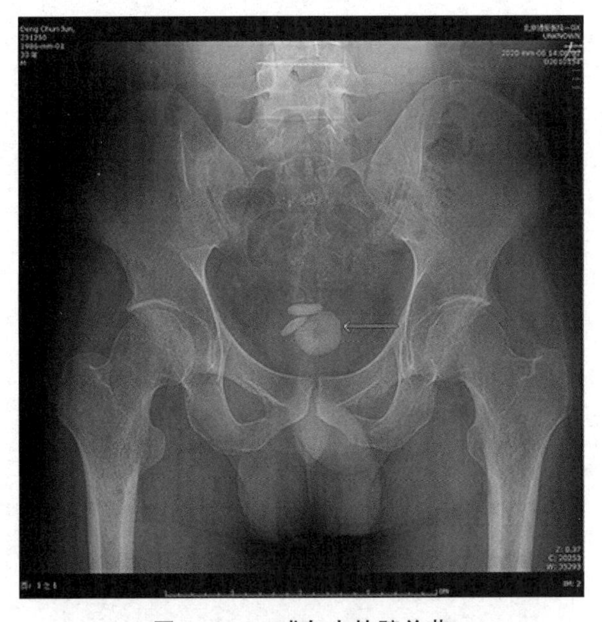

图 6-1-4　成年人的髋关节

（二）发病机制

PedSCI 后髋关节发育异常的发病机制与上述髋关节发育特点有关。髋关节稳定性取决于以下因素：①髋臼与股骨头对合程度。②髋关节周围韧带和关节囊的正常发育。③髋关节周围肌肉力量。髋臼与股骨头对合程度可通过测量骨性髋臼内整个股骨头的脱出百分比（Reimers 移位指数）表示，正常值是 0~33%。5 岁前儿童髋关节周围韧带和关节囊尚未发育成熟，SCI 后髋关节周围肌力丧失，无法维持髋臼与股骨头正常的对合程度，股骨头对髋臼的应力刺激减弱或消失，髋臼发育受阻，易出现髋关节脱位。

1. 脊柱侧弯的影响

胸段 SCI 儿童腰部肌力弱或肌力丧失，易出现胸腰段脊柱侧弯，继发骨盆前倾和骨盆侧倾，使髋臼与股骨头的对合出现异常，加剧髋关节脱位（图 6-1-5）。

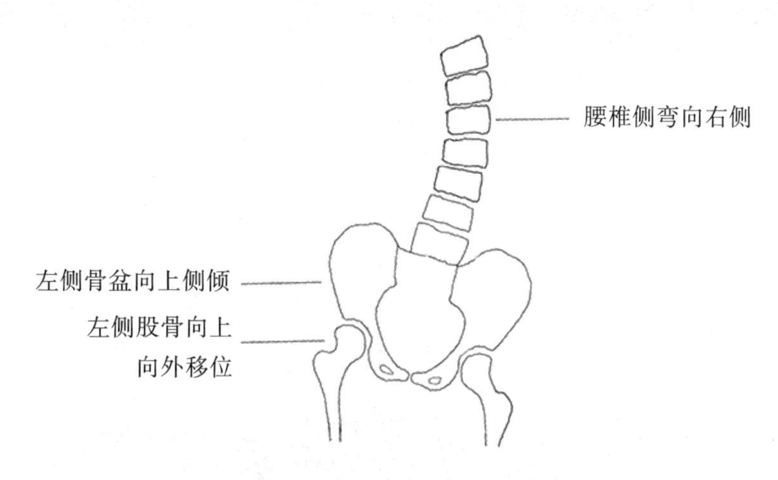

图 6-1-5　脊柱侧弯与髋关节半脱位示意图

2. 体位的影响

儿童坐轮椅上时，在下肢肌力丧失的情况下，由于大腿自身重力的影响，髋关节趋向于内收（双膝关节并拢）以保持坐位平衡。股骨以髋臼下缘为支点相当于一个杠杆（图 6-1-6），髋关节内收通过杠杆作用可引起股骨头趋向于脱离髋臼，导致髋关节脱位风险增加。由于儿童白天活动的大部分时间都是坐轮椅度过，因此，坐位姿势不正确可能是 SCI 儿童髋关节脱位高发病率的重要原因之一。侧卧位姿势不正确可能也是 SCI 儿童髋关节脱位高发病率的危险因素。

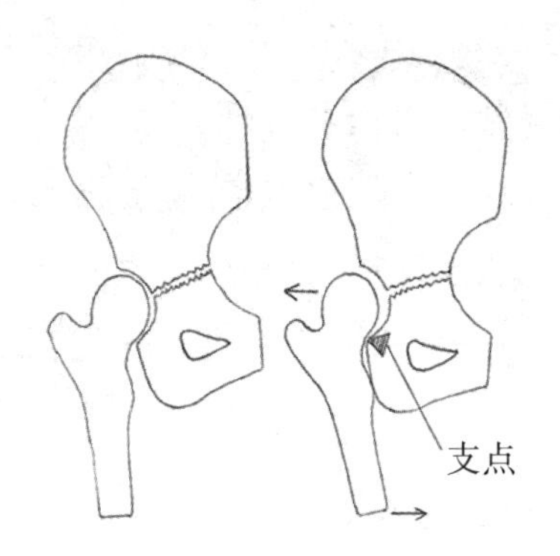

图 6-1-6　轮椅坐位的髋关节内收风险示意图

（三）预防

PedSCI 后髋关节发育异常的预防原则是采取综合措施促进髋臼的正常发育，维持髋臼与股骨头正常的对合程度。

1. 站立位

站床训练是目前临床上的常规站立训练，要求每次站立 30~45min，每天 2~3 次。建议站床训练时在双膝关节之间放置膝关节撑开垫，髋关节保持适度外展，使股骨头与髋臼充分接触，利于髋臼发育（图 6-1-7）。

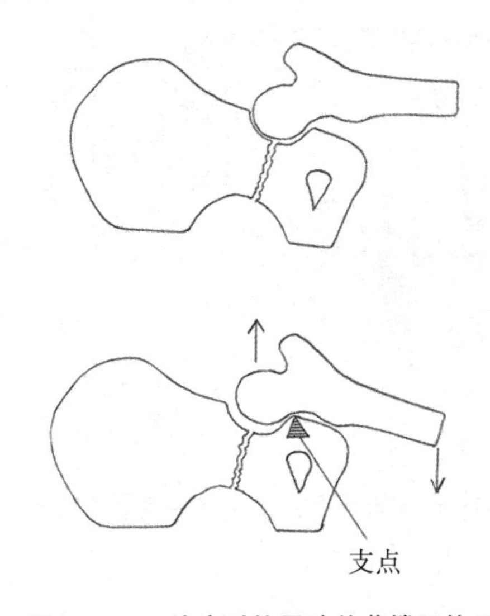

图 6-1-7　站床时使用膝关节撑开垫示意图

（1）注意：儿童站立训练时应戴腰围保护腰部。

（2）理由：对于胸段完全性 SCI 的儿童，由于腰部肌力弱或肌力丧失，需借助腰围来保持腰椎的生理曲度并完成对腰部以上身体的支撑作用。没有腰围的保护，儿童会很快出现脊柱侧弯，而脊柱侧弯可诱发或加重髋关节脱位。临床上已发现这样的病例，因为长期不戴腰围，儿童的脊柱侧弯不断加重，以至肺部受压，出现呼吸困难，该病例佩戴腰部脊柱矫形器后呼吸困难得到缓解。

（3）误区：担心长期戴腰围后对其形成依赖。

（4）解释：腰部肌力弱或肌力丧失需借助腰围来完成腰部功能，正如下肢肌力弱或肌力丧失的人需要借助拐杖或轮椅来替代完成下肢行走功能一样，是必要的，也是合理的。应对儿童家长进行耐心教育，建议不要盲目拒绝使用腰围。

2. 坐位

与成人相比，儿童髋臼较浅，保持正确轮椅坐姿的关键是避免髋关节内收，尽量使髋关节保持持续的适度外展。建议使用膝关节撑开垫以避免髋关节内收，使用髋关节支撑垫以支撑髋关节（图 6-1-8）。

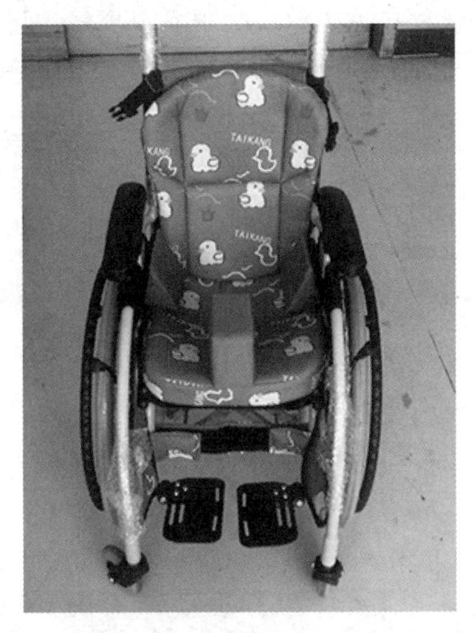

图 6-1-8　轮椅上使用膝关节撑开垫和髋关节支撑垫

（1）膝关节撑开距离（供参考）：3 岁以下 4~5cm；4~6 岁 5~8cm；7 岁及以上 8~15cm。

（2）髋关节支撑垫（供参考）：以臀部外侧距离轮椅侧面挡板为 2.5cm 的标准儿童轮椅为例，采用中等硬度海绵制作，长、宽、高分别为 10cm、6cm、8cm。

儿童坐床上时，使用膝关节撑开垫以避免髋关节内收。如果不用膝关节撑开垫，可采取类似盘腿坐位，保持髋外展（图 6-1-9）。

（3）注意：儿童坐轮椅或坐床上时应戴腰围保护腰部，理由同上。

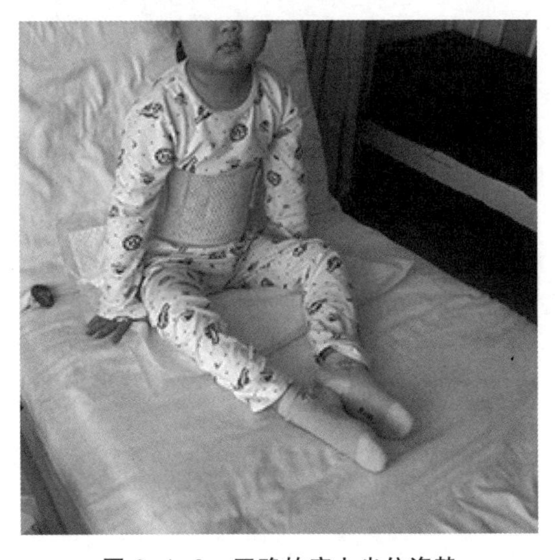

图 6-1-9　正确的床上坐位姿势

3. 卧位

（1）仰卧位：放置膝关节撑开垫，使髋关节保持适度外展（图 6-1-10）。

（2）侧卧位：以右侧卧为例。右侧卧时左下肢的股骨以髋臼下缘为支点相当于一个杠杆，左小腿无支撑时，因自身重力作用使股骨远端下垂，通过杠杆作用可引起左侧股骨头趋向于上翘脱离髋臼，导致髋关节脱位风险增加。保持正确侧卧姿势的关键是避免股骨远端下垂，具体做法是：右侧卧时在左小腿下方放置支撑垫，支撑垫的支撑范围包括膝关节和踝关节，支撑高度应足以使髋关节保持持续的适度外展（图 6-1-11）。

（3）俯卧位：髋关节屈曲挛缩可导致髋关节脱位风险增加。俯卧位有预防髋关节屈曲挛缩的作用，有助于减少髋关节脱位的风险。应鼓励儿童每日至少俯卧 1h。俯卧时仍应注意保持髋关节适度外展。

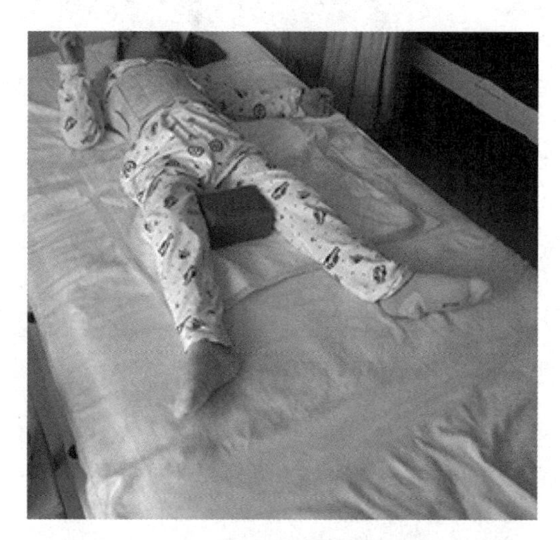

图 6-1-10 仰卧位使用膝关节撑开垫

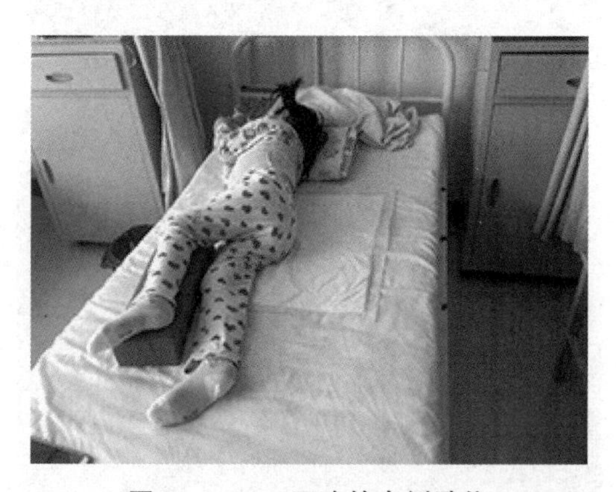

图 6-1-11 正确的右侧卧位

4. 家长教育

为有效预防 PedSCI 后髋关节发育异常，对儿童及家长应进行耐心教育，内容包括：① PedSCI 后髋关节发育异常风险很高。②在站立、坐位和卧位保持髋关节持续处于适度外展位，是预防儿童出现髋关节脱位的有效手段，应长期坚持，至少到 12~18 岁。③站立训练或日常坐轮椅活动时应戴腰围保护腰部，不要盲目拒绝使用腰围。④随年龄增长及时更换 KAFO。⑤避免髋关节过度被动活动。⑥定期复查髋关节 X 线。

（四）治疗

1. 保守治疗

对于 PedSCI 后出现的髋关节半脱位，一般采取保守治疗。治疗措施：纠正站立位、坐位、卧位的不良姿势（详见预防措施）；软组织牵张和采取俯卧位纠正髋关节挛缩；用药物和 / 或巴氯芬泵充分控制痉挛；使用髋外展矫形器。

髋关节脱位常伴有脊柱侧弯和骨盆侧倾，纠正脊柱侧弯和骨盆侧倾有助于早期髋关节半脱位的复位。

2. 手术治疗

髋关节不稳定的外科治疗适应证还不明确。随着 FES 用于站立和步行训练，未来脊髓再生研究有可能取得突破，如果儿童有痉挛又有神经恢复的机会，可以考虑行预防性的外科治疗。如果儿童是软瘫，未来 SCI 的生物学修复可能不能恢复运动功能，可不急于进行髋关节半脱位的手术治疗。早期半脱位病例的外科治疗与低位腰部脊髓发育不良（单侧）的治疗方案相似。安全带损伤和 L_3~L4 低位腰部运动损伤是进行髋关节复位手术的很好适应证。对于软瘫病例，除了骨关节修复手术（股骨近端内翻截骨术 + 髋臼修复术），还需要进行肌肉移植手术（如将腹外斜肌固定于大转子）以保持肌力平衡。对于痉挛较高的病例，需要先控制痉挛后才能进行髋关节脱位的复位手术。手术的常见并发症是手术髋关节周围的异位骨化，可用吲哚美辛或甲苯酰吡酸钠（12 岁以下）预防。另外，需使用抑制骨吸收药物 6 个月。

二、长骨骨折

PedSCI 后会立即出现骨量减少，在伤后 6~12 个月出现平台期。SCI 儿童的骨密度仅相当于同年龄、同性别儿童骨密度的 60%。联合应用站立、步行和 FES 可使骨密度提升约 25%。由于 SCI 儿童骨密度降低，可导致大约 14% 的儿童出现病理性长骨骨折，其中 40% 的病因是步行训练、关节活动和轻微外伤，另外 60% 的病因不明。病理性骨折的典型临床表现是发热和肢体肿胀。常见骨折部位是股骨髁上骨折和胫骨近端骨折。对于正在生长发育的儿童，早期的病理性骨折改变在影像学上的异常可能非常轻微，容易漏诊，应该引起高度的重视。如果病理性骨折未能及时诊断，会引发其他问题。由于骨折线通过生长板会出现大面积的骨膜反应，类似于恶性肿瘤的表现，导致误诊。病理性骨折的治疗最好选择用夹板固定，如果必须使用石膏固定，在骨突起部位应该开窗，以方便检查皮肤避免出现压疮。由于有骨质疏松，一般不采用内固定钢板或外固定架。骨折后应该停止用矫形器步行训练 6~8 周。病理性骨折的预防非常重要但不容易做到。SCI 儿童的家属应该熟悉病理性骨折的危险因素。

三、异位骨化

异位骨化在 SCI 儿童中的发病率大约是 3%（成人大约是 20%）。与成人 SCI 相似，异位骨化经常导致 SCI 儿童出现髋关节活动受限的问题。SCI 儿童和青少年出现异位骨化的发病时间是伤后 14 个月，成人是伤后 1~4 个月。髋关节异位骨化常常伴有膝关节积液，可能与髋关节炎症引起的交感神经反应有关。由于儿童异位骨化的发病率较低，一般不采取预防措施。对于临床上可疑异位骨化病例，骨扫描、超声、MRI 或 CT 检查有助于早期诊断。儿童异位骨化的治疗方案与成人相似。一般建议在发现异位骨化后 1 年左右行手术切除，手术适应证是异位骨化已导致明显的功能障碍。也有学者主张在骨扫描和碱性磷酸酶正常后再考虑手术，但这可能加重功能障碍。异位骨化超过 1 年，可在股骨颈部位产生严重骨质疏松。手术后需要预防异位骨化复发。预防用药可给予吲哚美辛，1~3mg/（kg·d），分 3~4 次口服。最大剂量每日 200mg。

四、关节挛缩

关节挛缩的定义是关节的活动范围经过 1 年随访检查比基线值减少 10° 及以上。根据一组 18 岁以上 92 例 SCI 病例的观察，至少出现一处关节挛缩的比例是 66%，其中截瘫病例的关节挛缩比例是 47%，四肢瘫病例的关节挛缩比例是 83%。目前还缺少 SCI 儿童关节挛缩发病情况的资料。髋关节挛缩在 SCI 儿童中很常见，如果髋关节挛缩超过 30°~40° 可影响步行。常规牵张治疗对改善髋关节挛缩的 ROM 效果有限。严重的髋关节挛缩可考虑手术治疗，术后给予矫形器固定和 PT，注意复发的可能。对于年长儿童，髋关节和膝关节的挛缩可能与对使用矫形器步行不感兴趣和使用轮椅活动增加有关，因此治疗挛缩后对这些儿童的步行改善不明显，而且挛缩的复发非常常见。对于影响坐位和仰卧位的严重膝关节挛缩，有人采用双侧股骨截骨短缩术（髓内钉固定），在对挛缩的软组织没有大范围损伤的情况下，提高了关节活动范围和生活质量。

（刘根林）

第二节 神经肌肉性脊柱侧弯

一、概述

（一）病因学

由 SCI 导致的脊柱侧弯最常见于儿童和青少年，由于脊柱两侧肌张力的不对称恢复引起肌肉力量失衡，继而发生脊柱侧弯。这种继发于肌肉无力和失衡的脊柱侧弯多见于冠状面或矢状面。脊柱骨折后的残余畸形多为后凸畸形，这种变化可呈单纯性进行性发展。另外，在脊柱骨折手术固定中所行的椎板切除术也可能是进行性脊柱后凸畸形发生的医源性因素。

（二）流行病学

SCI 中神经肌肉性脊柱侧弯的发生率非常高，特别是在骨骼成熟前的 SCI 儿童中尤其如此。有研究报道称 10 岁以下 SCI 儿童的脊柱侧弯发生率为 100%，11~16 岁儿童及青少年为 19%，16 岁以上青少年为 12%。有学者发现，如果 SCI 发生在成年之前，其引起的脊柱畸形手术需求达 67%。有报道表明，发病年龄是 SCI 儿童脊柱侧弯的单一预测因素。

二、脊髓损伤脊柱畸形相关的障碍

SCI 儿童脊柱畸形可能导致多种功能障碍。脊柱畸形可导致严重的骨盆倾斜及继发性坐姿不良，而坐姿不对称也使儿童发生压力性溃疡的风险大为增加。此外，坐姿不佳会还影响上肢功能，导致儿童下肢矫形器佩戴和使用的困难。也有文献表明，严重的骨盆倾斜可以引起胃肠功能障碍；当脊柱畸形进展超过 80°~90° 时，儿童的心肺功能可能受到负面影响。

（一）髋关节不稳及脊柱侧弯

对髋关节半脱位合并脊柱侧弯的治疗是一项比较独特的挑战。例如，完全性纠正脊柱侧弯和骨盆倾斜有助于改善儿童早期髋关节半脱位，但脊柱融合术后常出现髋关节挛缩，这种挛缩需要加以纠正以帮助矫正髋关节半脱位，使儿童在脊柱侧弯手术后获得相对满意的坐位平衡。

此外，假性髋关节屈曲挛缩（阔筋膜张肌与臀中肌紧张造成的外展挛缩）在某些情况下也可引起脊柱侧弯，这种情况下的髋关节屈曲挛缩一般多超过 20°，当最大限度地外展其髋关节时，其屈曲挛缩几乎消失。这表明髋关节屈曲挛缩时外展肌和阔筋膜张肌紧张导致了骨盆倾斜，而外展髋关节后阔筋膜张肌及臀中肌前侧肌肉痉挛得到放松，假性髋关节屈曲挛缩即可获得大幅纠正，假性髋关节屈曲挛缩可以通过这种方法加以鉴别。

改良后的 Soutter 松解术是一种可用于截骨术的标准的髋关节前外侧入路的方法，这个方法对缓解假性髋关节屈曲痉挛有效。手术是从腋中线附近到髂前下棘，从前方分离髂骨翼上的骨骺，在髂骨后外侧表面充分剥离骨骺和臀大肌，以使肌肉的排列偏离躯干中线，这样术后的肌肉就不会产生屈曲矢量的拉力造成髋关节屈曲。之后修剪髂嵴，使重新附着到骨头的肌肉不会引起屈曲挛缩的再次发生。这种肌肉松解术可以纠正骨盆倾斜度。现在可以支撑轻度脊柱侧弯，并可降低髋关节由半脱位进展到完全半脱位或脱位的风险。

某些情况下脊柱侧弯需要手术干预，由于髋关节属于不稳定组织结构，髋关节半脱位也必须通过外科手术修复。总体原则是先进行脊柱畸形和骨盆倾斜的完全纠正手术后再行髋关节手术。原因有二：首先，在没有先行矫正骨盆倾斜的情况下，由于骨盆倾斜继发的髋关节持续内收，即使手术矫正了髋关节半脱位，已修复的髋关节也不会长时间保持术后的修复状态；其次，相比手术后 DVT 形成或肺栓塞发生率非常低的 SCI 脊柱侧弯人群，髋关节术后即使进行了预防措施，其发生 DVT 的概率也很高。由于 DVT 预防和 / 或治疗产生的围术期风险，特别是髋关节术后因 DVT 形成需要手术干预的话，其操作是极其困难的。所以，通常在脊柱矫正后几周可以开始进行髋关节半脱位的治疗。脊柱术后，儿童需接受依诺肝素预防 DVT，而用于排除 DVT 的多普勒检查至少进行两次，且脊柱伤口完全干燥，确定没有出现任何血肿或感染的迹象，通常可在脊柱术后 2~3 周对需要手术治疗的半脱位的髋部进行干预。

（二）脊柱 Charcot 关节病

脊柱 Charcot 关节病的病因在于 SCI 儿童缺失了本体感觉，由于正常感觉通路的缺失，临床中常难以辨别和诊断出脊柱的异常机械退行性变和脊柱受损。SCI 儿童可能出现不能明确的背痛，或是丧失了先前尚可维持的坐位平衡，或是出现其他神经系统改变的症状，如先前存在的痉挛状态的消失。这种并发症对于SCI儿童来说可能是毁灭性的，因为先前通过适应性方式建立起来的神经功能的丧失将会导致儿童独立性和/或保护性感觉的显著改变。

伴有脊柱Charcot关节病的儿童多存在异常的生物力学退化与对关节或脊椎的破坏，但整个发病过程在临床中难以辨别及诊断。儿童有时会抱怨背部隐痛，之前可维持的坐姿可能也会发生改变，儿童可能还会描述出“磨”或“爆裂”的声音。如果不及时加以治疗，神经系统的继发性改变可能会接踵而至。

Charcot脊柱的鉴别诊断较为困难，需排除慢性感染和肿瘤。一般认为在疑似Charcot脊柱中进行组织活检是合理的检查方法。有文献综述显示，109例儿童中有36%进行了活检用以排除感染或肿瘤，有14%同时存在感染和Charcot脊柱。感染和脊柱Charcot关节病可能同时出现，并且脊柱感染导致骨和椎间盘组织被侵蚀所产生的脊柱不稳定可能与脊柱Charcot关节病同时存在，临床有时也可见到脊柱Charcot关节病形成假关节，并且软组织液化后可能会通到皮肤表面形成窦道造成脊柱的二次感染。对脊柱Charcot关节病的治疗需与对感染的治疗同时进行，且治疗时通常需要行融合术以使脊柱稳定性得到充分保证。

三、保守治疗

（一）矫形器

从历史上看，神经肌肉脊柱侧弯者穿戴矫形器的时机和功效一直存在争议。多数SCI儿童经常遵循的是特发性脊柱侧弯的标准支撑方案，处于生长期的儿童的脊柱侧弯Cobb角进展超过25°后才开始使用矫形器。

有研究评定了一种更为积极的支撑方案，该研究表明，若脊柱侧弯儿童Cobb角小于20°时即开始使用矫形器治疗，则儿童的手术需求显著减少。若在Cobb角21°~40°时开始予以矫形器固定，则存在减少手术需求的趋势，但无统计学意义（P=0.08），而当Cobb角超过40°才开始矫形器治疗时，对手术需求的影响很小甚至没有影响。在该研究中还评定了手术的时间，发现当儿童在Cobb角小于10°时开始治疗，儿童对手术的需求延迟了4年多。当Cobb角在11°~20°时开始矫形器治疗，儿童对手术的需求延迟了3年。当Cobb角在21°~40°时开始矫形器治疗的儿童，手术仅延迟了1年。

对于任何儿童而言，矫形器的佩戴都是一个挑战，而对于SCI后继发功能障碍的儿童来说，矫形器的佩戴更限制了他们的功能活动。一项针对SCI儿童的研究表明，当儿童佩戴TLSO时，其可达到的活动空间减少了28%。潜在的上肢ROM受限可能会降低儿童的独立性，并可能导致儿童依从性的下降。目前的研究证据不足，尚未检索到关于该类儿童中矫形器佩戴依从性变化的充分证据。约 2/3 的 SCI 儿童在成年前都将需要进行脊柱融合手术，因此医生必须积极鼓励儿童采用矫形器佩戴等非手术治疗的方法以最大限度地减少或延迟这种高风险手术的出现。

（二）轮椅改装

脊柱侧弯儿童轮椅的改装包括调整轮椅的座椅系统、增加附加的支架等。目前尚难以判断轮椅上的侧向支撑是否能够影响儿童脊柱侧弯的进展，但这种侧向支撑可用于改善儿童的坐姿，并释放儿童的手臂，令其获得更多的活动能力。应对儿童的轮椅进行间歇性压力测绘，以确定由于骨盆倾斜导致的依赖性增加的区域。可以通过调整座椅材料、使用定制模具等来尝试减少压疮的发生。

（三）直立行走

鼓励 SCI 儿童和青少年进行步行训练，当然同时也应注意到，SCI 儿童的功能性移动程度是高度依赖于 SCI 的神经平面的。脊柱矫形器可用作 HKAFO 的骨盆部分，或可通过调整 HKAFO 的骨盆部分以便对接脊柱矫形器，使两个支架可以伴随磨合。

四、手术治疗

当 Cobb 角进展到 40° 以上且出现与畸形相关的功能障碍时，建议对继发于 SCI 的进行性脊柱畸形进行手术干预。手术的性质取决于儿童的年龄和骨骼成熟度。通常可以对 10 岁以上的儿童进行标准脊柱融合，而对于年龄小于 10 岁且合并有严重畸形的儿童可以考虑使用允许脊柱和胸壁持续生长的专用器具。对于 Cobb 角大于 40°、骨骼尚未成熟儿童的外科干预，目前尚无确定的医疗共识，部分经验的借鉴是源于对脊柱裂儿童的研究。有研究报道，脊柱裂儿童的脊柱侧弯 Cobb 角超过 40° 后，平均每年会进展 13°。有报道显示脊柱畸形较大（＞70°）的外科手术，其并发症的发生率明显增高。

对于骨骼已经成熟的 SCI 儿童，可考虑对其进行脊柱融合术以改善由于脊柱侧弯而引起的功能障碍。坐姿不良会导致臀部的压疮。此外，坐姿不良会限制儿童上肢的活动幅度，而长期严重的脊柱畸形也将对心肺功能产生负面影响。

通常在 Cobb 角超过 40° 的 10 岁以下儿童中应避免进行标准脊柱融合，因为该年龄段的儿童仍会有显著的脊柱高度和胸壁的持续生长发育。目前可使用两种材质，即生长杆和垂直可膨胀钛肋假体纠正脊柱侧弯，这些植入物可以在儿童成长期间定期延长。生长杆在其远近端通过钩和 / 或椎弓根螺钉连接到脊柱，垂直可膨胀钛肋假体的近端延肋骨横向固定于肋骨外侧而不固定于脊柱。这些构造的杆体结构内部具有重叠部分，可以按规则的时间间隔（通常每 6 个月）逐渐延长以匹配儿童脊柱的生长速度。

目前尚缺乏对 SCI 儿童的植入性生长系统使用情况及评定的研究报道，但在一项纵向临床文献中，健全人群使用生长性仪器的并发症发生率为 25%~72%。有经验表明，SCI 儿童并发症的发生风险会更高，容易并发泌尿道和呼吸道感染。由于生长性仪器每 6 个月需要做 1 次手术进行延长，所以此类儿童的泌尿和呼吸系统发生感染的风险还会继续增加。一般而言，大多数使用生长系统的儿童最终仍将进行脊柱融合手术。

近年来，脊柱融合术的手术方式在不断进行调整和修改。有研究报道了“无融合技术”，这是一种针对青少年特发性脊柱侧弯的脊椎楔形截骨术，该术式切除掉曲线中每个椎体的楔形骨，但保留椎间隙从而实现了无融合，但术后儿童的自评报告仍显示了与脊柱融合相关的脊柱僵直症状。另有研究在上述基础上对该术式进行了调整，用以改善 SCI 儿童的僵硬感。还有研究报道了一种可帮助在截骨部位愈合时支持畸形矫正的仪器系统，并进行了楔形截骨术的生物力学和临床实施前的研究，基于该系统，有文献报道了一项临床系列研究，即 14 例骨髓增生异常或 SCI 儿童应用该畸形矫正系统的临床观察，以及对这部分儿童进行的为期 2 年的随访报告。报告显示，骨髓增生异常儿童没有出现术中并发症或神经系统改变，SCI 儿童痉挛状态也没有消失。矫正棒矫治保持植入了约 12 周，在取出棒后平均 43 个月随访时，62% 的侧弯得以改善，45% 仍保持了其原有的 Cobb 角，20% 的儿童的 Cobb 角度较之前有增加（三条曲线中的两条实际上反转并沿相反方向延展）。但最重要的是，儿童在脊柱手术部位保持了其原有的运动范围，平均为 43°。

（一）术前康复评定

1. 术野的准备及相关术前检查

（1）术野的准备：建议术前 3d 开始，使用葡萄糖酸氯己定和异丙醇制剂进行每天 30min 的背部刷洗。

（2）肠道准备：很多医生在术前还对儿童进行每 2d 1 次的肠道检查，儿童应在术前 1d 排便。

（3）四肢超声检查：SCI 儿童可能会有 DVT 形成，因此建议常规行术前的四肢超声检查，虽然通常情况下超声检查提示并无明显的 DVT 形成，但仍然需要此项检查为术后比较提供基线参考。也有报道称因儿童的 DVT 形成而使脊柱手术延迟。

2. 术前 PT 和 OT 评定

强烈建议术前对儿童进行 PT 和 OT 评定，此评定的目的是多方面的。

（1）对术后有益效果的预测：首先，治疗师需要对儿童和家人进行术后功能状态的教育，告知其术后一个更直、更坚固的脊柱对日常功能带来的可能影响，并向他们强调儿童目前的脊柱状态对其 ADL 的影响，这种术前的 PT 和 OT 评定，有时还包括对植入刚性 TLSO 以模拟脊柱融合后果的评定，这对于展示受到限制的行走来模拟术后走动能力的儿童非常有用，并且对高位四肢瘫儿童使用 TLSO 以模拟脊柱融合后的活动能力的试验，还作为确定脊柱手术节段的方法。

（2）对术后负面效果的预测：评定还在于令家长获悉融合手术对儿童的代偿策略可能产生的负面影响，以共同面对及探讨手术的综合获益效果，包括对术后功能限制的评定和预测，虽然对术后可能出现的功能限制的认识尚未达成统一的共识，但在术后一段时间内，一般认为儿童将会出现诸如不能自行推进轮椅、需要在帮助下完成转移等，对这些功能障碍存在的持续时间的影响因素包括儿童的动作习惯以及骨骼质量等。

3. 术前脊柱摄片

（1）内容：术前评定包括标准的后、前、侧方的坐位全脊柱 X 线片和卧位全脊柱屈曲或牵引片。

（2）坐位侧位片的重要性：高质量的坐位侧位片至关重要，因为这些儿童需要依靠夸张的脊柱后伸来完成 ADL，包括自我导尿和进食。在一项对 30 例 SCI 儿童的研究中，在通常处于中立位的 T_{10}~L_2 区域所测量到的脊柱后伸角度为 19.8°，而腰椎前屈角度平均为 9.8°，如果将这些儿童按照“正常”矢状位的角度进行胸椎后伸和腰椎前屈的融合，则他们的功能状态甚至达不到术前水平，对于上肢功能受限的儿童尤其如此。因此对于外科医生来说，观察这些儿童所进行的日常生活活动，并充分评定其脊柱后伸在儿童生活活动中所起作用的重要性是非常有意义的。

（3）实际执行的操作选择：当四肢瘫的儿童不能坐起时，有医生会选择制作一个临时 TLSO 并观察儿童的功能，如果儿童在 TLSO 支持下表现良好，则拍摄佩戴 TLSO 时的侧位 X 线片并且弯曲固定杆以匹配儿童的侧弯角度。有时还需要可延展杆以便在术前对着胶片进行弯曲、消毒和插入。

（二）术后康复治疗

1. 术后伤口不愈合

（1）原因：术后，脊柱植入物固定在骨骼中的牵拉力量很大，尤其是旋转扭矩和侧向弯曲。随着时间的推移，这可能会导致术后伤口不愈合。

（2）预防和治疗：应限制儿童独立转移并且使用电动轮椅至少 6 个月来尽量减少旋转及弯曲的力量，并要求儿童术后佩戴 TLSO 以尽量减少融合节段的运动，以及减少在严重畸形和 / 或骨质疏松骨的植入物中的压力。由于许多儿童不能自主控制尿液或粪便，因此在术后的第 1 个月内，应始终使用生物医用敷料覆盖伤口 1/3 以下的部位。

2.DVT 的治疗

建议儿童在术后 1~2 周对四肢进行多普勒超声检查以评定 DVT 是否存在，拔除引流管 6 周后开始药物的 DVT 治疗。

3. 椎体整体排列状况对日常活动功能状态的影响

已有研究显示，融合术后儿童的功能状态可能会受到椎体整体排列状况的显著影响。脊柱手术定位的目标中也包括解决与脊柱侧弯相关的并发症，如坐姿不良、呼吸困难、压疮风险、肩部不平衡，以及重建解剖学上的舒适正确的脊柱，并尽量使儿童获得功能及外观上的良好姿势。

4. 体重分布和压疮的预防

（1）术前的压力评定：如果儿童术前体重分布的压力评定结果良好，则应维持这种状况以确保术后可继续保持其合适的压力配置。

（2）术后的压力测绘：一项研究显示，正常坐位下，体重分布在每侧大腿后部应为 21%，每个坐骨结节为 18%，骶骨为 5%。术后儿童第 1 次坐起时即需确保其无异常的高压区域，因此脊柱融合术后进行压力测绘是很重要的。至关重要的不仅是术后对压疮的预防，而且要特别注意对伤口感染的预防。

5. 对功能性矢状面曲度的设计

颈椎损伤水平较高的儿童，如果仍保留有一定的上肢功能，可能在术前会依赖于某种程度的脊柱后伸以进行手到口腔的活动，外科医生必须努力保留这种功能性矢状面以确保儿童保持其独立能力，如果一旦儿童由于后弯畸形融合术而失去了将手举至口的能力，则很可能需要重新手术以增加脊柱矢状面曲度，从而最大限度地恢复儿童的上肢功能。

6. 总结

术前需要与儿童及家属充分讨论脊柱融合的风险和益处。术后，儿童可能主诉有“卡住”或“僵硬”的感觉，而家属可能会主诉脊柱术后僵直后儿童的转移难度增加，这些对术后可能发生的情况的预判在知情同意的告知过程中很重要，脊柱融合术是一项有利有弊的治疗，在告知儿童及其家属术后可改善因骨盆倾斜引起的压疮和呼吸系统受损等益处的同时，也必须讨论包括医疗死亡在内的风险，还应包括手术风险是如何随着超过 70° 的侧弯曲线而急剧增加的讨论，以上要素均会影响并支持关于手术管理的最终决策。

（三）术后并发症

1. 脊柱融合术后感染

（1）清创手术：对脊柱融合术后感染的治疗，理论上无论是否移除现有的植入物，都通常包括一次正式的清创手术。

（2）抗生素治疗：对于迟发性感染，或单用抗生素治疗难治性感染的儿童，在移除初次植入物的阶段性治疗后，通常均需进行一段时间的抗生素治疗。

（3）脊柱二次融合术：如果在清创过程中发现假关节炎，如果融合块不成熟和/或畸形已经进展，则可在感染根除后再次进行脊柱融合。

（4）植入物置换：已有证据证明，神经肌肉性脊柱侧弯儿童在清创后使用负压伤口敷料时，并无很大必要完全移除掉植入物。临时性植入物置换和钛植入物置换也被认为是一种有效的治疗方法。

2. 假关节或脊柱融合不愈合

（1）治疗：据报道，2%~29% 的 SCI 儿童存在假关节或脊柱融合的不愈合，可以通过疼痛、畸形的进展和/或植入物破裂加以识别。通常需要翻修和融合治疗假关节。

（2）辅助治疗手段：骨形态发生蛋白（bone morphogenetic protein，BMP）近年来已用于帮助早期融合或作为假关节治疗的辅助手段。在初次损伤之后的几年，慢性 SCI 儿童是可以接受 BMP 的。然而，有研究表明，较新的 SCI 使用 BMP 可能引发有害的变化并对功能的恢复产生不利影响，这可能与急性创伤环境中 BMP 的使用更为相关，但仍需要进一步研究慢性损伤。

3. 总结

（1）预防性矫形器的使用：继发于 SCI 的脊柱侧弯的儿童可以从不同的策略处理中获得受益，如预防性矫形器的使用，特别是受伤后立即开始使用等，对于继发性脊柱侧弯的发生具有积极的临床意义。

（2）探讨：临床还有许多问题值得进一步探讨，例如，如何处理坐姿状态下脊柱的融合问题，以及是否应进行脊柱的早期融合干预从而尽量减低并发症出现的风险等。SCI 儿童的脊柱管理确实存在很多问题，包括未能识别儿童在脊柱融合之前可能正在使用的代偿模式。脊柱 Charcot 关节病可能是一个难以被早期诊断的难以捉摸的问题。即使使用 SCI 的生物治疗方案，脊柱畸形仍将是一个挑战，因为患有不完全损伤的儿童也会出现麻痹性脊柱侧弯。因此，需要进一步努力开发无融合治疗。

（吴春薇）

第三节　上肢和手功能管理

一、概述

颈段SCI导致的四肢瘫是一种十分严重的伤残，尤其是完全性颈段SCI的儿童，往往伴有严重的并发症。儿童颈段SCI约占因外伤入院儿童的1%~2%，占PedSCI的60%~80%，其中以上段颈髓损伤（C_1~C_4）最为常见。与同损伤水平的成年人相比，四肢瘫儿童需要更多的护理和帮助。与截瘫儿童相比，四肢瘫儿童的日常生活能力更难达到自理。颈段SCI由于累及上肢和手功能，儿童在日常转移、洗漱、穿衣、进食、会阴部护理、自我清洁导尿等方面均会受影响，学校活动及游戏参与等也会受限。四肢瘫儿童日常生活活动中的参与性及主动性明显落后。四肢瘫儿童与成人相似，相对于肠道功能、膀胱功能、性功能和行走功能，上肢功能障碍对其活动和参与的影响更大，因此应首先考虑改善上肢及手功能。

目前国内外都没有专门针对PedSCI后上肢功能治疗的指南，但作为从事PedSCI相关的医务人员、儿童本人及长期照护的家属都应该明确上肢及手功能对儿童的重要性。

二、儿童特殊问题

四肢瘫儿童的上肢功能与四肢瘫成人有一些相似的特征，但也有明显的区别。四肢瘫儿童由于躯干较小，能够通过肩关节和肘关节的屈曲运动把手带动到嘴巴、耳朵甚至头顶的位置。四肢瘫儿童在日常生活中经常使用此方法完成此类动作，但由于儿童对肩关节屈曲和外展的活动范围需求很小，造成肩关节挛缩的风险便增大了。随着身体的不断发育，部分儿童可能会出现因上肢力量不足或肩关节挛缩导致肩前屈及外展活动受限，大部分儿童可以通过代偿性神经肌肉性脊柱侧弯完成上述动作，但这种补偿机制往往被低估甚至被忽视。大多数患有神经肌肉性脊柱侧弯的儿童伴随有严重的肩关节疼痛和代偿肌肉的过度使用，当需要进行脊柱融合术时，其代偿机制丧失。因此，家属对学龄前或学龄儿童应进行肩关节各方向的运动以预防其机制丧失。对于已经出现神经肌肉性脊柱侧弯的儿童及其家属应该加强宣教及指导。另一种常见的上肢功能障碍为MCP挛缩，多发于5岁以下中段颈椎损伤的儿童。MCP挛缩发生在颈髓损伤平面较低的儿童中，具体表现为用手掌夹起东西以代偿手功能的不足。可为儿童配置预防性矫形器或休息夹板，将手固定于功能位，预防 MCP 挛缩，保留手指功能。

三、矫形器干预

儿童处于生长发育的高峰阶段，因此应选择轻便、柔软同时还需具备可反复塑形性的材质制作上肢矫形器，以适应其肢体的不断生长。儿童从 3 个月起就可以使用设计得当的上肢矫形器抓握玩具和辅助其日常生活的小工具，如勺子、牙刷等。需要注意的是，儿童在牙齿萌出阶段可能会出现磨牙，在日常使用勺子、牙刷等上肢辅助工具时应该密切监护，避免因磨牙频繁张嘴咬合辅助具而造成牙龈及牙齿的局部损伤。

对于 SCI 后出现继发性关节粘连或挛缩的儿童，可以通过石膏矫正法来增加其被动活动范围，这种方法在儿童中使用的成功率很高。

四、功能性电刺激（FES）

1. 基础知识

FES 是指重建机体活动功能的电刺激，是四肢完全或不全瘫儿童功能重建有效的治疗方法。FES 通过对皮肤神经末梢、神经纤维与肌接头的部分给予电刺激，引起肌肉收缩，是脊髓受损后必不可少的“电旁路”。当发出“命令”信号，如做腕部背屈运动，经换能器转换后刺激仪产生适宜的刺激电流作用于周围神经纤维，继而引发运动电位。需要注意的是，周围神经纤维的兴奋阈值比肌纤维的低，因此电刺激作用于神经能引出运动电位，如果刺激强度过大，可直接兴奋肌肉纤维。

2. 工作原理及分类

FES 可以通过经皮电刺激、经皮肌内电刺激、植入电极等方式来进行。

（1）经皮电刺激：将电极放在儿童神经束与肌肉接头处的皮肤上进行刺激。经皮电刺激不需要外科手术介入，在四肢瘫儿童康复早期就可以进行。

（2）经皮肌内电刺激：主要通过插入部位的电流刺激引起所需的肌肉收缩产生运动。

（3）植入电极：将电极植入到神经或者是神经邻近的肌肉上继而产生肌肉运动。植入电极对肌肉的特异性高，作用强。

3. 对不同损伤平面儿童的作用

（1）C_4 完全性损伤：如果上肢仅残存耸肩动作，除使用 FES 诱发动作外，还可以使用上肢辅助具、上肢功能重建手术使儿童肩、肘、腕关节和手指功能得到一定改善，从而更好地完成一些 ADL。

（2）T_1 以上损伤：手功能部分或全部丧失，通过经皮电刺激功能障碍的上肢肌肉，诱发肌肉收缩，通过即时效应来代偿已丧失的功能或纠正异常功能；同时还可以通过高级中枢的调整促进功能重建，更好地完成日常生活动作。

4. 主要用途

（1）延缓肌肉萎缩：SCI 早期应用 FES 可延缓肌肉萎缩的出现，改善肌肉萎缩程度。

（2）提高 ADL 能力：FES 可以辅助儿童进行刷牙、修饰、穿衣、娱乐等功能性游戏或日常生活活动，同时对于功能训练如转移物品、推动轮椅等也起到重要作用。

（3）重建上肢功能：颈髓损伤儿童损伤平面越高，残余的上肢功能越少，需要电刺激的通道数量可能会更多，通过多块肌肉协调控制联合应用，从而重建更为精细的手功能以及肩肘关节功能。美国肯尼迪克里格研究所的研究显示神经肌肉电刺激辅助瘫痪手进行抓握训练以促进手功能恢复，还有研究表明 FES 对儿童上肢功能长期有效。儿科临床医生应该了解目前在神经技术方面的进展，并且在四肢瘫儿童中推广使用这项技术。

五、四肢瘫儿童手术治疗的选择

（一）基础知识

1. 手术概述

如果其他干预方法无效，四肢瘫儿童可以考虑进行代偿性功能重建手术以得到进一步的神经恢复来改善上肢功能。功能重建手术包括肌腱转位术和神经移植术。儿童上肢功能重建手术于 1958 年在美国首次施行，经过 60 多年的发展，多次在国际性专题学术会议上谈论与修订，目前已制订了相关指南。虽然上肢功能重建手术在 SCI 专业医务人员中有较高认识，但部分儿童及家属对上肢功能重建效果要求过高，甚至部分家属对 SCI 的治愈抱有很大希望，不愿意承受手术中可能存在的潜在风险，因此在临床中未能被广泛开展。

（1）肌腱转位功能重建手术：术后可能出现躯干移动受限、术后挛缩畸形加重等风险，因此需要严格把握手术适应证，同时做好充分的术前准备。如果选择好适应证，四肢瘫儿童的获益会明显高于风险。有研究显示重建四肢瘫成人及儿童的伸肘和拇指侧捏力功能，可以明显改善其上肢及头部活动功能。还有研究显示四肢瘫儿童的上肢功能重建的并发症发生率相对较低，而其获益远远高于可能存在的并发症。需要注意的是，术后的康复治疗也非常重要。儿童的康复治疗需要与生活贴近，要具有趣味性，如果能够在游戏的过程中完成康复治疗计划，就能取得事半功倍的效果。上肢功能重建肌腱转位术后康复和再学习的标准指南提出，游戏是肌腱转位术后儿童肌肉使用再学习和转移训练的重要方式。

（2）神经移植手术：可应用于无法使用肌腱转位进行上肢功能重建的儿童。神经移植可使瘫痪肌肉重新被激活，使肌肉获得抗重力或抗阻力的能力，保留瘫痪肌肉原有的生物力学特点。同时神经移植还可以避免肌腱转位手术中肌腱切断、屈肌伸肌同时重建需要分阶段进行、术后手术制动时间长、远期肌腱破裂或拉长等缺陷。

2. 适应证

肌腱转位和神经移植重建术适用于年龄在 4 岁以上，不伴有认知发育迟缓，不伴有行为异常，损伤时间较长，神经学检查已经稳定，不存在严重肌肉痉挛或疼痛明显过敏的儿童。肌腱转位术还需要四肢瘫儿童前臂有残存运动功能，用于选择转位的肌肉或肌腱。

3. 术前评定

重建手功能术前必须对儿童上肢和手的残留感觉及运动功能进行详细的评定，确定重建手术适宜移位的肌腱、转移的神经，需要强化的肌肉及术后预期功能效果。

儿童年龄不同其认知和配合情况也不同，因此还需要在术前评定其是否能够理解手术操作，术后能否配合医生及治疗师完成术后康复治疗。

对于需要施行上肢功能重建的四肢瘫儿童，应该着重强调两个手术目标，即伸肘功能重建和拇指侧捏力重建。儿童上肢及手功能评定，除了参考国际 SCI 神经学分类标准，还应使用国际四肢瘫手术分类（international classification for surgery of the hand in tetraplegia，ICSHT）对儿童的神经功能进行分级评定。ICSHT 是一种更精确的手术评定指南，它详细地描述了残余的上肢功能，评定的等级越高，残余功能越好，可供选择的手术方案越多。ICSHT 评定为 0 级损害的儿童无法通过重建手术来增强功能，ICSHT 评定为 1 级损害的儿童则可以通过腕关节主动伸展和被动屈曲来实现被动侧捏。对于运动功能较强的儿童，根据 ICSHT 功能评定可以完成主动捏、抓、拇指对指等动作。ICSHT 除了更多精细的运动功能检查外，还涉及了拇指和食指的两点辨别觉的评定。

（二）各关节肌腱转位重建手术

1. 肩关节

（1）基础知识：高位颈髓损伤的儿童，其肩关节周围肌肉可以表现为痉挛性、迟缓性或两者皆有。肩胛周围肌无力可导致肩胛骨不稳定和疼痛，并出现肩胛骨突出。而肩胛骨不稳定会让已经薄弱的肩关节周围肌肉收缩效果变得更差，使肩关节外展和屈曲功能进一步减弱。

（2）并发症：

1）疼痛：肩关节周围肌肉无力及过度使用均可导致疼痛。将肩胛骨固定于胸背部有助于肩部疼痛的减轻和肩关节功能的改善。

2）压疮：肩胛带周围肌肉萎缩，使肩胛骨下棘出现骨性突起，压疮的风险增加。四肢瘫儿童为了矫正神经肌肉性脊柱侧弯，可能导致肩胛骨突出加重。

3）盂肱关节的疼痛性假性脱位：多发生在肩袖失神经支配，但肩胛骨周围肌肉功能残存的四肢瘫儿童。

4）肩关节退变：当肩胛带周围肌肉萎缩，肩关节稳定性变差，局部剪切力增加，同时本体感觉功能不全可导致早期肩关节退变。

（3）临床现状：如果儿童的肩胛骨周围肌肉和盂肱关节功能良好，可以通过肩关节活动辅助完成轮椅驱动和体重支撑，但这也可引发肩关节过度使用综合征，导致局部疼痛、肌腱炎和关节炎等的风险。四肢瘫儿童比成人更常出现肩痛和肩关节的过度使用。有研究显示儿童时期出现 SCI 的患者成年后大多数都有包括肩痛在内的非常严重的疼痛。还有研究显示合理的训练和个性化轮椅的配置有助于降低肩部疼痛的风险。如果儿童存在肩袖撕裂，应早期及时进行手术矫正，防止肩部疼痛进一步恶化。

2. 肘关节

（1）基础知识：四肢瘫儿童在日常生活活动中完成身体转移、支撑减压、将手高举过头和有效轮椅操控都需要伸展肘关节，因此肘关节伸展功能的重建应该优先于手抓握功能的重建。有研究显示随着手的活动范围向上延伸，手的功能范围也将大大增加。如果四肢瘫儿童的伸肘功能受限，但又未进行功能重建，手功能就会严重受限。肘关节伸展可使身体在操控轮椅时更加稳定，而躯干稳定性的增加可以使手产生更多有控制的使用。

（2）手术方法及用途：最常见的伸肘功能重建术式为三角肌后部转位至肱三头肌和肱二头肌转位至肱三头肌。这两种通过肌腱转位改善儿童肘关节伸展功能的方式均被证实可改善前臂的控制能力，有助于提高其日常生活自理能力。

1）三角肌后部转位至肱三头肌：适用于 C5~C6 损伤、三角肌有残存功能的四肢瘫儿童，是伸肘功能重建术的首选术式，术后满意度高。

2）肱二头肌转位至肱三头肌：对于存在严重的肘关节外翻或是肱三头肌痉挛的四肢瘫儿童，如果有完整的肱肌和旋后肌功能，可以选择此术式。最近研究表明，无论儿童是否存在肱三头肌痉挛，肱二头肌转位至肱三头肌术式可取得更好的效果。这种方式已成为目前临床中使用最多的转位方式。有学者的研究显示肱二头肌转位到肱三头肌对改善儿童肘关节伸展功能优于三角肌后部转位到肱三头肌。三角肌后部转位重建肱三头肌儿童做高举过头动作时常常表现为抗重力不足，而与此不同的是肱二头肌转位到肱三头肌时儿童往往可达到 4 级肌力。有研究显示经过专门训练，当肱二头肌移位重建作为伸肌后，优先完成伸展功能。

（3）禁忌证：肱二头肌移转位到肱三头肌术式，当肱桡肌力量不足或肘关节屈曲肌力不足 5 级时，一旦使用肱二头肌转位，单靠肱肌不足以完成肘关节屈曲。

（4）并发症：

1）伸肘功能下降：使用肱二头肌转位到肱三头肌重建术后，转位肌腱被拉长，失去张力，导致功能下降。有研究表明 75% 的儿童能够实现肘关节抗重力伸展，而剩余 25% 的儿童接受了修复手术后远期出现伸肘功能下降。

2）伸肘功能丧失：肱二头肌转位到肱三头肌重建术后，转位肌腱从已植入的位置撕裂进入鹰嘴，该类事件通常发生在术后 3 个月。

（5）预防措施：

1）局部使用肉毒杆菌神经毒素：用于肱二头肌转位手术早期或用于易出现痉挛状态的儿童，临床观察有效。

2）早期主动运动：目的是最大限度地减少瘢痕，促进肌腱胶原组织功能重建，防止后期被拉长、断裂。

3. 伸腕、侧捏、抓握功能

（1）基础知识：手功能的重要性的排序为伸腕、侧捏、抓握、手指和拇指伸展、内在肌功能。腕关节背屈对手功能有重要意义，如果该功能消失，可采用外科手术方式重建功能。伸腕时拇长屈肌的肌腱效应能够产生较小的被动侧捏力，但主动侧捏大多是无力的。有研究显示 C6 水平 SCI 儿童保留肩关节和屈肘功能，但腕关节掌屈、各手指的主动屈曲和伸展功能丧失，导致抓握力量弱。还有研究表明，四肢瘫儿童肌腱转位重建手功能术后，拇指侧捏力和抓握力明显增加，手功能明显改善，手功能重建满意度高。

（2）手术方法及用途：

1）肱桡肌转位至桡侧伸腕短肌：该术式可重建伸腕功能。适用于 ICSHT 评定为 1 级损伤的儿童，通过将有功能的肱桡肌转位至桡侧伸腕短肌，完成伸腕功能。

2）肱桡肌转位至拇长伸肌：该术式可重建主动拇指侧捏功能。适用于肱桡肌功能完好的儿童。ICSHT 评定为 2 级损伤的儿童可以通过该术式实现主动的拇指侧捏功能。

3）旋前圆肌转位至拇长伸肌：该术式也可重建主动侧捏功能。四肢瘫儿童能主动完成拇指侧捏动作，对手功能改善有重要意义。

4）拇指指间关节肌腱固定术和拇指腕掌关节固定术：稳定拇指关节及拇指掌指关节。拇指侧捏动作的完成需要腕关节掌屈同时伴随手指打开，以及腕关节背屈伴随拇指和示指中节指骨桡侧缘的接触，该术式适用于腕关节背屈肌、前臂旋前肌肌力 3 级以上且拇指和示指之间对位良好的四肢瘫儿童。

5）桡侧腕长伸肌转位至指深屈肌：该术式可重建主动的抓握功能。通过将桡侧腕长伸肌转位至指深屈肌腱中的示指、中指和环指以重建手指屈曲功能。小指因可预防手指出现过伸现象，故不考虑转位。为了能够重建具有实用功能的抓握，术前应详细评定儿童的目标，并检查其手部运动、感觉和痉挛状况。当桡侧腕长伸肌是唯一有用的腕关节背屈肌时，则不能用于肌腱转位，该术式适用于桡侧腕长伸肌功能正常，同时还保留至少 1 块其他腕关节背屈肌时进行肌腱转位。但在临床中，通常很难判断桡侧腕长伸肌是否为产生腕关节背屈动作的唯一有用肌肉。因此，当旋前圆肌的肌力大于 3 级的时候，通常推荐使用桡侧腕长伸肌来进行肌腱转位，否则推荐使用肱桡肌转位来完成手指屈曲及被动拇指侧捏功能。

（3）主要功能：

1）提高 ADL 能力：四肢瘫儿童如果能主动完成伸腕及拇指侧捏动作，就有可能完成自我清洁导尿，达到日常生活自理。

2）提高活动与参与能力：四肢瘫儿童可以通过主动伸腕、侧捏及抓握动作握住铅笔或者蜡笔，能够更有效地参与到学校的游戏、学习并能完成任务。

4. 手指伸展和屈曲

（1）基础知识：手指屈肌挛缩、手指伸展不充分、手指伸展肌力不足均可造成手指伸展活动受限。如果四肢瘫儿童因手指屈肌挛缩或手指伸展不充分导致手指伸展受限，即使重建其腕关节背屈功能也不能达到伸指效果。当四肢瘫儿童有一定的伸指肌力，但又不足于抵抗手指的重力或不能克服手指屈曲痉挛的阻力时，重建手指伸展功能对手功能来说尤为重要。

对于 ICSHT 评级为 4 级或更高级别的儿童，其残存的功能更多，可供选择进行转位的肌肉和肌腱更多，手功能重建预期效果好。对于此类儿童，建议外科医生术前充分评定其功能，同临床医生、作业治疗师共同讨论，并选择对其功能恢复最佳的方案。

（2）手术方法及用途：

1）旋前圆肌转位至拇长伸肌、拇长展肌和指总伸肌：增加儿童手指和拇指的伸展，让儿童更容易拿起和放下物体。

2）旋前圆肌转位至拇长伸肌、桡侧腕长伸肌和指深屈肌。

3）肱桡肌转位至指总伸肌和拇长伸肌。

4）肱桡肌转位至拇长屈肌，桡侧腕长伸肌转位到指深屈肌：适用于 ICSHT 评级为 6 级和 7 级损伤的儿童。这两个级别的儿童通常可以自主地完成肘关节的屈伸，前臂旋前和旋后，腕关节掌屈和背屈，手指和 / 或拇指伸展等运动。主要缺失的功能为手指和拇指屈曲，以及手内在肌功能。

（3）风险及注意事项：同一个儿童如果需要进行多个肌腱转位以达到不同的功能，建议分两个阶段完成重建手术，伸肌重建手术优先。如果四肢瘫儿童存在腕关节屈曲功能不全，伸肌转位重建手指伸展功能可能会造成腕关节过度背屈。腕关节的主动掌屈对儿童拿物体时有重要的意义，如果桡侧腕屈肌功能正常，四肢瘫儿童可主动或被动拿起或放下物体，同时在手指和拇指伸展时可以固定腕关节，保持其稳定，因此不建议行该肌腱的转位手术。故 ICSHT 评级为 5 级损伤儿童的肌腱转位重建方式与 ICSHT 评级为 4 级损伤儿童相同。

5. 手内在肌功能

（1）基础知识：骨间肌和 / 或蚓状肌功能的重建可实现掌指关节的屈曲以及 PIP 和 DIP 的伸展，这样可以充分发挥示指的功能，当示指屈曲时能更加有效地与拇指接触而较好地完成侧捏功能。而 PIP 的伸展对于手指完成抓握和放下功能有着重要的意义。

只有损伤评级为 8 级和 9 级的儿童才有可能通过自我修复来恢复手内在肌功能。尽管如此，评级较低损伤的儿童也可以从其被动的手内在肌功能中获益。因此所有 ICSHT 评级为 3 级和以上评级损伤的儿童，尤其是具有一定手外在肌功能的儿童，只要有抓握的可能，都应该考虑通过肌腱转位或是肌腱固定术来恢复其手内在肌功能。有研究指出手的内在肌功能重建已经被广泛认识并运用于临床。

（2）手术方法及用途：

1）指深屈肌腱转位至蚓状肌：可以重建骨间肌功能。

2）小指伸肌转位至拇短展肌：可以恢复拇指的掌侧外展功能。

3）肌腱固定术：实现被动骨间肌功能。

（三）神经移植重建术

1. 基础知识

神经移植目前未广泛使用于临床，仅有少许临床个案报道。四肢瘫儿童的上肢肌肉根据神经支配不同，可分为以下 3 种类型。①有自主控制能力的肌肉：由 SCI 平面以上功能完好的神经支配，是潜在的神经移植供体神经。②运动功能低下肌肉：

由损伤平面神经元支配，该部位往往存在脊髓前角运动神经元的损坏，是神经移植手术中潜在的接受体神经。③瘫痪肌肉：由损伤平面以下神经支配。

2. 手术方法及用途

（1）腋神经或肌皮神经移植至桡神经：该术式用于重建伸肘功能。

（2）三角肌后部、小圆肌或肱肌的运动支神经移植至肱三头肌的运动支神经：用于重建伸肘功能。

（3）肱肌的运动支移植至桡侧腕长伸肌的运动支：用于重建腕关节背屈功能。C_5 平面损伤四肢瘫儿童，屈肘功能保留，但缺乏符合条件的供体肌进行肌腱转位来重建腕背屈功能，通过神经移植术式可重建腕背屈功能。对于 C_5 以上平面损伤的四肢瘫儿童，因几乎不存在可供移植的神经，亦不适宜神经移植术。

（4）肱肌的运动支移植至前臂骨间前神经：用于重建手指抓握功能。

（5）桡侧腕短伸肌的远端部分的运动支移植至拇长屈肌的运动支：用于重建拇指及其余手指的屈曲功能。

（6）旋后肌运动支移植至前臂骨间后神经：重建拇指及其余手指及腕关节的伸展肱。

六、总结

四肢瘫儿童同 SCI 的成年人一样，也会由于上肢功能障碍导致其失去独立生活能力。虽然对于成人及儿童来说，上肢功能的管理是类似的，但是儿童是生长中的个体，不能被当作是小的成人来看待，有些因素对于儿童来说是独一无二的。儿童更容易出现肩关节挛缩和掌指关节伸展挛缩。与 SCI 的成人不同，儿童有可能发生神经肌肉性脊柱侧弯，这可能会增加代偿性的头对口功能，但也可能导致肩部挛缩，加剧肩胛骨的不稳定性，并有进行性加重的风险。儿童的矫形器使用与成人类似，但儿童的皮肤相较于成人更加娇嫩，需要轻质、柔软的材料进行定制，同时根据儿童的生长发育特性，需要经常修改以适应其生长。上肢功能重建和电刺激的原理同成人相比都是类似的，但需要注意的是，儿童对刺激强度的耐受性差，肌肉质量小，活动中关节可能出现过度伸展，因此需要对成人刺激参数进行调整。目前研究认为，上肢功能重建手术有助于改善或增强儿童伸肘、抓握和测捏等上肢和手功能，增强日常生活自理和参与能力。

儿童四肢瘫上肢功能管理的重点是综合运用矫形器、FES、上肢功能重建等方法，积极预防肩关节挛缩等并发症，提高日常生活自理能力和各种活动参与能力。

（陈　洋）

第四节　痉挛管理

一、基础知识

（一）定义及发病机制

1. 定义

痉挛是中枢神经系统与周围神经系统部分或完全离断后经常出现的病理性表现。Lance 在 1980 年定义的痉挛是“速度相关的，作为复杂的上运动神经元功能障碍的一部分，对被动拉伸的抵抗增加”。这种定义比较精确，但不能全面概括反映出痉挛的多层面性质。有学者提议对痉挛应该有一个更广泛的定义：“感觉运动控制紊乱，由上运动神经元损伤引起，表现为间歇性或持续的非随意的肌肉激活”，以涵盖痉挛的多方面表现。

痉挛根据状态的不同可分为以下 3 种。①内在强直性痉挛状态：牵张反射的肌张力成分增强（表现为肌张力增高）。②内在相位的痉挛状态：牵张反射的相位成分增强（表现为腱反射亢进和阵挛）。③外在痉挛状态：外在屈曲过度或伸展性脊髓反射增强。

2. 发病机制

痉挛的发病机制尚不完全清楚。对痉挛的病理生理学研究一般分两类进行描述，一类与涉及运动神经元和中间神经元的脊髓固有机制有关，另一类与脊髓以上中心对下行控制的部分或完全缺失有关。人类正常的牵张反射主要由起抑制作用的背侧网状脊髓束和起加强兴奋作用的内侧网状脊髓束调节。前庭脊髓束也促进兴奋，但起辅助作用。通常在引起痉挛的疾病或损伤之后，兴奋性输入控制比抑制控制机制占优势，造成信号失衡。

痉挛的实际机制可能更为复杂，脊髓运动输出不仅依赖于皮质指令，还依赖于由脑干下行输入调节的适当神经调节环境。由于输入不遵循在生理状态下看到的正常模式，其肌肉可能会被不适当地激活，并可能加剧痉挛的扩散。

SCI 后，由皮质、基底神经节起始的具体运动指令无法辨认或不完整甚至不再传递。同样，辅助这些动作命令的更基本的下行控制系统也被破坏了。随着时间的推移，脊髓运动神经元的兴奋性恢复，其接受域也随之扩大，从而导致异常激活。这可能是整个肢体痉挛扩散的基础。

（二）痉挛对 SCI 儿童运动功能的影响

1. 痉挛作用

（1）优点：痉挛对 SCI 儿童有有益的影响。第一，肌肉量的维持与痉挛有关，随着痉挛程度的增加，肌肉的脂质和葡萄糖代谢有明显的改善。第二，痉挛可以改善某些儿童的站立姿势。第三，许多儿童可能会利用痉挛来辅助其完成某些 ADL，如轻拍腿引发伸肌痉挛完成伸腿穿裤子的动作；但如果痉挛无法得到有效控制，反而会阻碍动作的完成。合理的处理痉挛的方式必须调节痉挛，以平衡其有益的影响与不必要的副作用。

（2）缺点：对于 SCI 儿童，痉挛可能会对他们的生活产生负面的影响。不完全性 SCI 儿童由于损伤平面以下感觉的部分保留，可能会感受到痉挛产生的不适和痛苦。儿童的痉挛对骨密度的维持可能没有影响或有负面影响，同时也会引起动脉供血不足。

2. 日常活动能力低下

一般来说，痉挛会对 SCI 儿童行走及日常活动功能的独立性有影响。特别是在出行方面，痉挛的存在使儿童运动迟缓，动作不协调且难以控制平衡，容易摔倒。

3. 阻碍正常的运动发育进程

由于痉挛的存在，随意运动难以完成，影响了正常运动的模式，因此会影响 SCI 儿童正常的运动发育进程。

二、评定内容

（一）一般性评定

痉挛的一般性评定分为主观性（由儿童或其家属及照顾者描述）和客观性（包括体格检查和痉挛量表）。在收集痉挛病史时可能有助于确定痉挛相关情况的问题包括：①你是否有痉挛 / 痉挛使你难以管理你的日常生活吗？②痉挛会引起疼痛吗？③痉挛会使你难以入睡吗？④有没有因为痉挛而导致皮肤破溃？⑤是否因为痉挛而导致不能很好地完成轮椅坐位或仰卧位？⑥当痉挛发生时会感到呼吸困难吗？

以上内容可以帮助确定与痉挛有关的因素（一天当中发作的时间、特定的位置、活动和环境）。在 SCI 儿童中出现痉挛可能是正常情况，但随着病程的变化，痉挛的剧烈变化往往与疼痛或有害刺激等潜在问题有关，如膀胱炎、便秘、压疮或趾甲内生等。SCI 的其他并发症也会引起痉挛的变化，如异位骨化或脊髓空洞症。

（二）触摸与被动运动检查法

1. 被动检查

治疗师被动牵张肌肉，在牵张过程中感觉所受到的阻力及其变化并评定肌张力状况。在体格检查时，治疗师应观察儿童的活动模式，或者体位变化是如何影响痉挛的，这有助于了解痉挛对儿童产生的不利影响，此方法易操作，但缺乏精确性和客观性。

2. 摆动试验检查

通过观察记录摆动度检查肌张力，此方法容易操作但不能控制力度或运动参数。当肌张力异常时，下肢摆动受到影响，呈现出一种与正常情况不同的摆动形式，并随张力异常轻重而有一定差异。

（三）痉挛程度评定

1. 改良版 Ashworth 量表

改良版 Ashworth 量表简单易用，是目前临床应用最广泛的肌痉挛评定方法。具体内容详见第三章第一节。

2. 改良改良版 Ashworth 量表

改良改良版 Ashworth 量表的具体内容详见第三章第一节。

3. 自我报告痉挛频率评分（the spasm frequency score， SFS）

SFS（表 6-4-1）是常用的痉挛临床测量方法。SFS 是根据每天自我报告的痉挛次数从 1 至 4 进行评分。

表 6-4-1　自我报告痉挛频率评分

自我报告的痉挛次数	痉挛频率评分
没有痉挛	0
每天一或几次痉挛	1
每天 1~5 次痉挛	2
每天 6~9 次痉挛	3
每天≥ 10 次痉挛或持续收缩	4

在评定和最终治疗痉挛时，治疗师不必刻意用量表来得到一个数字，而应该关注痉挛对儿童功能和生活质量的影响。

三、治疗原则

1. 运用各种手段缓解由痉挛引起的疼痛。

2. 尽量维持受累关节的正常活动范围，防止因关节挛缩所引起的疼痛及活动受限。

3. 保持痉挛肌肉的正常长度、收缩能力及肌耐力等肌肉运动功能。

4. 提高儿童的运动能力，包括正常运动通路的建立，肢体的控制能力、协调性及平衡能力等。运动能力的提高可以使儿童在遇到突发情况时身体可以快速地做出反应。

5. 提高儿童参与日常生活的能力，必要时可以给其提供相应的辅助具或对其生活环境进行改造等，以达到改善生活质量的目的。

6. 尽量防止受累区域出现并发症，如压疮、骨折、脱位、异位骨化、肌肉拉伤等情况。

7. 尽量减少诱发痉挛加剧的外在因素，如避免嘈杂的环境、过低的温度、儿童不良心理情绪等。

四、管理措施

（一）保守治疗

1. 被动牵张

持续的被动牵张可以降低亢进的牵张反射活动，有助于缓解痉挛，如被动屈曲足趾可降低 SCI 儿童的下肢伸肌张力。

2. 肢体负重

维持正常的负重姿势可以降低 SCI 儿童的下肢伸肌张力，如保持站立位。

3. 振动

有相关研究表明，全身振动（whole body vibration ，WBV）可以改善老年人或神经系统疾病患者的肌肉强度、骨密度、平衡功能和活动能力。SCI 儿童也可以通过 WBV 改善痉挛和行走功能。振动对痉挛的影响可能是通过激活对 Ia 传入的突触前抑制，减少神经递质对运动神经元的释放，从而抑制 H 反射振幅。

4.FES

FES 通过神经纤维以一种协调有序的方式电激活几块肌肉，产生一种特殊的功能。它通过特定神经 / 肌肉群的表面刺激，为肌群提供活动以便于进行功能性运动，如无足下垂的行走、站立、或交替性行走模式。通常 FES 与其他干预方法一起促进肌肉收缩并激活损伤平面以下的神经系统。一旦临床情况稳定，儿童可使用 FES 改善手功能和上肢功能，也可增加踏车训练，利于恢复期 SCI 儿童增强肌力和提高 ADL 能力。

5. 温热疗法

各种传导热（如蜡、砂、泥等）、辐射热（红外线）及内生热（超短波）治疗可以影响肌肉中肌纤维的活动，导致肌梭对牵拉的敏感性下降，经温度感受器触发的反射降低。

6. 水中运动治疗

SCI后，由于去神经支配，受累肌群立即开始萎缩且进展迅速。儿童常表现出肌肉疼痛僵硬，而水中运动治疗可以缓解并促进僵硬肌肉的伸展。另外，水的浮力能辅助有多个肌肉群肌力低下的儿童进行神经肌肉再教育，如为行走训练提供部分减轻体重支撑的环境；水中阻力可用于强化下肢肌肉力量。

（二）药物治疗

推荐的药物包括巴氯芬（γ-氨基丁酸类似物）、苯二氮卓类药物（如安定、γ-氨基丁酸激动剂）、替扎尼定（α2肾上腺素能受体激动剂）、丹特洛林（突触后肌松剂），以及局部化学去神经剂肉毒杆菌毒素（如保妥适、丽舒妥）和苯酚。巴氯芬是最常用的治疗SCI后痉挛的处方药，作为一线治疗用药最为普遍，占一线处方的92%，占一线口服处方的96%。替扎尼定是最常用的二线口服药物。肉毒杆菌毒素是治疗SCI局灶性痉挛的有效药物，也是治疗全身痉挛的良好辅助药物，治疗在损伤后6个月之内更有效，对不完全损伤，尤其是AISA分级为D级儿童效果更好。肉毒杆菌毒素被广泛用于减少痉挛，但常见的副作用包括肌肉无力、注射部位疼痛和不适。口服抗痉挛药物如巴氯芬可引起肌肉无力，并可能阻碍儿童的功能活动。地西泮可以非常有效地治疗阶段性痉挛，但需要考虑潜在的镇静和认知损害的副作用。

（三）手术治疗

1. 肉毒素注射

SCI儿童的疼痛和痉挛是相关的，即使不是共同的神经机制，至少也是平行发生的。由于长束损伤引起的5-羟色胺失调与损伤后疼痛和痉挛的发生有关。疼痛和痉挛共存是SCI儿童四大继发性健康问题之一。在一项对131例上运动神经元损伤患者的研究中，80%的受访者认为他们的疼痛与痉挛有关；62%的受访者报告由于肉毒杆菌毒素的注射缓解了痉挛，使其疼痛得到了改善。

2. 脊髓电刺激（spinal cord stimulation，SCS）

（1）疗效：经批准用于治疗疼痛的SCS也可用于治疗SCI后痉挛，使用相似的刺激参数。因此，SCS在治疗SCI儿童痉挛中具有特殊的地位。有学者在对6例SCI后儿童植入SCS系统后的初步测试中发现儿童的症状改善，有3例儿童能迅速终止痉挛；研究者认为，对于不完全SCI儿童，SCS疗效优于其他侵入性技术。在一项前瞻性研究中，来自3个中心的48例儿童被纳入研究，并进行了2年的随访。随访时发现只有28%的人报告频繁痉挛，而最初的比例是65%。莫斯科Burdenko神经外科研究所的研究人员对在该单位进行治疗的SCI儿童进行了回顾性研究，其中有 52 例为脑瘫儿童，19 例为 SCI 引起的痉挛。所有受试者治疗前后均采用 Ashworth 评分测量痉挛程度。受试者均在 T_{10}~T_{12} 硬膜外间隙植入永久性刺激系统，未进行任何试验，并使在腹部植入脉冲发生器。研究发现 SCI 儿童的 Ashworth 评分下降了 1.45 分，而痉挛型脑瘫儿童的 Ashworth 评分下降了 1.39 分，研究者认为 SCS 不完全但有效地降低了牵张反射。

（2）适应证：脊髓的末端到损伤部位必须在解剖学和生理学上保留。在脊髓完全横断后，必须有一个细胞环路能够继续存在，并能够对外界刺激应答。这条环路由两部分组成，如失去脊髓上位调节后继续发挥作用的中央模式发生器这样的自主区，以及将停止以协调方式发挥作用的非自主区。这些包括非反射性运动，它需要完整的脊髓上控制或依赖于脊髓以上的处理中心。这些解剖学上分离的区域，位于残留的脊髓内，具有“默认模式”，没有良好的适应性。这样，脊髓就像未编程或未发育的神经组织。这种新的、原始的、孤立的组织结构与无脊椎动物的分段神经系统不一样。虽然脊髓的运动和感觉成分不再受高位处理的影响，但它们仍然与各自的外周结构配对，并且能够被外部驱动。

五、总结

SCI 儿童的痉挛和与痉挛相关的僵硬对其日常活动和生活质量均有明显的负面影响。虽然痉挛在文献中更受关注，但僵硬更为常见，也更难处理。此外，虽然肢体的痉挛已经受到重视，躯干肌肉的僵硬和痉挛也对日常活动和生活质量有显著的负面影响。疼痛与痉挛的存在有关。当药物治疗不能成功地控制相当一部分痉挛时，需要尝试其他治疗方式。

（董　生）

第五节　疼痛管理

SCI 在儿童中的发生率远低于成人。儿童可能因产伤、骨骼发育不良、肿瘤、感染和自身免疫性原因而出现脊髓功能障碍。来自欧洲国家的估计数字为 0.9~21.2/100 万儿童。2013 年一项对 384 例 0~15 岁 SCI 儿童的数据统计，造成这些儿童受伤的最常见原因是车祸，其次为医疗 / 外科手术、枪击、跌倒、跳水和其他运动等。

一、基础知识

（一）分类及机制

1. 分类

疼痛是 SCI 后最常见的情况之一，会影响到患者生活质量和康复效果。1/2 ~ 2/3 的 SCI 患者会出现疼痛。SCI 后疼痛的诊断和分类存在困难，需要对不同类型的疼痛进行清晰的分类。美国脊髓损伤学会（ASIA）和国际脊髓学会（ISCOS）等国际研究组织进行了具体的工作。新制订的国际脊髓损伤疼痛分类（international spinal cord injury pain，ISCIP）旨在成为一个全面、简便和易于接受的方案，并取代现有的所有分类。它以机制为基础，分为伤害性疼痛、神经病理性疼痛、其他疼痛和未知性疼痛。

（1）伤害性疼痛：是指痛觉感受器激活引起的疼痛。痛觉感受器定义为：一种能够转导和编码有害刺激的感觉感受器。伤害性疼痛的亚型包括肌肉骨骼疼痛、内脏疼痛和其他伤害性疼痛。肌肉骨骼疼痛是最常见的 SCI 后疼痛类型，其次是神经病理性疼痛，而内脏痛的发生率为 0~3%。描述疼痛时也应该关注焦虑、抑郁等精神因素，对疼痛的描述夸大，对疼痛出现耐受等方面的内容。现有的证据表明根据表象进行分类与发病机制存在内在联系，对于选择治疗方式有提示意义。

（2）神经病理性疼痛：躯体感觉神经系统损伤或疾病引起的疼痛为神经病理性疼痛。神经病理性疼痛的分类较为困难。诊断神经损伤后神经病理性疼痛的标准包括：①有影响脊髓、马尾或两者的相关病变或疾病史。②疼痛位于或低于 SCI 的神经学损伤水平，存在以下两种情况：至少一项诊断试验确认脊髓、马尾或两者均有损伤或疾病；与脊神经根损伤相适应的疼痛区域的阴性或阳性感觉体征。③引起疼痛的其他原因，如痛觉性或周围性神经病理性疼痛需要排除或高度认为不可能。

50%~60% 的 SCI 儿童会出现神经病理性疼痛，疼痛一般在损伤后一段时间出现，经过发展转为慢性。儿童对神经病理性疼痛的描述有 5 种特征性类型：烧灼样疼痛、压榨样疼痛、阵发性疼痛、诱发性疼痛和针刺样疼痛。触摸和冷刺激是最常见的诱发因素。这种疼痛有时与 SCI 后痉挛、挛缩和过度运动造成的肌肉骨骼疼痛难以鉴别。对量化感觉测试结果进行聚类分析，神经病理性疼痛可以分为 3 组：①细纤维和粗纤维功能缺失。②粗纤维和细纤维感觉功能相对保留合并对温度刺激的痛觉过敏。③温度觉缺失和机械性痛觉异常和痛觉过敏。SCI 后神经病理性疼痛包括 SCI 平面和 SCI 平面下疼痛。

1）损伤平面疼痛：是脊髓或神经根损伤引起的神经病理性疼痛，发生在 SCI 平面或之下 3 个节段以内。马尾损伤引起的疼痛也被归类为损伤平面疼痛。SCI 平面疼痛包括外周性疼痛和中枢性神经病理性疼痛。

2）损伤水平下疼痛：出现在受损脊髓超过 3 个节段以下，被认为是由脊髓的损伤或疾病引起的中枢性疼痛。最近有研究报道 54% 的 SCI 儿童会出现损伤平面疼痛，66% 会出现损伤平面下疼痛，20% 出现损伤平面合并损伤平面下疼痛。临床证据提示受损平面疼痛和受损平面下疼痛的机制不同，对治疗的反应有差异。平面下疼痛通常比损伤脊髓平面疼痛进展晚几个月。SCI 后的感觉过敏常提示可能出现损伤平面下疼痛。前瞻性研究发现，四肢瘫儿童比截瘫儿童更容易出现损伤平面下疼痛。

（3）其他疼痛：如果没有可检测到的有害刺激、炎症或引起疼痛的神经系统损伤，这种疼痛被归类为其他疼痛。

（4）未知性疼痛：不能被清晰地归类到前面提到的任何类别的疼痛被归为“未知疼痛”。

2. 机制

疼痛在中枢神经系统的处理始于脊髓背角。脊髓从被伤害刺激激活的周围感觉神经元接收直接输入，伤害性刺激指损害或威胁正常组织的刺激。这些信号与包括触觉在内的其他类型的传入感觉信息整合，然后传送到大脑中最终产生痛觉的神经通路。这种对多种形式的感官刺激进行复杂整合的背角网络功能联系复杂，其中大于 95% 的神经元是脊髓固有神经元或局部环路的中间神经元（兴奋性和抑制性），它们的轴突不离开脊髓。痛觉信息通过一组主要集中在椎板Ⅰ和Ⅴ层中的投射神经元向大脑传递，投射神经元的放电受到不同兴奋性（谷氨酸能）和抑制性（γ－氨基丁酸和 / 或甘氨酸）神经元群的活动之间的平衡的有力控制。例如，早就认识到阻断脊髓内的突触抑制会导致强烈的机械性异常疼痛，并显示了对椎板Ⅰ投射神经元的一种兴奋性输入。最近有证据表明，表达小清蛋白或强啡肽的抑制性中间神经元可调节性的抑制上行投射神经元的激活，而这些中间神经元的药物遗传学沉默可引起包括触摸痛在内的机械性疼痛超敏反应。因此，如果不详细了解周围神经或组织损伤是如何改变脊髓背角回路内突触传递的，就不可能对病理疼痛有一个完整的机制理解。

目前，对伤害性疼痛机制的了解远多于神经病理性疼痛。对 SCI 后神经病理性疼痛的认识主要来自动物研究。SCI 后结构神经可塑性和新的树突纤维的萌发对恢复至关重要。这些变化同时可能增加神经病理性疼痛、肌肉痉挛和自主神经反射异常。一般认为，神经病理性疼痛是在受损节段，过度兴奋的神经元放大了对正常阈值或低于正常激活阈值的刺激的反应。过度兴奋性是由于 N- 甲基 -D- 天门冬氨酸和谷氨酸受体、钠和钙通道表达改变、神经胶质活化增加和 / 或内源性抑制神经元功能低下所致。钠钙通道阻滞镇痛药在缓解神经病理性疼痛方面的作用支持这一假说。损伤平面下神经病理性疼痛的机制更不清楚。对于完全的脊髓横断，理论上疼痛起源在损伤平面以上完好的中枢神经系统。这些患者的“疼痛发生器”的来源未知。可能来自于脱抑制的多突触通路中的自发活动，敏化的脊髓丘脑束，或者来自于更中枢的起源，如丘脑或皮质。另一种解释是，在水平以下，疼痛可能是由快速传导的脊髓丘脑侧束和传导缓慢的内侧的多突触通路之间的功能失调产生的。损伤后的多突触束可能支配脊髓丘脑束，这就解释了疼痛的晚发性和弥漫性，以及刺激后的相关感觉。更重要的是，多突触通路也能传递到产生损伤平面下疼痛的去传入通路。

（二）疼痛对 SCI 儿童功能的影响

SCI 后定位往往不准，对于儿童来说就更难描述清楚。此外，疼痛常常和痉挛、炎症及感染等并发症一同出现，因此大大降低了儿童的日常生活能力，影响其正常运动功能的发育。

二、评定内容

（一）采集病史

在 PedSCI 康复治疗中，有关疼痛情况的信息收集对决定治疗方案至关重要，包括与疼痛有关的现病史和既往史。重点了解疼痛的发生时间和诱因、疼痛的部位、性质、疼痛的程度、缓解或加剧疼痛的因素、伴随症状以及是否存在 ADL 受限等。

目前国际上通常设立并使用国际脊髓损伤疼痛数据集（international spinal cord injury pain data set，ISCIPDS）收集 SCI 儿童疼痛信息并将其标准化。ISCIPDS 包括基础部分（ISCIPDS：B）和扩展部分（ISCIPDS：E）。主要内容包括出生日期、损伤日期、性别、损伤原因、是否存在脊椎损伤、是否曾行脊柱手术、是否存在伴随损伤、在最初的住院治疗结束后是否依赖呼吸机以及最初住院治疗结束的地点等。

（二）疼痛部位的确定

疼痛部位的确定可以帮助明确 PedSCI 疼痛的类型。神经病理性疼痛通常发生在儿童损伤平面及以下的部位。而伤害性疼痛则通常发生在儿童特定部位，其中 80% 的疼痛为肌肉骨骼痛，常发生于肩、肘腕和后背，这可能与肌肉过度劳累所导致的疼痛性肌痉挛有关；其余 20% 的疼痛为内脏痛。简明疼痛量表（brief pain inventory，BPI）常用于明确 SCI 儿童的疼痛部位（表 6-5-1）；此外，BPI 也可用于评定儿童的疼痛的原因、特性和强度。

对于 SCI 后常使用轮椅而导致肩关节疼痛的儿童，则可以使用轮椅使用者肩部疼痛指数（wheelchair users shoulder pain index，WUSPI）评定 SCI 后肩关节的疼痛。WUSPI 是一项专用于 SCI 后肩关节疼痛的自我报告式调查问卷，包含 15 个项目，用视觉模拟量表（visual analogue scale/score，VAS）的 0~10 分进行打分（0 分为无痛，10 分为强烈疼痛）。据报道 WUSPI 具有较高的信度和效度，被推荐用于纵向评定使用轮椅者肩关节功能障碍的改善情况。

（三）疼痛强度的评定

评定 SCI 儿童疼痛强度的主要方法有 VAS、NRS、FPS-R、扑克牌评分法，其中 NRS、FPS-R 和扑克牌评分法的具体内容详见第三章第一节。

VAS 和 NRS 都是单条目、单维度的评定工具，使用简单方便，能够有效反映疼痛的强度和疼痛带给 SCI 儿童的影响。但对于四肢瘫或手功能受影响的 SCI 儿童来说，使用 VAS 有一定的困难，失败率较高；因此更推荐此类儿童使用 NRS。

（四）疼痛特性的评定

适用于需要对疼痛特性进行评定并且合并存在疼痛心理问题的儿童。通常采用的方法为疼痛调查问卷评分法。疼痛调查问卷是由多方面因素综合设计的，主要根据疼痛的生理感觉、患者的情感因素和认识成分等因素。其中较为常用的疼痛调查问卷有麦吉尔疼痛问卷（McGill pain questionnaire，MPQ）（表 6-5-2）、简化多维疼痛量表（multidimensional pain inventory-SCI version，MPI-SCI）。

MPQ 是由疼痛闸门学说的创始人之一、加拿大莫克吉尔大学的 R.Melzack 教授创立，是对疼痛进行量化、多维评定的常用问卷。目前多数学者认为，MPQ 具有评定全面、灵敏可靠、有量化标准、可重复性、可进行统计学处理的优点，在 *Pain* 中有 70%~80% 的文章采用此问卷。

表 6-5-1　BPI

1. 大多数人一生中都有过疼痛经历（如轻微头痛、扭伤后痛、牙痛）。除这些常见的疼痛外，现在您是否还感到有别的类型的疼痛？

（1）是　　（2）否

2. 请您在下图中标出您的疼痛部位，并在疼痛最剧烈的部位以“X”标出。

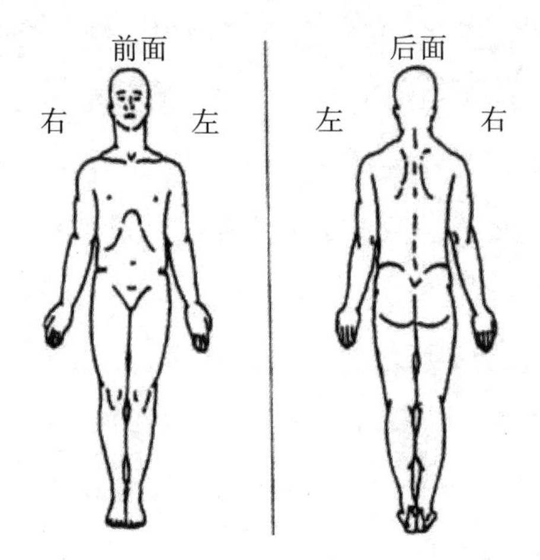

3. 请选择下面的一个数字，以表示过去 24h 内您疼痛最剧烈的程度。

（不痛）0 1 2 3 4 5 6 7 8 9 10（最剧烈）

4. 请选择下面的一个数字，以表示过去 24h 内您疼痛最轻微的程度。

（不痛）0 1 2 3 4 5 6 7 8 9 10（最剧烈）

5. 请选择下面的一个数字，以表示过去 24h 内您疼痛的平均程度。

（不痛）0 1 2 3 4 5 6 7 8 9 10（最剧烈）

6. 请选择下面的一个数字，以表示您目前的疼痛程度。

（不痛）0 1 2 3 4 5 6 7 8 9 10（最剧烈）

7. 您希望接受何种药物或治疗控制您的疼痛？

8. 在过去的 24h 内，由于药物或治疗的作用，您的疼痛缓解了多少？请选择下面的一个百分比，以表示疼痛缓解的程度。

（无缓解）0 10% 20% 30% 40% 50% 60% 70% 80% 90% 100%（完全缓解）

9. 请选择下面的一个数字，以表示过去 24h 内疼痛对您的影响。

（1）对日常生活的影响

（无影响）0 1 2 3 4 5 6 7 8 9 10（完全影响）

（2）对情绪的影响

（无影响）0 1 2 3 4 5 6 7 8 9 10（完全影响）

（3）对行走能力的影响

（无影响）0 1 2 3 4 5 6 7 8 9 10（完全影响）

（4）对日常工作的影响（包括外出工作和家务劳动）

（无影响）0 1 2 3 4 5 6 7 8 9 10（完全影响）

（5）对与他人关系的影响

（无影响）0 1 2 3 4 5 6 7 8 9 10（完全影响）

（6）对睡眠的影响

（无影响）0 1 2 3 4 5 6 7 8 9 10（完全影响）

（7）对生活兴趣的影响

（无影响）0 1 2 3 4 5 6 7 8 9 10（完全影响）

表 6-5-2　MPQ

1. 疼痛评级指数（PRI）的评定	无痛	轻度	中度	重度
A 感觉项（sensation）				
跳痛（throbbing）				
刺痛（shootin）				
刀割痛（stabbing）				
锐痛（sharp）				
痉挛痛（cramping）				
咬痛（gnawing）				
灼烧痛（hot-burning）				
酸痛（aching）				
坠胀痛（heavey）				
触痛（tender）				
劈裂痛（splitting）				
感觉项总分				
B 情感项（emotion）				
疲惫耗竭感（tiring-exhausting）				
病恹样（sickening）				
恐惧感（fearful）				
受惩罚感（punishing-cruel）				
情感项总分				
以上两项相加（A+B）= 疼痛总分（T）				
2. 视觉疼痛评分（VAS）				
0　1　2　3　4　5　6　7　8　9　10 无痛　　　　　　　　　　　最痛				
3. 现在疼痛状况（PPI）				
0　无痛（no pain）				
1　轻痛（mild）				
2　难受（discomforting）				
3　痛苦烦躁（distressing）				
4　可怕（horrible）				
5　极度疼痛（exruciating）				

MPI-SCI 是一个自评性量表，共 50 项内容，分为三部分，第一部分包括生活干预情况、支持、生活自理、疼痛程度、情感和抑郁；第二部分包括注意力分散、消极回应和积极回应；第三部分包括家庭事务、户外活动、社会活动和户外工作。每项得分 0~6 分，0 分为无改变，6 分为有很大改变。累计各项得分以获得总分，并根据项目数量获得平均值，分值越高代表疼痛产生的影响越大。

（五）慢性疼痛的评定

慢性疼痛是降低 SCI 儿童生活质量的最常见原因之一，神经病理性疼痛通常伴随着诱发性疼痛，如异常疼痛或疼痛过敏。慢性疼痛分级表（chronic pain grade questionnaire,CP-GQ）可用于评定 SCI 儿童或青少年的慢性疼痛情况。共 7 项内容，其中 3 项内容与疼痛强度有关，4 项内容是关于疼痛对日常活动及社会功能的影响。疼痛程度根据儿童自述症状分为 0~4 级，0 级为无疼痛，1 级为轻微障碍 / 轻微强度疼痛，2 级为轻微障碍 / 高强度疼痛，3 级为严重障碍 / 中度受限 / 与疼痛无关，4 级为严重障碍 / 重度受限 / 与疼痛无关（表 6-5-3）。

表 6-5-3　CP-GQ

1. 疼痛强度										
A. 你现在疼痛的程度（选择 0~10 中的某一数字）										
0	1	2	3	4	5	6	7	8	9	10
☐	☐	☐	☐	☐	☐	☐	☐	☐	☐	☐
B. 过去半年中疼痛最强烈的程度（选择 0~10 中的某一数字）										
0	1	2	3	4	5	6	7	8	9	10
☐	☐	☐	☐	☐	☐	☐	☐	☐	☐	☐
C. 过去半年中疼痛的平均强度（即你通常感到的疼痛强度，选择 0~10 中的某一数字）										
0	1	2	3	4	5	6	7	8	9	10
☐	☐	☐	☐	☐	☐	☐	☐	☐	☐	☐
0：无痛，10：极度疼痛										
2. 致残程度										
D. 过去半年因疼痛不能进行日常活动（工作、上学或做家务）的累积天数，_____d										
E. 过去半年中疼痛对你日常生活的影响大小（选择 0~10 中的某一数字）										
0	1	2	3	4	5	6	7	8	9	10
☐	☐	☐	☐	☐	☐	☐	☐	☐	☐	☐
F. 过去半年中疼痛对你参与娱乐、家庭和社会活动能力的影响程度（选择 0~10 中的某一数字）										
0	1	2	3	4	5	6	7	8	9	10
☐	☐	☐	☐	☐	☐	☐	☐	☐	☐	☐
G. 过去半年中疼痛对你的工作能力（包括家务劳动）的影响程度（选择 0~10 中的某一数字）										
0	1	2	3	4	5	6	7	8	9	10
☐	☐	☐	☐	☐	☐	☐	☐	☐	☐	☐
0：无影响；10：影响极大，不能进行任何相关活动										

续表

3. 评分

(1) 疼痛程度 =（A+B+C）/3

(2) 致残程度 =（E+F+G）/3

(3) 致残天数：问题 D 的天数，如果应用 3 个月标准的版本，将天数乘以 2 后计算残疾评分

(4) 残疾评分：残疾评分为残疾天数换算分数 + 致残程度换算分数。具体换算方法如下

致残天数（0~180d）	换算分	致残程度（0~10）	换算分
0~6d	0 分	0~2.9	0 分
7~14d	1 分	3~4.9	1 分
15~30d	2 分	5~6.9	2 分
31d 以上	3 分	7~10	3 分

(5) 慢性疼痛状况分级

0 级：无疼痛（过去半年中无疼痛问题）

1 级：疼痛强度 < 5，残疾评分 < 3 分

2 级：疼痛强度 ≥ 5，残疾评分 < 3 分

3 级：不管疼痛强度如何，残疾评分为 3~4 分

4 级：不管疼痛强度如何，残疾评分为 5~6 分

1、2 级提示疼痛所导致的日常生活能力受限成都较小；3 级提示中等程度受限；4 级提示重度受限

三、管理措施

诊断和指导治疗需要详细的疼痛史、神经学和临床检查。SCI 儿童可能有一系列的症状，包括触摸痛、感觉过敏、感觉迟钝和感觉异常。评定疼痛需要了解生物、心理和社会因素。评定内容包括疼痛的部位、发作时间、特征、疼痛放射区域、缓解和加重因素及疼痛的严重程度。当儿童的疼痛部位不是分散分布时，有必要画出身体疼痛部位的示意图。了解疼痛的特征对于区分伤害性疼痛和神经病理性疼痛至关重要。伤害性疼痛为钝痛、刺痛、沉重、运动敏感、非自发性。神经病理性疼痛可以是自发的，也可以是由刺激引起的，其特点是烧灼样、射痛、电击样、失去或获得奇怪的躯体感觉、触摸痛和痛觉过敏。

目前尚未有一种治疗方法能够有效预防 SCI 引起的疼痛。应根除发生疼痛的潜在原因，如不能根除，则应对症治疗疼痛和所致残障，并要考虑到可能加重神经病理性疼痛的因素，如压疮、痉挛或膀胱感染。治疗开始前应首先对疼痛进行分型，在治疗过程中应仔细监测疼痛的程度、特点和治疗的副反应。当疼痛由急性转变为

慢性并与残疾相关时，应首选多学科合作，评定疼痛对日常生活、睡眠和情绪、心理因素的影响，治疗与疼痛相关的抑郁症、睡眠障碍和心理困扰。多学科治疗团队可能包括心理医生、物理治疗师、神经病学专家、骨科 / 创伤外科医生，如有必要，还可以包括专门的疼痛治疗师。

（一）药物控制

常规治疗 SCI 后疼痛的策略主要是临时药物治疗。这种药物包括布洛芬、双氯芬酸等非甾体抗炎药（NSAID）和安乃近等非阿片类镇痛药。在严重疼痛的情况下，阿片类药物也可以作为症状性疼痛治疗的一种选择。《世界卫生组织成人慢性非恶性疼痛治疗指南》目前正在完善中，但尚未发表。在此之前，《世界卫生组织成人癌痛阶梯治疗》可被用作指南，它是一种广泛使用的临床工具，常被用于 SCI 后伤害性疼痛的管理。然而，目前还没有基于 SCI 的随机临床试验和儿童一般疼痛治疗的循证治疗建议。基于儿童潜在的病理不同，应考虑在特定的情况下施行个体化疼痛管理。

国际疼痛研究协会神经病理性疼痛特别兴趣小组更新了基于临床证据的神经病理性疼痛治疗建议。根据建议，普瑞巴林、加巴喷丁、5- 羟色胺 - 去甲肾上腺素再摄取抑制剂（SNRIs）和三环类抗抑郁药（TCAs）对神经病理性疼痛的使用为强烈推荐。阿片类药物和选定的一线药物组合疗效较弱，而反对使用大麻素和丙戊酸盐的建议较弱，反对使用左列西坦和美西列汀的建议较强。目前还没有研究证实 NSAID 和扑热息痛对神经病理性疼痛的疗效。某些局麻药物也推荐用于周围神经病理性疼痛。因此，NeuPSIG 建议将普瑞巴林、加巴喷丁、SNRIs 和 TCAs 作为一线药物，曲马多作为二线药物，其他阿片类药物作为中枢神经病理性疼痛的三线治疗。其他药物如 N- 甲基 -D- 天冬氨酸拮抗剂和其他抗癫痫药物的数据尚不确定。奥卡西平或拉莫三嗪可在某些情况下由疼痛科医生进行试用。

普瑞巴林和加巴喷丁对神经病理性疼痛的镇痛机制是拮抗 α2 介导的 δ 亚基压敏电阻器的突触前部位的钙通道达到镇痛效果。最常见的副作用是嗜睡和头晕，其他副作用包括周围水肿、恶心和体重增加。加巴喷丁每日 3 次，缓慢增加剂量，如第 1 天剂量为 300mg，每 1~7d 增加 300mg，最大使用剂量为 1800~3600mg/d。普瑞巴林每天服用 2 次，使用剂量从 75~150mg/d 逐渐增加至 600mg/d，有肾脏损伤的 SCI 儿童应使用低剂量。

抗抑郁药物可以阻止去甲肾上腺素和 5- 羟色胺的再摄取，可以治疗神经病理性疼痛。这些药物包括 TCAs（如阿米替林、阿咪普拉明和诺三替林）和 SNRIs（如度洛西汀和文拉法辛）。TCAs 有阻断钠通道的作用，其副作用包括口干、嗜睡、便秘、尿潴留、直立性低血压和出汗；禁忌证包括癫痫、心力衰竭和心脏传导阻滞。在开始治疗前需要心电图检查。在 TCAs 的代谢途径中存在很大的药代动力学变异，使用剂量从 10~25mg/d 至 50~150mg/d 不等。SNRIs 的副作用包括恶心、嗜睡、头晕、便秘和性功能障碍。度洛西汀的起始剂量为 30mg/d，逐渐增加至 60mg/d；文拉法辛的起始剂量为 37.5mg/d，缓慢增加至 150~225mg/d。若单一药物治疗效果不明显，可以尝试联合治疗。应详细监测嗜睡、头晕等药物副作用。当抗抑郁药物和曲马多同时合用 SNRIs 时，可能会出现血清素综合征，其特征为流感样症状、心跳加快、高血压、恶心 / 呕吐和大量出汗，可导致躁动、困惑、幻觉和肌肉僵硬。严重的 5-羟色胺综合征的症状为高热、心律不齐、癫痫甚至昏迷。

SCI 儿童若出现严重难治性神经病理性疼痛，可鞘内注射可乐定或吗啡，或是考虑齐考诺肽、吗啡，单独或添加巴氯芬治疗。但是，关于这种治疗的长期疗效和安全性的知识有限，而且通常效果无法预测，只有一小部分儿童对这种治疗有效。

（二）物理治疗

物理治疗是治疗 SCI 儿童疼痛的常用手段，包括一般性治疗和以症状为导向的运动治疗。按摩、热疗可作为缓解疼痛的治疗手段。上述治疗方法的相关临床试验尚不足，缺乏循证医学依据以证实其疗效，因此其治疗效果因人而异。

（三）神经刺激技术治疗

临床上常使用仪器进行 SCI 后以缓解肌肉骨骼疼痛为目标的治疗，如经颅电刺激（transcranial electrical stimulation，TCES）和经皮电神经刺激（transcutaneous electrical nerve stimulation ,TENS）；经颅直流电刺激（transcranial direct current stimulation，TDCS）、重复经颅磁刺激（repeat transcranial magnetic stimulation，RTMS）等神经刺激技术，以及运动皮质刺激、脊髓刺激等侵入性手术正在试验中，但结果与长期疗效和安全性相关的数据较少。在最近的一项研究中，经颅直流电刺激与视错觉联合治疗减少了 SCI 后疼痛，但单独给予治疗无效或效果有限。

（四）认知行为治疗

认知行为治疗已在随机对照试验中被证明可以改善连贯性和抑郁感，减少焦虑，增加参与活动，但未发现对疼痛强度有影响。SCI 后神经病理性疼痛的多学科认知行为治疗对疼痛强度和疼痛相关功能障碍有影响。诸如此类的治疗以及其他心理治疗，如催眠，可能因此成为有价值的补充治疗。

（吴　坚）

第六节　神经源性膀胱功能障碍管理

一、基础知识

（一）定义及分类

神经源性膀胱尿道功能障碍简称神经源性膀胱，是由神经本身的病变、外伤、手术等对神经损害所引起，特征为膀胱逼尿肌和 / 或尿道括约肌的功能障碍导致储尿和排尿异常，最后引起双肾功能的损害。根据尿动力学检查膀胱和尿道括约肌功能分为以下几种：

1. 膀胱功能亢进

膀胱功能亢进指逼尿肌充盈期出现收缩、膀胱最大容量减少和顺应性降低。临床表现为尿频、尿急，偶见尿失禁。

2. 膀胱功能低下或无收缩

膀胱功能低下或无收缩指逼尿肌在排尿时收缩乏力或无收缩，膀胱最大容量可以增加或减少，残余尿增加。临床表现为排尿困难或充盈性尿失禁等。

3. 尿道括约肌功能亢进

尿道括约肌功能亢进指排尿时括约肌不能松弛或收缩增强，表现为逼尿肌 - 括约肌协同失调等。临床出现排尿困难和残余尿增加。

4. 尿道括约肌功能低下或瘫痪

尿道括约肌功能低下或瘫痪指膀胱充盈期括约肌松弛或不能关闭，临床表现为尿急、尿频和尿失禁等症状。

5. 膀胱和尿道功能异常同时存在

膀胱和尿道功能异常同时存在指膀胱功能亢进伴尿道括约肌功能亢进或低下或膀胱功能低下伴尿道括约肌功能亢进或低下。临床表现为各种相应的排尿异常症状。

（二）SCI 对膀胱功能的影响

神经系统病变的不同部位和水平以及不同时期均表现出不同的下尿路病理生理变化。人的高级排尿中枢位于大脑皮质，丘脑、基底核、边缘系统、下丘脑和脑干网状结构参与调节排尿调控过程，而协调排尿反射的中枢位于脑桥。脑桥水平以下的神经通路受到损害，可能会出现逼尿肌过度活动、逼尿肌括约肌协同失调等改变，对上尿路损害较大。当脑桥水平以上的神经通路受到损害时（如脑血管意外等），尽管下尿路神经反射通路完整，但大脑皮质无法感知膀胱充盈，膀胱过度活动，不能随意控制排尿，往往出现尿失禁症状；逼尿肌括约肌协同性通常正常，很少发生逼尿肌括约肌协同失调，因此对上尿路的损害通常较小。

脊髓是控制逼尿肌和尿道内、外括约肌功能活动的初级排尿中枢所在，也是将膀胱尿道的感觉冲动传导至高级排尿中枢的上行神经纤维和将高级排尿中枢的冲动传导至脊髓初级排尿中枢的下行神经纤维的共同通路。脊髓的排尿中枢主要位于3个部分，即交感神经中枢、副交感神经中枢和阴部神经核，分别发出神经纤维支配膀胱和尿道。不同节段的SCI导致的神经源性膀胱具有一定的规律性，但并非完全与SCI水平相对应。同一水平的SCI、不同的患者或同一患者在不同的病程，其临床表现和尿动力学结果都可能有一定差异。

周围神经的病变，如糖尿病周围神经病变、盆底神经损伤、免疫性神经病等，累及支配膀胱的交感和副交感神经，或同时累及支配尿道括约肌的神经，导致逼尿肌收缩力减弱和/或尿道内、外括约肌控尿能力减低，出现排尿困难或尿失禁。

总的来说，不同原因导致的神经源性膀胱功能障碍的儿童，其下尿路功能异常的表现可能不同。早期可出现各种膀胱功能异常的表现，以尿失禁最为常见。晚期则可出现膀胱壁肥厚、纤维组织增生、膀胱输尿管反流和肾脏萎缩。主要原因是逼尿肌反射亢进、逼尿肌－括约肌协同失调、逼尿肌无收缩及膀胱顺应性下降所导致的膀胱内高压等。

二、评定内容

（一）神经方面的病史检查

重点了解与神经系统相关的情况，如SCI节段和严重度（ASIA分级）、创伤性或者非创伤性、既往脊髓和盆腔的疾病或手术史、排便排尿异常和下肢症状出现的年龄以及缓解或加重情况。难治性排尿异常或排尿异常伴有排便异常（如便秘和大便失禁）常提示有神经损害的因素存在。

（二）神经系统体格检查

1. 基础神经系统查体

评定SCI儿童的意识、精神状态、认知、膀胱充盈期及排尿后生命体征的变化；四肢感觉运动功能；躯体感觉运动平面和损伤平面；日常活动能力；手功能；会阴部的感觉及运动功能；球海绵体反射；肛门括约肌及盆底肌自主收缩功能等。

2.SCI 神经学分类国际标准

神经学分类国际标准检查包括两部分，即感觉和运动。检查的项目将用于确定感觉、运动和神经平面，评定反映感觉和运动功能特点的得分，确定损伤的完全程度。在任何临床情况下和治疗的任一阶段都可实施该检查。

（1）感觉检查：

1）关键点检查：检查身体左右侧各 28 个皮节的关键点（具体内容详见第一章第四节）。关键点应为容易定位的骨性解剖标志点，每个关键点要检查两种感觉，即轻触觉和针刺觉（锐 / 钝区分），分别以面颊部的正常感觉作为参照。

2）肛门深部压觉（DAP）：具体内容详见第一章第四节。

（2）运动检查：

1）肌力检查：通过对 10 对肌节对应的肌肉功能来完成（具体内容详见第一章第四节）。推荐每块肌肉的检查应按照从上到下的顺序，使用标准的仰卧位及标准的肌肉固定方法。

2）肛门自主收缩：肛门外括约肌由 S_2~S_4 阴部神经的躯体运动部分支配。在检查者手指能重复感受到自主收缩的基础上将结果分为存在和缺失，即检查表中记录为是或否。若存在，则为运动不完全损伤。

（3）神经损伤平面：指具有正常感觉功能的皮节平面和肌肉力量能抗重力的肌节平面中的最低者，要求该平面以上的感觉和运动功能正常。根据神经功能检查结果制订的残损分级标准详见第一章第五节。

（三）尿动力学检查

通过膀胱内压测量图和尿流动力学研究评定膀胱感觉、容量及逼尿肌的不自主活动，是神经源性膀胱尿道功能障碍诊断、治疗效果评定和随访的主要手段。影像尿动力检查可同时了解膀胱形态、是否存在膀胱憩室和膀胱输尿管反流（vesicoureteral reflux，VUR）、膀胱颈部的开放情况等，被视为儿童神经源性膀胱功能障碍评定的金标准。

1. 膀胱内压检查

充盈性膀胱测压是在膀胱充盈的过程中测量膀胱压力 - 容积关系的方法，该方法被用于评定膀胱逼尿肌的活动以及膀胱的感觉、容量和顺应性。膀胱测压法可通过单通道仅测定膀胱压力而进行，或通过额外的通道经直肠或阴道同时测定腹压而进行。多通道检测的优势在于其可通过电子方法从膀胱内压中减去腹部压力的成分，从而区分腹压和膀胱压的变化。

只有多通道测试可表明膀胱压力的上升是由于逼尿肌收缩而不是腹壁紧张导

致的，某些尿动力学仪还可通过导尿管上的另一个传感器记录尿道压力。这可实现电子计算尿道闭合压，即尿道压和膀胱压之间的差值。当膀胱压大于尿道压时通常可发生漏尿，该测量的临床价值尚待进一步证实。

2. 括约肌肌电图检查

肌电图（electromyography,EMG）检测的是肌肉去极化所产生的电势。这可通过表面电极来进行，将一根针插入尿道括约肌，尿道内放置一个单极电极，将一根同心针插入尿道括约肌，或使用单纤维记录单个肌纤维的动作电位。

三、康复治疗

（一）治疗原则

神经源性膀胱功能障碍儿童的治疗主要针对于改善症状和避免肾损害以确保其能参加正常的家庭及社会活动。治疗的考虑因素包括：①膀胱功能障碍的基础病因。②儿童年龄。③症状持续时间和严重程度。④儿童及其家属对该病的治疗积极性和持续关注的时间。⑤是否存在肾损伤等潜在危险因素，如反复泌尿道感染或膀胱输尿管反流等。

（二）治疗目标

适应社会活动的有效控尿时间青少年以 4h 为宜，婴幼儿不小于 1h。因此，神经源性膀胱具体的治疗目标是：①膀胱有相当的容量。②膀胱充盈期和排尿期的压力均在安全范围（全程保持膀胱低压至少小于 $40cmH_2O$），避免损害上尿路及肾脏。③膀胱完全排空，没有残余尿（至少小于 10mL）。④没有尿失禁。

神经源性膀胱儿童手术治疗没有年龄限制，其手术治疗的目的是使膀胱能安全储尿和控制排尿。手术方式分为改善储尿功能、改善排空功能、加强盆底肌和尿流改道等四大类，每种手术方法均有其特定的适应证，应结合个体情况选择手术方式。

四、扩大膀胱储存功能的管理措施

（一）药物方法

1. 恢复膀胱正常容量

抗胆碱能药物可通过拮抗乙酰胆碱与广泛分布膀胱壁、膀胱三角区、膀胱颈及尿道内的胆碱能受体结合而发挥作用，放松逼尿肌，抑制膀胱过度收缩，从而预防膀胱输尿管反流的远期并发症。因此常用于扩大膀胱容量和治疗膀胱活动亢进引起的尿频、尿急和尿失禁。常用的药物有奥昔布宁、托特罗定、曲司氯胺和丙哌维林。但副作用如口干、便秘和发热等使其应用受到限制。奥昔布宁用于5岁以上儿童口服治疗膀胱逼尿肌痉挛状态，常用量为10mg/d，分两次服用；5岁以下儿童慎用。临床推荐从小剂量开始，根据临床反应调整剂量。托特罗定在儿童中应用通常为0.1mg/（kg·d），分两次服用。新一代的抗胆碱能药索利那新具有选择性高、副作用小的优点，但在儿童中的应用有待进一步积累经验。

2. 减少尿失禁

选择性 α1 受体阻滞剂适用于逼尿肌内括约肌不协调和逼尿肌无力，如特拉唑嗪、阿夫唑嗪等。作用于膀胱颈，使平滑肌舒张，尿道内口阻力降低，改善排尿。

（二）膀胱再训练及习惯训练

1. 屏气法

屏气法指增加腹部力量来提高膀胱压力并使膀胱颈开放而引起排尿的方法，又称 Valsalva 屏气法。嘱儿童取坐位，身体前倾使腹部放松，快速呼吸3~4次，延长屏气增加腹压的时间；做1次深呼吸后屏住呼吸，同时屈曲膝髋关节贴近腹部以防腹部放松膨出，促进尿液排出。这样反复间断数次，直到尿液完全排出为止。

2. 延时排尿

延时排尿指在规定的时间间隔内排尿，主要适用于由于认知或运动障碍导致尿失禁的 SCI 儿童，也是针对大容量感觉减退膀胱的首选训练方法（如糖尿病周围神经病变导致的糖尿病性膀胱），对无法配合的低龄儿童不适用。

3. 排尿意识训练（意念排尿）

排尿意识训练指在规定的时间间隔内指导儿童进行排尿想象，不适用于膀胱高压、认知障碍或低龄而无法配合的儿童。

4. 膀胱括约肌控制力训练

儿童取站位、卧位或立位，自主进行肛提肌群的收缩与放松，每组维持5~10s，每次5~10组，每日至少5次，该训练可增加尿道、肛周阻力，增强尿控能力，适用于骶髓水平以上损伤伴尿失禁者。不适用于低龄、不能配合指令的 SCI 儿童。

5. 排尿反射训练

通过牵拉大腿内侧、会阴部或耻骨上毛发寻找扳机点，快速叩击下腹部，刺激阴茎、肛门部来诱发逼尿肌反射性收缩，排出尿液。适用于骶神经反射弧完整的儿童，不适用于逼尿肌无反射、低龄的 SCI 儿童。

（三）手术重建

1. 经内镜肉毒素注射治疗

经内镜膀胱壁注射A型肉毒毒用于治疗膀胱活动亢进的神经源性膀胱儿童，

尿控有效率可达到 60%~83%。

2. 膀胱扩大手术

（1）膀胱自体扩大术：适用于膀胱安全容量过小、逼尿肌反射亢进、经保守治疗无效的 SCI 儿童。将膀胱逼尿肌纤维沿膀胱正中纵形切开，在膀胱黏膜外将其与肌层充分剥离，下端直到近膀胱颈处，以使膀胱黏膜膨出，膀胱扩大，减低膀胱内压。术后仍需进行清洁间歇导尿（clean intermittent catheterization，CIC）。但部分儿童术后在裸露的膀胱黏膜周围形成纤维粘连，可能再度出现膀胱顺应性减低。

（2）其他膀胱扩大手术：其他用于膀胱扩大的材料有结肠、回肠、胃或扩张的输尿管。回肠扩大膀胱文献报道最多，手术时强调去管化技术预防肠蠕动引起的膀胱活动亢进，主要并发症包括肠黏膜分泌物、反复尿路感染、电解质紊乱、结石和肿瘤形成等。

3. 减少尿失禁

对于流出道阻力高的男性 SCI 儿童，可选择 BTX-A 尿道外括约肌注射术或尿道括约肌支架植入术，或者尿道括约肌切断术等方式进行处理。

4. 恢复尿控力

盆神经电刺激也常用于临床，主要用以治疗膀胱收缩无力，系经手术暴露盆神经，将环圈状电极悬挂在神经干上进行电刺激；但实际应用中儿童常同时伴尿道外括约肌收缩，因而实际应用价值有限。

磁刺激是利用一定强度的时变磁场刺激引起组织兴奋，产生感应电流，进而促进神经再生和运动功能恢复的一种无创性诊断和治疗方法。虽然目前磁刺激治疗神经源性膀胱的机制尚不明确，但研究发现磁刺激作用于骶神经时，可使机体释放出能控制排尿的相关物质，调节逼尿肌和括约肌协同运动，修复排尿反射，从而改善排尿。

五、促进膀胱排空功能的管理措施

（一）清洁间歇导尿（CIC）

CIC 是目前国内外各种指南推荐使用的一种安全的膀胱引流方法，可减少长时间留置导尿引发的并发症如尿路感染等。适用于已过 SCI 急性期或不需要大量输液、无泌尿系感染、不能自主排尿、残余尿量持续增多的儿童。CIC 简便易行，随着导管材质和润滑剂的改善，应用越来越普及。CIC 经尿道插管排出尿液，没有年龄限制，只是新生儿及婴幼儿需家属帮助实施。儿童一般 6 岁左右可以开始训练自行 CIC，但临床实践中较难开展，大多数儿童仍由其家属或其他照顾者进行操作。为保证 CIC 儿童的依从性，应在早期进行心理辅导并定期追踪随访。

早期开始 CIC 联合抗胆碱能药物治疗，可以降低膀胱压力和上尿路损害风险。一般每日导尿 4~6 次，导尿时机的选择应注意与喂养时间关联。因此在正式开始执行导尿计划之前，应严格记录儿童在正常喂养状态下 2~3d 24h 液体出入量。儿童的膀胱安全容量随年龄增大而逐渐增加，因此其 CIC 主要应该根据尿动力检查及年龄、体重充分计算儿童膀胱安全容量，继而制订个性化的饮水计划及间歇导尿计划来要求每次导尿量和导尿时机。嘱家属严格记录导尿日记，如果每次导尿量超过安全容量则需要增加导尿次数。CIC 能有效治疗逼尿肌无反射儿童的排尿困难和尿失禁。膀胱顺应性良好的儿童可同时采用增加膀胱出口阻力的手术改善尿失禁，如尿道黏膜下注射胶原、透明质酸和聚糖酐等。

（二）手术重建

1. 神经切断术和括约肌切开手术

切断支配尿道括约肌的神经或切开括约肌虽然可以彻底解除尿道梗阻，但完全性尿失禁的结果难以让儿童和其家属接受。

2. 膀胱皮肤造瘘

膀胱皮肤造瘘以前认为是一项有效的保护上尿路的方法，现在一般只用于高膀胱内压（充盈期大于 40cmH_2O）时的暂时减压。

（陈玉霞）

第七节　神经源性直肠障碍管理

PedSCI 后神经源性直肠障碍的管理和成人 SCI 一样，是非常困难的事情。直肠功能障碍可使 SCI 儿童的自尊心受损和生活满意度降低。直肠管理的基本目标是控制便秘，外出活动时不发生便失禁，达到年龄相当的独立生活能力。

一、基础知识

（一）定义

SCI 神经源性直肠功能障碍是指 SCI 后肠道失去中枢神经支配造成感觉及运动障碍，使结肠活动和肛门直肠功能发生紊乱，导致结肠通过时间延长，肛门括约肌失去自主控制，直肠平滑肌与盆底横纹肌协调性被打乱，表现为便秘、大便失禁等肠道并发症，损伤平面在 T_5~T_6 以上可影响全部肠道。

（二）神经源性直肠的病理生理

正常排便生理大致分为两个步骤，①大便向直肠推进。②直肠的排空：当大便充满直肠后即产生便意，通过大脑皮质和腰骶部脊髓内低级中枢的调节，直肠收缩、肛门括约肌松弛、腹肌及膈肌收缩而将大便排出。胸腰段 SCI 后使支配肠道运动的 S_2~S_4 的神经功能丧失，出现肠麻痹，支配肠壁平滑肌和肛管括约肌的副交感神经功能受损，肠道蠕动减少，肠内容物推进缓慢，水分过度吸收，导致大便干结。同时由于 SCI 后长时间卧床，站立和行走缺乏或丧失，因此导致结肠整体的蠕动减慢，致使肠内容物长时间堆积在结肠，不能顺利到达直肠，同时在结肠内水分被过度吸收，使肠内容物变干变硬，更不利于到达直肠。另一方面，SCI 后由于直肠深感觉减弱或消失，排便反射减弱或消失，使大便堆积在肛管内不能自行排出，从而形成便秘。

SCI 后神经源性直肠功能障碍有两种表现类型。一种是圆锥上 SCI，临床上表现为上运动神经元性或高反应性直肠，肠道和肛门的张力升高；肛门外括约肌失去自主控制持续处于紧张收缩状态，导致大便干结和潴留。由于骶髓和肠道之间的神经连接未受损，肠道蠕动和反射性排便功能得到保留。高反应性直肠的典型表现是便秘和大便潴留。直肠内给予栓剂或手指刺激可诱发直肠产生排便反射出现粪便排空。另一种是圆锥或马尾神经损伤，临床上表现为下运动神经元性或低反应性直肠，肠道蠕动降低和肠道内容物推进缓慢。由于肛门外括约肌张力降低和提肛肌无力，导致直肠扩张、便秘和大便失禁。

二、评定内容

临床评定应详细了解排便情况，包括：每天的排便时间、排便次数、大便性状、使用药物、饮食结构和液体入量。大便性状受饮食中纤维素含量和液体入量的影响。高纤维素含量的食物有助于软化大便，而面包、谷物和奶制品可使大便变硬。干硬的大便可造成直肠嵌塞和肛管损伤，理想的大便是成形的软便。影响排便计划的主要因素：认知水平、体位控制、关节挛缩和上肢功能。制订排便计划前需要全面评定受伤前排便习惯和受伤后曾经采用的排便方式。儿童生活习惯和家庭的生活安排也需要评定。如果排便计划适合儿童生活习惯和家庭生活安排，则其容易被儿童接受。排便计划不应该干扰儿童的日常生活活动，如应避开进餐、上学和睡觉时间，也不能干扰日常娱乐活动和参与社区活动时间。

三、管理措施

（一）目标

1. 基本目标

排便管理的基本目标是控制便秘，外出活动时不发生便失禁，达到年龄相当的独立生活能力。根据损伤水平和损伤部位排便管理的内容有所不同。对于健全儿童通常在2~4岁时开始具有排便控制能力，逐步养成排便习惯。如果儿童有腹泻或便秘的问题，可以提前开始排便训练。对于学步期或学龄前儿童，家长除了直接给予排便的帮助外，还应该训练儿童开始自己处理排便问题。达到入学年龄的儿童应该具备更强的独立处理排便能力。对于10~12岁儿童应该具备完全的独立处理排便能力。SCI儿童的独立处理排便能力与损伤水平有关。四肢瘫儿童由于上肢功能受损，影响其独立处理排便能力。四肢瘫儿童如果接受上肢功能重建手术，有助于提高独立处理排便能力。截瘫儿童应该能够完成所有的排便动作，认知水平和身体习惯可能影响截瘫儿童独立完成排便动作。另外，咨询作业治疗师使用某些辅助具可能有助于提高独立排便能力。儿童进入青春期后，对排便管理的依从性也是一个影响因素，与同伴玩耍的时间可能与排便管理要求的时间发生冲突。无论儿童的年龄是多大，排便计划一定要在每天或隔天的规定时间按时完成，即使出现便失禁也应该坚持。无论采取哪种排便计划，实施的地点应该在厕所或使用坐便椅，因为大便本身的重力作用有利于大便通过直肠，同时儿童的隐私能够得到保护。

2. 训练目标

（1）维持四肢关节的正常关节活动范围：避免因为关节活动受限影响排便前后的肛周卫生处理。

（2）具备较好的坐位平衡能力。

（3）掌握轮椅与坐便椅之间的转移动作。

（4）手指功能有障碍时学习使用辅助具。

（5）肛周感觉有障碍时学习使用镜子辅助排便管理。

（二）注意事项

1. 饮食调整

饮食的调整对于SCI后大便的管理是非常重要的，一般饮食结构应以高纤维、低脂肪、低胆固醇为主，同时要保证足够水分的摄入，利于保持大便的松软，促进粪团的形成和粪便的传输。

2. 腹部按摩

餐后半小时行腹部顺时针按摩，通过皮肤－直肠反射，促进感觉反馈传入和传出，促进肠蠕动。

3. 排便体位

排便体位以蹲位或坐位最佳，这样可以使肛管直肠角变大、伸直形成有利的排便角度，还可以借助重力作用使大便容易通过，此体位还可以方便地用手顺时针按摩腹部增加腹压。

4. 定时排便

应养成定时排便的习惯，根据个人的生活习惯一般选择早餐或晚餐后进行，因为餐后胃结肠反射最强。这种反射有利于直肠排空。必须注意尽量保持在每天的同一时间排便，以便通过训练逐步建立排便反射，形成排便习惯。

（三）保守治疗

1. 运动疗法

（1）腹部按摩辅助排便：儿童髋、膝关节屈曲 90°，仰卧于治疗师腿上或治疗床上，腹部完全放松。治疗师双手沿升结肠、降结肠（顺时针）的方向与顺序进行推动按压，促进肠蠕动，在按压的同时实施振动手法。当儿童紧张或痉挛明显时，可运用 Vojta 手法在关键点进行抑制，如脐上两指及脐与髂前上棘连线的右下 1/3 处。

（2）人工掏便：是指用一或两个带手套的经过润滑的手指伸到肛门里，把大便捏碎或把粪块从肛门里掏出的过程。圆锥或马尾神经损伤的儿童通常需要采用人工掏便的方式作为主要的排便方式。人工掏便只能掏出部分大便，对直肠和肛门会产生一定刺激。

（3）手指刺激法：是指使用手指直接刺激肛门外括约肌诱发排便的训练方法。手指刺激的原理是利用肛门直肠结肠反射增强左侧结肠的蠕动。具体做法：将一个带手套的经过润滑的手指缓慢轻柔地插入肛门，对肛门外括约肌和内括约肌进行小的环形刺激。按摩 3~5 圈，每圈 5~10s，然后把直肠壁向肛门一侧缓慢持续地牵拉约 5s，可以有效缓解肛门内外括约肌的痉挛，诱发低位结肠平滑肌收缩形成排便反射，促进大便排出。必要时，手指刺激每 10min 可重复一次，直至大便完全排出。手指刺激更适用于骶髓以上损伤的儿童，因为这些 SCI 儿童的肛门括约肌有张力能够反射性排便。手指刺激对于圆锥或马尾神经损伤的儿童可能没有明显效果，但在手掏大便过程中可以试一下手指刺激，也可能有助于排便。

2. 药物管理

（1）使用开塞露等：一般使用开塞露或其他缓泻药，可以刺激低位结肠排空大便，对于骶髓以上损伤的儿童通常有效。甘油和刺激性缓泻药比沙可啶是 SCI 儿童和成人缓泻药中常用的活性成分。另一种常用缓泻药是聚乙二醇，可以与比沙可啶配伍制作栓剂使用。开塞露灌肠的最小剂量是 5mL。磷酸钠盐溶液也可用于小容量灌肠。各种缓泻药灌肠后的起效时间不一，理想的情况是15~30min。使用缓泻药或灌肠前需要进行手工掏便，利于药物直接作用于肠壁。大容量灌肠可能引起液体潴留或液体提前排泄，SCI儿童无法独立操作，因此不推荐日常使用。近年来，有人使用自来水通过带球囊可固定的特殊肛管进行灌肠，也有辅助排便效果。

（2）口服缓泻药：口服缓泻药有三种，分别是大便软化剂（有或无刺激性）、容积性缓泻药和渗透性缓泻药。大便软化剂如磺基丁二酸钠二辛酯可使大便吸收水分，从而软化大便利于排出，可日常口服应用。带有刺激性的缓泻药如番泻叶或比沙可啶，通过刺激加快肠道蠕动而诱发排便，一般在预定排便时间前4~6h服用。需要注意的是，刺激性缓泻药有损伤肠壁的风险，不能长期使用。渗透性缓泻药如聚乙二醇可使小肠和结肠的水分不被吸收，有利于软化大便。

3. 其他

据报道穴位电针治疗和中药治疗对成人SCI后便秘治疗有效，表现为排便所需时间明显缩短，大便性状显著改善，辅助排便药物减少或停药，但是否对PedSCI后便秘的有效性还需要进一步观察。

（四）手术治疗

如果慢性便秘或便失禁的处理非常困难，或排便管理失败导致SCI儿童无法生活自理，可考虑手术治疗。手术的基本操作是在腹部皮肤做一个人工瘘口，该瘘口与结肠的某个部位相通，通过该瘘口可以进行顺行结肠灌肠，达到排空大便的目的。顺行结肠灌肠时要求儿童能够在某一体位持续保持60min。这一手术操作不同于结肠造瘘，因为这种排便控制日常不需要使用外部器具（集便器）。

马龙式手术的操作要点是，将阑尾牵拉后切开缝合在肚脐口，形成一个人工瘘口，通过瘘口可以定期插入导管，完成顺行灌肠。马龙式手术可与可控性尿流改道和膀胱扩大术同时进行。

（刘根林）

第八节　代谢功能障碍管理

一、基础知识

（一）定义

SCI除造成显著的肢体感觉和运动功能障碍外，常见的继发障碍中还包括代谢障碍，即各类营养物质在体内吸收代谢过程中出现异常，包括骨骼代谢、糖代谢、脂肪及蛋白质代谢紊乱等，与其损伤后出现骨质疏松、骨折发病率增高、肥胖、心肺功能下降具有一定的相关性，对儿童的生活质量和功能恢复造成严重的影响。

（二）SCI 对骨代谢的影响

1.SCI 后骨钙代谢特点

SCI 儿童由于自主活动的丧失，其损伤平面以下骨组织中的骨矿物质大量释放入血，导致血清离子钙与无机磷浓度增加。急性 SCI 后由于骨吸收增强和肾脏排泄钙功能减退会出现高钙血症，SCI 儿童与青少年由于其骨转换较快，更易出现高钙血症。有研究显示在 SCI 后 6 周、12 周的大鼠模型中也观察到血清钙与正常对照组相比有显著增高表现。高钙血症易引起神经系统、心血管系统、消化及泌尿系统的体征与症状，影响儿童的整体恢复。

2.SCI 对骨矿物质含量的影响

SCI 后骨矿物质含量（bone mineral content, BMC）显著下降，有研究显示下降主要发生在伤后 4~16 个月，之后进入平台期。SCI 平面决定 BMC 下降的范围。截瘫儿童的骨盆与下肢 BMC 下降，上肢 BMC 与正常对照组相比无明显差异。四肢瘫儿童的上肢也发生显著的 BMC 下降，但其下降程度却并不受损伤平面的影响；下肢 BMC 下降程度与上肢类似。完全性 SCI 与不完全性 SCI 儿童的 BMC 下降程度无显著差异。与正常对照组相比，截瘫儿童在损伤一年后，其损伤平面以下 BMC 显著下降 41%，骨盆、股骨颈、股骨远端及胫骨近端下降明显，损伤平面以上 BMC 无明显变化；四肢瘫儿童上肢的 BMC 下降幅度以前臂远端最为显著。SCI 急性期的 BMC 下降主要在跟骨与胫骨近端。

3.SCI 后骨质疏松、骨折及异位骨化

（1）骨质疏松及骨折：SCI 后由于 BMC 的下降导致骨密度的降低，增加了儿童骨质疏松及骨折的风险，这主要与神经损伤及生物力学刺激缺乏有关，与由单纯制动、长期卧床等所致的废用性骨质疏松不同。骨折较常见于下肢长骨，股骨发生率最高。骨折的发生与多个影响因素相关，包括损伤程度、骨密度下降、活动中跌倒或治疗不当。活动中跌倒多发生于身体转移、伸手取物、推动轮椅、床上搬动、搭乘交通工具及淋浴时。跌倒与儿童平衡能力低下、肌肉痉挛、完成动作速度过快、器械使用不当、未佩戴安全保护带等因素有关。

（2）异位骨化：SCI 后异位骨化的发生可能与 SCI 类型及损失平面有关。异位骨化发生率方面，完全性 SCI 显著高于不完全性损伤，颈髓及上胸髓损伤高于腰骶段及马尾损伤。异位骨化可能还与血清激素水平变化和自主神经功能紊乱有关，当儿童存在完全性损伤、感染、压疮等一种或多种情况时，应警惕异位骨化的可能。

（三）SCI 对营养代谢的影响

SCI 儿童的静息代谢率、体力活动和食物的热效应发生改变，使能量摄入与能量消耗不对等，引起能量失衡，造成营养代谢变化。

1. 总热量摄入增加

研究发现 SCI 人群的总热量摄入明显增加，年龄、性别和体质量在热量与蛋白质摄入中起到重要的预测作用，其碳水化合物、脂肪摄入较正常人群显著增加。

2. 血脂和脂肪代谢紊乱

SCI 后脂质代谢异常在损伤早期就会出现，且随着损伤后时间进展而加重。由于运动的缺乏，SCI 儿童的甘油三酯（TG）与正常人群相比显著更高；截瘫儿童 TG 水平高于四肢瘫儿童，可能与其能够自主使用上肢进食，食物摄入量较大有关。总胆固醇在 SCI 儿童中的特点与 TG 是一致的，高密度脂蛋白是血脂指标中与运动量最为密切相关的，其在截瘫儿童中要高于四肢瘫儿童。研究显示功能水平与儿童的血脂水平呈正相关，提高功能水平可能改善血脂情况。

SCI 后脂肪组织质量明显增高，尤其在急性期过后由于部分代谢功能的受体减少，使得静息能量消耗减少；再加上儿童运动量减少，食物摄入量可能增加，导致总体的能量消耗下降，能量聚集而合成脂肪。有研究表明在 SCI 儿童中营养不良与营养过剩导致的超重或肥胖均较为常见，过度肥胖与心肺能力下降存在相关性，可引起心肺功能障碍。

SCI 后代谢功能障碍带来的问题影响了全身各个系统，带来了身体功能的下降。适当的运动是改善的基础，因此对儿童进行身体活动的管理可增强其机体功能，提高儿童的参与能力与生活质量。

二、管理措施

（一）身体活动的管理

SCI 儿童的身体活动是指由于骨骼肌收缩而产生能量支出和代谢的任何机体活动，其本质是能量输出。身体活动是一类复杂的多维度的行为，由多种不同的活动模式组成，包括工作、学习中的体力活动、交通出行（如步行、骑车或开车）及休闲时间的活动（如外出郊游）等。

1.SCI 与身体活动的关系

（1）SCI 儿童身体活动的特点：SCI 儿童的身体活动频率、强度、时间及类型显著减少，所接受的环境刺激减少，使其认知功能存在轻度障碍，如果本身是认知功能处于发展阶段的儿童则更易出现认知功能发育迟缓现象。同时也伴随移动、站立和行走等活动功能障碍，自我照顾和生活自理能力发展出现停滞，与生活相关的娱乐学习也出现相应的发展落后。

（2）身体活动的优点：相比于参加无需消耗体力的呼吸、放松等练习，参与具有能量消耗的身体活动会为儿童带来更多收益。从身体结构和功能的层面上说，儿童进行阻力训练和耐力训练可显著提高肌肉肌力和耐力，减少疼痛；改善心血管健康，有效降低血液中胆固醇和脂肪含量，降低多种慢性疾病风险；提高呼吸功能及心肺耐力，预防压疮。

（3）身体活动对 SCI 儿童的影响：身体活动对 SCI 儿童 BMC 及骨密度增长的作用尚未明确，但有研究显示单一模式的训练难以减缓儿童骨量的下降，多模式的综合训练可能对延缓骨量的丢失具有更积极的作用。身体活动还能够提高儿童 ADL 能力和功能独立性，特别是移动能力，从而进一步减轻其心理压力，改善睡眠质量，促进其与周边人群及环境高效互动交流，使其整体健康水平得到提高。

2. 身体活动方案的制订和实施

（1）阻碍参与身体活动的不利因素：SCI 的类型影响了身体活动的实施，如四肢瘫儿童与截瘫儿童相比，其参与的活动更少。SCI 儿童参与身体活动的不利因素包括：①个人及家属的内在因素：如参与动机和对健康的认识。②系统因素：是基础设施和社会政策的影响。③专业知识因素：是康复治疗人员缺乏对身体活动方面的整体设计、宣教等意识。

（2）儿童相关人员及机构在身体活动方案制订中的作用：

1）医疗机构方面：应建立以儿童及其家庭为中心的合作团队，了解其在日常生活中的详细活动并找到不利因素，基于儿童的身体能力全面考虑其活动的各类环境，包括家庭、游乐场所及学习场所的具体特点，帮助其制订可实现的行动计划。

2）儿童及家属方面：需要提升健康认知，预先准备适当的活动用具，查找相关的设备和活动信息，有意识、有规律地参加各类活动。

3）社会团体方面：可积极帮助有类似障碍的家庭建立家庭互助组织，以便其互通信息；还可寻找有关的志愿团体协助儿童完成活动。

（3）身体活动方案的制订：为 SCI 儿童选择恰当的身体活动项目时，要充分考虑其年龄、兴趣爱好、损伤平面、生活环境等因素。

1）按年龄制订：低龄儿童的身体活动类型主要集中在移动、游戏、生活自理等活动，大龄儿童还要考虑其学习、长短途旅行、体育锻炼、朋友交往等活动。

2）按损伤平面制订：

①四肢瘫：儿童伴有躯干和上肢功能障碍，可进行部分轮椅活动及轮椅训练活

动、电刺激结合抗阻训练、电动起立床等协助下站立负重训练、电刺激结合上下肢主被动训练、电动轮椅有氧运动等。

②上胸段截瘫：儿童上肢功能及手功能正常，但伴有躯干功能障碍，可在四肢瘫儿童身体活动方案的基础上增加轮椅训练运动项目及手动轮椅有氧运动训练。

③下胸段及腰段截瘫：儿童的躯干功能大部分较好，轮椅活动的范围更大，项目可逐渐增加。

（4）身体活动方案的实施：活动设计要安全有趣，活动项目要注明目标、内容类型、频率、强度、持续时间、所需环境和用品。身体活动中可能出现的风险必须要进行详细评定，如跌倒的可能性、直立性低血压、自主神经反射异常等，并提前做好处置预案。活动设计应根据儿童的需要和身体能力做出适当调整并不断优化。要对活动后的热量摄入进行监控，随访时应注意儿童的营养状况，以避免营养不良或过剩的发生。

（二）运动疗法

1. 运动处方制订及原则

（1）制订：运动处方的制订既可以在医院或健康相关机构内为儿童进行特定功能训练时候运用，也可以由物理治疗师根据儿童实际情况为其在家庭和其他环境中进行各类身体活动时制订。

（2）原则：运动处方的原则包括频率、强度、时间和方式。

1）常规运动处方内容：运动处方应该能够全面促进健康相关体适能，因此以保持和提高体适能及健康为目的的运动处方应该包括有氧运动、抗阻运动、柔韧性训练和神经动作训练。由于SCI后可参与运动的肌肉群受限，因此容易造成过劳性损伤，即组织长期重复使用而引起的损伤，因此运动类型必须是多样化的，以避免和减少此类损伤的发生。

2）运动处方的基本要素：包括热身、整理活动、拉伸活动以及循序渐进地增加运动量和强度，这些基本要素在某些情况下也可能会减少肌肉骨骼的损伤和其他并发症的发生。

①热身阶段：通常由小到中等强度的有氧和肌肉耐力运动组成，时间5~10min。热身不仅可以增加ROM，还可以降低发生损伤的风险。

②训练及整理活动阶段：训练阶段包括有氧、抗阻、柔韧性和神经动作训练。训练阶段完成后可以进行整理活动，包括小到中等强度的有氧和肌肉耐力训练，时间5~10min。整理活动可以让儿童心率和血压逐渐回归到正常水平，同时消除集体在较大强度运动时肌肉产生的代谢产物。训练最后以拉伸活动结束。

2. **治疗方案**

（1）运动强度及方式：SCI 儿童的有氧运动频率建议每周进行 3~5d，运动强度可从小强度的心率储备（heart rate reserve，HRR）逐渐过渡到中等强度；方式除包括减重步行训练、步行及其他转移能力训练、FES 辅助踏车训练、手动及电动轮椅有氧活动、轮椅操作训练等之外，同时还要考虑与运动发育能力相适应的活动；每次的运动时间可从 20min 逐步增加至 30~60min。

（2）抗阻训练：抗阻训练可有效提升肌肉能力（包括肌肉力量、耐力和爆发力的功能指标），肌肉力量的增加与血脂血糖、脂肪代谢指标有关。肌肉力量薄弱是引发 BMC 减少的危险因素之一，因此增加肌力的抗阻训练可能会减缓或预防骨 BMD 的下降。每周可对每组大肌群进行 2~3d 的抗阻训练，同一肌群的训练时间间隔要大于 48h。多关节或复合关节的训练优于单关节训练，这也符合 SCI 恢复功能性活动的特点，训练强度从小强度逐渐增加至中等强度。可以让儿童从轮椅坐位逐渐转移到无支持下坐位进行肌肉力量训练，以促进其躯干稳定性。

（3）柔韧性训练：可增加儿童关节活动范围，提高韧带的稳定性和平衡性，因此柔韧性训练可能具有减少肌肉韧带损伤的效果。儿童应每天进行静力牵张训练，分为主动牵张和被动牵张。牵张肌肉时，当肌肉出现轻微紧张时，应在该姿势上保持 30s。由于 SCI 儿童容易发生肌肉痉挛，引发活动受限和疼痛，因此肌肉牵张可以有效维持 ROM 和功能。肌腱滑移效应（即主动伸腕时以促进手指屈曲）能够帮助儿童实现够物抓握和释放，因此应避免拉伸手指屈肌，即不做最大范围地同时牵张腕关节、MCP、PIP 和 DIP，使高位 SCI 儿童保留抓物能力。

（4）神经动作训练：包括平衡、协调、灵敏性和本体感觉等控制技能的训练。每周可进行 2~3 次，每次 20~30min。治疗师应综合考虑儿童的兴趣、发育能力、损伤平面等因素并设计出使儿童感兴趣并具有功能性的训练。训练包括各个体位下的球类、游泳、轮椅操作等训练。

（5）注意事项：由于 SCI 带来的各种障碍，儿童在运动之前需要排空肠道、膀胱或尿袋，以免充盈的膀胱或尿袋会激发自主神经功能亢进。训练期间的自主神经功能亢进可能会引起血压升高，需先停止训练并直立身体以降低血压，积极查找并消除可能的激惹刺激，如尿袋、辅助具或衣物过紧等，同时积极寻求医疗团队的帮助。

对于 SCI 所致代谢障碍引发的系列问题，治疗师应通过设计、开具和实施不同环境下的身体活动和运动处方来帮助儿童减缓或避免代谢指标的进一步紊乱，为儿童的全面健康奠定基础。

（唐　欣）

第七章

辅助具及矫形器的应用

第一节　适应性辅助具

在标准化测试过程中，由于各种原因，SCI 儿童的运动表现可能无法准确地体现其真实能力。例如，在诊断相同、损伤程度相似的 SCI 儿童中，其所处环境的差异可能会导致不同的表现水平。环境的改变会影响甚至减弱 SCI 儿童的功能表现，如在路况不同的地面上长距离行走。为了高效地完成任务或进行长距离的移动活动，SCI 儿童往往会选择比较便捷的辅助具来完成动作，如坐轮椅出行代替拄拐步行。有学者于 2005 年在挪威进行的一项研究中发现，大肌群运动受限越严重，儿童及其家庭对于辅助具和环境改造的需求就越大。

SCI 儿童需要各种辅助来适应不同的环境。这些辅助可能来自家庭成员、教师、同学等与儿童关系密切的人员或者物理治疗师、作业治疗师等康复治疗专业人员。物理治疗师和作业治疗师应利用其专业知识教会儿童如何适应各种环境，并通过常规治疗及家庭随访的手段指导儿童在不同环境中灵活使用已掌握的活动技巧及辅助具。

一、定义及分类

（一）定义

适应性辅助具指任何能够有效地提高、维持、改善残疾儿童的功能水平，并能够提高其自理能力、社会参与能力和工作能力的产品、器械、设备或技术系统。

（二）分类

1. 按技术分类

可分为辅助技术设备、替代技术设备和扩充技术设备。

（1）辅助技术设备：指用于增加、改善或维持某种日常活动能力的的设备。常见的辅助技术设备如关节矫形器具，其作用是稳定关节以使儿童能够进行安全高效的移动。

（2）替代技术设备：指能够替代现有方式完成相同任务的设备，如在社区中使用轮椅代替步行。

（3）扩充技术设备：用于填补儿童残存功能的不足，如儿童存在构音障碍时，需要一个语言生成装置以便让不熟悉儿童的人能够听懂他讲话。

2. 按使用难易程度分类

分为低技术设备、中等技术设备和高科技设备。

（1）低技术设备：如铅笔夹或带有头指针或口棒的交流板。

（2）中等技术设备：包括开关、计算机和文字扫描仪。

（3）高科技设备：使用复杂的电子设备和微电路，包括记笔记设备、装有语音软件的计算机以及电动轮椅。

3. 按使用目的分类

（1）提高活动能力：指能够帮助儿童选择适合自身环境的助行器具，如助行器、拐杖、手动和电动轮椅、踏板车、便携式坡道等。

（2）感知帮助：指能够帮助视力或听力损伤儿童的辅助具，如盲人用辅助具、听信号辅助设备、书面和电脑屏幕放大设备和震动呼叫器等。

（3）交流：指能够帮助儿童收发声音和书面信息的辅助具，如改造电话、声控电脑输入设备、助写设施和语音输出设备等。

（4）自我照顾：指能够帮助儿童实现日常生活独立的辅助具，如辅助餐具、剃须用品、餐盘及浴室防滑垫、转移板和坐便器等。

（5）娱乐：指能够帮助儿童参加社会活动、集体运动和其他娱乐活动的辅助具，如音响设备、园艺辅助具和运动轮椅等。

（6）工作学习：指能够帮助儿童重新学习和工作的辅助具，如键盘敲击棒、握笔器、书页架和改装电脑桌等。

二、特点

1. 广泛性

辅助具涉及的功能障碍的种类多、范围广，使用广泛。

2. 实用性

辅助具强调对儿童能力的适度补偿。例如，使用适应性辅助具可以使儿童保持正确的如厕姿势，增加其舒适度和独立性，同时改善儿童肠道和膀胱功能。

3. 个体性

针对儿童自身的功能状况和康复目标选择个体性的适应性辅助具。

4. 进步性

随着科技的进步，电子化智能化设备不断涌现，为儿童提供更加高效的服务。

三、功能和作用

1. 稳定和支持

使用适应性辅助具能够限制关节异常运动，增加关节稳定性，防止关节、肌肉和韧带的损伤。

2. 固定和保护

使用适应性辅助具能够限制肢体异常运动，起到止痛和缓解肌肉痉挛等作用。

3. 预防和矫正畸形

使用适应性辅助具可以预防并矫正畸形。

4. 减轻轴向承重

使用适应性辅助具可以减免肢体局部承重，促进病变愈合。

5. 促进运动功能

使用适应性辅助具可以辅助肢体的运动功能。

四、选用原则

（一）个性化

适应性辅助具的选择主要遵循个性化原则。每个儿童的个体特征和现有功能不同，其康复治疗目标亦不同，选择的适应性辅助具也不同。例如，在选择轮椅时，首先应考虑 SCI 儿童的病因、损伤程度、智力和精神水平障碍等因素，再选择价格和样式。

（二）保持现有功能

适应性辅助具要最大限度地保持和利用 SCI 儿童的现有功能。例如，T_{12} 损伤的儿童如果长期使用电动轮椅，则会造成原有功能的丧失，使其步行功能部分或全部丧失。

（三）保证安全和使用需求

在选配适应性辅助具时应考虑儿童的安全性和需求性。例如，儿童在进行轮椅篮球训练时应选用轻便型轮椅，若其接触轮椅时间较短且控制轮椅有障碍，则需要加装防止轮椅向后反倒的装置以增加安全系数。

（四）调整和改进

适应性辅助具应进行定期的调整和改进。随着年龄的增长、并发症的发生、功能锻炼主动性的提高，SCI 儿童的残存功能会出现进步或倒退现象。康复治疗人员应定期对儿童进行评定，适时调整训练方案，并对适应性辅助具进行调整和改进。

五、评定

（一）多因素考量

辅助具的穿戴评定是辅助具应用的核心。在进行辅助具穿戴时，需要考虑多方面的因素进行综合考量，包括儿童的年龄、性格、身体状况、肢体功能、对辅助具或器具的要求、儿童家属的家庭文化背景、价值观等，以及照顾者能否正确使用辅助具。对于 SCI 儿童，住宅、学校或幼儿园以及其他自然环境也应该包括在评定中。研究证明，家庭环境、父母的期望会影响儿童的发展，包括运动发育。残疾儿童的发展也受到这些因素的影响。为使用适应性辅助具的儿童制订的治疗目标必须与家庭和学校照顾者的目标相一致。这对于让儿童在家庭及学校环境下进行活动是至关重要的。如果在评定时没有全面考虑这些因素，儿童和家属可能会放弃辅助具的使用，从而影响辅助具的效益。

（二）评定需要考虑的影响因素

1. 关节方面

关节是适应性辅助具选择的一个重要评定因素，良好的关节活动范围和灵活性能够决定儿童适应能力的强弱。使用适应性辅助具时要特别关注儿童的关节活动范围，包括其头颈部旋转到中线和躯干对称性旋转的能力。在保持功能性坐位时，儿童髋膝关节的屈曲角度应大于 90°；踝关节中立位是保持站立位和脚踩轮椅踏板的必备条件。

2. 肌肉方面

选择适应性辅助具时也需进行 SCI 儿童肌张力、控制力和肌力的评定。由经验丰富的辅助具专业人员进行具体、详细的评定可以帮助治疗师确定最佳设备替代方法。存在感觉运动障碍的儿童需要特别考虑其肌张力情况。站立架、侧卧架、适应性座椅等姿势性设备可以帮助儿童的降低异常肌张力。

3. **感觉认知方面**

由于身体能力的限制，SCI 儿童往往依靠其认知功能、社会心理技能和感觉运动能力使用适应性辅助具，感觉运动能力包括感知、运动计划和反应时间。治疗师需要评定 SCI 儿童的认知、感觉运动技能及社会 / 情感发展等方面。

六、影响因素

穿戴辅助具的影响因素主要包括儿童自身因素、环境因素和相关服务因素。

（一）儿童自身因素

儿童自身因素包括儿童的认知功能、运动功能、主观能动性和学习使用辅助具的能力等。

1. **认知功能**

部分合并脑外伤的 SCI 儿童，其记忆力、注意力、执行能力以及组织管理能力常存在障碍。认知功能会影响儿童交流能力及生活质量，导致其无法正常穿戴辅助具。

2. **身体功能**

身体功能包括残存肌力、呼吸水平、感觉、皮肤状况、ROM、肌张力、主动参与能力、协调能力和运动功能。运动功能包括坐姿保持、转移和活动能力等。

3. **学习使用辅助具的能力**

学习使用辅助具技巧和儿童自身的学习能力密切相关。儿童掌握辅助具使用方法的时间越短，其使用辅助具的意愿则越强烈。

（二）环境因素

SCI 儿童所处的家庭、人文和社会环境都可能会影响其辅助具的使用程度，因此在进行辅助具穿戴评定时也应对其环境因素进行评定。环境因素主要包括生活环境因素和建筑物环境因素。生活环境包括社区交通、网络设施、噪声、道路等；建筑物环境因素包括台阶、坡道、障碍物、通道、无障碍设施等。环境因素评定可以使儿童及家属了解环境对其活动范围的影响。此外，儿童周边人员及其家庭经济因素也在环境因素评定的范围之内。

（三）相关服务因素

相关服务因素包括评定的即时性和有效性，以及调整和改进辅助具的便利程度。

（张　静）

第二节　常用辅助具

辅助具能够帮助 SCI 儿童消除、克服其潜在的身体、认知和心理社会功能障碍造成的功能限制，并将这种限制最小化。现代的康复治疗理念旨在以患者为中心，对其日常生活、学习、休闲娱乐活动等方面进行整体性康复治疗。辅助具在某一功能领域能够帮助 SCI 儿童获得一定程度的独立性；同时还需关注当儿童作为一个独立个体处于不同环境时，辅助具对其产生的作用和影响。

一、站立架

SCI 儿童使用站立架的的主要目的是维持损伤平面下的肌肉长度和弹性，降低肌张力，保持躯干和下肢的被动关节活动范围，改善躯干和头部控制能力。儿童每次使用站立架辅助站立的时间最长不超过 1h；伴随耐力的不断提高，儿童每天可站立至少 2~3 次。根据使用性质不同，站立架分为仰卧式、俯卧式和直立式。

（一）仰卧站立架

仰卧站立架的站立角度可以从水平位逐渐增大至接近垂直位。侧方支撑、髌骨支撑、内收 / 外展支撑和头部支撑等部件能够有效帮助 SCI 儿童在站立架上保持良好姿势，在站立架上儿童还能够进行双上肢的肌力强化训练，此种站立架适用于躯干及下肢伸肌张力高、姿势明显异常及头控能力差的 SCI 儿童。

（二）俯卧站立架

俯卧站立架向前支撑 SCI 儿童。通过躯干外侧，髋关节引导，外展限制带，膝关节限制带和鞋支架等给身体姿势提供支撑。针对患有头部控制受限或容易疲劳的儿童，这些站立式装置配有下巴支撑。对于伸肌张力增高的儿童，这种支架可能不合适。在这种情况下，重力增加了颈部和躯干伸展以及肩部收缩所需的工作量，从而形成原始的姿势。

（三）直立站立架

直立站立架通过对髋膝关节和躯干的支撑使 SCI 儿童保持直立的姿势。某些站立架配有液压或手动升降机以方便大龄儿童使用。这个站立架模仿一个正常的站立姿势，SCI 儿童可以练习头部控制和上肢力量。为了便于移动，座位可向一侧摆动。

二、步行辅助具

步行辅助具旨在通过站立和步行来提高功能独立性和 / 或扩大锻炼选择性，协助儿童与其所处的环境进行探索和互动。优点有：改善平衡、减少能量消耗、减少对关节的影响、改善姿势和减少疼痛。最常见的步行辅助具包括手杖、拐杖和助行器。

(一)手杖

按照不同尺寸、把手和支撑方式，手杖分为多足手杖、单足手杖和半手杖。多足手杖提供了更稳定的支持面，而单足手杖更容易模仿正常步态周期。半手杖是手杖和助行器的结合体，它有一个四点的支持面，稳定性最佳，但在步行时易向一侧倾斜。

(二)拐杖

按照支撑部位不同分为腋拐和前臂拐。

1. 腋拐

腋拐通常由木材或铝制成，适应性有限。某些腋拐需要增加前臂支持以减少儿童手腕的负重。儿童和家长应注意，持续的腋窝压力和使用不当可能压迫神经。肯尼手杖是一种没有腋下部分的腋拐，其代替腋下支撑的是一个绕在儿童前臂上的皮革臂带。

2. 前臂拐

与腋拐相比，前臂拐的使用更加灵活，包括周向式和半袖口式。SCI 儿童使用半袖口式前臂拐时较少依靠其袖口支架保持平衡，但是，如果松开抓手，半袖口不会保持在前臂位置。手柄类型包括宽平形、手枪形和圆形，其中圆形手柄最常用。宽平形手柄可能有助于解决肌张力问题以及腕管炎症。手枪形握把提供了放置手指的凹槽。对于力量有限或关节需要减震的儿童来说，可以使用材质较轻的洛夫斯特链拐杖（前臂拐杖）。

所有拐杖的拐杖尖端均可调节其高度。拐杖头可采用不同质地的材料制成，使拐杖更加稳定。尖端可能包括具有减震效果的凝胶。

(三)助行器

有三种类型的助行器适合儿童使用：前向、反向和步态训练器。

1. 前向步行器

前向步行器是传统的助行器类型，分为带轮型和不带轮型。使用时 SCI 儿童抓住其扁平把手，或者使用单侧或双侧平台通过肘部和前臂负重。需要注意的是，前向步行器会增加儿童躯干的前倾，增加其向前摔倒的风险。

2. 反向步行器

反向步行器也称为姿势控制步行器，可促进儿童保持直立姿势。当儿童的手放在身体两侧或稍向前时，其躯干和臀部的伸展角度增加。通过加入骨盆支撑物以协助骨盆侧向控制和躯干伸展。也可以添加平板以使前臂负重。这些步行器在儿童中得到广泛的使用。然而，由于身体宽度的增加，对于体型接近成人的SCI儿童来说难以使用。

3. 步态训练器

对于不能使用其他辅助手段进行步行的儿童，可以使用步态训练器完成步行过程。步态训练器可以对躯干和骨盆起到支持的作用，其由金属框架和可调高度的金属立柱组成，以此支撑躯干和手臂。无论是连接吊带式或自行车式座椅，其高度都是可以调节的。这个座椅不是用来支持整个身体的，而是用来让SCI儿童保持直立姿势。步态训练器可以作为从步行器、拐杖到交互式步行的一种过渡方式。但它具有一定的限制性，包括移动能力的下降、姿势调整难度大和实用性受限等。步态训练器的尺寸比传统的助行器更宽更长，在没有其他合适的辅助设备的情况下，步态训练器可为儿童提供独立的行走方式。

4. 其他设备

Lite Gait是一种部分负重装置，通过在跑步机上用安全带系统支撑儿童来控制负重。Lite Gait结合其他治疗已被证明可以改善儿童步行功能和耐力水平。EVA Walker是一种重型助行器，具有手动或液压举升装置，能够提供较大程度的上肢负重以协助和改善SCI儿童的步行功能。

（张　静）

第三节　常用矫形器

一、基本知识

（一）分类

1. 按使用部位分类

常用矫形器分为上肢矫形器、脊柱矫形器和下肢矫形器。常见的上肢矫形器包括腕手矫形器（wrist hand orthosis，WHO）和肘腕矫形器（elbow wrist orthosis，EWO）。常见的脊柱矫形器包括颈部矫形器（cervical orthosis，CO）、颈胸矫形器（cervical thoraco orthosis，CTO）、腰骶矫形器（lumbo sacral orthosis，LSO）和胸腰骶矫形器（thoraco lumbo sacral orthosis，TLSO）。常见的下肢矫形

器包括踝足矫形器（ankle foot orthosis，AFO）、膝踝足矫形器（knee ankle foot orthosis，KAFO）和髋膝踝足矫形器（hip knee ankle foot orthosis，HKAFO）。

2. 按功能分类

矫形器按功能可分为静止性矫形器和能动性矫形器。静止性矫形器主要作用为将肢体固定于功能位，限制异常活动。能动性矫形器的特点是允许肢体有一定程度的活动，从而辅助或替代手的各种功能活动。

临床上根据儿童的损伤平面和功能丧失情况选用合适的矫形器，主要用于颈髓损伤所致的四肢瘫痪儿童。

（二）作用

1. 稳定和支持

通过矫形器为关节提供稳定和支持，限制关节的活动范围，防止关节、肌肉以及韧带的损伤。如定踝矫形器可防止足下垂同时防止踝关节向各个方向的活动。

2. 固定和保护

通过限制肢体的异常活动，达到消炎、止痛、缓解肌肉痉挛、促进骨折愈合的目的。

3. 预防和矫正畸形

通过矫形器预防或防止畸形的发生或加重。如足外翻矫形器的使用是为了限制足外翻畸形的进展。

4. 减轻轴向承重

通过使用矫形器减免肢体局部承重，促进病变的愈合。免荷式矫形器的使用可以减轻下肢承载的负荷。

5. 促进运动功能

功能性矫形器的使用可以提高儿童的运动功能，提高运动技能以及日常生活能力。

（三）应用指征和意义

1. 指征

根据SCI儿童的病程进展，将SCI的处理分为三个阶段：急救阶段、早期康复阶段和后期康复阶段。急救阶段和早期康复阶段的矫形器使用标准包括：①凡是在急救阶段怀疑存在SCI的，均应重视矫形器的使用，避免搬运儿童时造成二次损伤。②早期治疗阶段较常使用Halo式颈胸矫形器牵引固定颈椎，以利于早期的临床处理。③在SCI手术后应根据手术部位脊髓的稳定性选用合适的矫形器。④手术后需要进行腰部固定的儿童早期应穿戴硬质脊柱矫形器，待稳定后可根据情况换用软性脊柱矫形器。⑤床上卧位和使用轮椅时应使用 AFO 使儿童踝关节保持中立位，防止关节挛缩。

2. 意义

在 SCI 儿童后期康复阶段的矫形器使用目的主要为帮助儿童实现移动、减少并发症，提高儿童的生活自理能力、帮助儿童进行站立、步行等，提高儿童的生活质量，从而使儿童可以更好地回归家庭，回归学校，回归社会。

二、上肢矫形器

上肢矫形器主要用于补偿失去的肌力，扶持麻痹的肢体，固定肢体于功能位，预防或矫正畸形。按照不同损伤水平，常用上肢矫形器有以下几种类型。

（一）C_3 损伤

1. 损伤特点

因膈肌和肋间肌均瘫痪而不能自主呼吸；除头部外，躯干和四肢均不能活动；日常生活完全不能自理。

2. 矫形器类型

C_3 损伤的儿童需要使用呼吸机辅助呼吸。适用于配有各种姿势维持器的高靠背轮椅，将头部、躯干和四肢稳定在合适位置的矫形器。

（二）C_4 损伤

1. 损伤特点

有自主呼吸，能稳定或旋转头部，生活需要完全依赖他人辅助。

2. 矫形器类型

C_4 损伤儿童可使用高靠背电动轮椅。一般使用头控电动轮椅，需进行头颈部灵活性训练以便其更方便使用轮椅。儿童还可穿戴长对掌矫形器（图 7-3-1）或背侧腕手矫形器。儿童经过训练后配合矫形器的辅助完成进餐动作。同时为了防止食物洒落，配合矫形器在特质的碗和盘中完成进餐动作。

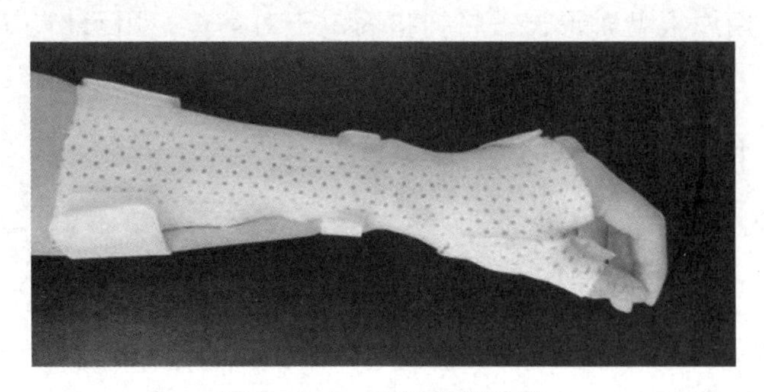

图 7-3-1　长对掌矫形器

（三）C_5 损伤

1. 损伤特点

具有较好的膈肌运动但肺活量小；肩胛骨和肩关节可上提，肘关节可屈曲，肘腕关节无伸展动作；需在辅助下完成 ADL。

2. 矫形器类型

C_5 损伤儿童需配备高靠背电动轮椅，还可配备对掌矫形器和背侧弹性腕矫形器（图 7-3-2）。

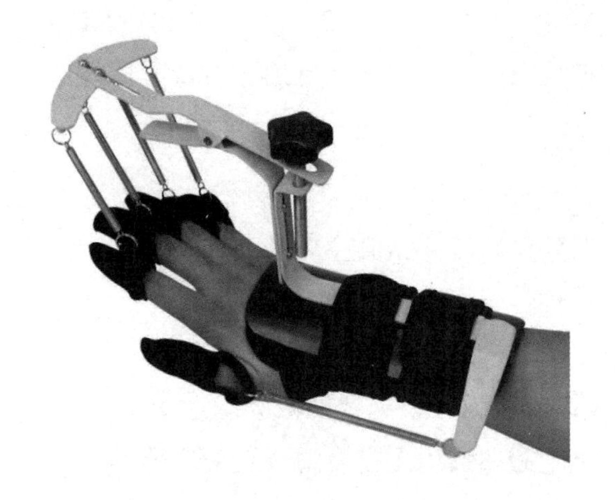

图 7-3-2　背侧弹性腕矫形器

（四）C_6 损伤

1. 损伤特点

肩关节可完成 3 个轴向的运动，肘关节不能伸展，腕关节可主动背伸但屈指肌力弱。

2. 矫形器类型

C_6 损伤儿童可使用普通手动轮椅，可在驱动圈上缠胶带或穿戴护腕手套以增加摩擦力。可使用恩根型矫形器，将拇指固定于对掌位，用示指、中指和拇指进行三点捏取活动。

（五）C_7 损伤

1. 损伤特点

肩关节可完成 3 个轴向的运动，可水平外展；肘关节可屈伸；腕关节可掌屈，掌指关节可伸展，手的握力不良。C_7 损伤平面儿童可完成翻身、坐起以及双上肢的支撑动作，可使臀部上提。

2. 矫形器类型

C_7 平面损伤儿童可使用手动式轮椅或手控式电动轮椅，还可使用万能袖带（图 7-3-3）和手部矫形器完成梳头、刷牙、照镜、使用电脑等活动。

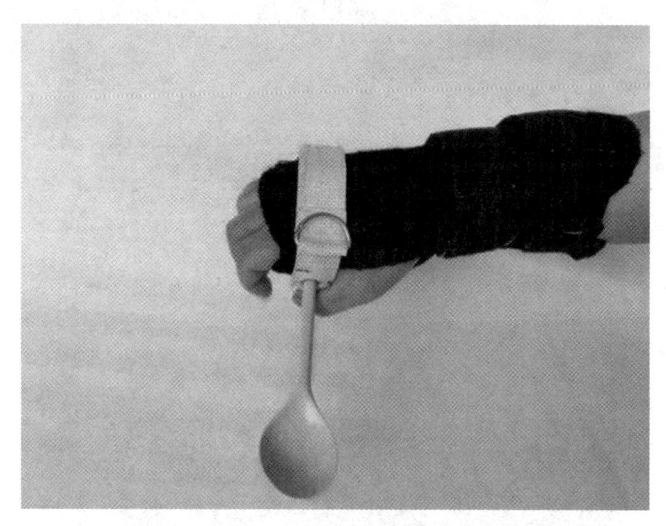

图 7-3-3　万能袖带

三、脊柱矫形器

脊柱矫形器主要用于固定和保护脊柱，矫正脊柱的异常对线，减轻躯干的局部疼痛，保护病变部位防止继发性损伤，预防和矫正畸形。通过矫形器对脊柱的支持及力线调整以达到矫治脊柱疾病的目的。

（一）颈椎矫形器

1. 目的

SCI 儿童使用颈椎矫形器的主要目的有：①保持良好的对线。②使患者肌肉放松，缓解疼痛。③预防畸形。④促进患者软组织愈合，限制颈部的运动。⑤增加运动范围，增加运动度。⑥支撑部分头重。

2. 分类

（1）颈托：目前国际上常用的颈托包括费城颈托（图 7-3-4）和迈阿密颈托（图 7-3-5）。费城颈托采用特定泡沫板成形加工制作，对颈椎正常的屈伸运动可以限制在 30% 左右，而对回旋、侧屈的限制力较小，儿童反馈穿着感好。迈阿密颈托是目前欧美国家临床应用最多的一款成品颈托，是目前所有颈托中固定限位支撑效果最好的颈托。

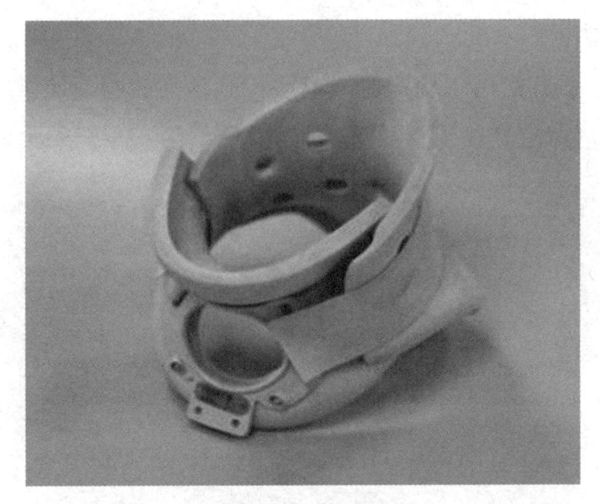

图 7-3-4　费城颈托

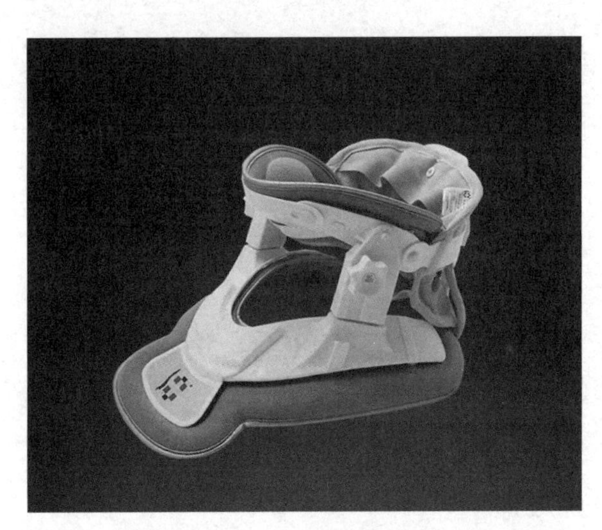

图 7-3-5　迈阿密颈托

（2）带金属支条的颈椎支架（图 7-3-6）：通过调节支条的高度来调节颈椎的屈伸角度。除了能够调节颈椎的屈伸角度外还可以限制颈椎的回旋与侧屈运动，减轻头部重量加给颈椎的负担以及牵引颈椎。

（二）颈胸矫形器

早期治疗中颈髓损伤儿童应用最多的颈胸矫形器是 Halo 式 CTO（图 7-3-7）。Halo 式 CTO 用于牵引固定颈椎以利于早期颈椎内固定手术。手术后常常需要根据儿童脊椎稳定情况选用矫形器。在恢复期，高位 SCI 儿童常用普通 CTO，其具有固定牢固、支撑和固定颈胸的作用。

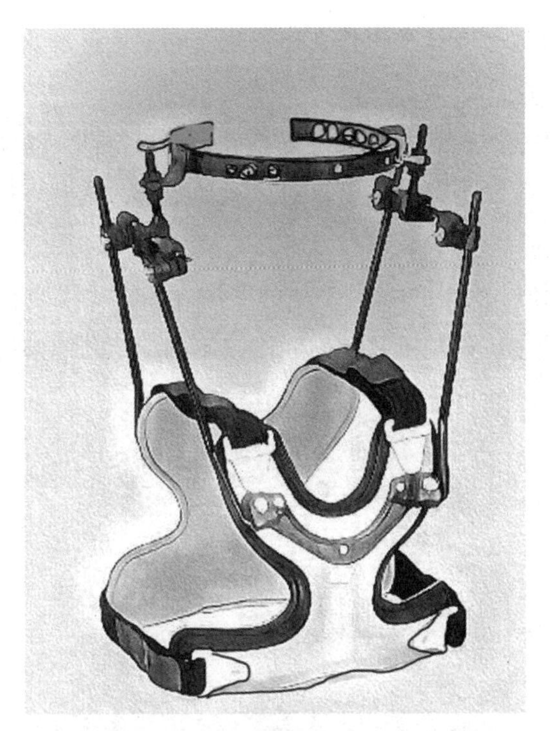

图 7-3-6　带金属支条的颈椎支架

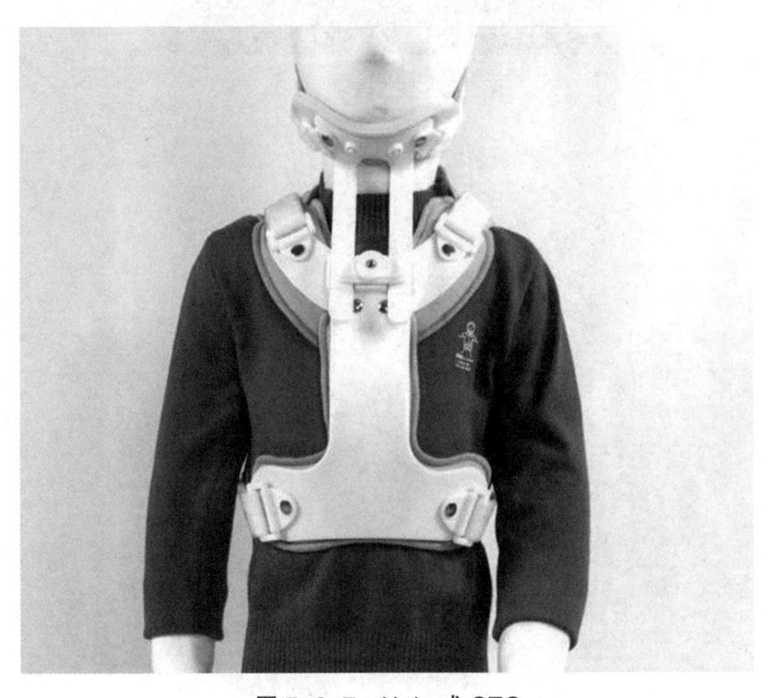

图 7-3-7　Halo 式 CTO

（三）腰骶矫形器

腰骶矫形器按照质地不同可分为硬性、半硬性和软性。临床上最常见的是硬性和软性 LSO，可帮助儿童在轮椅中保持姿势稳定和安全移动，并进行 ADL。

1. 软性 LSO（图 7-3-8）

以各种织物为主要材料，内加弹性支条以增强稳定性，也称腰围。主要给腰部和腹部软组织施加一定压力以减轻腰椎对体重的负荷，限制脊柱运动。

2. 硬性 LSO（图 7-3-9）

与软性 LSO 相比，硬性 LSO 对脊柱的支撑和固定效果更佳，特别是对腰背肌力不足的高位截瘫儿童可以帮助其固定和支撑躯干，使其能够保持坐位平衡。

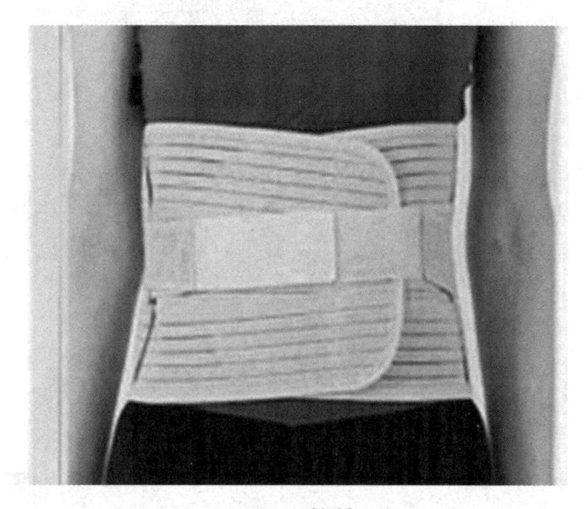

图 7-3-8　软性 LSO

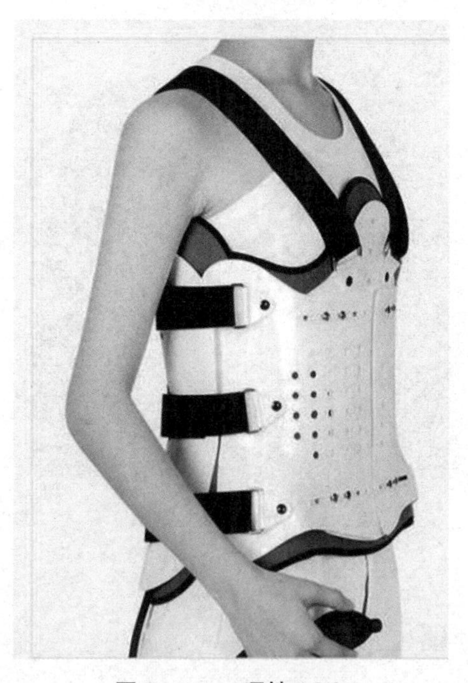

图 7-3-9　硬性 LSO

（四）胸腰骶矫形器

胸腰骶矫形器分为软性 TLSO（图 7-3-10）和硬性 TLSO（图 7-3-11）。使用原理是控制胸椎和腰椎的矢状面及冠状面运动，增加腹压，减轻胸腰承重。合并呼吸窘迫综合征的儿童禁用。

1. 软性 TLSO

软性 TLSO 比普通腰围高 10cm 或以上，支撑范围可达低位胸椎。

2. 硬性 TLSO

硬性 TLSO 材质强度大，支撑和固定效果明显优于软性 TLSO，腰背肌力不足的高位截瘫儿童可以使用其帮助固定和支撑躯干，获得较好的坐位平衡能力。

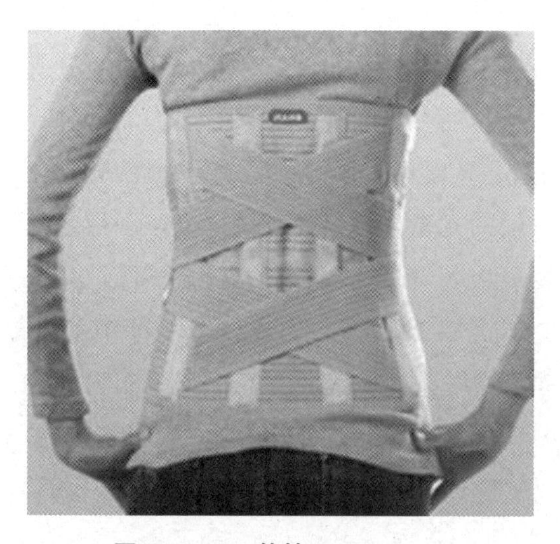

图 7-3-10　软性 TLSO

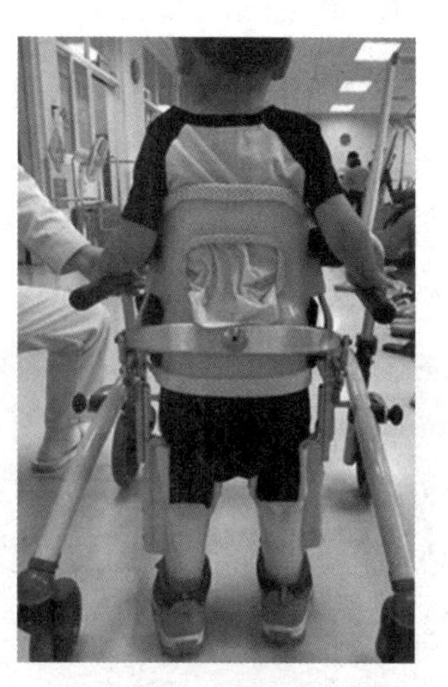

图 7-3-11　硬性 TLSO

四、下肢矫形器

（一）目的

SCI 儿童使用下肢矫形器的目的是支撑儿童体重，辅助或替代其肢体功能，减少下肢关节不必要的活动并保持稳定，辅助儿童完成站立及行走动作，减少由于长期卧床而出现的并发症。有助于儿童恢复体力并进行学习、娱乐等活动。

（二）分类

按照不同损伤水平，常用下肢矫形器有以下几种类型：

1.C_8 损伤

（1）损伤特点：上部躯干活动受限；MCP 可屈曲，指间关节可屈曲，手指可外展内收。

（2）矫形器类型：C_8 平面损伤儿童适用躯干髋膝踝足矫形器（trunk hip knee ankle foot orthosis，THKAFO）及双拐进行小步幅步行训练。适用普通轮椅和配备手的矫形器完成更多生活动作。

2. T_1~T_2 损伤

（1）损伤特点：部分肋间肌和上部躯干存在功能；手指功能正常，可以完成大部分生活和转移动作；腰背肌力量不足。

（2）矫形器类型：T_1~T_2 平面损伤儿童适用硬性 TLSO 和背部矫形器，可使躯干保持直立并增加肺活量；HKAFO 配合双腋拐使用可进行大步幅步行训练；使用各种自助具以提高生活质量；使用普通轮椅进行一般移动。

3. T_6~T_7 损伤

（1）损伤特点：肋间肌和上部躯干肌的大部分功能存在，可独立完成床 - 轮椅转移。

（2）矫形器类型：T_6~T_7 平面损伤儿童使用矫形器可完成辅助性站及步行训练，但上下楼梯非常困难。使用 HKAFO 辅助儿童屈髋、屈膝，提高躯干稳定性。RGO（图 7-3-12）适用于 T_4 以下完全性截瘫儿童。往复式截瘫站立行走矫形器（advanced reciprocating gait orthosis，ARGO）（图 7-3-13）的构造和作用与 RGO 相仿，但稳定效果比 RGO 更先进，更能节省儿童耗能并使其独立完成穿脱衣物动作，生活更加独立化。也可使用 WALKABOUT 截瘫行走器（图 7-3-14），此行走器主要适用于 T_{10}~T_{12} 完全性损伤儿童。

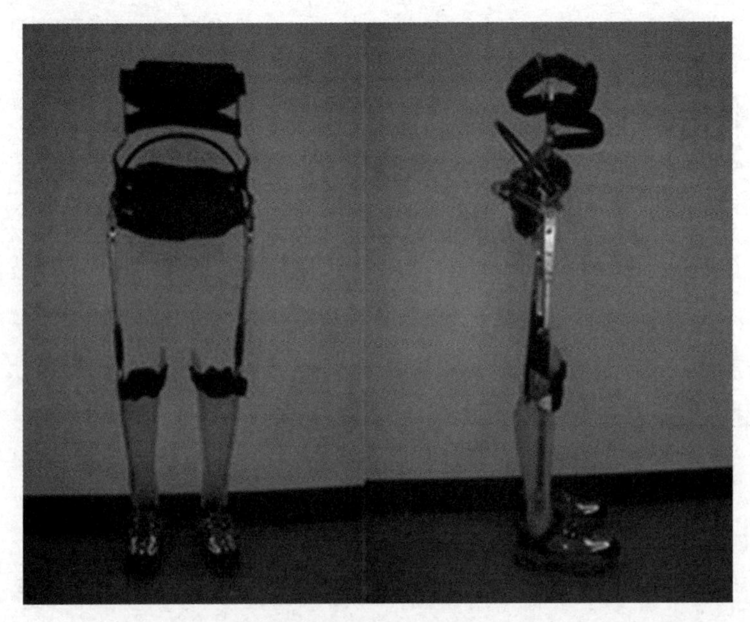

图 7-3-12　RGO

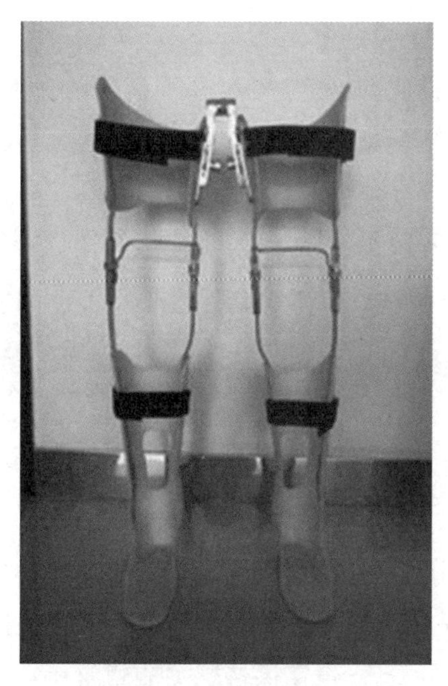
图 7-3-13 AGRO

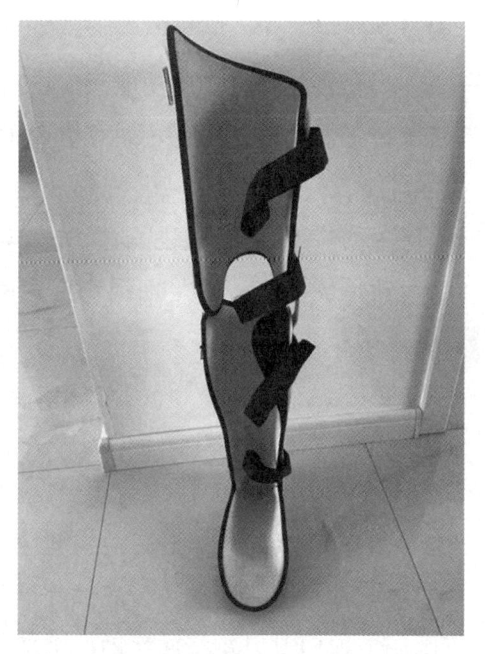
图 7-3-14 WALKABOUT 截瘫行走器

4. T_{12} 损伤

（1）损伤特点：肋间肌、躯干肌和腹肌正常，躯干平衡功能好。

（2）矫形器类型：T_{12} 平面损伤儿童适用 KAFO（图 7-3-15）和拐杖进行大步幅步行训练，可完成大部分生活动作如操纵轮椅过障碍物，此类矫形器适合于足踝无力且无法在步行支撑期保持膝关节稳定的儿童。

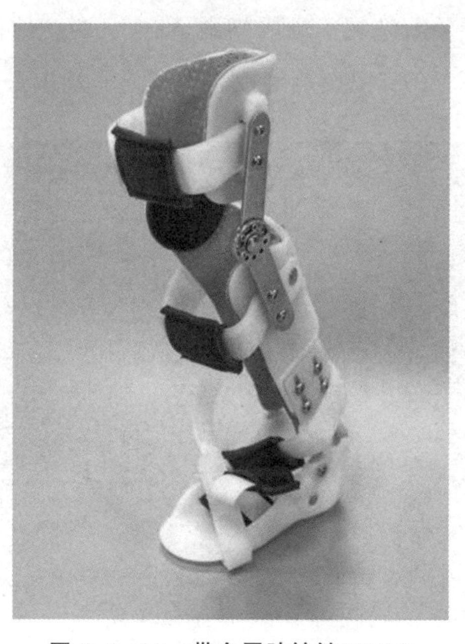
图 7-3-15 带金属膝铰链 KAFO

5. L_1 损伤

（1）损伤特点：腰方肌功能保留，可使骨盆上提。

（2）矫形器类型：L_1 平面损伤儿童的矫形器适用类型同 T_{12} 损伤。

6. L_2 损伤

（1）损伤特点：髂腰肌功能保留，髋关节可主动屈曲和内收。

（2）矫形器类型：L_2 平面损伤儿童使用 KAFO 可实现功能性步行，也可使用前臂拐完成站立和步行动作。

7. L_3 损伤

（1）损伤特点：膝关节可伸展，关节稳定性好。穿戴合适的矫形器完成功能性步行。

（2）矫形器类型：L_3 平面损伤儿童适用 AFO 和前臂拐。AFO 可控制足和踝关节的对线关系及关节运动，由底部和上部组成。底部控制足部与踝部，踝部控制装置可限制或辅助背屈及跖屈活动。上部可在步行支撑期保持踝关节侧向稳定，避免踝关节发生扭转；在支撑相后期可帮助儿童完成抬脚离地动作，改善步态。常用的 AFO 有全接触塑料 AFO 和带有踝铰链 AFO。

1）全接触塑料 AFO：包括标准型静踝 AFO（图 7-3-16）、后侧弹性塑料 AFO（图 7-3-17）和硬踝塑料 AFO（图 7-3-18）。标准型静踝 AFO 能够将踝关节固定在中立位或踝背屈 5° 的位置上，防止足下垂、足内翻及足外翻，改善和提高儿童步行功能。后侧弹性塑料 AFO 对踝部内外侧稳定作用小，但能在步行摆动期矫正垂足，在足接触地面后帮助踝关节跖屈。硬踝塑料 AFO 又叫抗地面反作用力 AFO，其在摆动期能够控制足下垂，在支撑期能够控制踝背屈、跖内外翻。

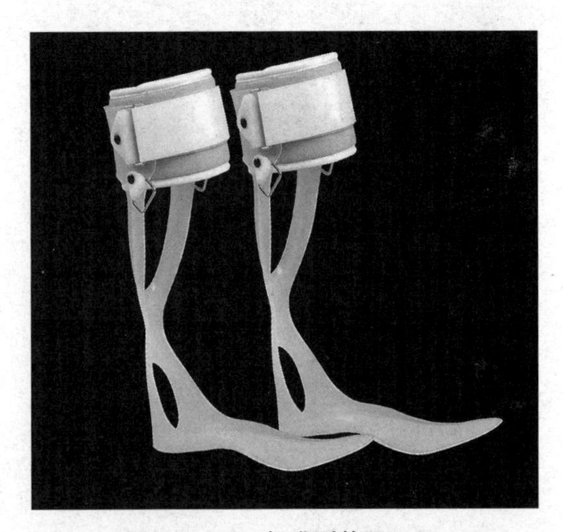

图 7-3-16　标准型静踝 AFO

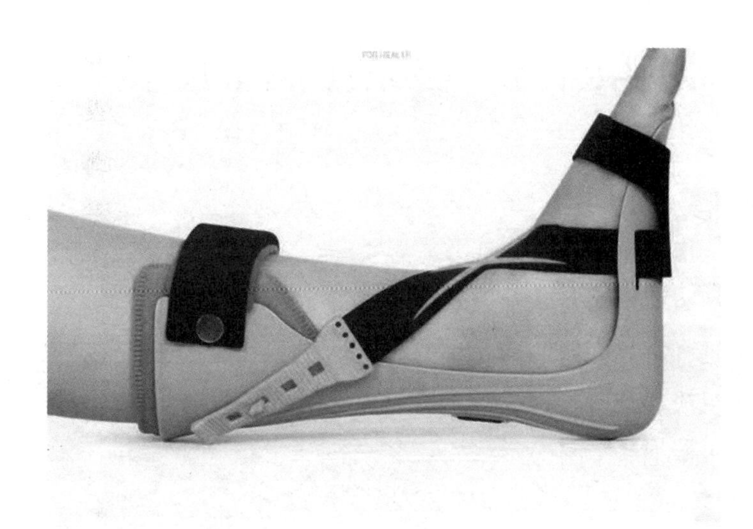

图 7-3-17　后侧弹性塑料 AFO

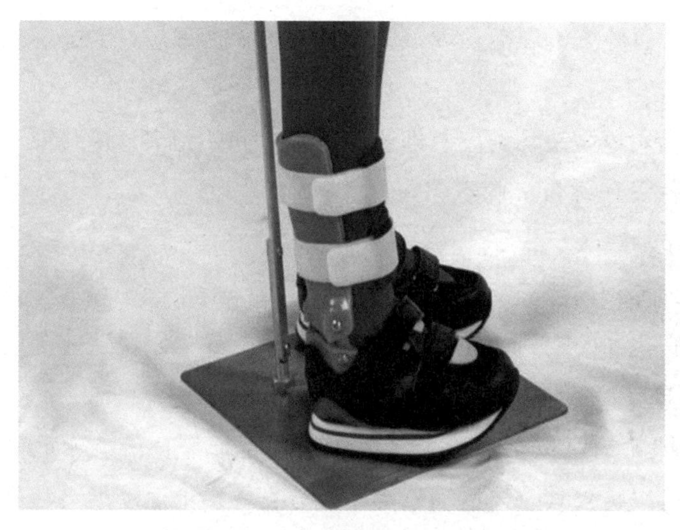

图 7-3-18　硬踝塑料 AFO

2）带有踝铰链 AFO：分为塑料动踝 AFO 和金属支条式 AFO，适用于轻度尖足及轻度足内外翻的 SCI 儿童，改善其步行功能。塑料动踝 AFO 能够辅助完成踝背屈及跖屈动作，并起到固定踝关节的作用。金属支条式 AFO 能够帮助儿童完成踝背屈以便足趾在摆动期蹬离地面。

8. S_1~S_2 **损伤**

（1）损伤特点：可主动完成足外翻和踝跖屈动作。

（2）矫形器类型：S_1~S_s 平面损伤儿童可使用 AFO、足托或单拐完成功能性步行。

（张　静）

第四节　日常生活辅助具

一、轮椅

（一）手动轮椅的选择

进行轮椅选择时，需要测量儿童的身体尺寸、坐姿，并能有效预防并发症。手动轮椅的主要组成部分包括框架、大轮、手轮圈、前脚轮、脚踏、扶手、坐垫、靠背、侧挡板、手握把、车闸。

1. 座位高度

座位高度即座位到地面之间的距离。测量儿童端坐位时其足跟至腘窝的距离，在此基础上再加 4cm 即为座位适宜高度。若座位太高，则轮椅不能驶入桌面下；座位太低，则儿童膝关节屈曲角度过大，其坐骨承受重量过大，容易导致压疮。

2. 座位宽度

座位宽度指轮椅坐垫的宽度，即两侧挡板之间的距离。座位两侧挡板与儿童臀部两侧之间应各留有约 2cm 的空隙。

3. 座位深度

座位深度即座位前缘至靠背的距离。儿童取舒适正确坐姿，腰骶部紧贴靠背，测量靠背至腘窝之间的距离，在此基础上减去 2.5cm 为座位适宜深度。

4. 靠背高度

靠背高度即轮椅座位至靠背上缘的距离。轮椅靠背应低于儿童损伤平面 1~2 个平面，这样可以扩大其身体活动范围，充分发挥躯干运动的灵活性。

5. 座位角度

通常轮椅座位前缘比后缘高 2cm，仰角 3° 左右，其目的是让儿童的身体负荷更多地集中于轮椅的大轮，以使躯干向前屈时能够保持稳定。

6. 脚踏板高度

脚踏板的高度与座位的高度有关系，脚踏板与地面的距离至少要 5cm。脚踏板高度过高，会造成坐骨结节和骶骨负重过大而产生压疮。

7. 扶手高度

儿童肩部放松，肘屈曲 90°，扶手高于肘部约 2.5cm 的距离为扶手适宜高度。若扶手过高，儿童推轮椅时双肩外展，易致肩痛；扶手过低，儿童则会加大躯干前屈角度，易致驼背。

8. 大轮轴位置

通常情况下，大轮轴的位置在背管的垂直下方，可稍靠前或后，如果位置靠前，驱动轮椅时较为轻快，转弯也灵活，但容易向后翻倒，需要较好的控制身体重心的技术；如果大轮轴位置靠后，可使身体重心前移，轮椅不易向后翻倒，但手臂驱动轮椅的动作不合理，比较吃力。理想的大轮轴位置是儿童坐位时后背紧贴靠背，上肢自然下垂，双手中指尖正好落于大轮轴的轴心。

9. 手握把的高度

正确的手握把高度应与照顾者的脐平齐。高度过低，照顾者则必须前屈躯干才能控制轮椅；高度过高，照顾者的腕关节总是处于背屈位。

10. 轮椅坐姿

长期适用轮椅必须要加垫，其主要作用有：①减轻坐骨结节的作用力。②坐垫内容物为空气和流体，改善了儿童臀部皮肤的通气性。③臀部压力分布较为平均，增加了儿童坐在轮椅上的躯干稳定性。④由于压力分布较为平均，降低了压疮的发生率。

（二）电动轮椅的选择

1. 电动轮椅的适用范围

有四种类型的儿童可选择使用的电动轮椅。第一类为不具备行走功能或没有独立活动能力的儿童。第二类为行动不便的儿童，此类儿童可以步行或使用手动轮椅，但速度或耐力不足以完成日常活动。第三类为因脑损伤或SCI而丧失独立活动能力的儿童。对这一类儿童来说，接受辅助具提高移动能力是主要的考虑因素。第四类为需要临时使用辅助具的儿童，包括希望随着年龄的增长而具备步行功能的儿童、手术后恢复期的儿童及创伤恢复期的儿童。

2. 电动轮椅的选择

电动轮椅较手动轮椅增加了电池、电机、操作杆和电子制动装置等，因此，在使用电动轮椅前需了解以下几点：

（1）电池容量：根据儿童适用电动轮椅的需求和时长决定。如果长时间呆在家里，只是偶尔使用电动轮椅，选择一款小容量电池的轻型轮椅即可；如果需要经常外出并频繁使用电动轮椅，需选择一款大容量、充电后可以行驶较长时间的轮椅。

（2）操作杆：选择前需要对儿童的手功能进行评定，确定其能否使用操作杆。最好选择U形杆以方便儿童使用；也可针对其手功能进行改造。

（3）安全带：坐位平衡较差的儿童需要使用安全带以保证使用过程中的安全，防止跌落轮椅。

（4）轮椅宽度：选择轮椅时，必须确认轮椅的宽度小于儿童活动范围内的门宽。

（5）便携性：选择轮椅时需考虑轮椅能否简单的拆卸和组装，以便外出时使用。

二、日常生活动作辅助

（一）个人生活自理辅助具

对于SCI儿童来说，日常生活的很多活动都具有挑战性，使得他们在学习和家庭生活中都会遇到各种困难。特别是颈髓损伤儿童，其上肢和手功能均受限，个人处理事情的能力不足，对辅助具或辅助技术的需求更加迫切。SCI儿童最好选择棉质、穿脱方便的衣物和鞋袜，必要时对衣物进行适当改造或使用辅助具。

日常用于穿脱衣服的辅助具种类繁多，其主要目的是方便儿童穿脱衣物。自粘尼龙搭扣可以方便儿童自行穿脱衣物；手部力量或控制较差的四肢瘫儿童可以使用拉链钩拉上拉链；使用衣扣环（图7-4-1）可以帮助儿童系上扣子。不管是长坐位还是端坐位，都需要SCI儿童拥有良好的坐位平衡和柔韧性；如果儿童坐位平衡能力较差，无法完成弯腰穿袜子的动作，则可以考虑使用穿袜撑（图7-4-2）。

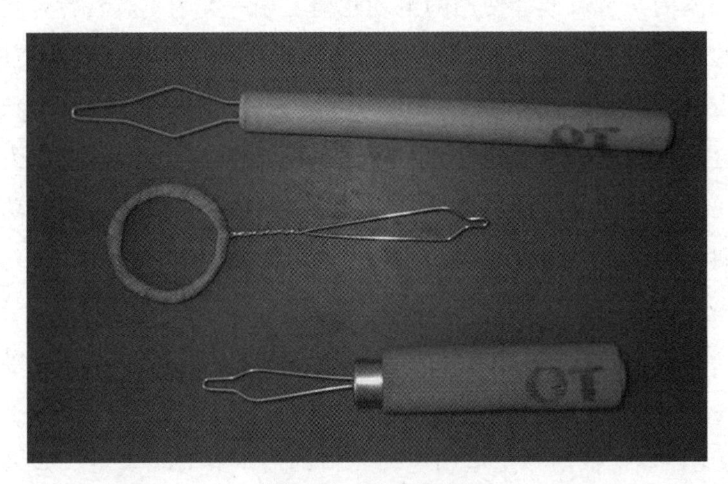

图7-4-1 衣扣环

个人沐浴方面，辅助具可以帮助SCI儿童在沐浴过程中提高安全性，降低沐浴的难度。浴缸升降椅（图7-4-3）可以降低儿童进出浴缸的难度，并减小移动过程中的风险性。悬吊式转移吊架（图7-4-4）可以直接把儿童从轮椅或床上转移到浴缸内。浴缸挡板（图7-4-5）可以让颈髓损伤儿童安全的在浴缸内洗浴，防止其身体在沐浴中滑落以提高安全性。沐浴椅（图7-4-6）可以提高沐浴时的安全性。带

C形夹的助握花洒方便握力不足的儿童沐浴过程中手拿花洒。全自动感应式沐浴龙头不需龙头开关，儿童坐在在合适的位置上，其家属把龙头调试好即可。C形夹或万能袖套（图7-4-7）为个人卫生辅助具，通过将物体的把手增粗，加长或变换一定的角度即可使用。改良牙刷（图7-4-8）可以使 C_6 损伤儿童利用手部固有张力握住牙刷。自动挤牙膏器（图7-4-9）和红外线电子感应洗液泵（图7-4-10）均为自动感应装置，只需儿童轻轻靠近感应部分即可获得牙膏或洗发水。长柄梳或曲柄梳（图7-4-11）可减少上肢的活动范围以降低上肢各关节的运动幅度和难度。装饰镜架（图7-4-12）可以随意调整角度和位置，方便儿童修饰时使用。

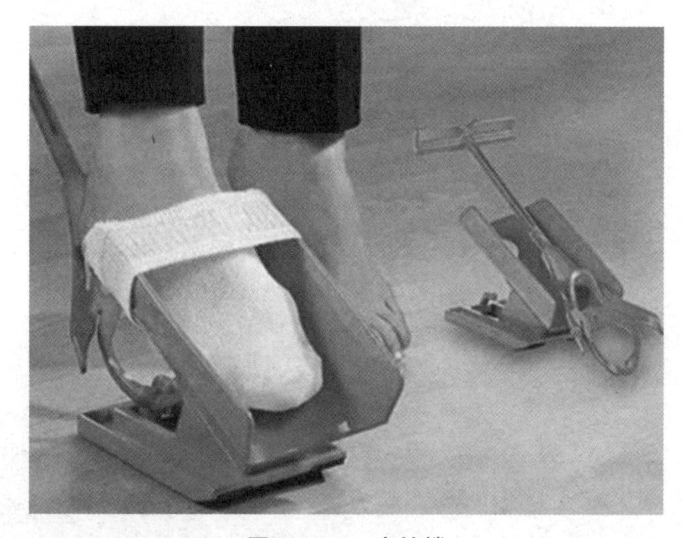

图7-4-2　穿袜撑

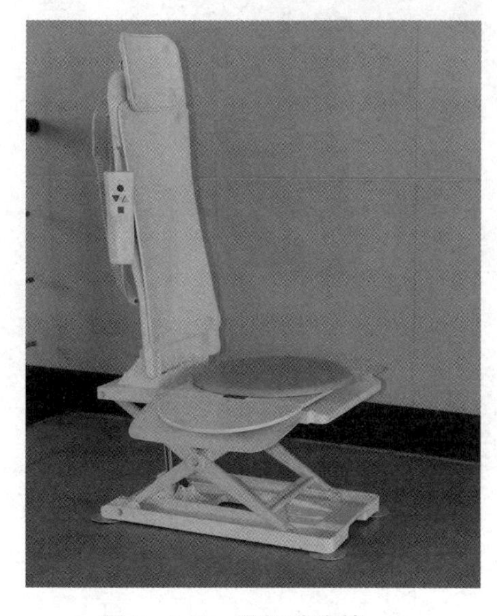

图7-4-3　浴缸升降椅

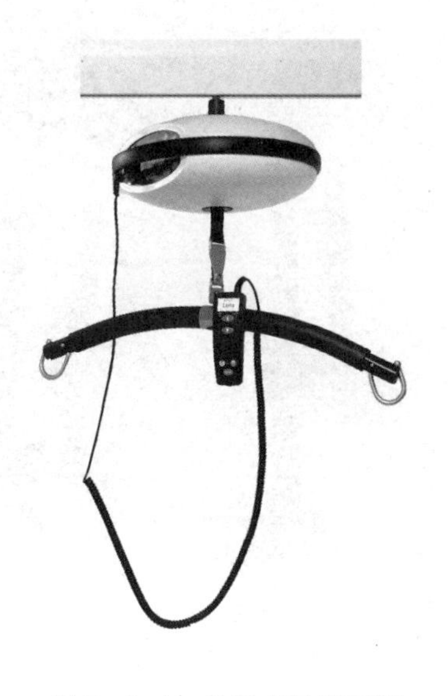

图7-4-4　悬吊式转移吊架

个人卫生辅助具可以减轻 SCI 儿童家属及照顾者的负担，增加儿童独立性，提高生活质量和满意度。

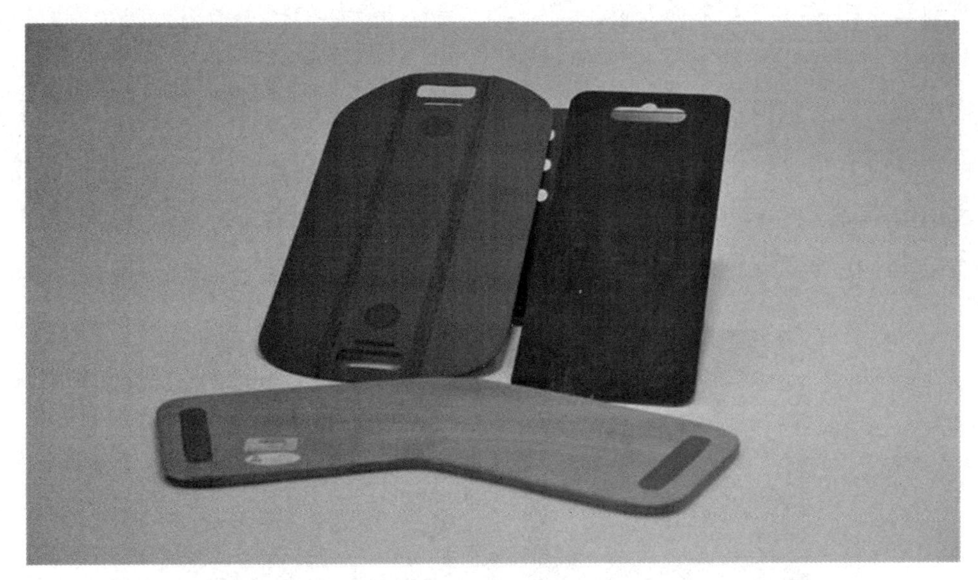

图 7-4-5　浴缸挡板

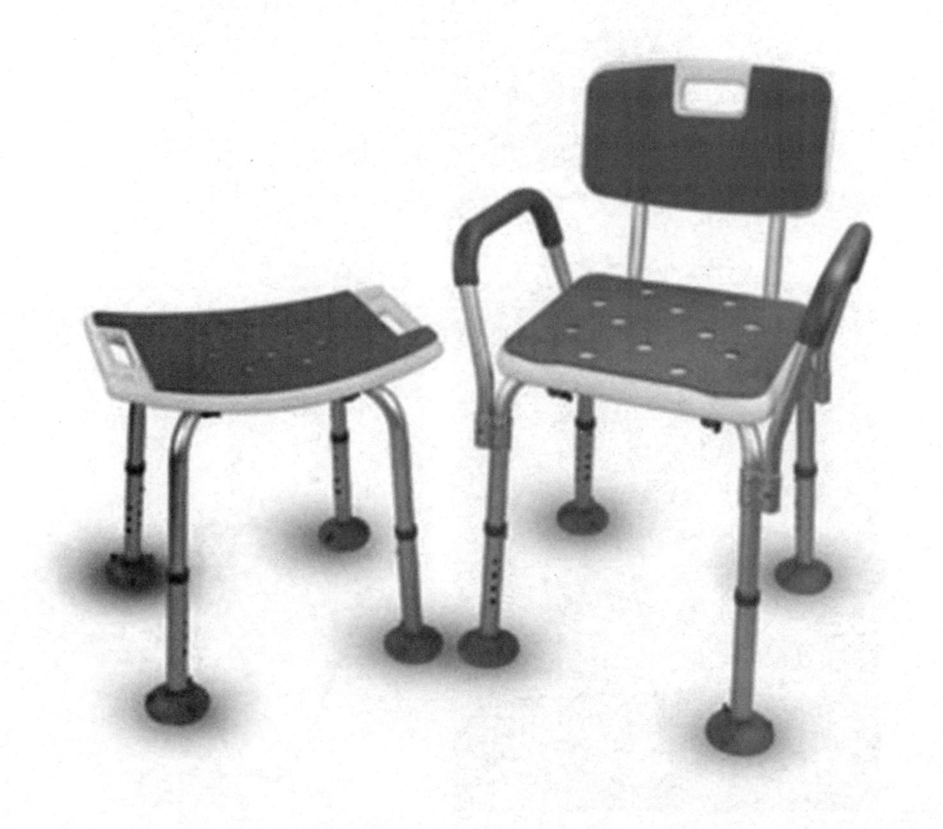

图 7-4-6　沐浴椅

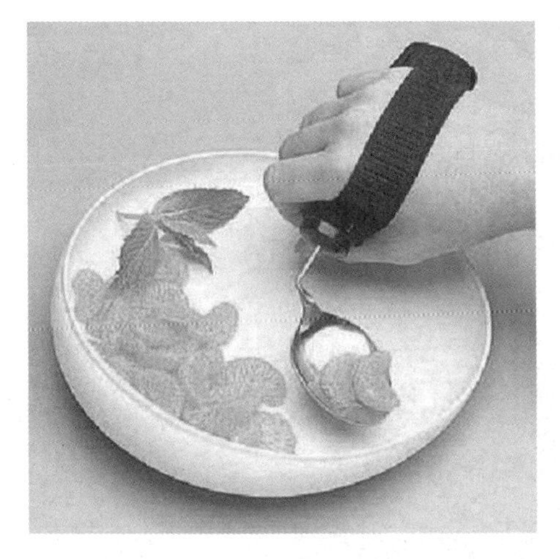

图 7-4-7 "C"形夹和万能袖套

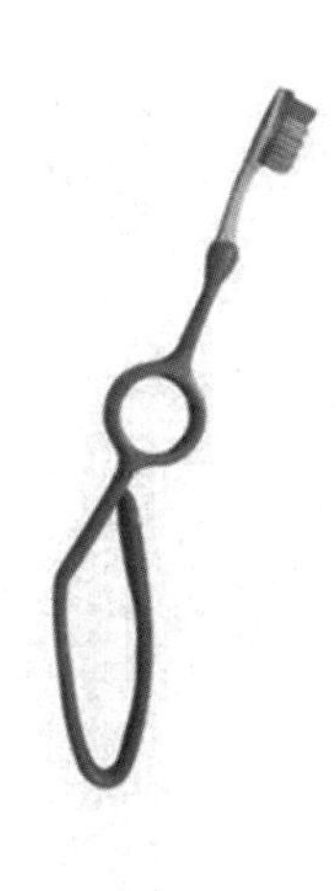

图 7-4-8 改良牙刷

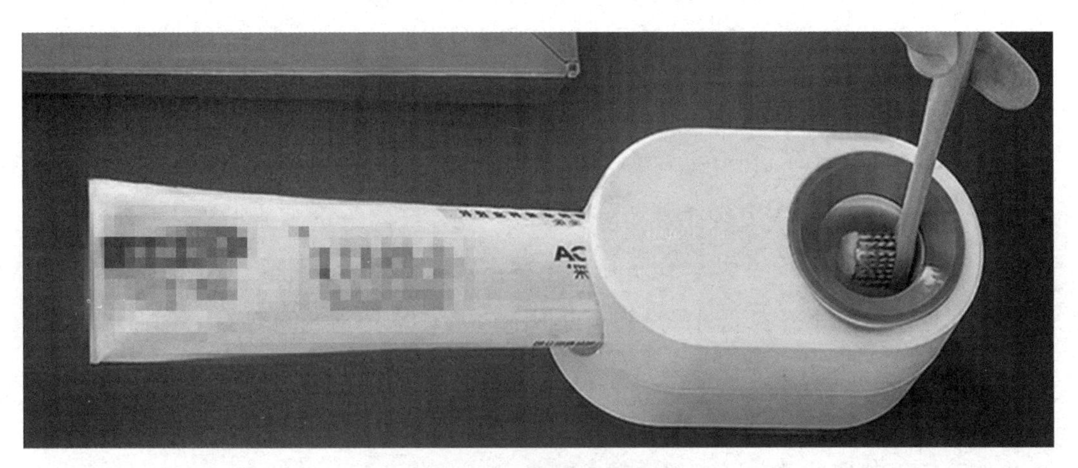

图 7-4-9 自动挤牙膏器

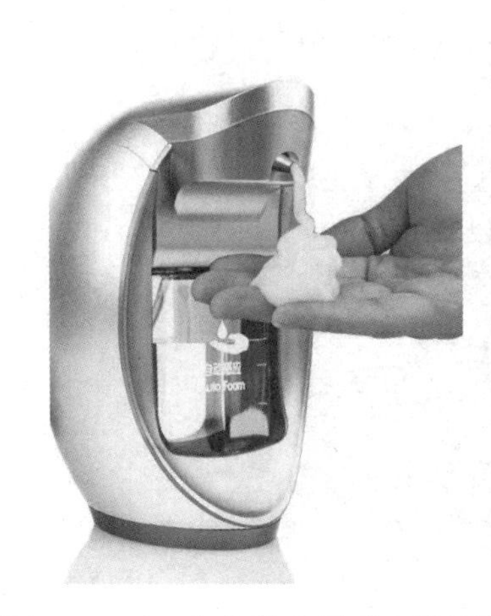

图 7-4-10 红外线电子感应洗液泵

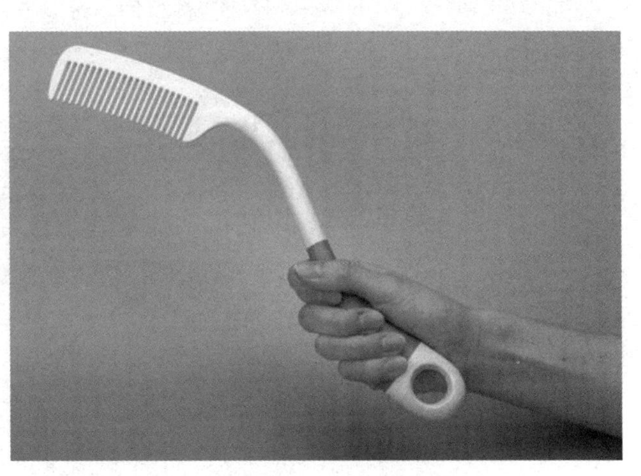

图 7-4-11 长柄梳和曲柄梳

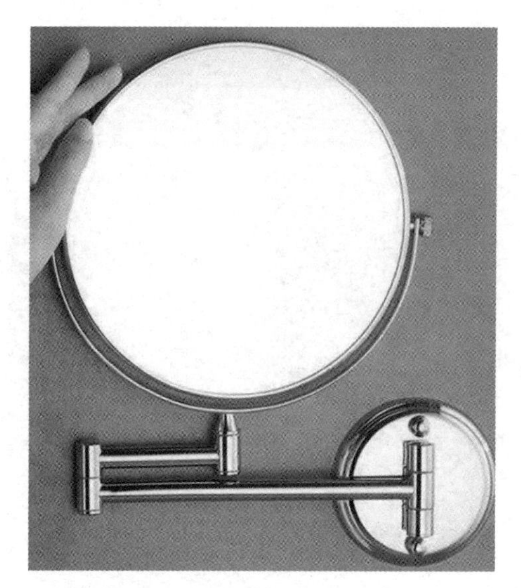

图 7-4-12 装饰镜架

（二）食物辅助具

高位 SCI 儿童因上肢功能受限，不能独立完成进食动作，需要外界辅助。防漏盘挡（图 7-4-13）适用于上肢或手功能不佳的儿童，可以防止在进食过程中食物的推出或抛洒。改造筷子（图 7-4-14）适用于存在手握持能力的儿童。勺子、叉子等进食餐具的把手可以改造成不同长短和角度以适应儿童需要。加粗把手和 C 形夹把手（图 7-4-15）适用于握力不足的儿童。套式握把适用于手握持能力低下的儿童。旋转蛇形把手则适用于腕关节控制不良的儿童。X 形把手适用于仅存在拇指侧捏功能的儿童。加长把手适用于肩肘关节活动能力不足的儿童。双耳防漏杯（图 7-4-16）可使儿童双手夹持拿起喝水，杯子倾倒时水不会漏出杯子。T 形把茶杯（图 7-4-17）适用于仅有拇指内收功能的儿童。吸管和吸管固定器适用于双上肢和手均无力的儿童。

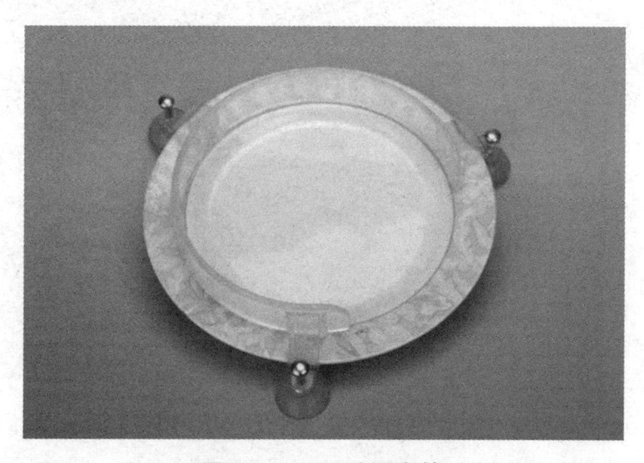

图 7-4-13 防漏盘挡

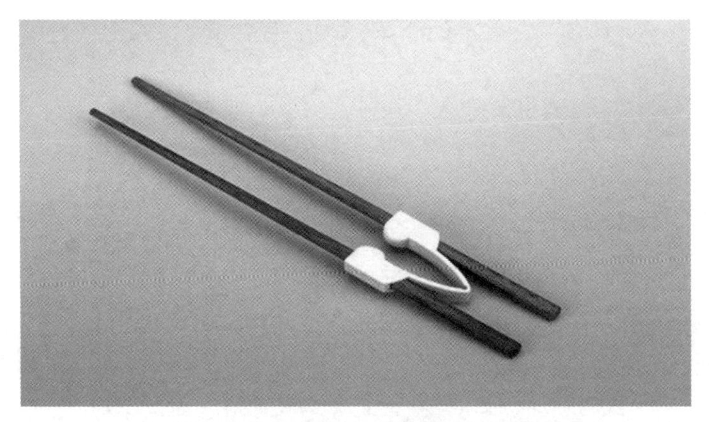

图 7-4-14　改造筷子

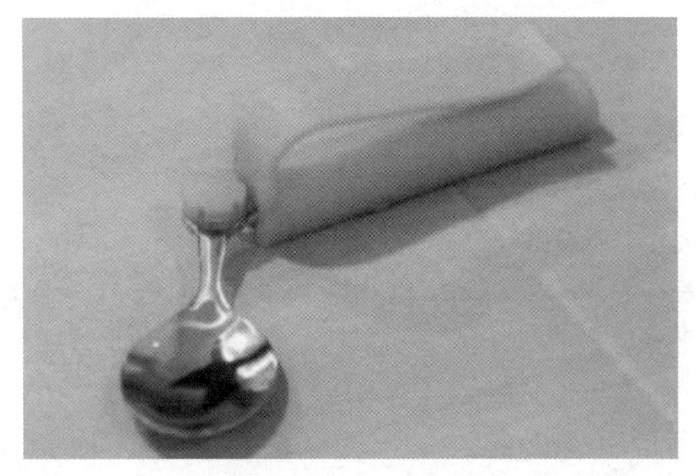

图 7-4-15　加粗把手

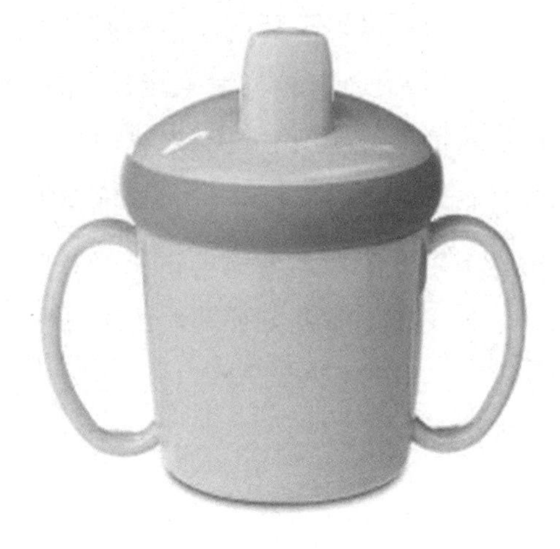

图 7-4-16　双耳防漏杯

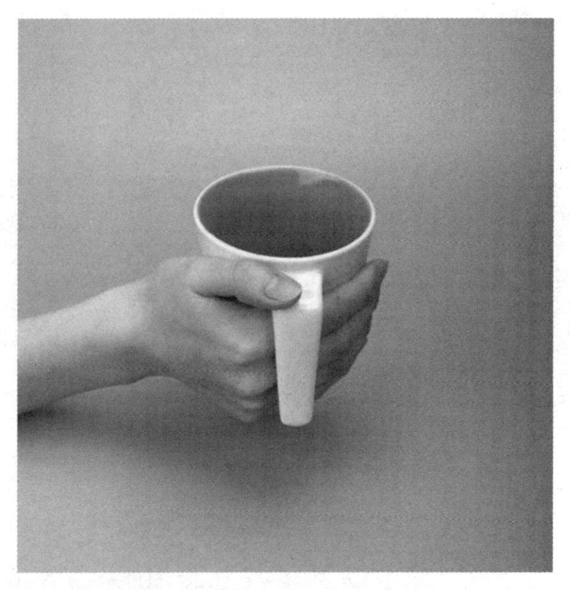

图 7-4-17 “T”形把茶杯

（三）日常生活电子辅助设备

日常生活电子辅助设备（electronic aids to daily living，EADL）又称为环境控制单元（environmental control unit，ECU），可以在不同地点以不同方式进行操作。EADL 的目的是使儿童应用现代化技术对环境进行控制，以促进儿童对日常生活物品的独立获取，提高生活质量和社会参与度。

年龄较小的儿童可以用手启动压力开关来操作电池玩具，也可以用头棒控制电视遥控器选择频道和控制音量。经过改良的电话可以存储多个号码且能自动拨号，轻触开关以接听电话。以上这些 EADL 能够使 SCI 儿童参与与其年龄相适应的社交活动，儿童多参加这些社交活动可以提高其责任感和独立性。

在青少年人群中，EADL 可以增加其个人满意度，提高活动参与度和学习机会，并降低个人护理成本。在福利机构可使用 EADL 来操作个人娱乐设备，如电视、收音机和电灯，据研究，每名儿童在使用 EADL 后，其每天所需的护理时间减少了约 2h。另有研究指出，在引入 EADL 之后，儿童的沮丧感有所减轻。与未使用 EADL 的儿童相比，使用 EADL 的 SCI 儿童能够更频繁地使用电话，更愿意旅行，并在学习上花费更多的时间。

（张　静）

第八章

心理、社会康复与教育

第一节　心理治疗

一、脊髓损伤儿童的心理特点

（一）SCI 对正常人群心理的影响

SCI 目前仍无有效的治疗方法，SCI 后会留下不同程度的残疾。从心理康复的角度来讲，SCI 所带来的问题不仅仅是简单的身体残疾以及后续对残疾生活的适应，还包括对创伤的心理适应、对相关丧失的哀伤处理、残疾后个体的自我认同、整个家庭系统对残疾的适应、SCI 人群的学业和职业发展等一系列问题。所有这些问题又与患者本身的心理应对能力和复原力、家庭的安全基础和支持、整个社会环境的文化背景和接纳程度息息相关。

1. 心理创伤

精神分析创始人弗洛伊德认为“某种经验在短期内高度刺激个体心灵，使得个体无法继续以适应性的方式应对生活，从而使心灵能力受到永久性的挫伤。”这种经验被视为是创伤性的。可以得出结论，是否是创伤的关键在于个体是否能够应对，所以对一些人可能不会造成创伤的事件，对另一些人来说则可能是创伤性的。就 SCI 来说也是如此，简单的类比对患者来说是不公平的。有些高位截瘫的患者能够适应得很好，例如，中国残联第七届主席张海迪女士，曾引起全民关注的体操小将桑兰。但另一些患者，即使残疾程度较轻，也可能带来严重的心理创伤，并且在重新适应方面困难重重。

是否会造成心理创伤，主要有几个方面的影响因素。首先是创伤性事件本身，危险程度越高、持续时间越长、造成的损失越大，引发心理创伤的可能性越大。从性质上来说，蓄意的人为创伤，对心理的冲击是最大的，如谋杀、强奸。其次是个体因素的影响，包括创伤事件之前，个体的既往创伤经验、心理状态、人格水平、应对能力、发展阶段等。第三是家庭社会因素，个体的家庭社会支持就像是受到冲击之时的缓冲带一样，缓冲带的弹性越好，个体的心理结构因创伤而破碎的可能性就越低。

最常见的因创伤而引起的精神障碍便是创伤后应激障碍（post-traumatic stress disorder, PTSD）。PTSD 是因个体暴露于异乎寻常的威胁性、灾难性事件后所发生的一种持续、严重的心理疾病；其共病率较高，如抑郁症、焦虑症、恐惧症等情绪障碍及物质滥用等较为常见。有研究表明，约 1/3 的 PTSD 患者终生难愈，自杀率是一般人群的 6 倍。在 PTSD 中，患者的主要症状包括高警觉、回避和闪回三类。

SCI 患者罹患 PTSD 则会对患者的心理康复带来很多负面的影响。这也是患者家属和相关医护、康复人员需要密切关注的方面之一，如果出现类似的问题，则需要精神健康专业人士的介入。

2. 丧失与适应

所有的心理问题几乎都与丧失有关。就 SCI 这一负性的生活事件而言，丧失是必然紧随的。我们可以把这些丧失分为两个层面，一个是已拥有事物的失去，如身体功能的受损、经济损失、失业、失学、失恋；另一个是指对未来预期的失去，如事业的晋升、打篮球进校队、成为飞行员等。虽然不一定会明确，但大多数人都会对未来的生活有一个心理图式，例如，中学生认为自己会继续上大学，刚进入社会的青年认为自己会拥有一份属于自己的事业，上有老下有小的中年人会认为自己在努力生活之后能够有一段悠闲的退休生活。大多数人并不会预期自己遭受意外，变为残疾人，终身与轮椅为伴。所以当意外来临的时候，丧失的不仅有当下还有未来。

丧失发生后，随之而来的就是哀伤，只有在心理层面上较好地经历哀伤，才能够实现最终的适应。美国心理学家伊丽莎白·罗丝在她 1969 年出版的《论死亡与临终》一书中提出了“哀伤的五个阶段”，指出哀伤是一种复杂的情感，如果我们在其中的某个阶段被困住，哀伤的过程没有完成，也就没有恢复和治愈。一个人必须经历的五个哀伤阶段为：否认、愤怒、讨价还价、抑郁和接受。每个人经历这些阶段的步调是不一致的。你无法强迫一个人度过某一个阶段，人们只能按照自己的脚步来，只有这五个阶段都完成，疗愈才会发生。

（二）SCI 对儿童心理的影响

上文描述的 SCI 对个体产生的心理影响，在儿童身上发生时，因儿童心理发展的特殊性而有很多不同的特点。儿童期发生的身体和心理创伤不仅给其童年带来沉重的阴影和痛苦，还有可能产生伴随其一生的各种心理问题和精神障碍。

研究表明，因儿童发育尚不成熟，儿童心理创伤会引起大脑眶前叶、扣带回、海马回、杏仁核的发育异常，造成代谢障碍，从而影响儿童的共情能力、认知能力、执行能力、情绪情感的发展。有儿童期创伤经历的青少年比没有创伤经历的青少年更易出现情绪行为问题，如抑郁、焦虑、自杀意念、吸毒、自我伤害以及攻击性行为等。

PTSD 的儿童和青少年经常存在记忆问题。一项研究显示，与对照组相比，在即刻、延迟以及与日常生活相关的前提条件下，PTSD 儿童的言语、视觉、空间和视觉空间的记忆较对照组差。虽然相关研究对不同类型记忆受损的发现不一致，但较一致的结论是，有创伤经历的儿童，即使未达到 PTSD，其言语记忆也会受损。这些神经心理的损害反过来影响更高级别的信息加工，造成智能得分降低。早期创伤还会破坏儿童的人格发展，与成年期人格障碍有明确的相关性，如边缘性人格障碍、反社会人格障碍。

在心理创伤恢复方面，有着决定性意义的是家庭因素，因为儿童依赖家庭或养育者而存活。SCI 不仅是对儿童本身的冲击，也会在很大程度上影响其家庭。父母的心理状态不良反过来会对 SCI 儿童的心理状态恢复产生消极的影响。所以家庭对于创伤的态度、消化和适应对儿童是否能够达到较好的心理调适起着关键性作用。良好的家庭环境是促进儿童身心健康成长和发展的必要条件。父母良好的共情能力与教养方式可以为儿童的身心健康发展提供良好的家庭氛围，是儿童在遭受心理创伤时的保护因子。

（三）心理康复对于 SCI 儿童的重要性

毋庸置疑，心理康复对于 SCI 患者，特别是儿童有着非常重要的意义。良好的心理适应不但强化康复效果，还能够帮助患者更好地实现社会功能的康复。心理康复贯穿于 SCI 儿童的整个康复过程以及之后的生活。在这一过程中，心理治疗师的临床干预只是其中的一部分，更多的还需要家长的重视，临床康复人员的积极协作，整个医疗体系资源配比的优化，以及整个社会文明对残疾人包容度的提高。

二、脊髓损伤儿童的心理问题及评定

SCI 儿童常见的心理问题包括 PTSD，以及各种情绪障碍，包括反应性依恋、分离焦虑、抑郁等。与成年人相比，儿童心理问题或精神障碍的表现往往不典型，有时很难通过单纯的语言沟通来进行评定和诊断。

（一）SCI 儿童常见的心理问题

1. 应激相关障碍

（1）急性应激障碍：是一类在接触极为严重的创伤性事件 1 个月内发生的以解离症状、焦虑、警觉性高等为主要表现的心理障碍。这一障碍在遭受创伤之时或之后立即发作。可出现各种解离症状，严重时呆若木鸡、僵硬不动。这种木僵状态一般持续时间很短（几分钟至几小时），随后恢复正常。当这些症状消失后，患者的情绪反应仍然可能降低，而且经常有负罪感，注意力难以集中，时有与躯体分离的不真实感，难以回忆创伤事件的经过。患者通常有明显的焦虑，觉醒程度也明显增高。患者可能会反复回忆、想像和思考所经历的创伤事件，并主动避免与创伤事件相关的线索或信息。

对于儿童来说，因为应对能力、思维方式的不成熟，语言表达能力有限，可能更容易表现出行为和躯体症状方面的问题，包括退行到更年幼的行为方式，如已经分床睡的儿童要求家长陪睡、强烈的分离焦虑、像婴幼儿一样的哭闹、尿床等；还包括饮食和 / 或睡眠规律的改变、身体上的不舒服、社交退缩。

（2）PTSD：PTSD 的典型反应包括闯入性的创伤体验、持续的警觉性增高、持续的回避、对创伤性经历的选择性遗忘、对未来失去信心；患者有时还会深受幸存者愧疚的折磨。

儿童的 PTSD 症状表现与成年人相似，但也存在差异。儿童常见的症状有噩梦、怕黑、缺乏安全感、睡眠障碍以及对声音的过度敏感，有些儿童则可能发展为身心失调症状。儿童与成年人一样会反复体验事件发生的过程，但儿童很少出现视觉上的闪回，而是在绘画、故事和游戏中重复体验创伤的发生过程。也就是说，儿童往往在放松的状态下重复灾难性的经验，而成人通常会突然或在紧张的状态下重现。儿童在游戏中还会出现重复主题的游戏，以此来再次重演或实现宣泄的目的。学龄儿童还有可能相信灾难的发生是有预兆的，因而会花费大量的时间去了解前因后果，并期望通过自己的力量去阻止灾难的发生，以消除内心的愧疚，增强掌控感。儿童还有可能为了让焦虑的父母安心而压抑自己心中的不安，从而加剧情绪和行为问题，如变得具有攻击性或行为莽撞、易激惹、难以安抚。

不同年龄阶段，儿童的具体症状可能不同，主要影响因素有儿童自身的经历、儿童对于父母应对创伤的反应的感受和看法，以及儿童本身所处的发展阶段。每个成长阶段的儿童都存在一些典型的反应：幼儿的典型反应是极度不安和依赖性增强，感到非常无助，无法区分真实和想象；学龄期儿童能够了解现实，会担心家人的状况，并感受到自己的生存环境是容易受到破坏的，因此产生恐惧，这些情绪会进一步影响到社会功能。另外需要注意的是，由于经历创伤的人常常会存在否认和回避的情绪，希望生活迅速回归平静。因此，一些父母在创伤性事件发生后往往无法很快发现并回应儿童的不良反应。

2. 儿童情绪障碍

（1）反应性依恋：是一种与环境有关的，以长期的社交关系问题为特征的儿童情绪障碍。表现为儿童与他人交往能力的显著失调。儿童长期表现出一种不恰当的应对外界反应的方式，如过度退缩、过分警惕、明显的矛盾反应。对养育者的安抚行为同时表现出亲近、冷淡、回避和违抗。常伴有情绪紊乱，对自己或他人的痛苦表现出攻击反应。

（2）分离焦虑：指儿童与亲人或熟悉的环境分离时产生的过度焦虑情绪。当与所依恋的亲人分离时，出现过分焦虑、烦躁、紧张及恐惧，无根据地害怕亲人可能会抛弃自己，发生意外或遭到伤害。因此不愿意离开亲人，拒绝上学或独自睡觉。如果预期到依恋对象要离开或强迫儿童与亲人分离，常出现哭闹、挣扎不安，不与其他小朋友玩耍，甚至不吃不睡。部分儿童还会出现恶心、呕吐、头痛、腹痛等躯体症状。

需要说明的是，当与依恋对象分离时，儿童出现上述情况也属正常，但如果这种对分离的恐惧成为构成焦虑的主要成分，并且持续相当一段时间而不缓解，影响到儿童的正常生活，才应考虑分离性焦虑的可能。

（3）抑郁：儿童抑郁症是起病于儿童或青少年期的以情绪低落为主要表现的一类精神障碍。儿童、青少年抑郁的促发因素主要源自于生活和学习中所遇到的压力，即各种生活应激事件，如健康状况的变化和生活环境的突然转变等。有研究者发现身体健康水平低下的儿童更易产生抑郁及焦虑情绪问题。生活环境的突然转变也可能引起儿童青少年抑郁的发生。住院也易引发抑郁，原因可能是住院扰乱了儿童正常的学习和生活秩序，儿童感受到挫折或限制、与熟悉环境分离，使其产生自卑感、变得不知所措、焦虑不安、孤立、对他人敏感等，归属感受到威胁。

儿童抑郁症的识别率低，诊断难度大，因为其临床表现与成年人有比较大的差异。成年人抑郁症常见的表现如体重减轻、食欲下降、睡眠障碍、自卑和自责等，而在儿童、青少年这些表现却不常见。相反，易激惹、情绪波动大、行为冲动、学习成绩下降和拒绝上学却十分常见。部分儿童还不能准确表达内心的感受，如愤怒、沮丧、绝望、自卑等。

（二）SCI 儿童心理问题常用评定工具

1. 儿童焦虑性情绪障碍筛查量表

儿童焦虑性情绪障碍筛查量表（the screen for child anxiety related emotional disorders, SCARED）由美国精神病学家Birmaher于1997年编制，开始为38个条目，1999年增加了对社会焦虑的评定，修订为41个条目，该量表筛查条目共分为5个部分，分别为躯体化/惊恐、广泛性焦虑、分离性焦虑、社交恐怖、学校恐怖；被评定者根据自己在过去3个月以来的焦虑性情绪状况对每个条目进行“没有”“有时有”或“经常有”的打分。

SCARED量表在国外使用信效度良好，内部一致性检验a为0.74~0.89，各条目与量表的相关为0.40~0.69，重测信度为0.70~0.90。国内有学者对SCARED量表的汉化版本进行了信度、效度检验，各分量表a系数为0.43~0.89，各项目与分量表相关系数为0.43~0.71，重测信度为0.51~0.82。

2. 儿童抑郁障碍自评量表

儿童抑郁障碍自评量表（depression self-rating scale for children， DSRSC）由Bideson在1981年根据Feighner成人抑郁症诊断标准而制订，用于儿童抑郁症的评定，该量表适用于8~13岁的儿童，共有18个项目，按没有、有时有、经常有三级评分。得分高表示抑郁程度越重。

DSRSC量表信度和效度较好，可为临床儿童抑郁障碍的诊断提供帮助。国内有学者对该量表进行了汉化并进行了信效度检验并建立了中国城市常模。研究发现，该量表重测相关系数为0.65，分半信度为0.72，a系数为0.73，项目与总分的一致性在0.2~0.6；量表的效度较好，抑郁组儿童得分高于常模组，对抑郁障碍诊断的灵敏度为86%，特异度为82%。

3. 儿童应激障碍检查表

儿童应激障碍检查表（child stress disorders checklist, CSDC）是美国国家儿童创伤应激网络推荐的量表，用于评定儿童创伤后应激症状严重程度，在美国已被证实有良好的信效度，该量表由Saxe设计，适用于2~18岁儿童和青少年，由儿童观察者（父母、家属、老师等）填写。共有36个条目，包含1个创伤事件条目，5个急性反应条目和30个近期反应条目。第1个条目需要描述创伤事件。急性反应条目对应《精神疾病诊断与统计手册（第四版）》（the diagnostic and statistical manual of mental disorders, DSM-IV）中急性应激障碍和创伤后应激障碍中创伤事件后主观体验标准条目，评定在创伤事件发生后立即出现的情绪或行为。近期反应条目对应DSM-IV中PTSD的症状群以及功能损害症状，评定在最近1个月内的行为，包括5个维度：再体验（7条），回避（5条），麻木和解离（8条），警觉性增高（6条），功能损害（4条）；采用0（从不）~2（经常）的三级评分，总分0~60分。得分越高，应激反应症状的程度越严重。

国内有学者对该量表进行了汉化和中文版的信效度检验，重测信度为 0.75，内部一致性 a 系数为 0.92，分半信度为 0.83；量表总分效标效度为 0.5。

三、脊髓损伤儿童的心理干预方法

对于因意外或创伤性事件造成 SCI 的儿童来说，除了意外事件本身带来的创伤以外，往往还需要经历手术、住院康复等急性和 / 或慢性的应激过程，之后还需要面对家庭生活、学校生活、人际关系等的重大变化。在这些过程中，儿童的很多不良情绪和心理活动是很容易被忽略的，因为家长自身也经常处于痛苦的、焦头烂额的状态。所以在康复的过程中，专业人员的介入和支持是十分必要的，下面简要介绍一些可以适用于 SCI 儿童及其家庭的心理治疗方法。

（一）游戏治疗

在心理治疗工作中，游戏治疗是一种与儿童交流的媒介，能让治疗师充分体验到儿童的世界，而且游戏也是和儿童建立良好关系的最佳途径。

SCI 儿童可能会因为各种生理原因，如躯体功能障碍等，以及相应的康复治疗而不同程度地丧失了游戏的权利。

通过游戏治疗，SCI 儿童可获得关注、包容、温暖和理解，帮助儿童能够更好地实现自我与现实生活的融合。

（二）音乐治疗

大量的实践证明，音乐可以帮助儿童释放情绪、建立自信、增强交往能力、提高语言能力、发展听觉能力、学会娱乐、加强肢体协调能力等。

在治疗中，音乐被用来帮助个体的肢体、心理、认知功能的改善，满足个体社交的需求。音乐治疗师在评定每个儿童的情况后，根据他们的需要提供一系列有针对性的治疗方法，包括音乐创造、唱歌、肢体律动及聆听音乐。研究表明，音乐治疗能够促进肢体动作能力，全面的身体康复，激发人们积极面对治疗，对儿童和家庭给予情绪上的支持，并提供情感表达的途径。

（三）家庭治疗

家庭治疗是一种治疗取向。在对儿童进行心理治疗时，除了要了解儿童本人的症状外，还应了解儿童的行为、情绪问题发生时的整个背景环境，以及这些环境与儿童间的相互作用，治疗应针对整个家庭进行。

目前，家庭治疗的方法广泛应用于治疗各种心理障碍，儿童、青少年和成人的心理障碍都可以使用家庭治疗，而且家庭治疗的效果也已得到了证实，尤其在物质滥用、儿童行为问题、婚姻或人际关系问题等方面效果更好。

（四）儿童 PTSD 治疗

研究证实有效的心理干预方法包括儿童 PTSD 眼动脱敏再加工治疗、认知行为治疗、创伤聚焦的认知行为治疗等。

TF-CBT 被认为是儿童 PTSD 最有效的干预方法之一，能帮助儿童处理创伤记忆，克服有问题的思维和行为，发展有效的应对方式和人际技能。

四、与健康相关的生活质量

SCI 不仅仅是一次创伤性的事件，更重要的是它不可逆地改变了儿童的健康状态，心理认知状态、生活形态，甚至是家庭结构。无论是医学治疗还是后续康复，最终的目的都是为了让儿童回归家庭、学校和社会，重新拥有自己的生活，实现有意义的人生。所以在身体功能之外，生活质量成为了很重要的议题。

心理弹性让我们看到残疾儿童自身的潜能，更多地关注他们身上积极的一面，挖掘现有环境中可利用的资源和儿童自身的积极力量，帮助儿童学会主动适应环境，与他人建立关系。从“我能”的角度思考，如何利用资源，学习人际沟通的技巧，学会情绪管理，不断提高生活质量。

关于儿童发展的研究证实了游戏和休闲娱乐对其身心健康的重要意义；对于 SCI 的康复效果来说，父母和康复相关工作人员鼓励儿童参与休闲娱乐活动至关重要。

SCI 儿童参加休闲娱乐活动能够带来很多好处。首先可以减少和预防并发症和慢性疾病，加强身体功能，提高生活质量和社会融合；其次，休闲娱乐活动对于 SCI 儿童的心理和社会功能也有益处，这些活动能带给人希望、目的感、认同感和生命活力。休闲娱乐活动能够提高 SCI 儿童的自尊，减少愤怒、迷茫、疲劳和压力。

大多数的运动和娱乐活动都能够运用在 SCI 儿童身上。最受欢迎、最常见的体育项目和娱乐活动是轮椅运动，如轮椅橄榄球、轮椅篮球、轮椅桌球、轮椅竞速等。大部分的体育项目需要特制的器材以适应 SCI 儿童的需求。除了轮椅运动以外，手摇车和水上运动（如皮划艇、冲浪以及潜水）也可以成为 SCI 儿童的户外活动项目。采用适合的器材，经过训练和辅助，SCI 儿童也能够进行改良后的滑雪运动，享受高山滑雪的速度感和越野滑雪的开阔视野。

另一类适用于 SCI 儿童的娱乐项目是体感游戏。很多人认为长时间的电子游戏或看电视不利于青少年的身心健康，会减少其对运动和娱乐活动的参与并增加社交孤立的可能；但只要使用得当，体感游戏（即采用电子设备追踪身体运动的游戏）可以将电子游戏所激发出的参与热情与身体活动很好地结合在一起。对于 SCI 儿童来说，参与标准形式的治疗可能是困难乏味的，因此很多康复中心和门诊的 PT 室都安装了体感游戏作为治疗和适应性训练的辅助。体感游戏能够提升儿童对康复治疗的动机和配合度，也能够增加其运动能力，是一项非常好的娱乐活动。

（洪　晔）

第二节　社会康复

社会康复，也叫康复社会工作，是由社会工作者（SW）综合运用社会工作的专业方法和技巧，为有康复需求的服务对象开展个案工作、小组工作、社区工作等一系列活动，协助服务对象克服各种障碍，并采取有效措施为服务对象创造一种适应其生存、发展的专业活动。

SCI 儿童的社会康复要求 SW 具备较强的社会工作专业技能，同时还需要了解和掌握社会学、法学、儿童心理学、SCI 康复医学等相关学科的知识，只有从生理、心理、社会等不同角度全方位地了解 SCI 儿童的基本情况，SW 才能提供更加精准的社会康复服务。SCI 儿童社会康复的最终目标就是要通过社会工作的介入，促进 SCI 儿童早日回归社会、接受正常的学校教育（学龄儿童），并进行正常的社会化。

一、社会康复的实施原则

（一）尊重和接纳

每个人都是一个独特的个体，SW 必须无条件地尊重 SCI 儿童及其家属所面临各种困难时的感受和观点，同时还要接纳、包容该群体的价值观和社会背景。

（二）维护人权和社会公正

法律面前人人平等。SCI 儿童作为重度残疾的社会群体与普通公民一样，享有康复权、受教育权等法律规定的公民权利。SW 应当在 SCI 儿童的上述权利受到侵犯时，积极链接有效的社会资源，为其提供必要的信息和技术支持，以维护 SCI 儿童的人权、体现社会公正。

（三）案主自决和价值中立

SW 的服务对象，即 SCI 儿童及家属即为案主。SW 在介入服务的过程中，可以与案主共同讨论某种决定和选择的利弊，但是应该竭力避免代替案主做任何决定；对于案主最终的选择和决定，SW 应给予充分的尊重并尽量保持价值中立，不做过多的价值评判。

（四）助人自助

“助人自助”是社会工作最基本的原则。SW 作为一个助人的角色出现在 SCI 儿童的康复过程中，应当避免服务对象对其产生过度的依赖，社会工作助人的目的是培养服务对象的独立性，即服务对象独立解决问题的能力。通俗地讲，“助人自助”可以理解为：帮助别人使其更好地帮助自己。

（五）保密

SW 在服务 SCI 儿童及家属的过程中，有义务严格遵守社会工作保密协议，对服务对象姓名、联系方式、家庭住址、病历、照片、录像、服务过程等信息和资料进行严格保密，未经服务对象本人同意，不得擅自使用、传播上述信息和资料。保密原则是 SW 与 SCI 儿童及家属建立信任关系的重要因素，也是获取真实有效评定资料的重要基础。需要注意的是，社会康复中的保密原则并不是绝对的，当发现服务对象本人有伤害自己或他人的行为、即将或已经触犯法律时，为了保护案主本人和其他人员的合法权益不受损害，SW 要合理使用保密原则。因此，在社会康复服务开始之前 SW 需要向服务对象说明保密原则的底线，避免因保密原则的限制而使社会康复服务陷入困境。

二、社会康复的内容和一般流程

（一）社会康复的内容

1. 法律与政策咨询

据有关资料统计，大部分 PedSCI 的原因是意外伤害，SW 依据《中华人民共和国残疾人保障法》《人身损害赔偿司法解释》《中华人民共和国道路交通安全法》等与残疾人和意外伤害紧密相关的法律、文件和当地关于 SCI 儿童医疗、康复、教育、救助的具体政策，为 SCI 儿童和家属提供法律与政策咨询，通过法律与政策的途径为 SCI 儿童争取最大的权益。有效的经济赔偿和全面的政策信息是 SCI 儿童康复的重要前提，它能够有效缓解 SCI 儿童家庭的经济压力和照顾压力。

2. 无障碍环境改造建议

除了极少数不完全性 SCI 儿童之外，大部分 SCI 儿童的出行都要长期依赖轮椅，轮椅的使用为 SCI 儿童的出行提供了很大的方便，但是我国目前的无障碍环境发展水平普遍较低，远远不能满足现实需要。SCI 儿童在机构康复期间，SW 会根据 SCI 儿童的伤残状况、家庭条件、居住环境等因素，及时向家属提供家庭厨房、卫生间和通往居住环境通道的无障碍改造建议；处于学龄期的 SCI 儿童，SW 可参照《无障碍环境建设条例》向服务对象提供学校无障碍环境改造的具体措施和解决办法，并鼓励 SCI 儿童家属主动与教育部门交涉，促进目标的达成；对于高位 SCI 的儿童，上肢功能严重影响书写，无法及时记录、沟通信息的，SW 可指导服务对象使用智能电子设备实现信息记录和无障碍的沟通。

3. 教育引导

教育问题是儿童阶段所要面临的最主要的社会问题，它需要家庭、学校、社会三方面共同努力。由于需要经历相对较长的治疗和康复期，再加上长期以来各种并发症的困扰，SCI 儿童需要在医院和康复机构花费大量的时间，这往往造成其学业中断。虽然不少家长在孩子康复训练期间，能够认识到教育的重要性，依托辅导班和培训机构为孩子进行适当的文化课和艺术课辅导，但是对于 SCI 儿童来说，一方面其智力发展和普通儿童一样并没有什么区别，另一方面学校不仅是儿童学习文化知识的场所，也是儿童学习社会交往技能、培养健全人格和情感的地方，这些素质和能力在校外辅导机构很难获得，SCI 儿童最好的教育归宿仍然是普通学校教育。因此，SW 一项重要的任务就是引导 SCI 儿童尽早回归学校教育，对于实在无法回到普通学校就读的，SW 可链接高校实习生和相关专业的志愿者为 SCI 儿童提供必要的教育支持，最大限度地减少因教育缺失引发的各种社会问题。

4. 家庭关系调解

SCI 儿童的家庭长期面临高昂的康复治疗费用，承受着巨大的经济压力；为了照顾孩子，儿童的父母至少有一方往往要放弃工作，或者父母双方把孩子交由祖父母或外祖父母照顾，经济条件好的家庭会请护工来照顾孩子，这些都给家庭关系带来了更多的不稳定因素，是影响夫妻关系、亲子关系、婆媳关系的关键。SW 通过个案治疗和小组活动等工作方法的介入，为 SCI 儿童和家属赋能，从社会工作的角度对紧张的家庭关系进行适度的调解。

5. 心理疏导

SCI 后，儿童家庭的生活方式会发生巨大的变化，这种变化往往导致 SCI 儿童家属巨大的心理压力；随之而来的经济压力和照顾压力也会增加家属的心理负担；此外，在很多人的心目中，“谁家有残疾人就是谁上辈子做了孽”类似这种腐朽的思想也让很多 SCI 儿童的家属有很深的自卑感。事实上，心理疏导贯穿着社会工作介入的整个过程，而 SW 帮助 SCI 儿童及家属解决问题的过程，就是家属心理压力释放的过程。SW 会根据相关的评定量表来测评家属的心理问题并据此做出适当的疏导。我们也应当注意，如果判断 SCI 儿童或家属可能有较为严重的心理问题，SW 应根据实际情况及时向心理治疗科室或专业机构转介。

6. 生活重建

生活重建是SCI儿童回归学校、融入社会前的最后一环。首先，生活重建中无障碍卫生间、坡道、无障碍电梯等无障碍设施的应用，轮椅、助行器等康复辅助具的使用，都是SCI儿童融入社会前必备的生存技能。SW可以链接专家资源为SCI儿童和家属提供相关技能的训练，这可以提高SCI儿童生活自理的能力；其次，走出去、体验社会生活也是生活重建的重要组成部分，SW可以链接社会资源，组织SCI儿童体验超市购物、乘坐公共交通工具、参加社会活动等，培养SCI儿童的社会交往和沟通能力；第三，SW可以为SCI儿童专门搭建展示自我能力的平台，向全社会展示SCI儿童的精神面貌，提高其面对困难的信心。

随着我国康复事业和社会工作事业的发展，社会康复工作的内容也在不断丰富和完善，社会康复专业人才队伍的推广和建设、SCI儿童康复和救助政策的倡导、SCI儿童的权益维护、PedSCI的社区预防、无障碍考场等一系列有益于PedSCI康复的服务内容正在逐步拓展，使越来越多的SCI儿童受益。

（二）社会康复的一般流程

SCI儿童的社会康复主要包括三种工作方法，即个案工作、小组工作和社区工作。个案工作主要是SW以个人和家庭为单位为服务对象提供社会工作服务；小组工作主要是通过SW与小组成员的互动来提高小组动力、增强相互支持、提供专业知识；社区工作则是SW在社区内通过调动社区资源为服务对象开展的相关服务。无论是哪种工作方法，都要遵循以下的一般流程。

1. 接案并建立专业关系

接案是社会康复服务的第一步。SW需要了解服务对象的来源，初步确定案主的问题，并对照本部门（机构）的功能和工作范围、工作安排确定是否可以接收其为案主，如果案主的需要与本部门（机构）所能提供的服务相吻合，SW就可以进入下一个阶段，继续为案主提供服务，如果不能满足，工作人员应中止服务或转介给其他有该能力的部门（机构）。当确定可以继续为案主提供服务，SW需要澄清求助者的问题，为了建立良好的专业关系，SW还需要主动介绍自己的身份、具体工作、部门（机构）的服务范围，同时也要告诉求助者，问题的解决需要双方的共同努力，而不单是部门（机构）的事，减少求助者的依赖心理，增强求助者对解决自己问题的责任心。此外，还要重视案主的社会支持网络，并尝试与这些支持网络建立关系，共同合作，促进案主问题的解决。

2. 预估

SW与案主建立初步的专业关系之后，就需要预先对案主的问题和需求进行初步的评定。此时评定的目的主要是：第一，搜集、整理案主的背景资料、资源系统、问题存在的时间及曾经使用过的解决方法等；第二，了解案主的主观感受；第三，识别案主问题的起因；第四，挖掘案主所处环境的积极因素。

SW 通过病历、康复治疗记录和主管医生、护士、家属的访谈，可以搜集和整理 SCI 儿童的康复状况和身体条件、受教育水平、家庭状况、康复费用来源和构成、社会支持网络等背景资料，认定案主的问题并根据专业判断写出预估报告。

3. 制订计划并介入

在该阶段中，SCI 儿童及家属作为案主需要与 SW 一起工作。社会康复计划的制订必须有案主的参与才能更好地落实。

在制订计划和介入服务阶段，我们需要注意以下几点：首先，SW 需要了解 SCI 儿童及家属的心理预期，根据目前所面临的主要问题和现有资源与案主共同制订具体的目标，这个目标的内容必须是具体的、可操作的、有时间限制的，且与案主的能力、部门（机构）的功能相一致的；其次，SW 在介入过程中要根据介入的效果和案主需求的变化与案主一道及时修正康复计划；第三，在 SCI 儿童社会康复的过程中，与家属保持有效的沟通和适当的社会工作介入对 SCI 儿童的社会康复来说非常重要；最后，在制订计划和介入服务阶段，要避免家属包揽包办，应充分考虑 SCI 儿童的主观感受和真实反映，挖掘 SCI 儿童的潜能。

4. 评定总结

在 SCI 儿童的社会康复进入到最后的阶段，SW 需要对整个服务过程进行一个效果评定，其目的一方面是与案主共同回顾改变的过程，检测案主的需求和目标是否得到满足；另一方面，也可以帮助 SW 总结工作经验，不断完善今后的社会康复服务。评定结束，SW 需要撰写评定报告。

5. 结案与转介

当案主的问题已经得到解决、目标已经达成，SW 应与案主一起巩固社会康复介入的成果，强调案主已经取得的成绩，进一步增强案主的自信心，然后与案主协商，及时办理结案手续；当案主的问题超出了 SW 的能力和服务范围，SW 应根据案主的意愿和实际情况把案主转介给其他相关部门（机构）继续接受相关服务。在这一阶段案主很容易对 SW 产生依赖情绪，SW 要学会及时处理。

6. 跟踪与反馈

结案并不意味着社会康复服务的终结。由于 SCI 儿童康复的复杂性和长期性，SCI 儿童在回归社会或者转介以后，仍然可能会产生各种新的社会问题和需求，SW 需要在结案后对案主进行定期的跟踪服务，可以通过电话随访等方式继续了解案主的现状，并归纳、总结、反馈。面向社区服务的 SW 甚至可以入户跟踪案主的现状。跟踪与反馈不仅有利于提高社会康复的服务质量，同时有利于提高 SW 的社会康复服务技能，从而更好地为 SCI 儿童及家属服务。

综上所述，SCI 儿童的社会康复过程是 SW 与案主互动的过程，是 SW 为 SCI 儿童链接社会资源、挖掘自身潜能的过程，社会康复的介入不仅有利于缩短 SCI 儿童在机构康复的周期，更有利于促进 SCI 儿童更早、更好地实现社会功能的重建，为 SCI 儿童回归社会、融入社会打下坚实的基础。

（叶晓彬）

第三节 儿童脊髓损伤的教育

接受教育是每一名学龄期 SCI 儿童和青少年应该享有的权利。当儿童的身体条件允许其进行康复治疗时就应进行教育方面的评定和支持。医院和康复中心可配置一定数量的教师以便为 SCI 儿童提供住院期间的教育，在儿童住院末期应为儿童和所在地区学校提供法律方面的帮助和指导，为儿童回归学校做好准备。

一、儿童脊髓损伤的教育目标

SCI 对儿童的影响是广泛的，包括：①创伤本身的影响，疼痛和异常感觉。②身体功能的改变。③住院期间的分离焦虑。④成长、独立和发展的正常轨道改变。⑤个人及家庭对未来的不确定。⑥对外在形象的担忧。⑦危险因素增加。⑧对他人的依赖增加。

SCI 儿童教育的总目标是通过特殊的教育与训练方法，尽量使儿童成长为自食其力的劳动者，即职业、社会和个人生活自理的适应，其中，职业适应是自立于社会的基础，是最终目标。由于儿童的受伤年龄不同，其发病后的心理状态亦不同，适应及调节情绪的功能也不同，因此，对儿童的具体培养目标也有所不同。

（一）0~5 岁

0~5 岁阶段的教育目标是让儿童在不失去自尊心的情况下发展自我控制感，在自然发育的基础上尽可能鼓励儿童通过玩耍来探索周边环境。0~5 岁的儿童经历三个不同的发展阶段，每个阶段对康复的意义都不同。埃里克森提出婴儿期（出生至 2 岁）是信任的重要发展时期，父母是这一时期信任的主要提供者，在此期间，当婴儿与父母分开时会对外界产生害怕与怀疑，因此，父母应全程参与此阶段的康复治疗。与此同时，鼓励儿童学会独立自我照顾的技巧至关重要。以膀胱和直肠管理为例，5 岁左右的儿童可以学习排尿和排便的管理技巧，虽然仍需要父母或其他家属的监督和帮助，但通过参与整个康复过程，儿童可以对自身障碍产生一些基本的理解和认识，并积极参与自身的健康管理。

（二）6~12 岁

儿童从 6 岁开始进入学龄阶段，此阶段的儿童通过学习并使用新技能来获得成就感和自我肯定。此阶段的教育目标是通过对儿童进行自我照顾、社会活动、隐私及性生理方面的教育，帮助儿童重新积极参与家庭、学校和社区的活动，进一步认识自身疾病。

1. 自我照顾

认知的发展对于儿童深入理解自身疾病和康复很有帮助。学龄期的儿童已经具备了运用逻辑和直觉解决问题的能力，SCI 后存在的一系列功能障碍导致儿童脱离了损伤之前较为熟悉的环境（如学校、社区生活），因此需要重新定位他们的发展方向和目标，以符合其残存能力。在此阶段，康复治疗人员应鼓励儿童积极参与自我照顾，培养其独立能力。通过专业手段帮助儿童学会如肠道管理等的自我照顾方法，鼓励和支持儿童承担自我照顾的责任。

2. 社会活动

（1）家庭及社区活动：学龄期的 SCI 儿童需要学习日常生活技能以达到生活部分自理并承担相应的家庭责任。让儿童学会简单的家务劳动，如洗碗、叠衣服、整理房间等，这样做的好处是让儿童尽早适应相对正常的家庭生活，认识到自己并非一无是处，而是能够完成一些力所能及的任务，从而获得内心的自我认同感。同时，还应鼓励儿童尝试不同的游戏以培养其兴趣爱好，根据自身能力参加相应的社区活动，如聚会、参观、夏令营、体育活动等。

（2）学校：康复治疗人员应与学校专业人员建立良好的沟通渠道以保证 SCI 儿童尽早重返学校，并减少对其接受教育的影响。SCI 儿童理应和正常同龄人一样在普通学校接受同等水平的教育，但由于个人及环境的因素，SCI 儿童在学校常常存在被同学孤立排斥、行动不便等情况；康复治疗人员应及时与学校进行沟通，帮助老师和同学正确认识并理解 SCI 这种疾病和它所带来的一系列功能障碍，并对学校环境进行简单改造，以使 SCI 儿童在学校中获得同伴的认可和理解，在校内能够无障碍地进行转移。

3. 隐私和性生理教育

（1）隐私：学龄期的儿童开始形成隐私的观念，SCI 儿童亦是如此。在这个阶段，家长及其照顾者需要特别关注儿童在隐私方面的需求并加以重视。家长及其他照顾者要注意对儿童的照顾尺度，给予儿童充分的个人空间，让其结交朋友；学会尊重和理解儿童，不要通过不良手段窥探儿童的隐私，允许他们有秘密。

（2）性生理教育：学龄期的儿童开始对一些性相关问题感到好奇。随着青春期的到来，康复治疗人员应及时对SCI儿童及其家属进行性生理方面的教育，以便使儿童解决个人形象、自尊和性别特异性问题。学龄期的SCI儿童除了要学会正确认识自己的身体变化和性别特点之外，还要正确掌握膀胱再训练、清洁间歇导尿及清洗生殖器官的方法。

SCI发生后，除了儿童的身体功能能够恢复到何种程度之外，父母及其家属最关心的问题就是SCI儿童在成年后能否和正常人一样结婚生子。康复治疗人员应利用专业知识帮助儿童及其家属了解儿童所处的功能障碍水平会对日后的性生理方面造成哪些问题，并提供相应的解决方案使儿童树立对性的正确认识。

（三）12~18岁

青春期是儿童逐渐发育成为成年人的过渡时期，同时也是人体迅速生长发育的关键时期。在此阶段，SCI儿童除了会遇到生理和心理方面的问题之外，还会遇到就业方面的问题。此阶段的教育目标是指导儿童正确认识生长发育的变化，注重心理健康，进行学习和职业规划。

1. 认识生长发育变化

青春期的生长发育以性成熟为核心变化，这一阶段的人体变化最为迅速和明显，如男性开始出现喉结、睾丸发育成熟、阴茎和阴囊增大；女孩乳房隆起、月经来潮。SCI青少年的生长发育与同龄人一样；除此之外，由于疾病所导致的一些身体问题会因为青春期的到来而日益严重。由于身高和体重的快速发育，胸腰段SCI青少年更易出现损伤平面以下骨质疏松、脊柱侧弯、肌肉萎缩等情况，并因此而导致显著的外貌变化。对此，康复治疗人员应通过以下几点帮助青少年解决生长发育变化带来的问题。

（1）健康宣教：康复治疗人员应通过文字、图片或视频、访谈等形式对SCI青少年及其家属进行健康教育，例如，正确的体位摆放、损伤平面以下部位的合理负重、佩戴腰围等矫形器具等，教会青少年及其家属如何预防和避免异常现象的发生。

（2）医疗体操：医疗体操是根据伤病情况，为达到预防、治疗及康复的目的而专门编排的体操运动及功能练习，对SCI人群的运动器官功能恢复、异常姿势的矫正具有良好的作用。SCI常导致损伤平面以下的肌肉萎缩和骨骼变形，胸腰段损伤同时还存在脊柱侧弯的隐患；为避免过早出现骨骼肌肉异常，在安全的前提下应尽早对 SCI 青少年进行医疗体操训练，常用方法包括肋木悬垂训练、矫正脊柱侧弯主动训练、肌力增强训练等。

（3）生理卫生教育：性是青少年普遍关注的一个关键问题，SCI 青少年也不例外。有研究表明，SCI 青少年认为自己具有性吸引力，但由于担心别人对残疾抱有消极态度，因此他们对自己的身体形象有矛盾的感觉。在整个康复过程中，由于衣着限制和需要使用功能性辅助工具，青少年往往认为他们的身体没有吸引力。还有研究表明 SCI 青少年会努力隐瞒膀胱和肠道问题。康复治疗人员应在治疗早期就开始帮助青少年解决有关身体形象和性方面的问题，培养青少年对残疾的积极态度，支持并帮助他们接受影响外在形象的残疾属性（如佩戴矫形器）；应教导青少年正确认识男性遗精和女性月经来潮等正常生理现象，并教会其正确的处理方法。

2. 注重心理健康

具体内容详见第八章第一节。

3. 学习和职业规划

SCI 往往会严重延缓儿童和青少年的教育进程，阻碍其未来的职业规划和发展。由于政策保障不足和社会的偏见，儿童和青少年受伤前的学校往往因儿童身体原因等各种理由而难以再接收其回校继续完成学业，而特殊教育学校的课程设置又不符合 SCI 儿童的发展需要，因此 SCI 儿童和青少年可能面临“无学可上”的状况而感到自卑、愤怒甚至逃避、厌学。

康复治疗人员应为 SCI 儿童和青少年提供相关法律法规的支持，积极与学校进行沟通，引导儿童和青少年尽早回归学校教育；对于实在无法回到普通学校就读的，可为其联系高校实习生和相关专业的志愿者为 SCI 儿童和青少年提供必要的教育支持，以最大限度地减少因教育缺失而引发的各种社会问题。

青春期是一个关于教育和职业选择的重要决定和经历的时期，这些决定和选择将对个人的生活产生持久的影响。应支持 SCI 青少年更加独立自主地为康复和职业未来进行规划。

二、儿童脊髓损伤的教育原则

因为自身健康原因，SCI 儿童在接受学校教育时会比正常同龄儿童面临更多的困难。应采用以下原则帮助 SCI 儿童克服身体不便而进行系统的学校教育。

（一）准确的教育评定

为教育与训练奠定基础。SCI 儿童由于身体原因，在学校可能面临很多不便，因此在儿童进入学校接受教育之前需要对其进行教育评定，并提供辅助性支持。康复治疗人员与学校配合，根据儿童情况评定学校环境，与学校协商能否为儿童提供特殊教育服务和住宿，能否保证儿童在校期间可以进行康复治疗。

（二）培训学校工作人员

应对学校工作人员进行相关方面的培训。在 SCI 儿童和青少年重返学校后，作为与其密切联系者，学校工作人员有义务、有责任为 SCI 儿童和青少年提供专业的帮助和支持。康复治疗人员可对学校治疗师、护士和教育助理进行业务培训，如营养、呼吸、疼痛和痉挛的管理等；对儿童的活动进行录像并加以分析。

（三）平等对待

SCI 儿童在学习上会遇到许多困难，行动上往往也有种种限制，这会导致他们在情绪和性格方面出现一些不良表现，如自卑、愤怒、抑郁等。教师及同学要给予充分的理解，耐心诱导，决不能表现出厌恶和嫌弃。要将 SCI 儿童和正常同龄人一视同仁，不能区别对待。凡是教学计划内应该学习的任务，应严格要求，不能随意降低或减少难度。通过对他们的严格要求，使 SCI 儿童和青少年体会到教师与同学的热爱和关怀。

（四）激发学习积极性

SCI 儿童可能因损伤而缺乏学习的积极性和主动性，他们在家庭、学校或同伴中往往容易受挫，种种挫折使之失去信心，形成心理上的压抑，对任何事都没有兴趣，因此他们不会主动地努力学习。在教学中，要明确学习目的性，安定其情绪，培养多方面兴趣，并在组织教材中缩小答案的选择范围，提高其正确率，使其体验到成功的喜悦，进而激励其学习的积极性。

（五）因人而异制订学习计划

因为长期的住院治疗而太久未进行正规学习，SCI 儿童可能在学习进度方面会有所落后。因此需要视儿童实际情况制订个性化的教学计划，最大限度地进行有针对性的教育，充分发挥每一位儿童的潜力。

（六）循序渐进

SCI 儿童的教育内容因客观原因与普通儿童有所区别。从整个学科到各章节乃至每堂课的教学内容都应该有其系统性，前后须有联系，循序渐进，才有利于理解、记忆和应用。

（七）鼓励儿童参加正常社交活动

应鼓励儿童积极参加家庭或同伴的社交聚会、参观博物馆、参加社团或体育活动等正常社交活动，提供与同伴独处的机会来促进与同伴之间的关系，提高家务操作能力，让儿童产生参和感与满足感，有助于增强SCI儿童的自信心，以便重返社会。

（八）加强教学反馈

SCI儿童在学习过程中应了解自己所做的行为是否正确以促进进一步学习，这就需要对儿童的学习情况进行反馈。教师将学习成果反馈给儿童，让其了解自己学习结果是否正确，若正确，则给予鼓励；在正向反馈效应增强后，此行为再度出现的频率将会大大提高。通过增强法可以逐渐培养儿童的良好行为或消除不良的行为。

（九）鼓励家长的合作和参与

为了提高儿童的教育效果，家长的合作与参与必不可少。参与教育训练的家长首先要接受一定时间的专业培训和指导，让其尽早参与指导自己的子女，并且协助儿童调整心理状态。

（马婷婷）

第九章

体育与娱乐

第一节　基本概念

一、适应性体育活动

根据加拿大残奥会定义，适应性体育活动是指适合残疾人群进行的各种体育活动，包括视力、听力、肢体、智力等不同方面的残疾。绝大部分适应性体育运动都是基于常规的体育运动项目，但其具体实施方式、场地、装备、人员组织评定等进行了调整以适应残疾人功能的需要，常常需要特殊的场地和装备要求及辅助工作人员的保障。

二、娱乐休闲活动

娱乐休闲活动是指独立于日常必需活动，如穿衣、刷牙等之外，主动参与并且通常在工作后空闲时间进行的，能够改善生理和心理功能的活动，如爬山、钓鱼、舞蹈、下棋、园艺等个体、家庭和集体活动。

（一）娱乐活动

娱乐活动通常是个体自发的通过各种活动获得身心愉悦和放松，提高日常生活质量有目的的活动，用于特殊疾病或功能状态的专业治疗性训练活动称为娱乐治疗，从事此类治疗的专业人员称为娱乐治疗师。

（二）休闲活动

休闲活动通常是指个体自主内在的动力驱使的活动，不具有明显的目的性，以自我选择为中心，让个体“找到自我”的活动，休闲是人的一种获得快乐和提高日常生活质量的重要途径。

（三）娱乐休闲治疗

根据美国娱乐治疗协会的定义，娱乐休闲治疗是一种通过有计划的治疗服务，修复、重建、提升个体日常生活功能和自理水平，从而提高个体健康程度，同时减少或消除受各种疾病和残疾状态影响的个体的日常生活能力限制。娱乐和休闲治疗的目的是让儿童在疾病或残疾的功能状态下激发内在的潜力，从而更好地处理所面对的困难和障碍，达到日常生活功能的最大化。休闲娱乐治疗不仅仅是游戏，而是针对个体的具有目的性的治疗手段。

（四）体育与休闲娱乐活动

体育与休闲娱乐活动根据组织形式可分为个体运动，如瑜伽、攀岩、游泳、太极拳、举重等，与团体运动，如篮球、排球等。根据运动目的可以分为竞技运动和非竞技运动。根据地区和季节的不同，体育与娱乐休闲活动可分为室内和户外运动，冬季与夏季运动等不同的类型。可以根据残疾人所在的地区、家庭社区地理和社会环境的不同进行选择。不同的活动所需要的力量与技巧不同，可以根据不同的残疾类型及个体功能状态以及需求等综合因素选择最适合的运动与休闲娱乐项目。为保证残疾人运动的健康发展，促进竞赛的公平性，国际残奥会制订了相关的运动及运动员分类分级标准，并逐渐发展成熟。娱乐和休闲活动需要的专业设备和技术较体育活动低，通常不具有对抗性。适应性的体育运动与娱乐休闲活动在定义和实际内容上常常有重叠交叉。

（五）残疾人体育运动发展情况

1. 定义及发展情况

首次正式的残疾人运动会于1948年由Ludwig Guttman在英国的Stoke Mandeville医院举行。主要是针对二战后残疾退伍军人对参与运动的积极意愿而发起的，并取得了良好的效果，这是首次将体育运动纳入到残疾人的康复训练计划中。1960年在罗马举办了首次残疾人奥林匹克运动会。1964年成立了首个残疾人国际体育运动组织，首次纳入的残疾人类型包括SCI、失明等。此后每届奥林匹克运动会后均会举办残疾人奥林匹克运动会。1976年在瑞士举办了首次残疾人冬奥会。1984年在美国举办了第一届残疾人轮椅运动会。2008年北京奥运会残奥会参加的运动员人数到达了4000多名。同时随着适合青少年残疾人体育运动装备的发展，逐渐发展了残奥会青少年组。我国在1984年举办首届全国残疾人运动会，1992年起每4年举办一届，2004年7月，中国残联设立了体育部。其主要职责是，研究拟定残疾人体育工作的政策法规和发展规划并监督实施；指导并开展残疾人群众性体育活动等。

2. 常见运动项目

残疾人体育运动项目不断增多，评价体系逐渐完善，适合残疾儿童进行的项目也随之增加，包括射击、篮球、乒乓球、游泳等，其中轮椅运动是最流行的适应性运动，包括团队运动项目，如轮椅橄榄球、轮椅篮球、轮椅垒球、轮椅足球、轮椅举重、轮椅台球；田赛项目，如铅球、铁饼、标枪；径赛项目如轮椅赛跑等。大多数这些运动都需要非常专业的适合 SCI 儿童具体需要的装备。

（向　上）

第二节　体育娱乐活动对儿童脊髓损伤的影响

一、生理影响

体育和娱乐活动可以增强 SCI 儿童的功能状态，虽然相关的研究仍有限，但一些研究已经表明体育与娱乐活动对于 SCI 儿童的生理有积极正面的影响。有规律的日常活动能维持肌肉正常的力量弹性和 ROM，改善骨代谢；能够提高儿童的心肺功能，改善新陈代谢；改善血脂水平，减少肥胖。有学者认为，成年 SCI 患者需要每周至少进行 2 次以上，每次 20min 以上的，中到高强度的有氧运动和三套针对主要功能肌群的中高运动强度的训练，才能够保持循环呼吸系统的良好状态和肌肉力量。

二、心理影响

体育与娱乐活动可以为个体带来生理、心理以及社会交往等方面的好处，带来希望、存在感、目标感，提升自我评价，增强自信心，提高社交的意愿和能力，发展友谊，融入回归社会，减少愤怒、疲劳、压力等的不良心理感受。娱乐休闲活动还可以改善家庭成员之间的关系和心理健康水平。

三、脊髓损伤对个体的影响

SCI 会对个体的日常生活带来一系列生理、心理、社交的改变，由于身体活动能力下降，功能减退，经济及心理负担加重，各种生理疾病如心血管疾病等及心理疾病如焦虑、抑郁等的发生率增加，体育与休闲活动参与度下降，有研究显示与残疾前状态比较，体育活动的参与度下降了接近 20%，从而影响儿童日常生活质量，下降的原因包括缺乏合适的运动设施，缺乏感兴趣的体育项目等。对处于生长发育活跃期的儿童来说，游戏与娱乐活动是日常生活的重要组成部分，有利于儿童的健康发育成长并且终身受益。疾病和残疾功能状态严重影响了儿童体育休闲活动的参与能力，残疾人日常生理活动与个体意愿情况，家庭社会环境等多方面因素也与此有关。与一般儿童相比，残疾儿童和青少年的肥胖发生率等明显增高。而 SCI 儿童将会面对比一般儿童以及成年 SCI 患者更多的问题和困难。

随着技术的进步与对残疾功能状态更好的理解认识，对于包括 SCI 在内的残疾儿童，其体育与娱乐活动的参与度也在不断增加，包括个体活动与集体活动。但现实情况是技术的进步并没有带来残疾人体育与娱乐活动参与度的明显增加。研究表明约 56% 的残疾人没有参与体育与娱乐活动。导致残疾人运动参与度低的原因有很多，包括个人 – 社会、系统环境、信息等几个方面。影响 SCI 儿童活动参与度的重要因素包括了身体状态、疾病并发症、个人因素（如性别、年龄）、环境因素（上学与康复）。也有研究显示儿童看护人的受教育程度越高，残疾儿童参与有组织体育活动的概率越高。

体育与娱乐休闲活动是康复提高残疾人的体能，减少减轻生理和心理负担，提高日常生活质量的重要途径。

（向　上）

第三节　体育娱乐活动的具体实施方法

娱乐休闲治疗的设计需要根据治疗对象的生理心理状况、家庭情况、教育与职业背景等进行综合分析，制订个性化的干预计划。基本的步骤包括：①与儿童面对面交流。②观察儿童日常生活情况，如爱好、工作、家庭情况等。③进行标准化的量表评定。④设定干预目标，制订实施计划，监测儿童情况，反馈分析调整。

一、轮椅使用评定

（一）作用

轮椅是下肢活动功能障碍人群重要的日常工具，轮椅的使用极大增强了残疾人群的活动能力和活动范围，提高了日常生活自理和工作的能力，减轻了儿童及其家庭的负担，改善日常社交环境，同时也极大改善了儿童的心理状况，让残疾人的生活质量有了极大的提高。据 WHO 估计，全球有超过六千万人从轮椅的使用中受益，而其中大部分（超过 70%）是手动轮椅，SCI 儿童的轮椅使用率接近 80%。损伤水平不同的 SCI 儿童对轮椅的要求不同（表 9-3-1）。

表 9-3-1　不同水平 SCI 儿童对轮椅的要求

SCI 水平	日常生活功能	对轮椅或辅具的基本要求	对轮椅操控的要求
C_3 及其以上	需要呼吸支持，日常生活完全不能自理	带有呼吸辅助装置的轮椅	通常不能自主操控
C_4	自主呼吸，日常生活完全不能自理。可以通过嘴部含住工具进行翻书或者写字等少数动作	高靠背轮椅，带安全带固定，能够保持身体向后倾斜位	辅助动力，能通过头、下颌、舌等部位通过动作或者吹气控制
C_5	上肢具有一定活动度，急性期肘关节的功能训练有利于改善后期关节活动度。部分儿童可通过特殊装置自主进食。大部分日常生活不能自理	高靠背轮椅，带安全带固定	电动轮椅，通过操纵杆控制，少数儿童可通过特殊装置操控手动轮椅
C_6	生活部分自理，日常生活需要较多他人协助特别是移动能力	手动轮椅需要在轮圈上加装把手	电动轮椅为主要活动装置
C_7~C_8	大部分日常生活自理，需要少数协助	常规手动轮椅，能较好完成轮椅活动转移	手动轮椅作为首选
T_{11}~T_{12}	日常生活自理	常规手动轮椅，外出轮椅，家中依靠下肢辅具或手杖等辅具行走	通常不需要电动轮椅
L_1~L_2	日常生活自理	能通过辅具行走	长距离活动时需要轮椅完成
L_3~L_4	生活完全自理	肘拐杖或踝足矫形器辅助下行走	较少使用轮椅
L_5 以下	生活完全自理	能完成大部分活动，大部分时间不需要辅具	无需轮椅

（二）轮椅使用能力评定量表

1. 常用测量量表

目前常用的轮椅使用技能测试工具有轮椅推进测试（wheelchair propulsions test，WPT），轮椅使用者定时运动测试（timed motor test for wheelchair users，TMT）运动评定工具（Harvey mobility assessment tool，HMAT），轮椅技能测试（wheelchair skills test，WST），功能独立性 +5 项其他运动与移动功能项目测试。

2. 轮椅使用技能测试量表

由加拿大 Dalhousie 大学轮椅研究团队从 20 世纪 80 年代开始了一系列的研究，于 1996 年开发了评价轮椅使用者日常的轮椅安全有效应用能力的量表——轮椅技能测试。随后又开发了轮椅技能测试问卷（wheelchair skills test-questionnaire，WST-Q），以及随后指导轮椅技能学习的轮椅技能训练项目（wheelchair skills training program，WSTP）。通过不断的改进，后期版本包含了电动轮椅和滑板的测试和训练指导。截止 2018 年，已更新到了最新的第 5 版。WST 需要 30min 左右时间，而 WST-Q 需要约 10min。通过 WSP 训练仅仅需要 4h 就能显著提高轮椅使用者的技能，该项目所有的测试量表和训练内容均可以通过其网站免费下载，但仅供个人使用，需严格按照其要求进行，目前尚无中文版。

3. 轮椅活动技能测试量表

目前仍缺乏适用于残疾儿童的手动轮椅功能测试工具。有学者在近期总结了目前常用的测试工具的条目，筛选了 15 个相关测试条目，初步形成了适用于儿童的乌特勒支儿科轮椅活动技能测试量表，但该量表在应用于临床前仍需要进一步的研究对其进行调整和完善。

4. 轮椅技能评价训练量表

适用于儿童的电动轮椅功能的技能评价训练包括以下几种工具：动力移动能力训练工具，动力装置学习能力评价工具，动力移动能力训练方案，动力移动装置筛查工具。

（1）动力移动能力训练工具：是一个观察量表工具，主要用于帮助康复治疗师针对严重残疾儿童进行电动轮椅等的训练，有 17 个计分项目及 2 个是否回答的问题，计分方法从最低到接近正常分别为 0~4 分，该量表有利于治疗师发现儿童的操控电动轮椅的更多细节能力。

（2）动力装置学习能力评价工具：是一个包含 8 个等级的量表评定工具，第 1 级为初学者，即仅仅对用手柄或开关操纵电动轮椅有非常模糊的概念；第 8 级为专家级，即对用手柄或开关操纵电动轮椅非常熟练，该工具用于了解儿童通过不断学习后操纵能力的变化情况。

（三）轮椅适配

基本参数包括坐深、坐高、坐位水平高度、背高、脚踏板与坐位垂直距离、扶手高度、扶手前端与靠背距离、扶手长度、扶手间宽度、头部支撑高度等，可以根据不同的需求制订具体的测量指标。

二、轮椅篮球比赛

（一）轮椅要求

篮球轮椅通常有3对轮，中间为大轮，前后部为小轮。从而使驱动轮尽可能靠近运动员的重心，以改善推进和转向的效率；左右驱动轮通常呈八字形夹角，内倾角度接近10°，以保证侧方位运动的稳定性和转向效率，减少侧向倾倒的概率。此外，坐垫、腰带、脚托等部位均由特殊设计以保证安全和运动效率。前锋和中锋通常选择规则允许情况下较高的坐位以利于投篮，而后卫通常选择较低坐位有利于转向动作。对不同分数等级的运动员轮椅规格有一定区别。

（二）场地要求

场地要求长28m，宽15m，具体要求请查阅相关标准。

（三）篮球运动员的基本要求与分级

1. 基本要求

按照国际轮椅篮球联合会的要求，轮椅篮球的球员符合必须具有以下条件：①具有持续存在的符合已知医学知识的或者能够被MRI、CT等医学影像学客观证实的下肢生理功能障碍。②不能够完成跑、转体、跳等动作，但具有普通运动员所具有的耐力、稳定性、控制力和安全性。

2. 分级

根据专业观察的运动员的功能情况，篮球运动员被分为8个等级，等级数字越大，能力越强。

（1）1分运动员：极少或者缺乏各平面方向的躯干动作，向前及侧方位的平衡能力明显受损，需要上肢来保持躯干直立者。

（2）2分运动员：有部分向前受控制的躯干运动但受控的侧方运动缺乏，有部分躯干上部旋转但缺乏躯干下部旋转者。

（3）3分运动员：在无上肢辅助情况下能够较好完成躯干向前屈曲并向上直立动作，有较好的躯干旋转运动但无受控制的侧方向运动者。

（4）4 分运动员：躯干运动正常，但常常由于一侧下肢活动受限而影响受控的侧方向运动者。

（5）4.5 分运动员：在所有方向上躯干运动均正常，侧方活动不受限者。

（6）由于存在某些运动员介于以上标准之间的情况，因此还有 1.5、2.5、3.5 分三种运动员存在，一共 8 个等级。

（四）比赛规则

通常每方球队 6 名球员，每次上场球员 5 名，任何时候一方的球员的总分数相加不能超过 14 分。比赛总时间 40 分钟，分为 4 个赛段。轮椅篮球赛保留了大多数常规篮球比赛的规则和计分方法，使用 10 英寸的篮球架和标准的篮球场。规则做了一些调整以适应轮椅运动员。

（向　上）

第四节　体育娱乐训练注意事项

一、休闲娱乐治疗

1. 考虑儿童病前的日常休闲和社交活动的参与度，如日常的兴趣爱好范围等。

2. 考虑儿童目前的参与能力和意愿，如果儿童不愿意进行以往的活动，治疗师可以介绍新的休闲娱乐方式给儿童。

3. 注意儿童家人朋友等周围人对休闲娱乐治疗的态度和参与度。

4. 强调社会参与，鼓励儿童积极参与社交活动，和周围人交朋友。

二、手动轮椅的使用

由于很大一部分 SCI 儿童日常活动严重依赖上肢，长期使用轮椅后上肢各关节如腕关节、肘关节、肩关节常常发生疼痛与损伤。根据报道 SCI 儿童中肩关节疼痛发生率高达 40%~60%，特别是处于发育期的儿童由于骨关节的稳定性差，更容易发生各种并发症，进一步影响日常生活质量。因此在日常生活特别是轮椅使用过程中应注意上肢及其关节的保护。SCI 儿童上肢功能的维持应注意以下几点。

1. 尽可能减少上肢活动的频率和力量。

2. 尽可能减少可能导致关节损害的位置，避免腕关节处于过度活动位置，避免手部位置过高。

3. 避免肩关节的过度内旋和外展，如伸手高处取物。

4. 尽可能减轻手动轮椅重量或者换用电动轮椅，优化轮椅结构，根据个人情况定制轮椅。

5. 在不影响轮椅稳定性和使用者对轮椅控制的情况下尽可能将后轮轴靠前。

6. 调整轮椅后轮轴位置和坐垫高度使双手抓握在后轮推进杆最高点时，肘关节屈曲的角度为100°~120°（图 9-4-1）。

7. 轮椅推进时尽可能平顺，延长推进时的路径。尽可能让双臂保持自然下垂，双手位置在推进杆以下（图 9-4-2）。

8. 维持正确的坐姿以保持轮椅的平衡和稳定性，在床上不同睡姿或者位置时避免肩关节受压并且维持对肩关节的支撑。

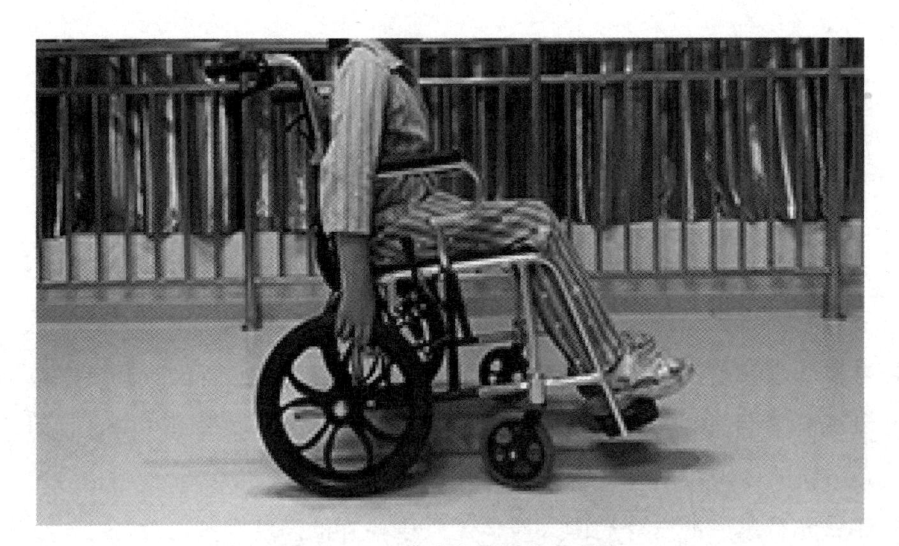

图 9-4-1　推进位置肘关节角度

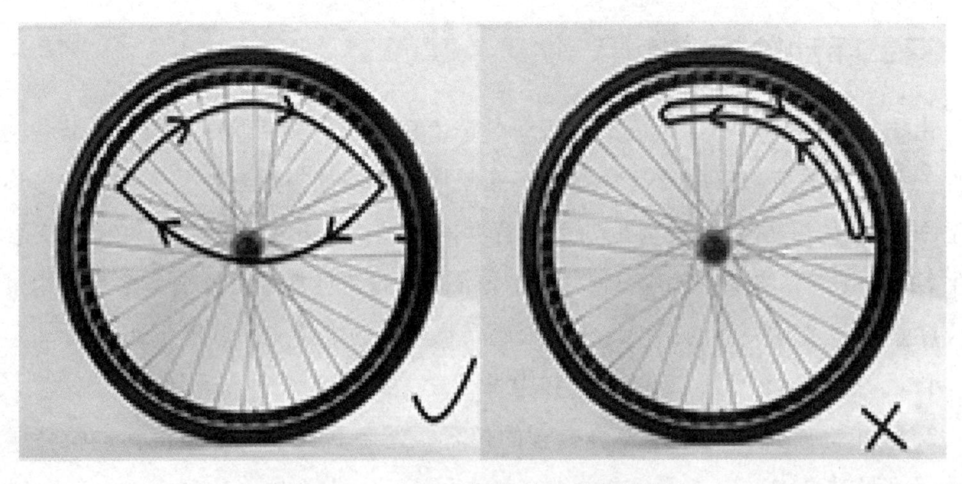

图 9-4-2　正确与错误的轮椅运动轨迹

三、电动轮椅装置的使用

1. 鼓励儿童首先熟悉电动轮椅的不同部分，了解电动轮椅能够给他们带来的体验，逐步学习操作电动轮椅。训练需要较长时间，不能期望一天或者一周的时间儿童就能完全控制轮椅。

2. 在学习过程中要不断给予儿童语言和肢体上的鼓励。尽可能进行正向的语言指导。

3. 用合适的语言对儿童的操作进行指引：包括“过来一点”“向前走”“让我们出去走一下”等。可以进行具体操作的示范，尽可能不用命令的词语进行指导。

4. 让儿童自己先尝试解决其在轮椅操控中遇到的状况，如果儿童确实无法解决再及时介入。

四、其他注意事项

1. 预防压疮

轮椅使用过程中应注意姿势控制，局部皮肤减压避免发生压疮。儿童处于生长发育的高峰期，应定期复查测量指标及时调整或更换轮椅。适合的轮椅坐垫的选择有助于提高舒适感并减少相关并发症的发生。

2. 技巧掌握

轮椅的使用需要掌握一定的技巧从而提高活动的范围和通过障碍的能力，减少轮椅不当使用带来的二次伤害，其中跌倒是SCI儿童最常见的二次伤害原因，因此轮椅的使用必须通过规范的训练和管理流程。

（向　上）

第十章

病例讨论及分析

第一节 颈髓损伤病例

一、病例资料

（一）现病史

患儿，男性，6岁2个月。因外伤后四肢感觉运动障碍伴大小便障碍2个月入院。2个月前患儿不慎从慢速行驶的摩托车上摔落，头部着地，当时即感四肢无力，急至当地医院就诊，行颈椎CT示C_5、C_6椎体骨折，急诊行减压清创及植骨内固定术。术后给予抗感染、脱水、营养神经等对症支持治疗，术后生命体征平稳后即转往当地医院康复医学科行综合康复治疗至今。儿童现存在四肢活动及感觉障碍，大小便不能自行排出，为求进一步诊治，前来我科，门诊以颈椎骨折术后SCI收住入院。

发病前，儿童四肢活动正常。发病后，儿童精神、食欲、睡眠欠佳，大小便均无感觉，大便需使用开塞露辅助，小便需留置导尿管。

（二）既往史

生长发育史正常。否认药物过敏史，否认传染病史。外伤史及手术史见现病史。

（三）体格检查（含康复评定）

1. 基本检查

T：36.8℃，P：98/min，R：26/min，BP：98/65mmHg。身高：120cm，体重：21kg。神志清楚，可与人对答，吐词清晰，面部感觉对称，伸舌居中，心、肺、腹部检查无明显异常。双侧屈肘肌4级，伸腕肌3级，伸肘肌1级，屈指肌群1级，小指外展肌群0级，双侧屈髋肌0级，伸膝肌0级，踝背伸肌0级，趾长伸肌0级，踝趾屈肌0级。双侧 C_7 以下轻触觉、针刺觉感觉减退，双侧 T_3 以下轻触觉、针刺觉感觉消失，肛周感觉消失。腹壁反射不能引出，膝反射、踝反射（+），肛门反射消失。四肢肌张力增高，双侧巴氏征（+）。

2. 康复评定

美国脊柱损伤学会残损分级（American Spinal Injury Association Impairment Scale,AIS）：A级，四肢瘫，感觉平面 C_7，运动平面 C_5。感觉评分：左16分，右16分。运动评分：左9分，右9分。

3. 日常生活活动能力评定

采用Barthel评定量表评定，15分，提示ADL完全依赖。

4. 肌张力评定

采用改良Ashworth量表评定，双髋内收、外展、屈膝、伸膝均分别为：2级、2级、2级、1级。

5. 平衡功能评定

采用Berg平衡量表评定，0分，提示平衡功能差，需要乘坐轮椅。

6. 焦虑及抑郁程度

采用焦虑自评量表（self-rating anxiety scale,SAS）评定，40分，提示轻度焦虑。采用抑郁自评量表（self-rating depression scale,SDS）评定，42分，提示轻度抑郁。

7. 智力程度

采用韦氏儿童智力测验（Wechsler intelligence scale for children,WISC）示VIQ=99，PIQ=73，FIQ=85。

（四）实验室和影像学检查

血常规、便常规正常。尿常规中pH：7.5，SG 1.013，BACT-UF：9868.50/μL。尿细菌培养检出大肠埃希氏菌，对呋喃妥因、头孢他啶等敏感。双下肢血管彩超示：双下肢股总静脉、股浅静脉未见异常。双肾、输尿管、膀胱彩超：双肾、输尿管未见明显异常，膀胱壁毛糙、增厚，回声稍增强，膀胱容量154.9mL，残余尿量37.5mL。颈椎CT示 C_4~C_7 内固定术后，内固定系统位置良好。脊柱及双下肢X线片示诸骨未见明显骨质病变，骨密度减低呈骨质疏松改变。

二、诊疗经过

（一）初步诊断

1. 临床诊断

（1）SCI（C5-AIS-A）。

（2）颈椎骨折术后。

（3）神经源性膀胱。

（4）神经源性直肠。

（5）泌尿系感染。

（6）骨质疏松。

2. 康复诊断

（1）结构：颈椎 CT 示 C_5、C_6 椎体骨折，已行手术治疗。

（2）功能诊断：①四肢运动功能障碍（四肢瘫）。②感觉障碍。③自主排尿及控尿功能障碍。④自主排便功能障碍。⑤心理功能障碍。

（3）活动受限：日常生活能力下降，ADL 重度功能缺陷。

（4）社会参与能力诊断：社会参与能力明显受限。

（二）诊治经过

儿童入院后完善相关检查，进行康复评定，明确临床疾病诊断及功能诊断。明确康复管理主要问题，判断预后，制订康复的近期目标及远期目标，制订康复治疗方案。给予康复护理、药物治疗、PT、OT、康复辅具使用等综合康复治疗。治疗一段时间后进行再次评定，根据评定结果调整治疗方案。

三、病例分析

（一）病史特点

1. 基本信息

患儿男性，6 岁 2 个月。既往体健。因外伤后四肢无力伴大小便障碍 2 月余入院。

2. 受伤经过

儿童 2 个多月前不慎从慢速行驶的摩托车上摔落，导致颈椎 C_5、C_6 椎体骨折，已行植骨内固定术。四肢活动及感觉障碍，大小便功能障碍。

3. 查体

儿童神志清楚。双侧屈肘肌 4 级，伸腕肌 3 级，伸肘肌 1 级，屈指肌群 1 级，指外展肌群 0 级，双侧屈髋肌 0 级，伸膝肌 0 级，踝背伸肌 0 级，趾长伸肌 0 级，踝跖屈肌 0 级。双侧 C_7 以下轻触觉、针刺觉感觉减退，双侧 T_3 以下轻触觉、针刺觉感觉消失，肛周感觉消失。四肢主要肌肌张力增高，双侧巴氏征（+）。AIS：A 级，四肢瘫，感觉平面 C_7，运动平面 C_5。Berg 平衡量表：0 分。Barthel 评定：15 分。改良 Ashworth：双髋内收、外展、屈膝、伸膝分别为：2-2-2-1 级。SAS 评定：40 分。SDS 评定：42 分。WISC 示 VIQ=99，PIQ=73，FIQ=85。

4. 辅助检查

尿常规中 BACT-UF：9868.50/μL。尿细菌培养检出大肠埃希氏菌。双下肢血管彩超示：双下肢股总静脉、股浅静脉未见异常。双肾、输尿管、膀胱彩超：双肾、输尿管未见明显异常，膀胱壁毛糙、增厚，回声稍增强，膀胱容量 154.9mL，排尿后，残余尿量 37.5mL。颈椎 CT 示 C_4~C_7 内固定术后，内固定系统位置良好。脊柱及双下肢 X 线片示诸骨未见明显骨质病变，骨密度减低呈骨质疏松改变。

（二）诊断及诊断依据

1. 诊断

SCI（AIS：A 级，四肢瘫痪，神经平面 C_5）、神经源性膀胱、神经源性直肠、颈椎骨折术后、泌尿系感染、骨质疏松。

2. 诊断依据

（1）SCI、神经源性膀胱、神经源性直肠：儿童外伤后出现四肢感觉运动障碍伴大小便障碍。查体：神志清楚，吐词清晰，可与人对答，面部感觉对称，伸舌居中，心、肺、腹部检查无明显异常。双上肢主要肌（屈肘肌、伸腕肌、伸肘肌、屈指肌群、指外展肌群）肌力 4-3-1-1-0 级，双下肢主要肌（屈髋肌、伸膝肌、踝背伸肌、趾长伸肌、踝跖屈肌）肌力 0-0-0-0-0 级，双侧 C_7 以下感觉减退，双侧 T3 以下感觉消失，肛周区感觉无保留。腹壁反射不能引出，膝反射、踝反射（+），肛门反射消失。四肢主要肌肌张力增高，双侧巴氏征 （+）。按美国脊柱损伤学会残损分级（AIS）为 A 级，四肢瘫，感觉平面 C_7，运动平面 C_5。①感觉评分：轻触觉左 16 分，右 16 分；痛觉左 16 分，右 16 分；总分 64 分。②运动评分：左 9 分，右 9 分，总分 18 分。可诊断。

（2）颈椎骨折术后：儿童不慎从慢速行驶的摩托车上摔落，有明确外伤史。在当地医院拍颈椎 CT 示 C_5、C_6 椎体骨折，急诊下行减压清创及植骨内固定术。可诊断。

（3）泌尿系感染：儿童外伤后出现大小便障碍，小便不能自行排出，一直留置导尿，尿沉渣检查提示细菌数增高，尿培养提示大肠埃希氏菌感染。可诊断。

（4）骨质疏松：儿童外伤后长期卧床，双下肢负重少，入院后行脊柱及双下肢 X 线片示诸骨未见明显骨质病变，骨密度减低呈骨质疏松改变。可诊断。

（三）鉴别诊断

1. 急性脊髓炎

急性脊髓炎可见于任何年龄，多见于青壮年。发病前常有感染或预防接种史。起病急骤，迅速出现病损平面以下的肢体瘫痪、传导性感觉障碍和大小便障碍为特征的脊髓横贯性损害，肢体瘫痪先呈弛缓性瘫痪，肌张力减低，腱反射减弱或消失，无病理反射（脊髓休克现象）。数周后脊髓休克现象逐渐减退，肌张力及腱反射恢复增高，并出现病理反射。大小便潴留变为失禁，出现反射性排尿。脑脊液检查可正常，脑脊液中蛋白及细胞也可能增加。儿童发病前无发热、感染症状。暂排除。

2. 吉兰－巴雷综合征

吉兰－巴雷综合征常有前驱感染史。呈急性起病，进行性加重，多在2周左右达到高峰。对称性肢体和延髓支配肌肉、面部肌肉无力，重症者可有呼吸肌无力，四肢腱反射减低或消失，可伴有轻度感觉异常和自主神经功能障碍。脑脊液中会出现蛋白－细胞分离现象。电生理检查提示远端运动神经传导潜伏期延长、传导速度减慢、F波异常、传导阻滞、异常波形离散等。病程有自限性。儿童发病前无发热、感染症状。暂排除。

3. 脊髓与椎管内肿瘤

脊髓与推管内肿瘤为慢性起病。可因肿瘤逐渐增大压迫周围组织引起相应症状如神经根性疼痛，下肢远端发麻、感觉异常，逐渐向上发展而达到病变平面，同时出现截瘫或四肢瘫。脊柱CT或MRI检查有助于诊断。该患者急性起病，病史及影像学检查不符，可排除。

（四）康复目标和计划

1. 近期目标

控制泌尿系统感染，尽早将留置导尿改为间歇导尿，改善呼吸功能，预防压疮、关节挛缩等并发症的发生。

2. 远期目标

部分生活自理（使用自助具），能使用电动轮椅（或在手动轮椅操纵圈上缠上橡胶）在室内活动。

3. 康复计划

进行健康宣教及康复护理，给予营养神经、抗感染治疗等对症支持治疗，给予PT、OT、康复辅具使用等综合康复治疗，注意并发症的预防及处理。

四、处理方案及依据

（一）一般治疗

保证营养及水分摄入，制订合理的膳食计划。

（二）康复护理

对儿童及家属进行康复教育和心理辅导，指导家属进行良肢位摆放，保持肢体功能位。加强皮肤管理、膀胱管理、排便管理。指导家属进行关节被动活动训练和翻身训练等预防关节挛缩、压疮及肌肉萎缩、静脉血栓等并发症出现。指导家属饮水计划，尽早开始间歇导尿。早期着重预防并发症，晚期着重改善活动能力。

（三）药物治疗

营养神经药物治疗（神经节苷酯、神经生长因子、甲钴胺等）、降低肌张力药物治疗（巴氯芬），抗感染药物治疗（呋喃妥因）。

（四）康复治疗

1. 呼吸训练

保持呼吸道清洁（定期叩背排痰），增加胸壁运动（有规律地协助儿童翻身、转体），进行腹式呼吸训练、辅助咳嗽训练（可通过呼吸训练仪进行）。

2. 肌力训练

主要针对双上肢、躯干残存肌力进行主动训练和助力训练，针对双下肢进行被动训练。

3. 牵张训练

牵张腘绳肌、内收肌和跟腱，关节松动训练松解关节、降低肌张力。

4. 坐位训练和转移训练

长坐位以及端坐位训练，床－轮椅之间的转移。

5. 轮椅训练

使用轮椅进行室内活动，轮椅实用技巧练习。

6. 日常生活活动能力训练

练习 ADL，如使用自助具进行洗漱、梳头、穿脱衣裤、床－椅转移等。

7. 理疗

通过直流电刺激、功能性电刺激、调制中频电治疗等增加肌肉力量；通过痉挛肌电刺激、蜡疗等降低肌张力；通过功能性电刺激、肌电生物反馈、神经肌肉电刺激预防肌肉萎缩；通过气压治疗预防下肢 DVT。

8. 康复辅具的使用

双手佩戴动力性腕手矫形器。利用床栏和系于床脚绳子完成翻身，起坐。利用万能袖带完成进食、写字、打电话等。用手驱动普通轮椅，练习单侧交替给臀部减压，学习用腕驱动矫形器补偿手功能。

9. 传统治疗

针灸调节身体内环境、中药熏洗改善全身血液循环等治疗。

10. 膀胱管理

根据尿动力检查结果及排尿日记等临床分析，指导儿童家属进行个体化的适宜的膀胱管理。进行肛门括约肌训练，由留置导尿过渡到清洁导尿，进行膀胱训练改善膀胱功能。

五、要点讨论

（一）SCI 并发症

SCI 并发症的发生不仅影响康复治疗的效果及进程，还严重影响 SCI 儿童的生活质量，在整个治疗过程中要积极预防和治疗。临床上常见的并发症有压疮、坠积性肺炎、痉挛、神经痛、DVT、泌尿系统感染、骨质疏松、脊柱侧弯等。

由于康复护理水平的提高，早期开始定期翻身，双下肢被动活动，呼吸训练等，现在临床上 SCI 后压疮、坠积性肺炎、DVT 等发生率有所下降。对于 SCI 后有神经源性膀胱的儿童，最常见的并发症就是泌尿系统感染。泌尿系管理的重点是尽早停止留置尿管，实行间歇导尿。保持会阴部卫生，定期检查泌尿系统超声、尿常规、中段尿培养、尿流动力学等，有泌尿系感染时合理选用抗生素治疗。

对于长期卧床的 SCI 儿童来说，骨质疏松并发症的发生率也很高，与发病后瘫痪肢体不再负重，也无肌肉收缩的应力作用，骨钙丢失，骨密度下降有关。因此，在早期就应开始进行站立床训练恢复重力的生物学刺激，进行主动运动等长及等张肌肉收缩，助力行走训练，鼓励儿童多进行户外活动，保证足量紫外线照射，补充维生素 D 和钙质，也可应用磁疗床、振动治疗来减少骨质流失，预防病理性骨折的发生。

（二）SCI 平面与功能预后关系评定

在面对 SCI 儿童时首先应评定其损伤平面及程度，这对于预估儿童的功能预后非常重要。不完全性 SCI 儿童在一定时间内经过系统康复治疗后出现功能改善的潜力大，但病程时间越长，恢复的空间及速度越小。所以，康复治疗应及早开展，旨在最大程度促进各种功能的康复，将残存功能进行尽可能的开发、强化。对于完全性 SCI 儿童，康复治疗是以强化残存功能、预防继发病变以及对生活环境、生活用具进行调整和改造为主。通过各种康复辅具使其在日常活动中获得最大限度的代偿功能。因此要熟悉不同 SCI 水平及程度的儿童预期功能恢复状态，及可能需要借助的康复辅具，如轮椅、矫形器和自助器具，以代偿丧失的功能。

（三）辅助具的选择

对于 SCI 儿童，恰当的辅助具可以代替和补偿丧失的功能，预防并发症，提高生活自理能力。常用的矫形器有以下种类：脊柱矫形器、上肢矫形器（包括 WHO 和 EWO）、下肢矫形器（分为 KAFO、AFO）、步行矫形器（分为助动矫形器、无助动矫形器）。

本例儿童SCI水平为 C_5，可屈肘、伸腕，但缺乏伸肘、屈腕能力，手功能基本丧失。使用手部矫形器后，可保持手部的正常位置，提供依靠伸腕时肌腱固定的抓握功能，保持被动 ROM。儿童有脊柱侧弯，所以还需要选择脊柱矫形器，起到矫正畸形、稳定脊柱、限制脊柱活动、减轻疼痛、减轻心理压力的作用。需要注意的是，在使用康复辅具时要考虑儿童的发育特点，及时调整矫形器。

（李晶晶）

第二节　无骨折脱位型胸段脊髓损伤病例

一、病例资料

（一）现病史

患儿，女性，5 岁 6 个月。因双下肢感觉运动障碍伴大小便障碍 13d 收入院。儿童于 13d 前（2018 年 4 月 22 日）跳舞下腰时忽然摔倒，臀部着地，当时即感腰背部疼痛，20min 后出现双下肢无力，不能活动，小便不能自行解出。在当地医院拍 X 线片未见异常，遂前往我院神经内科就诊，住院后行脊髓磁共振检查示：T_7~T_{12} 水平脊髓出现高信号改变，未见明显椎体破坏，诊断为 SCI（无骨折脱位型）。给予甲泼尼龙激素治疗、脱水、营养神经等对症支持治疗。现儿童存在双下肢活动障碍，感觉减弱。大便无便意，可反射性排出；小便无尿意，需导尿管排尿。为求进一步诊治前来我科，门诊以 SCI（无骨折脱位型）收入院。

发病前，儿童四肢活动能力正常。发病后，儿童精神欠佳，食欲、睡眠尚可。大小便均无感觉，大便无便意，可反射性排出，小便需导尿管导尿。

（二）既往史

生长发育史正常。否认药物过敏史，否认传染病史，否认手术史。外伤史见现病史。

（三）体格检查（含康复评定）

1. 基本检查

T：37.1℃，P：96/min，R：28/min，BP：94/62mmHg。身高：118cm，体重：18kg。神志清楚，吐词清晰，可与人对答。心、肺、腹部检查无明显异常。双上肢肌力、肌张力、感觉、反射正常，双侧屈髋肌 0 级，伸膝肌 0 级，踝背伸肌 0 级，趾长伸肌 0 级，踝跖屈肌 0 级。双下肢肌张力降低，左侧 T_6 平面以下轻触觉、针刺觉感觉减退、T_8 平面以下轻触觉、针刺觉感觉消失，右侧 T_4 水平以下轻触觉、针刺觉感觉消失，肛周感觉消失。腹壁反射不能引出，双侧膝腱反射未引出，肛门反射消失。

2. 康复评定

AIS：A 级，截瘫，感觉平面左 T_6，右 T_4；运动平面左 T_6，右 T_4。感觉评分：左 56 分，右 45 分。运动评分：左 25 分，右 25 分。

3. 日常生活活动能力评定

采用 Barthel 评定量表评定，25 分，提示 ADL 明显依赖，需要很大帮助。

4. 平衡功能评定

采用 Berg 平衡量表评定，0 分，提示平衡功能差，需要乘坐轮椅。

5. 焦虑及抑郁程度

采用 SAS 评定 45 分，示轻度焦虑。采用 SDS 评定 42 分，示轻度抑郁。

6. 智力程度

采用幼儿韦氏智力测验（Wechsler preschool and primary scale of intelligence，WPPSI）示 VIQ=101，PIQ=92，FIQ=97。

（四）实验室和影像学检查

血常规、尿常规、便常规未见异常。双下肢血管彩超示：双下肢股总静脉、股浅静脉未见异常。双肾、输尿管、膀胱彩超示：双肾未见明显异常。双侧未见扩张输尿管显示。膀胱充盈尚可，瞬时充盈量 97.7mL。脊柱 X 线片未见明显骨折征象。脊髓 MRI 提示 T_7~T_{12} 水平脊髓出现高信号改变。

二、诊疗经过

（一）初步诊断

1. 临床诊断

无骨折脱位型 SCI（T4-AIS-A）、神经源性膀胱、神经源性直肠。

2. 康复诊断

（1）结构异常：脊髓磁共振检查示：T_7~T_{12} 水平脊髓出现高信号改变，未见明显椎体破坏。

（2）功能受限：①双下肢运动功能障碍（截瘫）。②感觉功能障碍。③控尿及自主排尿功能障碍。④自主排便功能障碍。⑤心理功能受损。

（3）日常生活能力受限：ADL 重度功能缺陷。

（4）社会活动参与能力受限：社会参与能力明显受限。

（二）诊疗经过

儿童发病后即收入我院神经内科住院治疗，予以激素冲击、营养神经、高压氧等对症支持治疗，请康复科会诊后，进行 SCI 的康复宣传教育和指导良肢位摆放等。13d 时转入康复科开始行综合康复治疗。入科后进行康复评定，明确临床疾病诊断及功能诊断，明确康复管理主要问题，判断预后，制订康复的近期目标及远期目标，制订康复治疗方案，给予康复护理、药物治疗、PT、康复辅具使用等综合康复治疗，治疗一段时间后进行再次评定，根据评定结果调整治疗方案。

三、病例分析

（一）病史特点

1. 基本信息

患儿女性，5 岁 6 个月。既往体健。因双下肢感觉运动障碍伴大小便障碍 13d 收入院。

2. 受伤经过

患儿于 13d 前跳舞下腰时摔倒致 SCI，给予激素冲击、脱水、营养神经等对症支持治疗 13d。现存在双下肢功能障碍，大小便功能障碍。

3. 查体

双上肢主要肌肌力和肌张力、感觉、反射正常，双侧屈髋肌 0 级，伸膝肌 0 级，踝背伸肌 0 级，趾长伸肌 0 级，踝跖屈肌 0 级。双下肢主要肌肌张力降低，左侧 T_6 平面以下轻触觉、针刺觉感觉减退、T_8 平面以下轻触觉、针刺觉感觉消失，右侧 T_4 水平以下轻触觉、针刺觉感觉消失，肛周区感觉无保留。腹壁反射不能引出，双侧膝腱反射未引出，肛门反射消失。AIS：A 级，截瘫，左侧感觉平面 T_6，右侧感觉平面 T_4，运动平面同感觉平面。Berg 平衡量表：0 分，Barthel 评定：25 分。SAS 评定：45 分。SDS 评定：42 分。WPPSI 示 VIQ=101，PIQ=92，FIQ=97。

4. 辅助检查

血常规、尿常规、大便常规未见异常。双下肢血管彩超示：双下肢股总静脉、股浅静脉未见异常。双肾、输尿管、膀胱彩超示：双肾未见明显异常。双侧未见扩张输尿管显示。膀胱充盈尚可，瞬时充盈量 97.7mL。脊柱 X 线片未见明显骨折征象。脊髓 MRI 提示 T_7~T_{12} 水平脊髓出现高信号改变。

（二）诊断及诊断依据

1. 诊断

SCI（无骨折脱位型）、神经源性膀胱、神经源性直肠。

2. 诊断依据

患儿女性，5 岁 6 个月。既往体健。因双下肢无力 13d 收入院。查体：双上肢主要肌肌力和肌张力、感觉、反射正常，双侧屈髋肌 0 级，伸膝肌 0 级，踝背伸肌 0 级，趾长伸肌 0 级，踝跖屈肌 0 级。双下肢主要肌肌张力降低，左侧 T_6 平面以下轻触觉、针刺觉感觉减退，T_8 平面以下轻触觉、针刺觉感觉消失，右侧 T_4 水平以下轻触觉、针刺觉感觉消失，肛周感觉消失。腹壁反射不能引出，双侧膝腱反射未引出，肛门反射消失。AIS：A 级，截瘫，左侧感觉平面 T_6，右侧感觉平面 T_4，运动平面同感觉平面（感觉评分：左 56 分，右 45 分。运动评分：左 25 分，右 25 分）。可诊断。

（三）鉴别诊断

1. 急性脊髓炎

急性脊髓炎可见于任何年龄，多见于青壮年。发病前常有感染或预防接种史。起病急骤，迅速出现病损平面以下的肢体瘫痪、感觉障碍和大小便障碍为特征的脊髓横贯性损害。肢体瘫痪先呈弛缓性瘫痪，肌张力减低，腱反射减弱或消失，无病理反射（脊髓休克现象）。数周后脊髓休克结束或消失后，可表现为肌张力及腱反射恢复增高，并出现病理反射，查体可出现球海绵体反射阳性。大小便潴留变为失禁，出现反射性排尿。脑脊液检查可正常，脑脊液中蛋白及细胞也可能增加。儿童发病前无发热、感染症状，可排除。

2. 脊髓前动脉综合征

脊髓前动脉综合征起病急骤，表现为突然起病的神经根性疼痛，并在数小时至数日内发展至顶峰，短时间内发生弛缓性瘫痪。脊髓休克期过后转变为痉挛性瘫痪，有传导束型分离性感觉障碍，病损以下痛、温觉缺失而位置震动觉存在，尿便障碍较明显，以中胸段或下胸段损伤多见。儿童无明显神经痛及分离性感觉障碍，可鉴别。

3. 脊髓与椎管内肿瘤

脊髓与椎管内肿瘤为慢性起病。可因肿瘤逐渐增大压迫周围组织引起相应症状如神经根性疼痛，下肢远端发麻、感觉异常，逐渐向上发展而达到病变平面，同时出现截瘫或四肢瘫。影像学如脊柱 CT 或 MRI 检查有助于诊断。该儿童急性起病，病史及影像学检查不符，可排除。

（四）康复目标和计划

1. 近期目标

防治各种卧床并发症，预防关节挛缩、肌肉萎缩、尿路及肺部感染、静脉血栓、压疮等并发症，增强上肢力量，改善心肺功能、心理功能、平衡功能，提高 ADL 能力及转移能力。

2. 远期目标

轮椅日常生活自理，应用 RGO 辅助支具下治疗性步行。

3. 康复计划

进行健康宣教及康复护理，给予营养神经、抗感染治疗等对症支持治疗。给予 PT、康复辅具使用等综合康复治疗。注意并发症的预防及处理。

四、处理方案及依据

（一）一般治疗

保证营养及水分摄入，制订合理的饮水及膳食计划。

（二）康复护理

对儿童及家属及早开展健康教育，指导识别及预防并发症，进行心理辅导。指导家属进行良肢位摆放，保持肢体功能位。加强膀胱管理、排便管理、皮肤管理。指导家属进行关节被动活动训练以及翻身训练等预防关节挛缩、压疮及肌肉萎缩、静脉血栓等并发症出现。指导家属进行饮水计划，尽早开始间歇导尿。提高日常生活自理能力。

（三）药物治疗

营养神经药物治疗（神经节苷酯、神经生长因子、甲钴胺等）。

（四）康复治疗

1. 呼吸训练

心肺物理治疗师指导儿童及家属配合进行呼吸训练。

2. 肌力训练

主要针对双上肢、躯干残存肌力进行主动训练和助力训练，双下肢进行被动训练。可以充分应用智能上下肢运动训练系统、减重跑台训练仪等仪器。

3. 牵张训练

牵张腘绳肌、内收肌和跟腱，关节松动训练松解关节，维持 ROM。

4. 体位适应性训练

逐步从卧位转向半卧位或坐位，密切监护有无直立性低血压症状，应循序渐进。

5. 平衡功能训练和转移训练

长坐位以及端坐位平衡功能训练，床上翻身、床 – 轮椅之间等各种转移。

6. 轮椅训练

使用轮椅进行室内活动，轮椅实用技巧练习。

7. 理疗

通过超短波、激光、磁振热等进行早期局部消炎消肿，通过直流电刺激、功能性电刺激、调制中频电治疗等增加肌肉力量；通过功能性电刺激、肌电生物反馈、神经肌肉电刺激预防肌肉萎缩；通过气压治疗预防下肢 DVT。

8. 康复辅具的使用

用手驱动普通轮椅，练习单侧交替给臀部减压，学习应用 RGO 进行室内治疗性步行。

9. **传统治疗**

采用针灸调节身体内环境、中药熏洗改善全身血液循环等治疗。

10. **膀胱管理**

根据尿动力检查结果，指导儿童进行肛门括约肌训练，由留置导尿过渡到清洁间歇导尿，进行排尿训练，改善膀胱功能。

五、要点讨论

（一）SCIWORA

SCIWORA 又称为无放射影像异常的 SCI。多发生于 8 岁以下儿童。病因多见于下腰训练、臀部坠地、腰部被打击、高处下跳、用力蹦跳、头部过伸等外伤。在临床工作中，因交通事故、坠落等致伤的病例在发现脊髓病变后易于诊断，但在轻微运动外伤的病例中，如跳舞时做下腰动作、跌倒，常被误诊为急性脊髓炎，容易错过最佳的治疗时机。根据既往文献，符合以下特点应考虑 SCIWORA 的可能：①有明确脊髓可能损伤的诱因。②起病急骤。③临床表现为四肢或双下肢不同程度运动、感觉障碍，二便潴留。④影像学检查未发现脊柱骨折脱位。儿童 SCIWORA 的损伤机制与儿童脊柱的解剖学特点有关：①儿童韧带、关节囊和椎间盘弹性较大，椎体未完全骨化，柔韧性强，导致脊柱活动范围大，可以承受较大的拉伸而不断裂，但是脊髓在受到轻微拉伸后，便可能出现损伤。②儿童脊柱的骨骼发育与成人相比尚不完善：脊柱周围肌力相对薄弱，保护力量下降，再加上儿童关节突的关节面浅，且几乎成水平位，脊柱稳定性差，很容易在过伸过屈中导致一过性移位滑脱而损伤脊髓。③ 10 岁以下儿童的钩突尚未形成，不能有效地限制椎体侧方和旋转运动。其生物力学机制可以归纳为脊柱的过度伸展、过度屈曲、牵拉作用导致脊髓供血动脉如根髓动脉等损伤甚至闭塞从而发生脊髓缺血，可能也会是一过性脊髓供血动脉痉挛，从而出现缺血。

SCI 导致的神经损害由原发性损伤和继发性损伤引起。原发性损伤发生在损伤的即刻，瞬间造成一部分脊髓内的神经元细胞、轴索及微血管损伤，其产生的后果一般是不可逆的。在原发损伤后，随之而来的脊髓血管痉挛、自由基释放、炎性及免疫反应等一系列复杂的病理过程，使损伤范围向周围扩散，进而引起严重的继发性损伤，这个过程可能持续数小时至数天。由于脊髓的灰质较为脆弱，对外力的抵抗能力远不如白质，脊髓灰质早期的血供改变可在创伤后几小时内发生，5d 后将会出现灰质的不可逆性坏死。脊髓的白质对压迫的耐受性相对较高，会在受伤 7d 后出现病理改变。从治疗上讲，SCI 的早期治疗目的在于防止或减少脊髓的继发性损害，同时最大限度地创造脊髓功能恢复的条件。康复治疗目标主要是防治 SCI 并发症，预防脊柱和关节发育畸形，最大限度改善功能，提高患者的生存质量，减轻家庭和社会负担。

（二）膀胱管理

在脊髓休克期，儿童的膀胱逼尿肌收缩无力，膀胱排空能力下降或丧失，表现为尿潴留。留置导尿可解决膀胱排空问题，但长期留置导尿可诱发膀胱结石，增加泌尿系感染风险，部分儿童可能因膀胱内压过高出现输尿管反流，长期可能导致肾功能损害。因此，应重视进行膀胱功能训练，尽早开始间歇导尿。

留置导尿期间，应定期更换尿管，定期开放尿管（间隔 2~4h 开放 1 次），进行膀胱冲洗，防止尿路感染，并观察尿液的颜色及尿量，定期复查尿常规及尿培养。

间歇导尿宜在病情基本稳定、无大量输液、饮水规律、无尿路感染、压疮等并发症的情况下进行。间歇导尿前，需与儿童及家属进行充分沟通，建立适宜的饮水排尿计划，记录不少于 3d 的排尿饮水日记。做到定时、定量饮水和定时排尿，控制液体摄入量，一般 24h 总摄入量在 1200~1800mL，要求分次逐步摄入，每次饮水量以 100~200mL 为宜，避免短时间内大量饮水导致膀胱过度充盈。儿童饮水后 0.5~1h 开始排尿，因此，饮水的时间间隔一般 3~4h，每日总尿量控制在 800~1500mL。导尿间隔时间根据尿动力检查结果及儿童排尿日记决定，每日导尿尽量不超过 6 次，夜间尽量不喝水，减少夜间导尿次数。如果残余尿量少于 50mL 或为膀胱容量 20% 以下时，可考虑停止间歇导尿。膀胱逼尿肌无力，残余尿量持续保持在膀胱容量 20% 以上者，需长期间歇导尿。住院期间应教会患者自我导尿或家属导尿。

在进行间歇导尿的同时，要尽早进行排尿训练，有膀胱输尿管反流、肾积水和肾盂肾炎者禁用。排尿训练要结合饮水、导尿时间的控制，总饮水量一般 24h 不超过 1600mL，排尿时间根据饮水量和膀胱残余尿而定，多为 3~4h 1 次。进行手法辅助排尿必须要在尿动力监测膀胱压力安全的情况下进行。常用的方法有耻骨上区叩击法、屏气法（Valsalva 法）、Creda 手法。

对于 SCI 伴神经源性膀胱的儿童，最常见的并发症就是泌尿系统感染，需尽早评定儿童泌尿系统功能的障碍，尽早停止留置尿管，实行间歇导尿。对于泌尿系统感染要积极预防，保持会阴部卫生，定时适量饮水，保持每日尿量不少于 1000mL，养成规律的作息习惯，均衡饮食，坚持站立训练，定期检查泌尿系统超声、尿常规、中段尿培养、尿流动力学等。有感染表现时选用抗生素足疗程治疗。

（李晶晶）

参考文献

[1] Falavigna A,Righesso O,Guarise da Silva P,et al.Epidemiology and Management of Spinal Trauma in Children and Adolescents <18 Years Old.World Neurosurg,2018,110(2):479-483.

[2] Britton D,Hoit JD,Benditt JO.Dysarthria of spinal cord injury and its management.Semin Speech Lang,2017,38(3):161-172.

[3] van der Scheer JW,Ginis KAM,Ditor DS,et al.Effects of exercise on fitness and health of adults with spinal cord injury:A systematic review.Neurology,2017,89(7):736-745.

[4] Dearolf WW 3rd,Betz RR,Vogel LC,et al.Scoliosis in pediatric spinal cord injured patients. J Pediatr Orthop,1990,10(2):214-218.

[5] Ginis KAM,Ma JK,Latimer-Cheung AE,et al.A systematic review of review articles addressing factors related to physical activity participation among children and adults with physical disabilities.Health Psychol Rev,2016,10(4):478-494.

[6] Ginis KAM,van der Scheer JW,Latimer-Cheung AE,et al.Evidence-based scientific exercise guidelines for adults with spinal cord injury:an update and a new guideline.Spinal Cord,2018,56(4):308-321.

[7] Harkema SJ,Hillyer J,Schmidt-Read M,et al.Locomotor training:as a treatment of spinal cord injury and in the progression of neurologic rehabilitation.Arch Phys Med Rehabil,2012,93(9):1588-1597.

[8] Shin JC,Kim JY,Park HK,et al.Effect of robotic-assisted gait training in patients with incomplete spinal cord injury.Ann rehabil Med,2014.38(6):719-725.

[9] Tecklin JS.Pediatric Physical Therapy.4nd ed.London:Lippincott Williams & Wilkins,2008.

[10] Johnston TE,Smith BT,Oladeji O,et al.Outcomes of a home cycling program using functional electrical stimulation or passive motion for children with spinal cord injury:a case series.J Spinal Cord Med,2008,31(2):215-221.

[11] Johnston TE,Smith BT,Mulcahey MJ,et al.A randomized controlled trail on the effects of cycling with and without electrical stimulation on cardiorespiratory and vascular health in children with spinal cord injury.Arch Phys Med Rehabil,2009,90(8):1379-1388.

[12] Kenyon LK,Hostnik L,McElroy R,et al.Power Mobility Training Methods for Children:A Systematic Review.Pediatr Phys Ther,2018,30(1):2-8.

[13] Kokoska, ER,Keller MS,Rallo MC,et al.Characteristics of pediatric cervical spine injuries. J Pediatr Surg,2001,36(1):100-105.

[14] Kozin SH,D'Addesi L,Chafetz RS,et al.Biceps-to-triceps transfer for elbow extension in persons with tetraplegia.J Hand Surg Am,2010,35(6):968-975.

[15] Vogel LC,Zebracki K,Betz RR,et al.Spinal cord injury in the child and young adult. London:Wiley,2015.

[16] Leonard JR,Jaffe DM,Kuppermann N,et al.Cervical spine injury patterns in children.Pediat rics,2014,133(5):e1179-1188.

[17] Livingstone R,Paleg G.Practice considerations for the introduction and use of power mobility for children.Dev Med Child Neurol,2014,56(3): 210-221.

[18] Memberg, WD,Polasek KH,Hart RL,et al.Implanted neuroprosthesis for restoring arm and hand function in people with high level tetraplegia.Arch Phys Med Rehabil,2014,95(6):1201-1211.

[19] Mulcahey MJ,Gaughan JP,Betz RR,et al.Neuromuscular scoliosis in children with spinal cord injury.Top Spinal Cord Inj Rehabil,2013,19(2):96-103.

[20] Mulcahey MJ,Gaughan JP,Chafetz RS,et al.Interrater reliability of the international standards for neurological classification of spinal cord injury in youths with chronic spinal cord injury.Arch Phys Med Rehabil,2011,92(8):1264-1269.

[21] Nebhani T,Bakkali H,Belyamani L.Cervical spine injury in children:a case report and literature review.Pan Afr Med J,2015,20:261.

[22] Osorio M,Reyes MR,Massagli TL.Pediatric Spinal Cord Injury.Curr Phys Med Rehabil Rep,2014,2(3):158-168.

[23] New PW,Lee BB,Cripps R,et al.Global mapping for the epidemiology of paediatric spinal cord damage:towards a living data repository.Spinal Cord,2019,57(3):183-197.

[24] Powell A,Davidson L.Pediatric spinal cord injury:a review by organ system.Phys Med Rehabil Clin N Am,2015,26(1):109-132.

[25] Parent S,Mac-Thiong J,Roy-Beaudry M,et al.Spinal cord injury in the pediatric population:a systematic review of the literature.J Neurotrauma,2011,28(8):1515-1524.

[26] Palazon-Garcia R,Alcobendas-Maestro M,Esclarin-de Ruz A,et al.Treatment of spasticity in spinal cord injury with botulinum toxin.J Spinal Cord Med,2019,42(3):281-287.

[27] Palisano RJ,Orlin MN,Schreiber J.Campbell's Physical Therapy for Children.5nd ed.St. Louis:Elsevier Inc,2017.

[28] Selvarajah S,Schneider EB,Becker D,et al.The epidemiology of childhood and adolescent traumatic spinal cord injury in the United States:2007–2010.J Neurotrau ma,2014,31(18):1548-1560.

[29] Forslund EB,Jorgensen V,Franzen E,et al.High incidence of falls and fall-related injuries in wheelchair users with spinal cord injury:A prospective study of risk indicators.J Rehabil Med,2017,49(2):144-151.

[30] Shin JI,Lee NJ,Cho SK.Pediatric cervical spine and spinal cord injury:a national database study.Spine(Phila Pa 1976),2016,41(4):283-292.

[31] Sivaramakrishnan A,Solomon JM,Manikandan N.Comparison of transcutaneous electrical nerve stimulation (TENS) and functional electrical stimulation (FES) for spasticity in spinal cord injury-A pilot randomized cross-over trial.J Spinal Cord Med,2018,41(4):397-406.

[32] Siddall PJ,McClelland JM,Rutkowski SB,et al.A longitudinal study of the prevalence and characteristics of pain in the first 5 years following spinal cord injury. Pain,2003,103(3):249-257.

[33] Tsirikos AI,Markham P,Mcmaster MJ.Surgical correction of spinal deformities following spinal cord injury occurring in childhood.J Surg Orthop Adv,2007,16(4):174-186.

[34] van Hedel HJA,Wirz M,Curt A.Improving walking assessment in subjects with incomplete spinal cord injury: responsiveness.Spinal Cord,2006,44(6):352–356.

[35] Holtz KA,Szefer E,Noonan VK,et al.Treatment patterns of in-patient spasticity medication use after traumatic spinal cord injury:a prospective cohort study.Spinal Cord,2018,56(12):1176-1183.

[36] Vogel LC,Krajci KA,Anderson CJ.Adults with pediatric-onset spinal cord injury:part 2:musculoskeletal and neurological complications.J Spinal Cord Med,2002,25(2):117-123.

[37] In T,Jung K,Lee MG,et al.Whole-body vibration improves ankle spasticity,balance,and walking ability in individuals with incomplete cervical spinal cord injury.NeuroRehabilitation,2018,42(4):491-497.

[38] 王一吉,周红俊,卫波,等.PedSCI275例人口学与损伤特点.中华实用儿科临床杂志,2015,30（23）：1798-1800.

[39] 王一吉,周红俊,刘根林,等.脊髓损伤患者不同便秘程度结肠通过时间比较.中国康复理论与实践,2019,25（01）：86-89.

[40] 文建国，李云龙，袁继炎,等.小儿神经源性膀胱诊断和治疗指南.中华小儿外科杂志，2015,36（03）：163-169.

[41] 丛芳，崔尧.脊髓损伤水疗康复中国专家共识.中国康复理论与实践，2019,25（01）：34-43.

[42] 刘根林,周红俊,李建军,等.SCI的诊断与康复.中国康复理论与实践,2008,14（7）：13-19.

[43] 刘根林,周红俊,李建军,等.儿童脊髓损伤后髋关节发育异常预防：23例随访.中国康复理论与实践,2018,24（09）：1087-1089.

[44] 李建军，王方永 译.SCI神经学分类国际标准(2011年修订).中国康复理论与实践，2011，17（10）：963-972.

[45] 杨林,王贵荣，曹茜，等.残疾儿童生命质量评价的研究进展.中国康复医学杂志，2018,33（06）：738-741.

[46] 张琦.临床运动疗法学.2版.北京：华夏出版社，2014.

[47] 张琦.运动治疗技术.北京：人民卫生出版社，2019.

[48] 常华，张琦.物理疗法学.北京：求真出版社，2010.

[49] New P,Marshall R, 张缨,等.国际SCI数据集:非外伤性SCI数据集(1.0版).中国康复理论与实践,2015,21(05):606-614.

[50] Ma T,Zhang Q,Zhou T,et al.Effects of robotic-assisted gait training on motor function and walking ability in children with thoracolumbar incomplete spinal cord injury. NeuroRehabilitation, 2022,51(3):499-508.